Collection

INFIRMIÈRES, COMMUNAUTÉS, SOCIÉTÉS

Collection fondée et dirigée par Bernard Roy

**Une société sans mémoire est une société sans avenir ;
une profession sans mémoire est une profession sans avenir.**

Infirmières, communautés, sociétés» est une collection des Presses de l'Université Laval qui offre un espace francophone de parole, de dialogue, de débat et de réflexion critique aux infirmières ainsi qu'à toute personne s'intéressant au fait infirmier dans les sociétés et les communautés d'hier et d'aujourd'hui.

Il ne saurait y avoir de vie sans soins. Nulle société ne saurait se développer, s'épanouir sans que ne soient apportés aux personnes vulnérabilisées des soins. Au sein des communautés et des sociétés, et cela depuis des siècles, les infirmières apportent soins et soutien afin que la vie puisse s'épanouir, se dérouler et s'éteindre dans la plus grande sérénité possible. S'intéresser à la santé des populations c'est être engagé dans une lutte à finir contre les iniquités à l'origine de maladies et de souffrances qui affectent tout particulièrement les plus vulnérables, les marginaux, les laissés pour compte. Que seraient les communautés et les sociétés sans l'apport des infirmières ? Comment, en retour, ces communautés et sociétés transforment-elles les infirmières ?

Des infirmières d'ici et d'ailleurs, ont fait figure de pionnières et de bâtisseuses. Certaines ont été à l'origine d'initiatives, d'innovations, d'actes de courage, de passion et d'engagement visant l'amélioration de la santé des populations et tout particulièrement de ses membres les plus fragilisés. D'autres, de manière moins flamboyante peut-être, ont participé à soigner au quotidien dans des contextes souvent ingrats et valorisant peu leurs savoirs.

La collection « Infirmières, communautés, sociétés » s'intéresse aux infirmières, à leurs actions, à leurs contributions. À travers des essais, des recherches sur la profession, des récits, des biographies même elle souhaite participer à la construction de la mémoire collective infirmière. Une mémoire, ouverte au débat, soucieuse de nommer et de valoriser les savoirs développés au coeur de pratiques sociales, communautaires et cliniques qui risquent, autrement, de demeurer lettre morte.

Infirmières de colonie

Nicole Rousseau et Johanne Daigle

Infirmières de colonie

Soins et médicalisation dans les régions du Québec, 1932-1972

Presses de l'Université Laval

Les Presses de l'Université Laval reçoivent chaque année du Conseil des Arts du Canada et de la Société de développement des entreprises culturelles du Québec une aide financière pour l'ensemble de leur programme de publication.

Nous reconnaissons l'aide financière du gouvernement du Canada par l'entremise du Fonds du livre du Canada pour nos activités d'édition.

Maquette de couverture : Laurie Patrie

Mise en pages : Diane Trottier

ISBN 978-2-7637-1968-9
PDF 9782763719696

Dépôt légal 4e trimestre 2013

Les Presses de l'Université Laval
www.pulaval.com

Rien ne dure plus longtemps que le provisoire.
(Dicton français)

Table des matières

Liste des tableaux, carte et graphique

Liste de photographies

Préface

Je connaissais l'existence des infirmières de colonie avant de commencer la lecture de l'ouvrage de Nicole Rousseau et Johanne Daigle. J'avais eu la chance de rencontrer l'une d'elles, Madame Aurore Bégin, à quelques reprises au début des années 1980. Elle nous avait raconté ses expériences comme infirmière et surtout comme sage-femme en Abitibi, dans les années 1930, où elle partait aider des femmes « en couches », l'hiver comme l'été, parfois à travers bois, « au travers des ours » comme elle le disait. Elle ressentait encore la déception d'avoir dû arrêter ce travail qu'elle aimait, quand le médecin venu s'installer dans sa petite ville avait « arrêté de signer pour elle », la condition *sine qua non* pour avoir le droit de pratiquer les accouchements dans la région. Et son dépit de voir combien il en coûtait aux familles pauvres qu'elle avait servies pour le cinquième de la somme… quand ce n'était pas gratuitement, tant la misère était grande. Je saluais alors, et encore, le courage, le dévouement de ces femmes avec qui je partageais le beau métier de sage-femme.

Je ne m'attendais pas à ce que la lecture de *Infirmières de colonie* me lance dans une réflexion sur notre conception de la santé aujourd'hui, et son influence sur l'énorme système « de santé » que notre société a mis en place. Bien sûr, les temps ont changé, et on n'imaginerait pas un seul instant soumettre des infirmières ou des sages-femmes à des conditions de vie et de pratique comparables à ce qu'ont connu ces pionnières. L'époque, la distance, l'absence de ressources les ont obligées à pratiquer ce qu'on appellerait aujourd'hui une médecine de brousse. Et dire que les pratiques médicales ont évolué relève de l'euphémisme !

Cependant, dans les témoignages venant des infirmières elles-mêmes, comme dans ceux des gens les ayant connues à titre de « patients », on entend la description d'un autre univers, bien au-delà de l'époque, des conditions de vie et des remèdes employés. L'histoire des infirmières de colonie est aussi celle d'une façon de soigner qui tient compte de l'environnement familial, social, des émotions, des conditions de vie. Qui utilise l'écoute et le réconfort comme outils de base. Et qui se passe dans un tout autre rapport au temps que celui que nous connaissons, nous qui vivons au 21e siècle. On y entend parler du temps que prennent le processus de guérison et les soins qui le soutiennent. C'est particulièrement frappant autour des naissances : les accouchements qui prennent parfois deux jours, le temps pris après la naissance pour donner des soins aux mères et aux nouveau-nés. Prendre soin des femmes incluait les laver, les installer confortablement et « leur exprimer de l'affection », comme le rapporte l'une des infirmières interviewées. Une façon de faire qui visait clairement à créer un sentiment de sécurité, de confort, pour réunir les meilleures conditions possibles de récupération et de guérison. Le tout, dans une continuité relationnelle rendue possible par la proximité : les gens venaient voir « leur » garde-malade, comme on l'appelait volontiers, et celle-ci n'hésitait pas à se rendre à la maison, quand la situation le demandait.

Des années plus tard, j'ai eu le privilège de participer à la reconnaissance et à la légalisation de la profession de sage-femme au Québec. Cette profession que la plupart des infirmières de colonie ont exercée sans en porter le nom, sans formation adéquate, et souvent sans le soutien indispensable de ressources médicales spécialisées. Ce fut un privilège, parce qu'en l'absence d'un corps professionnel organisé au sein même du système de santé, nous avons été libres de redéfinir cette « nouvelle » profession en répondant directement aux demandes des femmes et des couples, telles qu'ils les ont formulées alors que nous acceptions de les aider à accoucher. Or il en est ressorti exactement les mêmes principes de base que ceux décrits par les narratrices de ces entrevues sur les infirmières de colonie. Les gens nous ont clairement demandé du temps, de la disponibilité, de la continuité. En soulignant leur immense besoin d'être accompagnés par quelqu'un qui a le temps d'écouter, de s'intéresser à ce qu'ils vivent, à autre chose que des paramètres biomédicaux, si importants soient-ils, quelqu'un qui est prêt à respecter leur rythme. Dans des contextes complètement différents, les mêmes besoins humains fondamentaux se sont exprimés. Et une grande partie de la pertinence et de la sécurité de la pratique de sage-femme dans un système de santé moderne, est justement la réponse à ces besoins.

Ce que les infirmières de colonie ont fait, souvent à bout de bras d'ailleurs, c'est de soigner des personnes. Dans ce qui pourrait sembler un épisode historique marqué par l'absence de moyens de transport adéquats, de ressources médicales appropriées voire de connaissances scientifiques (elles étaient souvent peu préparées aux responsabilités qui leur incombaient), on découvre, au contraire, une pratique riche et porteuse d'inspiration. Les concepts que nous appelons aujourd'hui « approche globale », et « rôle des déterminants sociaux » faisaient partie de la pratique des infirmières de colonie alors même que nous cherchons à les intégrer dans la pratique médicale d'aujourd'hui.

Je sais combien il est difficile de maintenir la possibilité d'offrir ce temps et cette disponibilité dans l'organisation de soins professionnels. Un système, par définition, cherche à occuper tout ce qui pourrait ressembler à un espace « vide », pour l'aménager, l'utiliser, le rendre « productif ». Le temps partagé avec une personne et la disponibilité à ce qu'elle vit lui permettent de mobiliser ses propres forces pour guérir ou pour mettre au monde. Mais ce temps, dans une organisation complexe de « soins » peut parfois paraître inoccupé ou même futile, alors qu'il est essentiel dans une vision de la santé qui repose sur les forces mêmes de la personne.

Aujourd'hui, le coût grandissant des dépenses en santé est plus que jamais à l'ordre du jour. Les connaissances et les possibilités techniques dans le domaine médical progressent, évidemment, mais parallèlement, nous commençons tout juste à entrevoir l'importance du ressenti, du « psychologique » dans les processus de guérison, dans le processus de la naissance. Le rôle des déterminants sociaux dans la santé n'est plus à démontrer, mais l'adaptation des pratiques est encore à faire. Tout cela exige que nous repensions nos façons de faire. Comme disait l'une des narratrices (et c'est aussi le titre d'un chapitre) « On a toujours été assis entre deux chaises », ni soignantes professionnelles, ni médecins. Dans ce grand mouvement qui cherche à joindre ces deux facettes du beau métier de soignant, ces témoignages venus d'un autre temps et l'analyse qu'en font Mesdames Rousseau et Daigle sont une source d'inspiration.

J'ai été fascinée par cette incursion dans l'univers des infirmières de colonie qui, par-delà les années, m'a donné à entendre leurs voix et celles de femmes qu'elles ont soulagées par leur présence et leur travail. J'ai été émue des anecdotes rapportées par l'une ou l'autre. J'ai été ébahie par la gravité des situations où elles se sont retrouvées. J'ai pesté contre les tracasseries administratives et politiques qu'elles ont rencontrées. J'ai été impressionnée par le courage et le professionnalisme dont elles ont fait preuve pour servir au mieux les populations qu'on leur avait confiées. Vous le serez aussi, j'en suis sûre.

Isabelle Brabant
Sage-femme et fière héritière des infirmières de colonie

Remerciements

Nous remercions le Conseil de recherches en sciences humaines du Canada qui, par son soutien financier de 1992 à 1997, a rendu possible cette recherche. Deux partenaires étaient associés à ce projet : l'Ordre des infirmières et infirmiers du Québec (1992-1995) et la Corporation du dispensaire de la garde à La Corne, Abitibi (1995-1997). Le projet n'aurait cependant pas pu être terminé sans les allocations de dégagement pour activités syndicales de Nicole Rousseau et sans son départ à la retraite.

Nous exprimons toute notre gratitude aux 48 infirmières retraitées et aux 15 résidantes de l'Abitibi-Témiscamingue ayant connu des infirmières de colonie, à madame Carmelle Bourgault-Martel et au Dr Lionel Rioux, pour avoir généreusement partagé leurs souvenirs avec nous. Nous sommes aussi reconnaissantes à madame Suzanne Auger, « commis senior » au Service des finances du Département de santé communautaire de Rouyn-Noranda à la fin des années 1970, pour avoir sauvé de la destruction les dossiers des postes de la région de l'Abitibi-Témiscamingue (A-T). Nous avons également apprécié l'aide du personnel des Archives nationales du Québec de la région de la Chaudière-Appalaches ainsi que la grande disponibilité de Louise-Hélène Audet, archiviste aux Archives nationales du Québec en Abitibi-Témiscamingue (ANQ-AT).

Nos remerciements vont également aux personnes qui ont contribué de diverses façons à la réalisation de ce projet : notre collègue Francine Saillant, collaboratrice des débuts de la recherche et à qui on en doit l'inspiration originale ; Ghislaine Hébert, professionnelle de recherche, pour son travail aux ANQ-AT ; Guylaine Girouard, David Pankow (Département d'histoire), Dominique Boudreau et Manon Henri (Faculté des sciences infirmières), assistantes et assistants de recherche de l'Université Laval. Pour la réalisation des entrevues : Clara Benazera et Diane Morin ; pour celle aux Îles-de-la-Madeleine avec madame Béatrice Hubert. Ont également contribué à ce projet de diverses manières : Céline Bergeron, Manon Dugas, Frédérique Picker et feue Hélène Lebel. Nous avons aussi apprécié les commentaires de Mireille Arsenault, Edna Lachance et Geneviève Léveillé, toutes trois infirmières, sur certains textes préliminaires.

Introduction

La gamme de services médico-sociaux actuellement couverts par l'État québécois est considérable, et leur degré de sophistication très élevé. On peut donc remettre en question la pertinence d'avoir mené une longue recherche sur l'histoire d'un réseau de postes d'infirmières ouverts et maintenus dans les régions périphériques du Québec pour assurer des services qu'on qualifierait maintenant de « première ligne ». Stratégiquement nommé Service médical aux colons (SMC), ce réseau a fonctionné pendant 40 ans, avant que la médecine soit étatisée, et on peut encore aujourd'hui en trouver des traces en régions. Plusieurs raisons ont nourri notre motivation pour ce projet.

Dans les petites localités de l'Abitibi-Témiscamingue, situées à des dizaines de kilomètres du CLSC le plus proche, nous avons entendu des personnes âgées réclamer encore en 1992 : « Redonnez-nous nos infirmières de colonie. » Nous nous sommes demandé comment et pourquoi un modeste service reposant sur une seule intervenante, l'infirmière de colonie, avait pu laisser dans l'esprit de ces gens une empreinte si fortement positive que l'imposant appareil d'État actuel n'était pas arrivé à l'effacer. Le mot « colonie » fait habituellement référence à un territoire colonisé par un pays extérieur ; la Nouvelle-France, devenue le Québec, a été une colonie française aux XVIIe et XVIIIe siècles avant de devenir une colonie britannique puis une province du Canada. Ici, le terme « colonie » prend un autre sens, puisqu'il réfère à un territoire situé à l'intérieur même du pays et ouvert au développement par des Canadiens français dans le contexte de la crise économique des années 1930 ; ces personnes acquéraient, avec l'octroi d'une terre, le statut de « colon ». Ce type de colonie était un territoire éloigné des centres urbains, généralement non défriché, où tout était à faire: construction d'habitations et de routes, mise en place de services jugés essentiels, notamment des services de santé. L'histoire des infirmières de colonie évoque donc d'abord l'épopée de cette colonisation intérieure. En colonie, l'existence de postes de soins confiés à des infirmières, postes communément appelés « dispensaire de la garde[1] », y a laissé dans la mémoire populaire l'image épique d'une femme parcourant de longues distances à travers bois en raquettes ou en traîneau tiré par des chiens, munie d'une trousse rudimentaire pour faire les accouchements et porter secours aux blessés et aux malades.

L'engouement entourant la télésérie *Blanche* montre bien que le phénomène des infirmières postées dans des « colonies » a capté l'imagination populaire[2]. À l'origine, le roman (et la télésérie adaptée) s'inspire d'un cas réel: celui de l'infirmière Blanche Pronovost, postée dans la colonie de Villebois en Abitibi de mars 1936 à novembre 1938. Notons également la reconnaissance d'un de ces dispensaires (celui de La Corne en Abitibi) comme site historique ouvert officiellement le 24 juin 1997. Nous avons découvert que ce phénomène n'était pas unique au Québec, puisque des services analogues ont existé dans d'autres provinces canadiennes et ailleurs dans le monde, mais à une échelle beaucoup plus modeste. Le SMC fut exceptionnel par la liberté que ses infirmières ont eue d'effectuer régulièrement des interventions considérées légalement comme faisant partie du champ d'exercice exclusif des médecins, et ceci avec le consentement tacite des autorités gouvernementales autant que médicales. Nous expliquerons pourquoi les autorités avaient avantage à se montrer tolérantes par rapport à la pratique marginale de ces infirmières tant appré-

---

1. Selon l'acceptation courante, le mot dispensaire désigne un « établissement (public ou privé) où l'on donne gratuitement des soins courants et où on assure le dépistage et la prévention de certaines maladies à caractère social » (*Le Petit Robert*, Montréal, Les Dictionnaires Robert-Canada, 1988). Un dispensaire est donc un lieu de prestation de services que les intervenants n'habitent pas. Cependant, dans le contexte de ce livre, le mot fait aussi bien référence au lieu de vie qu'au lieu de travail de l'infirmière. Pour cette raison, nous lui préférons l'expression plus précise de « dispensaire-résidence » même si, dans une étude sur la sécurité sociale soumise à la Commission royale d'enquête sur les problèmes constitutionnels en 1955, F.A. Angers affirmait: « Chacun de ces postes est un dispensaire. » François-Albert Angers, *La sécurité sociale et les problèmes constitutionnels*, vol. II, Annexe 3, Commission royale d'enquête sur les problèmes constitutionnels (Commission Tremblay), 1955, p. 112.
2. Inspirée du célèbre roman d'Arlette Cousture, *Les filles de Caleb* (tome 2, *Le cri de l'oie blanche*, Montréal, Québec-Amérique, 1986); cette télésérie fut portée à l'écran par la Société Radio-Canada à l'automne 1993.

ciées des populations concernées par leur efficacité et leur capacité à s'intégrer dans leur milieu.

Nous avons choisi de placer la pratique des infirmières au cœur de ce livre, d'une part pour présenter une description plus complète et plus juste que ne l'avaient fait les rapports officiels et, d'autre part, pour amorcer une réflexion sur la nature des soins conçus ici comme distincts des traitements médicaux. Pour établir cette distinction, nous nous appuierons sur une analyse des données d'archives, des rapports officiels et des entretiens que nous avons réalisés avec 48 infirmières et 15 femmes ayant bénéficié de leurs services. Nous avons analysé toutes ces données en nous inspirant de la tradition des services de santé prodigués par les femmes laïques (soins), particulièrement les sages-femmes, et de celle des services offerts par les médecins (traitements médicaux). Nous montrerons que les infirmières de colonie prodiguaient à la fois des soins et des traitements médicaux sans chercher à distinguer ces deux concepts, en partie parce que les circonstances les y ont forcées, mais aussi parce que, comme elles appartenaient à une profession au statut ambigu, elles ont accepté de tout faire à tous.

Après avoir résumé l'origine et l'évolution du SMC et en avoir décrit l'ampleur, nous consacrerons un chapitre entier au rôle de sage-femme des infirmières de colonie qui a été au cœur de leurs fonctions jusqu'au milieu des années 1950. Nous décrirons ensuite, dans les chapitres 3 et 4, l'ensemble des autres interventions qu'elles ont été amenées à poser, soit pour répondre aux demandes des populations qu'elles desservaient, soit pour satisfaire celles de leurs supérieurs médecins. Puisque les autorités médicales ont souvent reproché aux infirmières de colonie de n'avoir été que des substituts de médecins, des « vendeuses de pilules », nous consacrons le chapitre 5 à une analyse de leur approche des problèmes de santé. Afin de vérifier si ce reproche était justifié, nous partons de ce qui caractérise la tradition soignante comparée à la tradition médicale pour analyser leur pratique et les connaissances sur lesquelles elles s'appuyaient pour intervenir. Notre analyse nous amène à conclure dans le dernier chapitre que, s'il paraît injustifié d'avoir qualifié les infirmières de colonie de substituts de médecins, il faut reconnaître qu'elles ont souvent endossé l'approche médicale et contribué à la médicalisation de la population. En fait, nous soutenons que c'est l'ambiguïté professionnelle qui caractérise le mieux les infirmières de colonie, dont les interventions se situaient souvent entre celles de la « pelle-à-feu » d'autrefois et celles de son contemporain omnipraticien. Nous décrivons finalement quelques-unes des conséquences de cette ambiguïté, tant pour les populations concernées que pour les infirmières de colonie elles-mêmes, qui ont durement payé leur incapacité de se positionner fermement comme professionnelle de la santé.

Les écrits consacrés à l'histoire de la colonisation, des services de santé, ou encore des infirmières restent pratiquement muets sur le SMC. Il existe quelques articles à caractère anecdotique mettant en relief le rôle joué par des infirmières de colonie tels ceux d'Aurore Bégin publiés dans le *Bulletin des gardes-malades catholiques*, entre 1934 et 1941, et celui de Louis-Émile Hudon[3]. Robert Germain consacre quelques lignes à ce sujet dans son histoire du mouvement infirmier au Québec[4]. Des missionnaires et des infirmières ont également témoigné, parfois sous une forme romanesque, de leur expérience en colonie dans certaines régions du Québec[5].

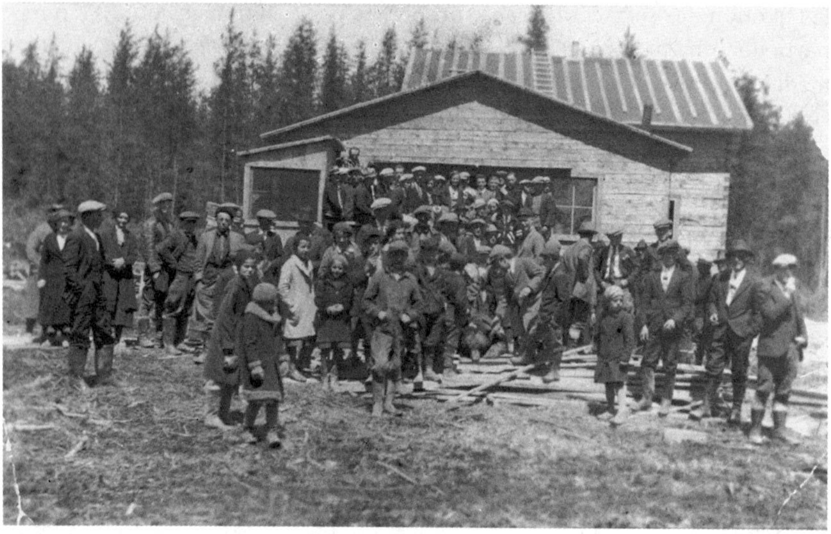

Ces hommes, femmes et enfants sont rassemblés devant la cuisine érigée par le ministère de la Colonisation pour la colonie de Preissac, en Abitibi (colonie 51), en 1935. L'année suivante, cette cuisine était transformée en presbytère-chapelle. Société d'histoire et de généalogie de Val-d'Or, Collection Philippe Lachance, P_0003

Reconstituer l'histoire d'un service considéré comme un « cas d'espèce » au Québec a donc posé plusieurs difficultés qui nous ont amenées à exclure de notre étude les dispensaires opérés par le gouvernement fédéral

3. Voir Louis-Émile Hudon, *Bulletin des infirmières catholiques du Canada*, vol. 12, n° 6, 1945, p. 182-190.
4. Robert Germain, *Le mouvement infirmier au Québec. Cinquante ans d'histoire* (Montréal, Bellarmin, 1985), p. 31-32.
5. Voir en particulier Louis Garnier, eudiste, *Du cométique à l'avion. Les Pères Eudistes sur la Côte Nord (1903-1946)* (A. D'Amours, C.J.M., Québec, 1947) ; et Bérith, Nicole Dionne-de la Chevrotière, *Rocabérant ou les tribulations d'une jeune infirmière chez les pionniers de l'Abitibi* (Montréal, Éditions Sondec, 1974) ; également Marie Lefranc, *La rivière solitaire* (Paris, Ferenczi, 1934).

au sein des populations autochtones. L'absence presque totale d'écrits substantiels sur les dispensaires relevant du gouvernement provincial s'explique en partie par le fait que le SMC constituait un service hors normes, tant sur le plan professionnel que législatif. En effet, aucune loi n'avait été adoptée pour l'instituer et ses principales actrices, des infirmières, y exerçaient illégalement des fonctions normalement réservées aux médecins. Quelques rapports d'enquêtes publiques ont révélé au passage l'existence de dispensaires confiés à des infirmières en l'absence de médecins, mais toujours en insistant sur l'irrégularité d'une telle situation. Ainsi, non seulement ces enquêtes n'ont pas procédé à une analyse de ce phénomène, mais elles n'en ont pas documenté l'ampleur. Le réseau des infirmières de colonie a pourtant été remarquable, tant par le nombre de postes créés que par la superficie du territoire couvert et sa durée. Nous pouvons en effet affirmer que pas moins de 174 postes d'infirmières ont été créés dans plusieurs régions par le gouvernement provincial à partir de 1932, principalement sous l'égide du SMC.

Pour reconstituer ce réseau, il nous a fallu le découvrir poste par poste, infirmière par infirmière, région par région. Pour ce faire, nous disposions des rapports annuels du Service médical aux colons, de ceux du Service des unités sanitaires, de ceux du Service de la médecine préventive et de ceux du ministère des Affaires sociales. Avant de les analyser, nous avons dû compiler et organiser les données du Fonds « Bibliothèque et Archives nationales du Québec, Service médical aux colons » (BAnQ), duquel il manque visiblement un nombre considérable de documents. Puis, nous avons appris l'existence, en Abitibi-Témiscamingue, d'une quantité importante de dossiers concernant les postes de cette région, conservés par une fonctionnaire retraitée à son domicile. Le Fonds Léo-Pierre Bernier, missionnaire-colonisateur du Témiscouata, nous a permis de retracer la création de deux postes ouverts dans cette région sous le premier plan de colonisation, le Plan Gordon. Enfin, nous avons examiné succinctement le fonds de BAnQ sur les Unités sanitaires et certaines archives de l'Archevêché de Québec.

Notre compréhension de la réalité décrite dans tous ces rapports officiels et documents d'archives aurait malgré tout été bien incomplète sans le témoignage de personnes qui l'avaient vécue. Nous avons retracé et interviewé 48 infirmières de colonie ou de dispensaire, 15 femmes âgées de l'Abitibi-Témiscamingue ayant bénéficié de leurs services (que nous appelons « narratrices »), le Dr Lionel Rioux, médecin à Rivière-au-Renard en Gaspésie de 1949 à 1971 et madame Carmel Bourgault-Martel, veuve du Dr Émile Martel, directeur du SMC. On peut trouver les références complètes de ces sources dans l'annexe 7. Pour respecter les exigences de confidentialité des personnes interviewées qui ne voulaient pas ou ne pouvaient pas être nommées, nous avons utilisé des noms de code. Pour les infirmières, ces codes correspondent à l'abréviation de la ou des régions où elles ont exercé, suivie des années du début et de la fin de leur contrat ; par exemple, l'infirmière Bas-St-L (1960-1975) C-N (1983-1987) a d'abord travaillé dans la région du Bas-Saint-Laurent de 1960 à 1975, puis elle a occupé le dispensaire d'un village de la Côte-Nord de 1983 à 1987. Quant aux 15 narratrices, leur nom de code correspond aux initiales de leurs prénom et nom suivies de leur date de naissance.

Pour comprendre l'ampleur et la signification d'un service comme celui du réseau des infirmières de colonie du Québec, il faut non seulement en décrire l'envergure en matière de nombre de postes, de durée et de territoire couvert, mais aussi en retracer les origines et en résumer l'évolution. C'est ce que nous avons tenté de faire dans le premier chapitre.

CHAPITRE 1

La « solution la plus raisonnable »

L'idée de confier à des infirmières la responsabilité des soins de santé à des petites populations éloignées des villes se situait dans la continuité d'un engagement croissant de l'État dans la dispensation de services sociosanitaires aux « indigents ». Les pressions politiques d'un corps médical de plus en plus influent ont contribué à l'adoption de lois et règlements qui, d'une part, réservaient aux médecins les interventions dans le domaine de la santé et, d'autre part, poussaient les élus à mettre en place des structures et services visant à assurer un minimum de contrôle sanitaire, de mesures d'hygiène et d'assistance médicale.

Ainsi, à la fin du XVIIIe siècle, le corps médical réussit à faire passer une ordonnance du Conseil législatif, prenant effet le 1er novembre 1788, interdisant « à qui que ce soit », sous peine d'amendes sévères, « d'exercer la médecine et la chirurgie dans la province, ni la profession d'acoucheur (sic) dans les villes et faubourgs de Québec et Montréal [...][1] ». Cette ordonnance oblige dorénavant les sages-femmes à obtenir un certificat décerné par les autorités médicales pour pouvoir exercer leur profession dans les deux villes nommées. Le contrôle des sages-femmes par la profession médicale s'étend et se confirme avec l'adoption, en 1847, d'une loi créant le Collège des médecins et chirurgiens de la Province de Québec, dont les pouvoirs lui permettent de réglementer non seulement la pratique de la médecine et de la chirurgie, mais aussi celle de l'obstétrique et de la pharmacie. Dorénavant, toute intervention dans le champ sociosanitaire

1. Acte ou ordonnance *Qui défend à qui que ce soit de pratiquer la médecine et la chirurgie dans la Province de Québec, ou la profession d'acoucheur dans les villes de Québec ou Montréal, sans une permission*, La Gazette de Québec, Num. 1187, Jeudi, le 15 Mai, 1788.

québécois devra composer avec ce pouvoir médical[2]. On verra l'importance que la loi de 1847 prendra dans l'histoire des infirmières de colonie, constamment appelées à poser des actes juridiquement classés comme médicaux, notamment des accouchements.

Les épidémies particulièrement dévastatrices du XIXe siècle (variole, typhus, choléra) poussent l'État à légiférer pour renforcer les contrôles sanitaires et les mesures d'hygiène, en plus de fournir une assistance financière aux institutions de soins. Ainsi, en 1886, le gouvernement adopte une loi pour créer une commission d'hygiène, remplacée en 1888 par le Conseil d'hygiène de la Province de Québec (CHPQ) ; en principe, chaque municipalité doit alors mettre sur pied un service de santé chargé de faire respecter les lois et règlements provinciaux sous la surveillance du CHPQ. Cependant, comme aucune mesure n'est prise pour financer un tel service, les municipalités le négligent. De son côté, le ministère de la Colonisation finance un minimum de services de santé dans les territoires de colonisation, notamment les services de sages-femmes, dont on tolérait encore la présence pourvu qu'elles exerçaient loin des villes. En 1899, par exemple, ce ministère verse une indemnité de 25$ à madame Phydime Lavoie pour « [...] services rendus comme sage-femme à Mistassini [...][3] », une autre de 60$ à madame Célina Renaud-Drouin, aussi pour services rendus comme sage-femme en 1900[4] et, enfin, 25$ pour les services d'une sage-femme dans le comté de Labelle[5]. On note aussi dans le rapport de 1900 l'envoi d'un médecin-résidant dans la région d'Albanel, Péribonka et Mistassini « auparavant privée de tout secours médical[6] ».

Comme le CHPQ ne dispose pas des moyens nécessaires pour exercer sa surveillance et qu'il n'obtient la collaboration ni des municipalités, ni des médecins, les structures mises en place sont inopérantes. Il faudra que les autorités constatent le piètre état de santé des soldats recrutés pour participer à la Première Guerre mondiale, de même que les ravages causés par la grippe espagnole et les maladies vénériennes à la fin de cette guerre pour que des lois plus contraignantes soient votées : la Loi de l'assistance

---

2. Voir Jacques Bernier, *La médecine au Québec. Naissance et évolution d'une profession*, (Sainte-Foy : Presses de l'Université Laval, 1989) ; François Guérard, *Histoire de la santé au Québec*, (Québec : Boréal, 1996), Collection Boréal Express, n° 15.
3. Rapport du Commissaire de la colonisation et des mines de la Province de Québec, Québec, 1899, p. 92.
4. Rapport du Commissaire de la colonisation et des mines de la Province de Québec, Québec, 1900, p. 338.
5. Rapport général du ministère de la Colonisation et des Travaux publics de la Province de Québec, Québec, 1902.
6. Rapport général du ministère de la Colonisation et des Travaux publics de la Province de Québec, Québec, 1900, p. 131.

publique et la Loi de l'hygiène publique de Québec. Par la suite, le Service provincial d'hygiène (SPH) est mis sur pied.

La Loi de l'assistance publique, adoptée en 1921, prévoit la formation d'un Service de l'assistance publique (SAP) et un système de financement tripartite des soins donnés aux indigents dans les institutions : un tiers des coûts pris en charge par l'institution de soins accueillant l'indigent, un tiers par la municipalité de résidence de cet indigent et un tiers par le Secrétariat de la Province. Pour bénéficier des dispositions de la Loi de l'assistance publique, un établissement de soins doit obtenir le statut d'institution d'assistance publique. À partir de 1925, la plupart des institutions demandent l'aide de l'État en vertu de cette loi. Le Service de l'assistance publique (SAP) est alors chargé d'appliquer la Loi de l'Assistance publique, alors que le Service provincial d'hygiène (SPH) devient responsable des services de santé proprement dits[7]. On verra dans les prochains chapitres toute la place que la Loi de l'Assistance publique, le SAP et le SPH occuperont dans le quotidien des infirmières de colonie. C'est à un médecin, le Dr Alphonse Lessard, que l'on confie la direction de ces deux services ; la Loi de l'Assistance publique lui confère des pouvoirs discrétionnaires et exceptionnels, en particulier son article 17 prévoyant que « Le lieutenant-gouverneur en conseil peut, [...], sur recommandation du service de l'assistance publique, dans les cas d'urgence et de nécessité absolue, aider de la façon qu'il le juge à propos au développement des œuvres d'assistance publique de la province[8] ». Par la nature et l'ampleur de ses pouvoirs, le Dr Lessard est donc l'équivalent d'un ministre de la Santé et des Services sociaux ; nous montrerons que les premières infirmières de colonie furent embauchées par lui et relevaient directement de lui.

Dès 1922, dans les limites des budgets disponibles, ce médecin est en mesure de créer des précédents, du moins dans « les cas d'urgence et de nécessité absolue ». L'existence de ce pouvoir discrétionnaire n'a pas échappé au père Louis Garnier, missionnaire eudiste sur la Côte-Nord. Grâce à son ouvrage[9], nous avons un aperçu des raisons et conditions entourant la création des tout premiers postes d'infirmières. Le père

---

7. Anctil et Bluteau, *La santé et l'assistance publique au Québec 1886-1986*, (Santé Société, édition spéciale, ministère de la Santé et des Services sociaux, Gouvernement du Québec, 1986) ; François Guérard, *Histoire de la santé au Québec*, chap. IV ; Georges Desrosiers, Benoît Gaumer et Othmar Keel, *La santé publique au Québec. Histoire des unités sanitaires de comté 1926-1975*, (Les Presses de l'Université de Montréal, Montréal, 1998).
8. *Loi établissant le Service de l'assistance publique, Statuts refondus de la Province de Québec*, 1925, vol. III, 1925, chapitre 189, article 17.
9. Le père Louis Garnier, eudiste, *Du cométique à l'avion. Les Pères Eudistes sur la Côte Nord (1903-1946)*, Québec, A. D'Amours, imprimeur, 1947, p. 185. Tout le chapitre XI est consacré à la santé.

Garnier décrit son impuissance et son angoisse devant les appels à l'aide de ses ouailles affectées par la maladie, plus particulièrement lors des épidémies de diphtérie de 1904 et de grippe espagnole de 1918 : « Seul, sans médecin, pour secourir une population de huit à douze cents âmes éparpillées, en certaines missions sur une distance de plus de quarante milles[10] ». Il rappelle qu'à l'époque, « Presque tous (les missionnaires) s'occupaient de médecine, donnaient des conseils, proposaient des remèdes connus. Plusieurs étaient devenus experts dans l'extraction des dents. [...]. Mais combien de fois, ajoute-t-il, sont-ils sortis de la chambre des malades perplexes, soucieux, ne sachant que faire ni que dire ![11] ». En 1918, il n'y avait sur tout le territoire de la Côte-Nord que deux médecins : un à Clarke City (près de Sept-Îles) et l'autre à Havre-Saint-Pierre. La Basse-Côte-Nord, elle, bénéficiait, depuis 1907, de l'œuvre protestante du philanthrope Grenfell, la Deep Sea Mission, avec un hôpital à Harrington et un médecin qui voyageait occasionnellement sur la côte de Natashquan à Blanc-Sablon[12].

Le père Garnier affirme avoir entrepris dès 1912 ses démarches pour obtenir des secours médicaux, mais ce n'est que « vers 1922 » qu'il rencontre pour la première fois le Dr Alphonse Lessard, par l'entremise du ministre de la Colonisation, l'honorable J.E. Perreault. À la suite des pressions exercées par ce missionnaire, le Dr Lessard commande une inspection médicale de la Côte-Nord dont le rapport, déposé en 1924, fait état de conditions hygiéniques « lamentables » dans les 17 municipalités visitées entre Godbout et Natashquan[13]. Le missionnaire tente de persuader le jeune Dr Savoie venu faire cette inspection de s'établir dans la région, mais reçoit pour réponse : « J'irais chez vous, mon Père, à raison de trois cent soixante dollars par mois et j'y resterais un an[14] ». Le père Garnier, jugeant que « C'était trop demander pour l'époque ! », aurait eu l'idée d'embaucher plutôt des infirmières. Selon ce missionnaire, le Dr Lessard aurait répondu

---

10. Le père Louis Garnier, eudiste, *Du cométique à l'avion,* p. 181.
11. Le père Louis Garnier, eudiste, *Du cométique à l'avion,* p. 185.
12. Le père Louis Garnier, eudiste, *Du cométique à l'avion*... ; Pierre Frenette (dir.), *Histoire de la Côte-Nord,* (Presses de l'Université Laval, Institut québécois de recherche sur la culture, Collection « Les régions du Québec », nº 9, 1996).
13. ANQ (S.M.C.), B1-D3, *Rapport d'inspection médicale,* transmis par le docteur L.P. Savoie au docteur Alphonse Lessard, directeur du SPH, le 5 septembre 1924. Le Dr L.P. Savoie avait été chargé de cette inspection médicale. Après avoir séjourné pendant deux mois sur la Côte-Nord pendant l'été 1924, il constatait dans son rapport que, de façon générale, les populations rencontrées n'avaient aucune notion d'hygiène élémentaire.
14. Le père Louis Garnier, eudiste, *Du cométique à l'avion*..., p. 188.

à cette proposition audacieuse : « Votre idée de faire appel à des infirmières pour le soulagement des malades chez vous me paraît bonne, sérieuse[15] ». Il ne restait qu'à trouver une candidate !

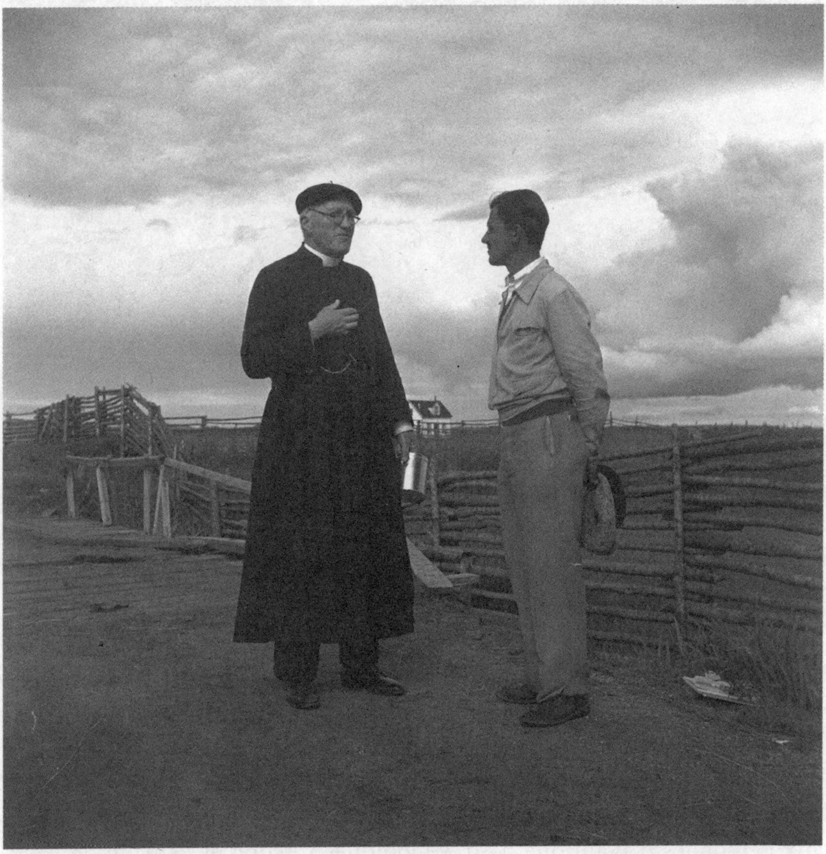

Le père eudiste Louis Garnier, curé de Rivière-au-Tonnerre, en 1943. Photo : Vadim Dimitrovicht Vladykov. BAnQ-Centre de Québec, Fonds : ministère de la Culture et des Communications, Office du film du Québec, E6,S7,SS1,P15483

15. Le père Louis Garnier, *op. cit.*, p. 188.

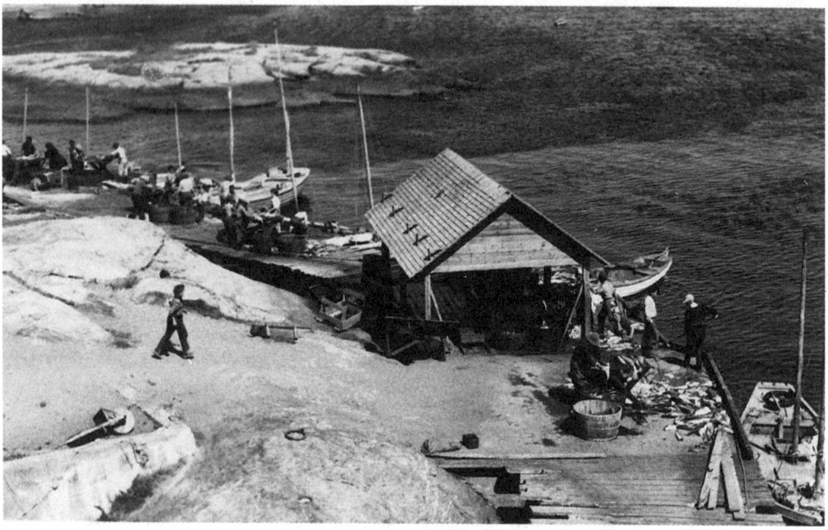

Pêcheurs nettoyant la morue au quai de Rivière-au-Tonnerre, au cours des années 1920.
BAnQ-Centre de Sept-Îles, Fonds Joseph-Émile Chabot: 09N_P61S1P225

On peut imaginer que l'idée originale d'établir des infirmières dans des dispensaires-résidences n'a été en fait qu'une extension du concept des dispensaires mis sur pied dans les villes au XIXe siècle pour donner des services médicaux spécialisés aux indigents[16]. Le Service provincial d'hygiène (SPH) avait reconnu, dès sa création en 1922, certains dispensaires spécialisés comme institutions d'assistance pour des clientèles-cibles des villes populeuses, principalement les mères et les enfants. Dans ces dispensaires, notamment les dispensaires anti-vénériens, le Service appliquait la directive de la Croix-Rouge, à l'effet que « [...] les dispensaires sont largement ouverts non seulement aux indigents, mais d'une manière générale aux personnes n'ayant que de très modiques ressources[17] ». L'un des buts recherchés était alors de réduire les coûts d'hospitalisation des indigents qui n'avaient pas forcément besoin d'être hospitalisés. D'origine plus ancienne, la formule initiale des dispensaires avait été conçue comme celle de centres de dispensation de médicaments[18].

16. Denis Goulet et André Paradis, *Trois siècles d'histoire médicale au Québec. Chronologie des institutions et des pratiques (1639-1939)*, (Montréal, VLB Éditeur, 1992).

17. Rapport présenté par A.H. Deloges, directeur, et J.A. Ranger, assistant-directeur, Division des maladies vénériennes, reproduit dans le *Rapport du secrétaire et du registraire de la province de Québec pour l'année 1921-1922*, Québec, Imprimeur du Roi, 1922, p. 106.

18. Goulet et Paradis soutiennent pour leur part que l'affluence des malades indigents qui ne requièrent pas l'hospitalisation amène la création de nombreux dispensaires. « Ceux-ci, apparus au milieu du XIXième siècle, se multiplient et, avec le temps, se spécialisent (maladies des yeux et des oreilles, enfants, tuberculeux, maladies vénériennes, etc.). D'abord étroitement liés aux écoles de médecine,

En 1925, une certaine Evelyne Bignell écrit au père Garnier et se dit « disposée à faire du service social sur la Côte Nord et à s'y dévouer corps et âme », mais il lui répond qu'on a plutôt besoin « d'une infirmière experte en obstétrique et apte à soigner les maladies les plus ordinaires ». Loin d'être découragée par cette réponse, mademoiselle Bignell décide d'acquérir une formation intensive auprès de trois médecins qui la recommandent au Dr Lessard dès l'année suivante ; ce dernier l'embauche. C'est ainsi que le 26 août 1926, Evelyne Bignell s'installe dans une maison louée à Rivière-au-Tonnerre, avec ses parents, dont elle est le soutien. Il s'agit du premier poste pour lequel nous possédons quelques informations et nous ne pouvons pas affirmer que sa détentrice était véritablement infirmière ; elle s'adjoint d'ailleurs rapidement une compagne, Antonia Roy, rencontrée à l'Hôpital de l'Enfant-Jésus de Québec[19].

Les dépenses occasionnées par ce premier dispensaire et sa titulaire ont vite fait d'inquiéter le Dr Lessard, qui décide de faire lui-même une tournée de la région, au terme de laquelle il promet un hôpital aux paroissiens de Havre-Saint-Pierre[20]. Cette promesse sera réalisée en 1930[21] mais, en attendant, le dispensaire de Rivière-au-Tonnerre fait l'envie des autres villages. Le père Garnier doit donc continuer sa lutte. À l'été 1927, il part pour Québec afin d'y rencontrer à nouveau son bienfaiteur, cette fois avec les plans d'un dispensaire préparés par le père LeStrat, établi à Rivière-Saint-Jean. N'ayant sans doute pas les budgets pour s'engager dans un nouveau projet, le Dr Lessard organise une rencontre du missionnaire avec le premier ministre Taschereau lui-même. Le père Garnier défend son idée : « Des dispensaires, tenus par une infirmière compétente, devraient être installés dans les postes les plus peuplés. L'infirmière y recevrait, y soignerait les patients et ferait, au besoin, des visites à domicile[22] ». Le missionnaire obtient dès le lendemain un chèque de 4200 $ et, deux mois plus tard, Rivière-Saint-Jean aussi a son dispensaire. L'année suivante, deux autres dispensaires sont construits : celui de Natashquan et celui d'Aguanish. Il y en aurait également eu un dès 1926 à La Martre (aussi appelé La Marthe), en Gaspésie[23]. Notons qu'au début du XXe siècle, la

---

aux hôpitaux et aux communautés religieuses, (*les dispensaires*) procurent une assistance médicale et chirurgicale à tous les pauvres, sans distinction de croyance ou d'origine », *op. cit.*, p. 39.

19. Le père Louis Garnier, *op. cit.* et Pierre Frenette (dir.). *Histoire de la Côte-Nord, nº 9*, (Québec : IQRC), 1996, p. 409.
20. Le père Louis Garnier, *op. cit.*, p. 190.
21. Voir Pierre Frenette (dir.), *Histoire de la Côte-Nord...*, chap. 10.
22. Le père Louis Garnier, *op. cit.*, p. 192.
23. Source : *Cahier des colonies*, un recensement vraisemblablement effectué à la fin des années 1960, lequel ne précise pas les noms des titulaires de ce poste. Selon d'autres sources plus complètes, le dispensaire de La Martre aurait plutôt été ouvert en 1940.

plupart des infirmières laïques gagnaient leur vie en pratique privée et certaines se sont établies dans les régions de colonisation, comme en témoigne une annonce publicitaire parue en 1928 dans la *Gazette du Nord*; R. Leroux et I. Bergeron, « Gardes-malades graduées de l'Hôpital Sainte-Marie, Ottawa », offrent un « Service privé dans toutes les paroisses de l'Abitibi[24] ».

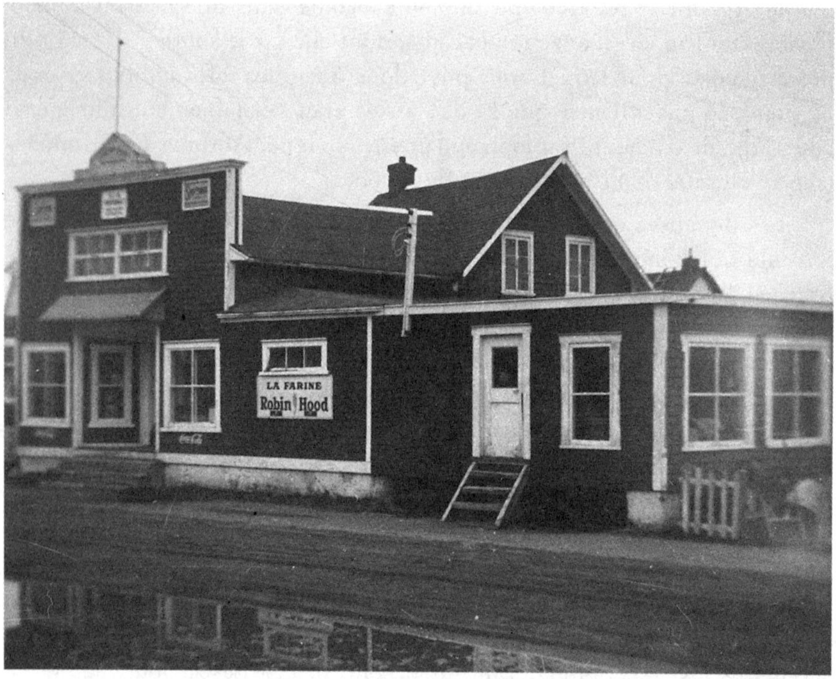

Le magasin général au cœur du village de Rivière-au-Tonnerre, propriété d'Élie Boudreau, dans les années 1920. BAnQ-Centre de Sept-Îles, Fonds Joseph-Émile Chabot: 09N_P61S1P215

24. *La Gazette du Nord*, 25 mai 1928, p. 12.

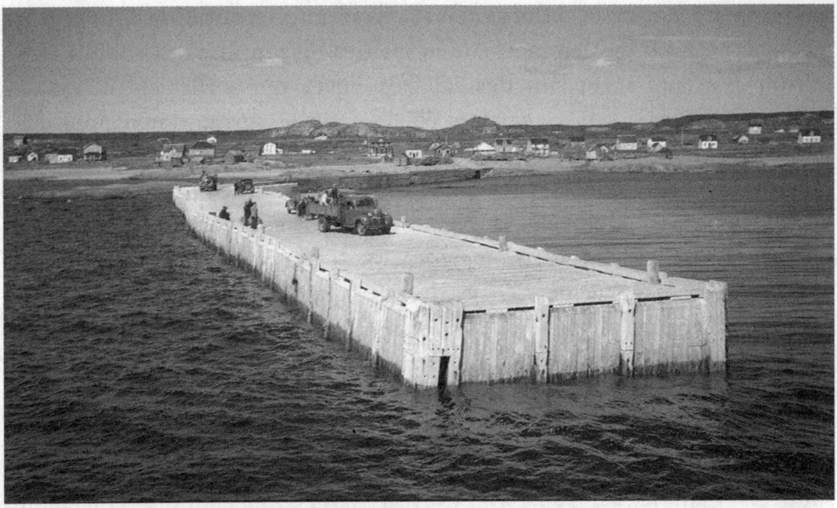

Vue du quai du village de Rivière-au-Tonnerre, en 1947. Photo : E.L. Désilets. BAnQ-Centre de Québec, Fonds : ministère de la Culture et des Communications. Office du film du Québec, E6,S7,SS1,P60866

Le père Garnier décrit succinctement le mode de vie et le travail des infirmières de dispensaires, manifestement très appréciées :

> Dévouée, active, elle répond à tous les appels, prend place dans toutes les voitures qui lui sont offertes pour la transporter dans tous les coins de son canton, qu'elles se nomment barges, carrioles, traîneaux tirés par les chevaux ou par des chiens, camions, autos, etc. Tous les jours, même la nuit, des tournées sont nécessaires. C'est elle qui préside à tous les accouchements, qui soigne toutes les blessures, qui extrait toutes les dents. Ne donne-t-elle pas souvent de véritables consultations ? Ne prescrit-elle pas des régimes alimentaires ? Ne fait-elle pas de la médecine préventive ? Heureux malades visités par cette femme héroïque. Elle verra à votre hospitalisation, si c'est nécessaire, et elle vous préparera à recevoir les sacrements requis par votre état[25].

Et il ajoute, sans se douter à quel point son idée allait prendre de l'ampleur : « Voilà donc qu'un problème, jadis source d'angoisse, a reçu sa solution la plus raisonnable pour la Côte Nord et pour les localités pauvres et isolées. » On verra que la description du rôle des infirmières du SMC, telle qu'elle apparaît dans leur contrat d'embauche, reprend essentiellement celle que le père Garnier faisait du travail des pionnières de la Côte-Nord.

Cependant, si le Dr Lessard et le père Garnier étaient très satisfaits des services des infirmières, l'opposition des médecins était déjà vive. Le

25. Le père Louis Garnier, *op. cit.*, p. 193.

missionnaire aurait en effet entendu, dans une librairie de Québec, un médecin en train de dénoncer : « On les (les dispensaires) a confiés à des infirmières, leur accordant des salaires élevés qui suffiraient à certains jeunes médecins[26]. » Les « salaires élevés », on le verra, étaient loin d'atteindre les 360 $ mensuels demandés par le Dr Savoie, et les besoins allaient bientôt s'accroître considérablement à la suite du krach boursier de 1929, déclencheur d'une grave crise économique. Pour donner du travail et porter secours aux indigents engendrés par cette crise, les gouvernements fédéral et provincial québécois de l'époque mettent en place divers programmes, dont un vaste plan de colonisation des régions périphériques du Québec. L'idée de poster des infirmières dans des dispensaires-résidences ayant fait ses preuves, on la retient d'abord comme solution urgente et temporaire pour assurer un minimum de services de santé aux colons à des coûts raisonnables, avant de l'intégrer plus formellement au système de santé en créant le SMC en 1936. Entre 1932 et 1950, cinq plans de colonisation sont adoptés par le gouvernement fédéral ou le gouvernement provincial pour aider les colons ; les postes d'infirmières, quant à eux, sont financés à partir de budgets votés à la pièce par le Secrétariat de la province.

Dans le présent chapitre, nous résumons les circonstances entourant l'embauche des premières infirmières de colonie et celles de la création du SMC, puis nous décrivons l'ampleur et l'évolution de ce service jusqu'à son abolition en 1962. On verra cependant que la disparition formelle du SMC n'a pas entraîné pour autant celle de ses infirmières, dont les services étaient encore requis en régions éloignées des centres urbains dépourvus de médecins. Nous distinguons quatre phases dans l'histoire des infirmières de colonie : 1) la naissance et la structuration administrative (1932-1943) ; 2) le contrôle de l'expansion (1944-1961) ; 3) l'abolition de la structure du SMC, mais le maintien des postes d'infirmières (1962-1972) et 4) l'adaptation au nouveau système (après 1972). En toile de fond de cette histoire, on trouve d'une part une volonté des autorités politiques de fournir, à des coûts abordables, des services médicaux aux indigents des colonies et villages pauvres du Québec et, d'autre part, l'ambition de la profession médicale de non seulement réserver à ses membres la dispensation de tels services, mais aussi de les faire payer par l'État.

Le recours aux infirmières de colonie a donc constitué la « solution la plus raisonnable » à l'absence de médecins dans les régions éloignées des centres urbains. D'abord retenue pour des raisons budgétaires dans un contexte de crise économique, cette solution fut maintenue bien au-delà de

26. Le père Louis Garnier, *op. cit.*, p. 194.

cette période parce que, même après l'implantation de l'assurance-maladie, les médecins ont continué de bouder les régions. Nous avons jugé important d'expliquer comment était venue l'idée de confier à des infirmières la responsabilité des services de santé de petites populations, car le fait que cette solution ait été proposée par un missionnaire n'est pas étranger aux attentes que tous devaient entretenir à leur égard : dévouement, charité, disponibilité et flexibilité. Ces qualités attendues des infirmières de colonie teintaient encore les interventions de celles qui occupaient les rares dispensaires-résidences toujours actifs au début des années 1990. Ces attentes sont manifestes dès la première phase de leur histoire, celle de la naissance et de la structuration administrative du SMC.

1.1 LA NAISSANCE ET LA STRUCTURATION ADMINISTRATIVE DU SMC (1932-1943)

Pour faire face à la crise économique des années 1930, les deux paliers de gouvernement (le fédéral et le provincial) décident d'ouvrir des terres publiques à la colonisation intérieure et d'y établir les chômeurs des villes et autres indigents. Un programme d'intervention fédéral et deux programmes provinciaux sont mis en œuvre pour aider les « colons » à défricher leur terre et à s'y installer : le plan fédéral Gordon (1932-1935), puis les plans provinciaux Vautrin (1935-1937) et Rogers-Auger (1938-1942)[27].

Comme le plan fédéral ne prévoit rien pour assurer un minimum de services de santé aux colons, le Dr Lessard plaide pour que le premier plan provincial permette au moins un recours « temporaire » à la « solution la plus raisonnable » dans les colonies nouvellement ouvertes. L'application du plan Rogers-Auger entraîne la reconnaissance formelle de cette solution au sein du ministère de la Santé, sous le nom de Service médical aux colons (SMC). Ce n'est en effet qu'après 17 années d'essai que le SMC devient, en 1943, un réseau bien structuré, reconnu officiellement.

---

27. Roger Barette, « Le plan Vautrin et l'Abitibi-Témiscamingue », dans Maurice Asselin et Benoît Beaudry-Gourd (dir.), *L'Abbittibbi et le Témiscaming. Hier et aujourd'hui*, Rouyn, Cahier n° 2 du Département d'histoire et de géographie, 1975, p. 101-155.

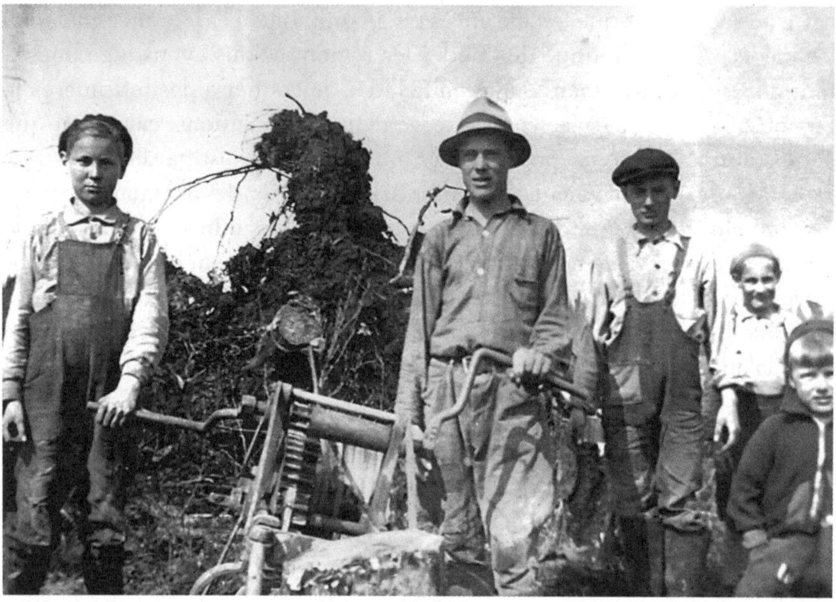

L'enlèvement des souches sur une terre de colonisation concédée à Vassan, en Abitibi, dans le cadre du plan Rogers-Auger, en 1938. Sur la photo on voit cinq des dix frères Daigle : Armand, Jean-Maurice, Marcel, Paul-Émile et Arthur. Collection : Johanne Daigle.

Deux obstacles freinent l'implantation du SMC : le manque de budgets nécessaires à son financement et l'opposition acharnée des médecins. Dans le contexte de crise des années 1930, la création de postes d'infirmières représentait des sommes importantes qu'il fallait trouver. Il fallait aussi pouvoir rattacher ces postes à une structure administrative existante, car il était initialement hors de question d'en créer une à cette fin, puisque ce service devait être temporaire. Nous expliquerons comment les autorités ont composé avec ces contraintes et permis que le « temporaire » s'installe à long terme. Deux médecins ont joué un rôle clé dans l'élaboration et l'implantation du SMC : le Dr Alphonse Lessard et le Dr Émile Martel, nommé « officier médical » de l'unité sanitaire (US) du comté d'Abitibi à Amos, créée à l'automne 1934.

1.1.1 La « solution la plus raisonnable » tolérée sur une base temporaire

Au printemps 1932, le gouvernement fédéral adopte un plan de « retour à la terre » comme mesure de secours aux chômeurs des villes, le plan Gordon ; il ne s'agit pas d'un véritable plan général de colonisation, mais plutôt d'une aide aux chômeurs prêts à s'établir sur des terres. L'allocation de 600 $ répartie sur trois ans dans le respect des critères gouvernementaux, offerte en vertu de ce plan, s'avère insuffisante, si bien que le gouvernement du Québec doit soutenir les colonies naissantes en déboursant pour les primes de défrichement et pour un minimum de services (construction d'écoles, salaire de fonctionnaires pour la gestion quotidienne des problèmes, par exemple)[28]. Avant la mise en place de ce premier plan de colonisation, les budgets du Dr Lessard, on l'a vu, étaient déjà insuffisants pour financer les services aux indigents de la Côte-Nord, et la construction de dispensaires dans cette région avait été rendue possible grâce à un montant discrétionnaire octroyé par le premier ministre lui-même. Rien n'avait été prévu pour les colonies ; ces nouvelles paroisses constituées presque entièrement d'indigents n'étant pas des municipalités, elles n'avaient pas le pouvoir de taxation pour financer des services de santé. Pourtant, des milliers de colons s'installent alors aux quatre coins du Québec. Le ministère de la Colonisation, considérant que la santé n'est pas de son ressort, confie dès les débuts au SAP ou au SPH les demandes d'aide qu'il reçoit, tout en acceptant de payer certains frais tels que les coûts de transport des malades et ceux de construction des dispensaires. De son côté, le Dr Lessard, pressentant sans doute l'ampleur des besoins, tente dès 1932 de contrôler les coûts d'hospitalisation des colons[29]. Mais surtout, il choisit d'appliquer aux colonies « la solution la plus raisonnable », malgré l'opposition des médecins, en la présentant comme une mesure temporaire. Les péripéties entourant la création du poste de Saint-Émile-d'Auclair et de celui de Biencourt dans le Témiscouata nous apparaissent typiques de ce qui s'est passé durant cette période.

---

28. Roger Barette, « Le plan Vautrin et l'Abitibi-Témiscamingue », dans Maurice Asselin et Benoît Beaudry-Gourd (dir.), *L'Abbittibbi et le Témiscaming. Hier et aujourd'hui*, Rouyn, Cahier n° 2 du Département d'histoire et de géographie, 1975, p. 105-110. Voir également Michel Pelletier et Yves Vaillancourt, *Les politiques sociales et les travailleurs, Cahier II, Les années 1930* (Montréal, publié à compte d'auteur, 1975), p. 247-266. Esdras Minville affirmait pour sa part que, pour les années 1930 à 1937, le Secrétariat provincial avait bâti 400 écoles et entretenu un « service d'assistance médicale » dans les centres de colonisation. Esdras Minville, *La législation ouvrière et le régime social dans la province de Québec, Commission royale des relations entre le Dominion et les provinces*, Appendice 5, Ottawa, Imprimeur du Roi, 1939, 98 p. Voir aussi Albert Edward Grauer, Hygiène publique. Étude préparée pour la *Commission royale des relations entre le Dominion et les provinces*, Ottawa, Imprimeur du Roi, 1939.
29. Précisons que le *Service de l'Assistance publique* est constamment déficitaire au cours des années 1930, comme le rappelle Gonzalve Poulin dans *L'évolution de l'assistance au Québec, 1608-1951*, Annexe II du Rapport de la Commission royale d'enquête sur les problèmes constitutionnels (Commission Tremblay), Québec, Éditeur officiel, 1955, 204 p. Voir également l'étude de Serge Mongeau, Évolution de l'assistance au Québec (Montréal, Le Jour, 1967), 123 p.

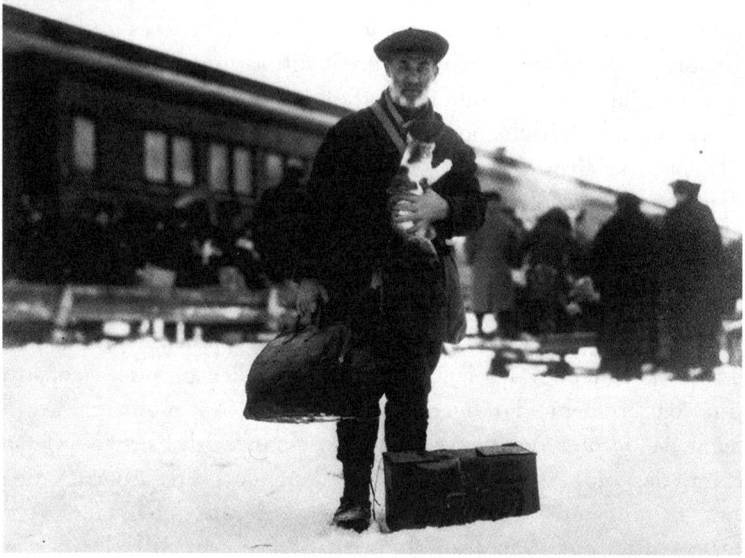

Un colon débarquant du train à Laferté, en Abitibi, en 1933. BAnQ-Centre de Rouyn, Fonds Canadien National : 08-Y,P213,P218

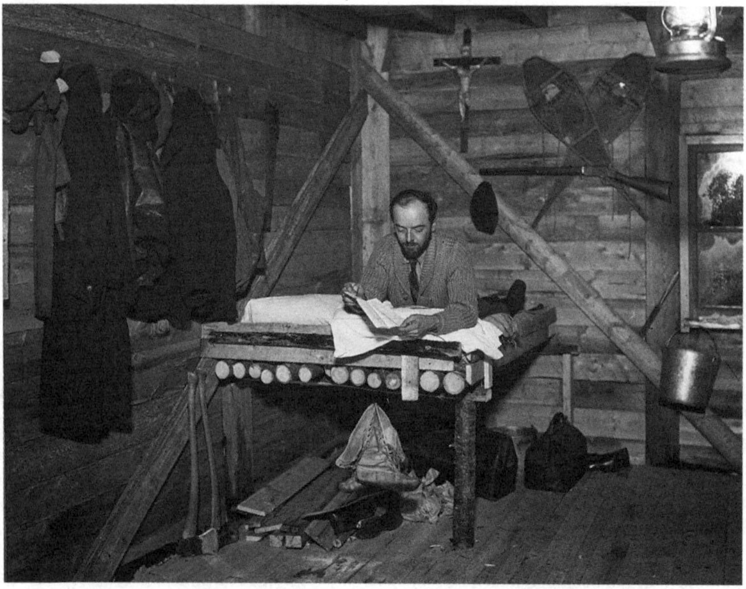

Un homme étendu sur un lit rudimentaire à l'intérieur de la maison d'un dirigeant du Canadien National à Laferté, en Abitibi, en 1933. Notons parmi les objets de première nécessité (des raquettes, un seau, une lampe à l'huile, etc.) la présence d'un crucifix. BAnQ-Centre de Rouyn, Fonds Canadien National : 08-Y,P213,P254

Dans ces deux nouveaux établissements, tout comme sur la Côte-Nord, c'est un missionnaire-colonisateur, le père Léo-Pierre Bernier[30], qui amorce auprès du Dr Lessard les démarches pour obtenir un minimum de secours. Résidant à Notre-Dame-du-Lac, ce missionnaire constitue dans cette région le lien entre la population locale et les autorités gouvernementales concernées par les problèmes de santé et de colonisation. Précisons que le seul hôpital du Témiscouata est alors un établissement privé, situé à Notre-Dame-du-Lac et appartenant au Dr L.-F. Dubé, donc un hôpital non reconnu par le SAP; le seul établissement d'assistance publique de la région est l'Hôpital Saint-Joseph du Précieux-Sang de Rivière-du-Loup. Le père Bernier recommande d'abord au Dr Lessard la nomination du Dr J.E.A. Fortin pour « les secours médicaux à donner au cours de l'hiver aux familles établies dans les cantons Auclair et Biencourt », mais tout ce que le directeur du SAP pourra faire sera d'offrir des honoraires de 10 $ « à verser au docteur Dubé » de l'Hôpital Notre-Dame pour chaque accouchement et 1,34 $ par jour pour l'hospitalisation aux frais du Service de l'Assistance publique (SAP)[31]. Il espère sans doute que les cas d'accouchements à l'hôpital soient exceptionnels pour faire une telle offre, car ses budgets ne sont pas à la hauteur du taux de natalité des colonies.

De plus, les coûts de transport des « colones » doivent commencer à peser lourd sur le Service des terres de la colonisation lorsque, le 1er septembre 1932, le surintendant Garon s'adresse à l'assistant du Dr Lessard, le Dr Nadeau, pour réclamer les services d'une infirmière « qui pourrait se retirer au presbytère de St-Émile et ce jusqu'à ce que la situation devienne normale »; il se fait le porte-parole de la population de cette paroisse « où il prendra encore beaucoup de temps pour faire vivre un médecin » et où « les accouchements se font à la diable[32] ». Le Dr Nadeau lui répond le lendemain que le budget de l'Assistance publique ne permet pas l'embauche d'une infirmière, « d'autant plus que le Collège des Médecins et Chirurgiens de la province de Québec ne tolèrerait pas qu'elle pratique la médecine[33]. » Justement parce que le budget du SAP est restreint, décision

30. Voir le Fonds Léo-Pierre Bernier (section « hygiène/infirmières »), missionnaire-colonisateur au Témiscouata, pour la période du 26 octobre 1931 au 28 octobre 1936 (UQAR-79-02-8); ce fonds, ci-après appelé Fonds Bernier, nous apporte beaucoup de données pertinentes non disponibles dans celui du SMC.
31. Fonds Bernier, Dr Alphonse Lessard, directeur du SPH, à J.E. Garon, surintendant, Service des terres de la colonisation, 21 décembre 1931.
32. Fonds Bernier, J.E. Garon, surintendant, Service des terres de la colonisation, ministère de la Colonisation, de la Chasse et des Pêcheries, à Dr Émile Nadeau, assistant-directeur du Bureau d'hygiène, 1er septembre 1932.
33. Fonds Bernier, Dr Émile Nadeau, assistant-directeur du Bureau d'hygiène, à J.E. Garon, surintendant, Service des terres de la colonisation, le 2 septembre 1932.

est prise de cesser de couvrir les frais d'hospitalisation pour les accouchements ; outré par cette nouvelle, le curé d'Auclair exprime sans réserve toute sa colère au père Bernier :

> L'hôpital est donc fermé à nos futures mères de famille, qui seront condamnés (sic), je ne sais pour quelle faute, à accoucher dans des camps, pour la plus part (sic) insolubres (sic) et sans le secours de médecins. [...] Nous allons laisser mourir nos mères de famille, comme des esclaves de jadis, tandis que nos grands hommes d'Étant (sic) continueront à pérorer sur les grandeurs de nos familles canadiennes, sur le courage et l'énergier (sic) de nos femmes canadiennes qu'on abandonne si lachement (sic). [...] Si on ne veut plus payer l'hospitalisation, qu'on nous envoie une garde Malade (sic), capable de remplacer le médecin dans des cas semblables[34].

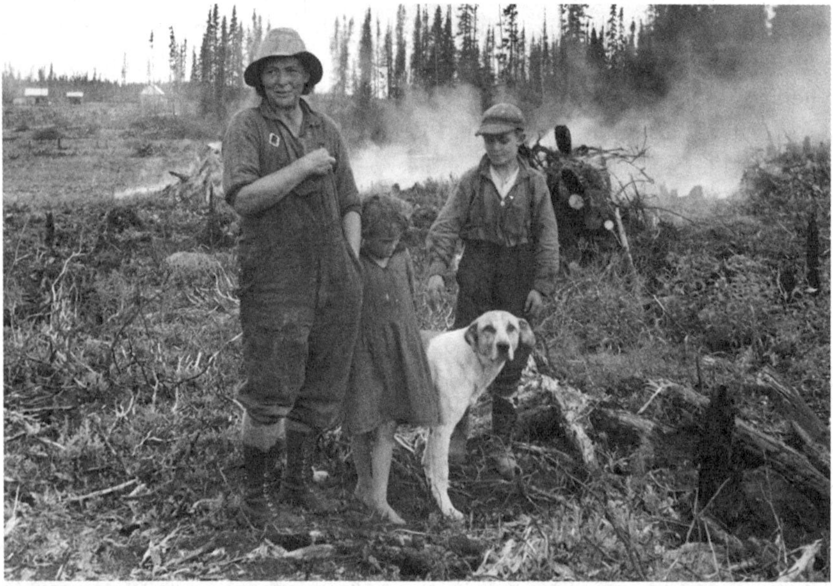

Madame veuve Desbiens avec son fils à Villebois, en Abitibi, vers 1930, soit avant le mouvement de colonisation dirigé par le gouvernement du Québec qui allait contribuer à la mise en place de services infirmiers. BAnQ-Centre de Québec, Fonds L'Action catholique : P428,S3,SS1,D18,P27

34. Fonds Bernier, L.P. Beaulieu, prêtre à Auclair, à Léo-Pierre Bernier, le 4 octobre 1932.

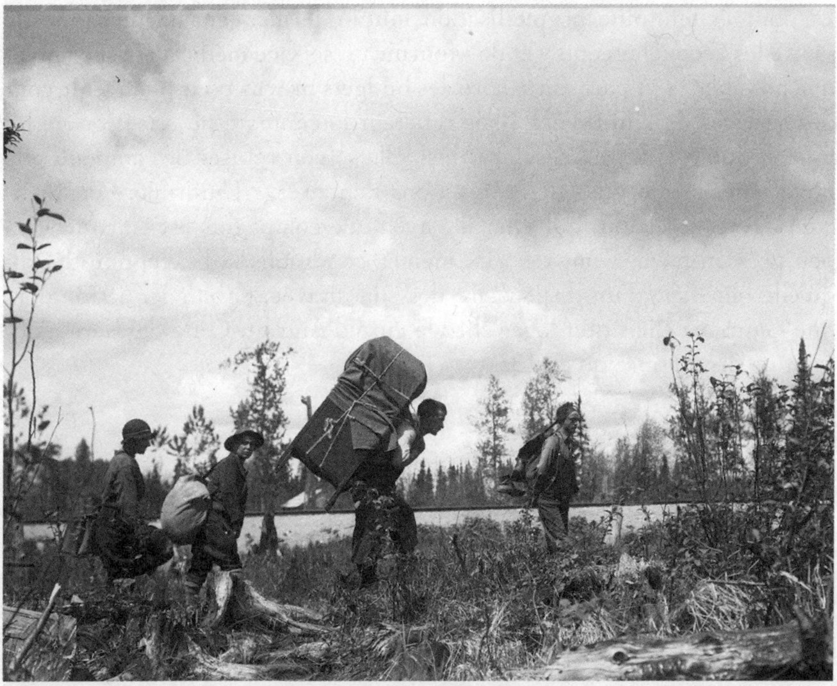

Avant la mise en vigueur des plans gouvernementaux de colonisation au cours de la crise des années 1930, le transport de meubles et de marchandises se faisait à dos d'hommes en Abitibi, comme on le voit sur cette photo datant de 1927-1928. BAnQ-Centre de Rouyn, Fonds Canadien National : 08-Y,P213,P4

Considérant le poids du clergé à l'époque, on peut imaginer l'effet qu'une telle lettre pouvait produire et la demande d'une « garde-malade » va dans le sens de la solution retenue par le Dr Lessard pour la Côte-Nord. Ce dernier confie en effet au ministre de la Colonisation, le 29 décembre, qu'il envisage l'envoi d'infirmières dans ces nouveaux centres de colonisation et déplore l'opposition des médecins[35]. L'infirmière choisie pour desservir Auclair, Gabrielle Blais, reçoit le 14 janvier 1933 une lettre du Dr Émile Nadeau, directeur-adjoint du SPH. Cette lettre lui tient lieu de contrat d'embauche. Elle traduit le souci des autorités de diminuer les risques de conflits potentiels et la complexité du partage des responsabilités entre le SPH, le SAP et le ministère de la Colonisation, car elle exhorte l'infirmière à passer par le curé pour faire appeler un médecin si nécessaire, c'est-à-dire seulement dans les cas « d'une gravité exceptionnelle ».

35. ANQ (S.M.C.), B4-D1, Dr Alphonse Lessard, directeur du SPH, à Hector Laferté, ministre de la Colonisation, Québec, 29 décembre 1932.

Et pour éviter toute hospitalisation inutile, le médecin lui demande de « faire les accouchements » et de « fournir un service médical aussi complet que possible[36] ». À part son salaire, les budgets prévus pour financer le coût des services de l'infirmière Blais reflètent le contexte de crise ; on ne lui fournit que le strict nécessaire. Ainsi, elle se voit refuser des ampoules de novocaïne, même pour des extractions dentaires[37]. L'infirmière de Biencourt, Luce Thibault, qui s'installe avec une compagne, est embauchée à peu près en même temps et aux mêmes conditions, à l'exception du fait qu'elle bénéficie d'un dispensaire dès son arrivée, en janvier 1933, alors que Gabrielle Blais doit loger chez le curé d'Auclair. Cette dernière n'obtient un dispensaire qu'en 1934[38].

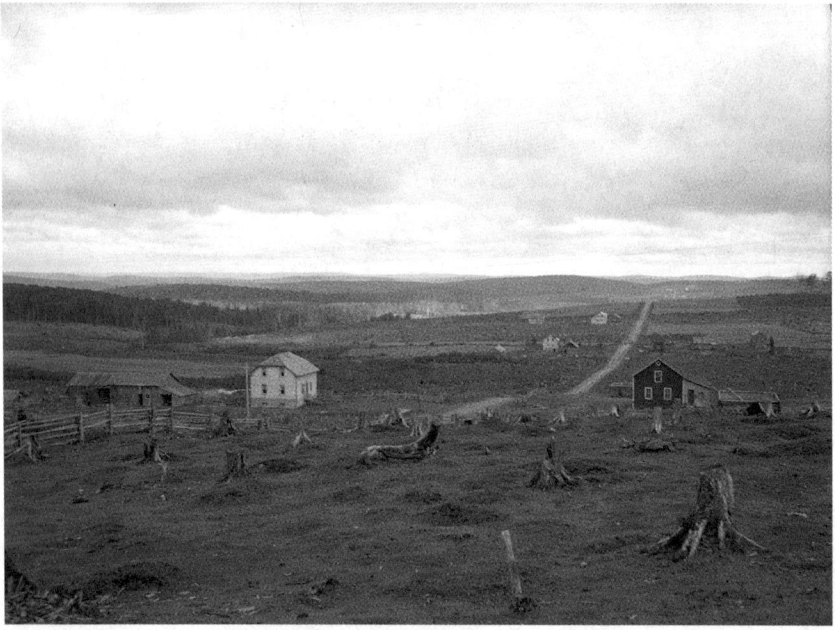

Vue d'un rang de colonisation à Saint-Émile-d'Auclair, au Témiscouata, dans la région du Bas-Saint-Laurent, en 1941. Photo : Donat C. Noiseux. BAnQ-Centre de Québec, Fonds ministère de la Culture et des Communications, Office du film du Québec : E6,S7,SS1,P2993

36. ANQ (SMC), B4-D1, Dr Émile Nadeau, directeur adjoint du SPH, à Gabrielle Blais, infirmière d'Auclair, Québec, 14 janvier 1933.
37. ANQ (SMC), B4-D1, Dr Alphonse Lessard, directeur du SPH, à Gabrielle Blais, infirmière d'Auclair, Québec, 22 février 1933. Ajoutons qu'une loi adoptée en 1909 interdisait aux sages-femmes d'utiliser des instruments ; certaines infirmières ont dû retourner des forceps qui se trouvaient parmi les instruments mis à leur disposition.
38. Fonds Bernier, Bernier à Garon, surintendant, Service des terres de la colonisation, 1er octobre 1934.

D'autres infirmières sont nommées, à peu près en même temps, avec des conditions semblables et toujours sur une base temporaire en Abitibi-Témiscamingue (Aurore Bégin en 1932 à Rollet, Blanche Esnouf en 1934 à Sainte-Gertrude de Manneville) et au Saguenay (Anita Dionne en 1932 à L'Anse Saint-Jean) ; il ne s'agit ici que des infirmières pour lesquelles les archives nous permettent de préciser l'année d'embauche. Rapidement, les demandes se multiplient dans les régions où des dispensaires sont ouverts ; le Dr Lessard est sollicité, tantôt en sa qualité de directeur du SPH, tantôt à titre de directeur du SAP. Ainsi, le 12 décembre 1933, le père Bernier plaide l'envoi d'une infirmière à Saint-Jean-de-la-Lande ; ses arguments pour montrer l'urgence et la nécessité, de même que le ton, sont typiques :

> Nous avons une colonie de formation récente, Saint-Jean-de-la-Lande, sise sur les frontières du Nouveau-Brunswick, et qui compte déjà ses 130 familles. La dite colonie se trouve éloignée de 16 milles du premier et seul médecin, qui se trouve à Ste-Rose-du-Dégelé, et de plus se voit dans la nécessité de se priver des soins les plus élémentaires faute de ressources pécuniaires.
>
> Nos colons de Saint-Jean-de-la-Lande sont de braves canadiens et la natalité ne chôme pas. Alors, il arrive que les autorités sont fort embêtés (sic) pour résoudre tous les cas qui surviennent et que la situation n'est pas tenable.
>
> J'ai naturellement pensé à recourir à vos aides pour nous sortir d'une impasse. J'ai songé à tout le bien que font nos infirmières d'Auclair et de Biencourt et j'ai caressé l'espoir que vous pourrez gratifier aussi St-Jean de la présence d'une garde-malade. [...].
>
> Espérant recevoir de bonnes nouvelles et voir mon humble demande acceptée, je vous remercie de tout cœur pour ce que vous avez fait, ce que vous faites et ce que vous ferez encore pour nous et nos colons[39].

Le Dr Lessard se dit dans l'impossibilité d'acquiescer à la requête ; il a reçu quelque « vingt-cinq demandes semblables de régions de colonisation » et « le fonds de l'Assistance publique souffre d'un déficit énorme », explique-t-il[40]. De plus, quelques mois plus tard, le surintendant Garon confie au père Bernier : « Je vous avoue franchement que je vois une grande opposition étant donné la campagne qui se fait actuellement contre les gardes-malades affectées au département de la Colonisation, campagne conduite par un groupe de médecins régionnaux (sic)[41]. »

---

39. Fonds Bernier, Bernier à Lessard, 12 décembre 1933.
40. Fonds Bernier, Lessard, directeur du SPH, à Bernier, 14 décembre 1933 et Lessard, directeur du SAP, à Bernier, 23 décembre 1933.
41. Fonds Bernier, Garon à Bernier, 21 mars 1934.

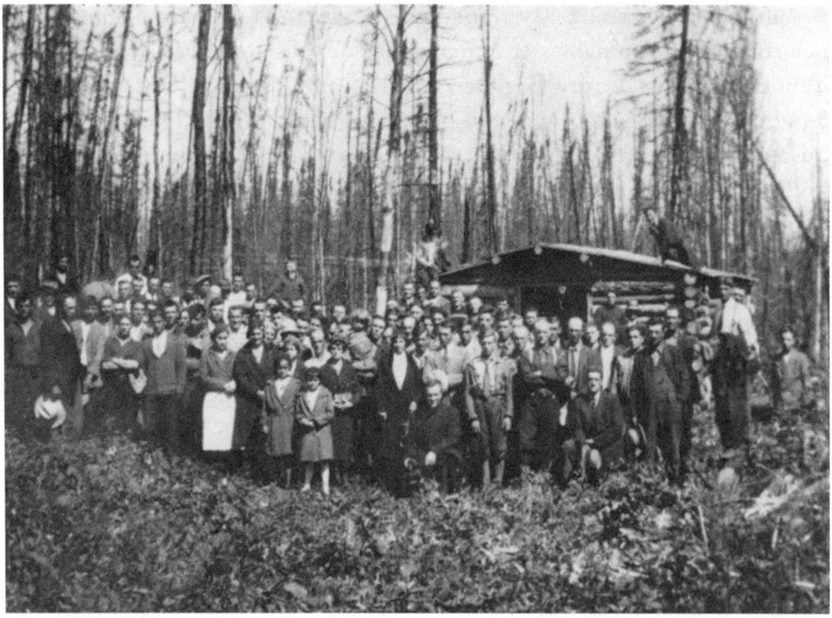

Les paroissiens de Sainte-Anne-de-Roquemaure, en Abitibi, posant en compagnie de leur curé après la messe célébrée à partir du premier camp-chapelle, à l'été 1934. Société d'histoire et de généalogie de Val-d'Or, Collection : Société d'histoire de Roquemaure, P_0004

Pressé d'aller plus loin que ces interventions ponctuelles urgentes, le gouvernement libéral de L.A. Taschereau annonce, le 8 août 1934, son intention de soumettre à la Législature un plan de colonisation d'ensemble (devenu le Plan Vautrin), entièrement conçu et financé par la province, et d'y consacrer 10 000 000 $[42]. On devine que les groupes de pression médicaux se mobilisent pour obtenir une part de cette manne gouvernementale ; une stratégie possible est d'amener le gouvernement à permettre aux médecins des unités sanitaires de déborder de leur rôle d'hygiénistes pour pouvoir donner des consultations et prescrire des médicaments, ce qu'ils n'étaient pas autorisés à faire pour ne pas nuire aux médecins en cabinet privé. Les médecins-hygiénistes devaient aussi s'abstenir d'administrer les vaccins, alors distribués gratuitement à leurs collègues en pratique privée ; ces derniers se faisaient rémunérer à l'acte pour la vaccination. Les hygiénistes ne pouvaient vacciner que les « indigents » et encore seulement à la demande de leur médecin traitant[43]. À l'approche du Congrès de la coloni-

42. *Le Devoir*, 9 août 1934.
43. Georges Desrosiers, Benoît Gaumer et Othmar Keel, *La santé publique au Québec. Histoire des unités sanitaires de comté 1926-1975*, (Les Presses de l'Université de Montréal, Montréal, 1998). Voir en particulier la section « Un environnement médical de guerre larvée » (p. 63-66).

sation de 1934, le Dr Émile Martel informe son supérieur des initiatives qu'il a prises pour répondre aux « nombreuses demandes » des « colons indigents » : « [...] je réponds aux curés, qui se font les intermédiaires de leurs paroissiens que je ne puis m'occuper de ces patients. Dans les paroisses où il n'y a pas de médecins je donne des consultations mais sans prescrire de médicaments », précise-t-il[44].

En octobre 1934, lors du Congrès de la colonisation tenu à Québec auquel le gouvernement provincial avait convoqué tout spécialement les évêques et les missionnaires-colonisateurs pour discuter des modalités d'application du Plan Vautrin projeté, le Dr Lessard, à titre de directeur du SPH et du SAP, expose aux quelque trois cents congressistes réunis les problèmes déjà rencontrés dans les colonies ouvertes et les mesures prises :

> La première année qu'il y a eu des colons à la rivière Solitaire [Rollet], il s'est trouvé un nombre considérable de déchets : des paralytiques, des épileptiques, des syphilitiques [...] (pour lesquels) il nous a fallu organiser non pas la loi de l'assistance publique, parce qu'il n'y avait pas de municipalité qui pouvait être tenue responsable de l'hospitalisation, mais il a fallu que le Service de l'Assistance publique assume tous les frais d'une telle hospitalisation[45].

Devant ce problème, le ministère de la Colonisation avait d'abord consenti, à la suggestion du directeur du SPH, à ce que les aspirants-colons subissent un examen médical avant d'être sélectionnés pour les colonies, une mesure essentielle mais insuffisante. En effet, plaide le Dr Lessard : « les " colonnes ", là comme ailleurs, accouchent, elles ont besoin de services à l'occasion ; là comme ailleurs, il y a des accidents ; là comme ailleurs, il peut y avoir des épidémies ou des maladies pulmonaires, des maladies qui exigent des soins d'urgence[46] ». Il justifie également sa décision d'établir des infirmières pour assurer aux colons de certaines localités un minimum de services de santé en insistant sur le caractère extraordinaire et temporaire de ces mesures :

> Nous subissons une crise, et dans les temps extraordinaires il s'agit de prendre les moyens extraordinaires. D'une manière absolument temporaire, nous avons établi à la rivière Solitaire, (Rollet), dans les cantons de Biencourt et Auclair, dans le canton de Villemontel, (probablement Sainte-Gertrude de Manneville), où il y a de grandes agglomérations de colons, des infirmières qui étaient chargées de donner les premiers soins, soit aux accidentés, soit aux malades, et d'accoucher les femmes. Nous leur avons prescrit que lorsqu'il

---

44. ANQ (US), B1-D1, Dr Émile Martel, officier médical, au Dr Alphonse Lessard, directeur du SPH, Amos, 12 octobre 1934.

45. *Actes du Congrès de la Colonisation tenu à Québec les 17 et 18 octobre 1934 sous la présidence de l'honorable Irénée Vautrin, ministre de la Colonisation*, Québec, 1935, p. 215.

46. *Actes du Congrès de la Colonisation tenu à Québec les 17 et 18 octobre 1934 sous la présidence de l'honorable Irénée Vautrin, ministre de la Colonisation*, Québec, 1935 p. 214.

y avait quelque chose de spécial, elles devaient de toute nécessité expédier, [...] aux hôpitaux [...] les malades dont elles n'étaient pas sûres d'assurer un traitement convenable. À part cela, nous avons un médecin qui circule constamment d'une extrémité de la Province à l'autre [...] (ce médecin était le Dr Martel). Il surveille le travail des infirmières. Quand il passe dans les régions de colonisation, il donne des consultations. C'est ce que nous avons fait[47]. (Crochets ajoutés.)

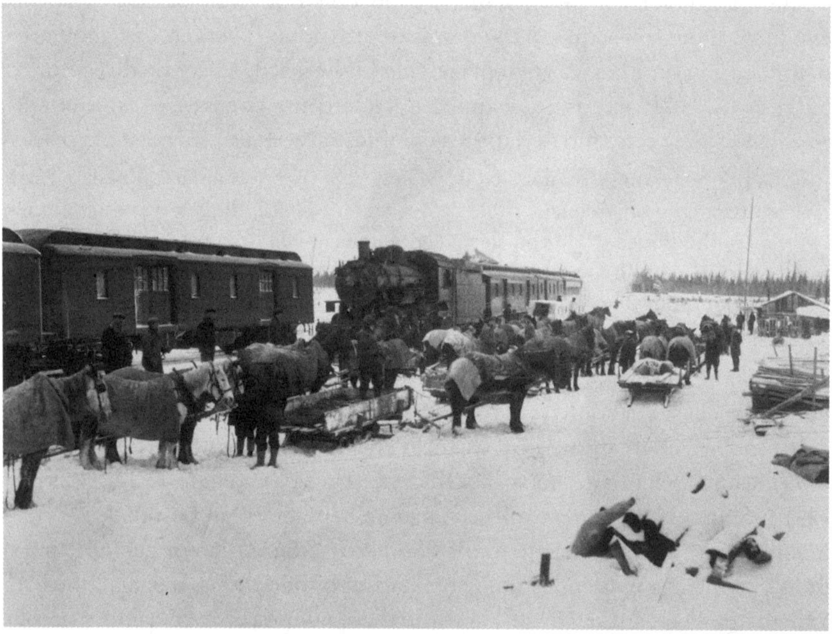

Des traîneaux tirés par des chevaux servent au transport des colons qui descendent du train avec leurs biens à Laferté, en Abitibi, en 1933. BAnQ-Centre de Rouyn, Fonds Canadien National : 08-Y,P213,P221

47. *Actes du Congrès de la Colonisation tenu à Québec*..., p. 215-216.

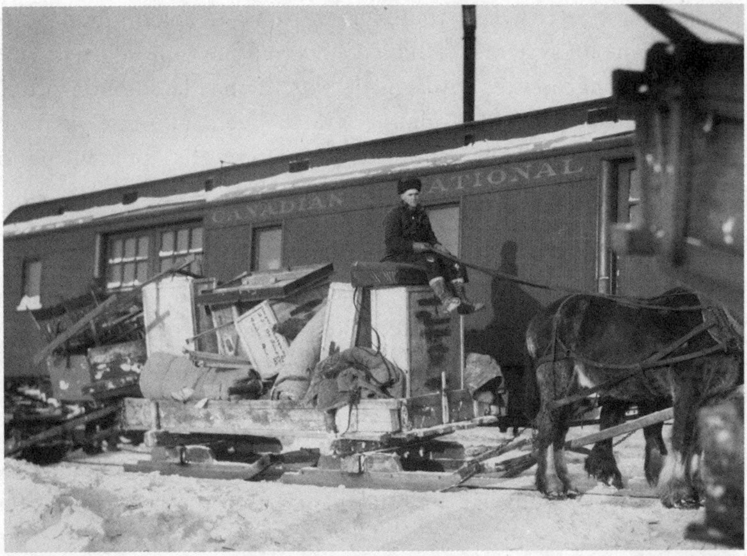

Un colon transportant ses biens du train jusqu'à sa nouvelle demeure à Laferté, en Abitibi, vraisemblablement un camp en bois rond, en 1933. BAnQ-Centre de Rouyn, Fonds Canadien National : 08-Y,P213,P222

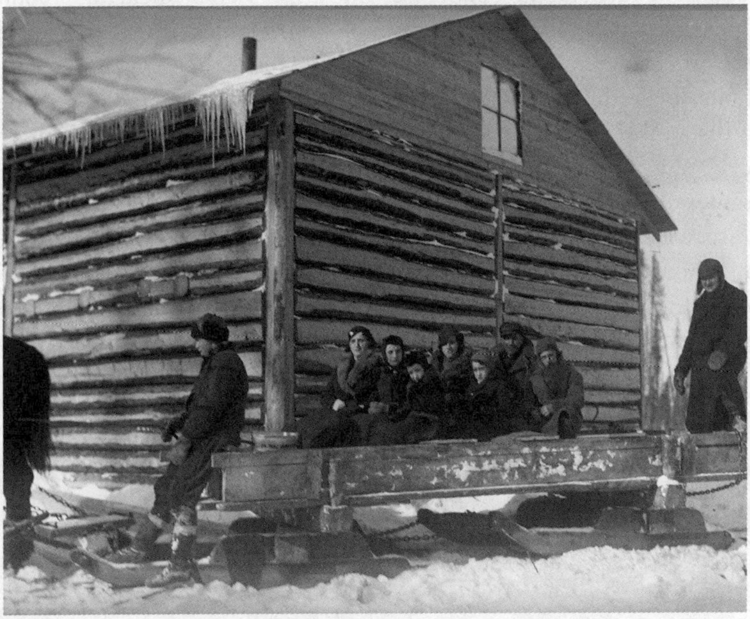

L'arrivée à la maison d'une famille de colons à Laferté, en Abitibi, en 1933. Les femmes et les enfants rejoignaient souvent, au début de l'hiver, les hommes qui les avaient précédés pour construire une maison souvent rudimentaire pendant l'été. BAnQ-Centre de Rouyn, Fonds Canadien National : 08-Y,P213,P225

Il ajoute que « [...] dans toutes les régions de colonisation où nous avons développé un système, l'effet a été magnifique[48] ». Malgré ce vibrant plaidoyer, les congressistes refusent de sanctionner la solution proposée par le Dr Lessard, consistant à nommer « un médecin dans une région avec, sous ses ordres, un certain nombre d'infirmières ». Ils appuient plutôt la proposition présentée par le Dr J.E. Desroches, président des sociétés médicales de colonisation, à l'effet d'accorder plutôt un « octroi annuel » aux médecins « au lieu de payer les services d'une garde-malade[49] ». Les deux années suivantes (1935-1936) sont marquées par une confrontation de trois approches différentes tentées pour aider les colons en matière de soins et de traitements médicaux. Défrayer les coûts de leur hospitalisation s'avère rapidement une formule ruineuse; rémunérer des médecins à salaire ou à l'acte, quand on peut en trouver, est aussi financièrement inaccessible. Enfin, installer une infirmière sans contrôle médical dans chaque colonie nouvellement ouverte est totalement inacceptable pour le Collège de médecins.

La solution finalement retenue constitue un compromis acceptable aux médecins, conforme aux lois en vigueur et financièrement réalisable. Elle consiste à établir dans un dispensaire-résidence une infirmière chargée de « faire les accouchements » et de « fournir un service médical aussi complet que possible » aux indigents de chacune des colonies, mais cette dernière exerce officiellement sous la supervision d'un médecin recevant une allocation mensuelle de 50 $[50] à cette fin. Dans les localités où aucun médecin n'est disponible, l'infirmière relève du médecin-hygiéniste de l'unité sanitaire la plus proche. C'est cette forme d'organisation qui a permis de présenter officiellement comme un « service médical » ce qui était en réalité un réseau de postes d'infirmières plus ou moins laissées à elles-mêmes, comme nous le montrerons. Étant conçus comme un service de première nécessité destiné uniquement à des indigents, les postes d'infirmières de colonie pouvaient être autorisés en vertu de la Loi de l'Assistance publique. Établis sur une base « temporaire », ils devenaient acceptables au corps médical à une époque où la « médecine d'état » était exclue d'emblée.

De plus, en sa qualité de directeur du SPH et du SAP, le Dr Lessard savait sans doute qu'il existait ailleurs au Canada des services de santé reposant essentiellement sur des infirmières, non seulement dans les régions éloignées, mais aussi dans certaines villes. Le Victorian Order of

48. *Actes du Congrès de la Colonisation tenu à Québec...*, p. 216.
49. *Actes du Congrès de la Colonisation tenu à Québec...*, p. 241-242.
50. Albert Dumas, md, « La médecine et mon temps », *Recherches sociographiques*, vol. XVI, nº 1, (janvier-avril 1975), p. 23.

Nurses (VON), fondé en 1897 pour donner des soins en santé maternelle et infantile aux colons des Prairies de l'Ouest, avait déjà une succursale à Montréal en 1898 et comptait cinq centres dans cette ville en 1922, dont le plus gros employait 54 infirmières[51]. Après la Première Guerre mondiale, la Société canadienne de la Croix-Rouge créa le programme le plus étendu de nursing en régions éloignées d'envergure nationale. Un des aspects du programme prévoyait l'association des divisions de la Croix-Rouge aux groupes communautaires locaux et aux services de santé provinciaux, en vue d'établir des dispensaires et de petits hôpitaux dans les zones rurales reculées du pays, avec une seule infirmière par localité. Pour des raisons que nous ignorons, la Croix-Rouge n'avait pas de tels dispensaires au Québec. D'autres services similaires existaient également dans au moins deux autres provinces : la Newfoundland Outport Nursing and Industrial Association (NONIA) à Terre-Neuve et l'Alberta District Nursing Service en Alberta[52]. Notons également l'International Grenfell Association, l'ancienne Deep Sea Mission mentionnée précédemment ; basée à Terre-Neuve, cette association fournira plus tard des infirmières pour les villages isolés de la Basse-Côte-Nord québécoise[53].

Il faut enfin souligner qu'un autre pays du Commonwealth, l'Australie, s'était doté dès 1910 d'un service appelé Bush Nursing Service, conçu sur le modèle du VON[54]. Le financement de ces services, qui s'avéraient partout satisfaisants, variait énormément. Au Québec, la construction, l'ameublement et l'entretien des dispensaires de colonie, de même que les frais de transport, sont souvent, mais pas obligatoirement, assumés par le ministère de la Colonisation, tandis que les infirmières sont embauchées et rémunérées par le SAP à partir de budgets qui doivent être justifiés et approuvés chaque année. C'est du moins la situation qui prévaut en décembre 1935, mais au cours de l'année 1936, le SPH et le SAP en viendront à prendre en charge presque totalement les services de santé en colonies en attendant la création d'un ministère de la Santé.

---

51. John Murray Gibbon, VON, Victorian Order of Nurses for Canada Fiftieth anniversary, 1897-1947, Copyright 1947, The Victorian Order of Nurses for Canada, Southam Press, Montreal, 124 pages.
52. Pour un aperçu de la création et de la nature de ces services et de ceux de la Croix-Rouge, voir Dianne Dodd, Jayne Elliott et Nicole Rousseau « Le nursing en régions éloignées au Canada » dans *Sans frontières. Quatre siècles de soins infirmiers canadiens*, chap. 9, (Ottawa : Presses de l'Université d'Ottawa), 2005.
53. Pierre Frenette (dir.), *Histoire de la Côte-Nord*, IQRC, Collection « Les régions du Québec », n° 9, (Québec : Les éditions de l'IQRC et les Presses de l'Université Laval), 1996, p. 409.
54. Marita E. Bardenhagen. *Professional Isolation & Independence of Bush Nurses in Tasmania 1910-1957. « We were very much individuals on our own »*, Unpublished doctoral dissertation, School of History and Classics, University of Tasmania, 2003.

À travers la correspondance entre les intervenants concernés en janvier et février 1936, nous découvrons que les négociations se poursuivent entre le Dr Lessard et ses vis-à-vis de la Colonisation. La lettre d'embauche adressée à Jeanne Chabot, le 13 janvier 1936, traduit la situation qui prévaut alors :

> Comme vous avez été envoyée au Canton Villemontel pour remplacer Mlle Blanche Esnouf, démissionnaire, il a maintenant été décidé que vous serez au Service de l'Assistance publique, à partir du 15 décembre 1935, au traitement de $100.00 par mois.
>
> Il est entendu qu'il s'agit d'une position temporaire pour le temps qu'il nous faudra maintenir un service médical gratuit pour les colons, pourvu que vos services soient trouvés satisfaisants.
>
> Dès que nous aurons terminé nos négociations avec le Ministère de la Colonisation (sic), je vous écrirai de nouveau pour vous énumérer toutes les conditions de votre engagement et vous donner les instructions nécessaires. Vous serez alors sous la direction immédiate du Dr Émile Martel, officier médical de notre Unité sanitaire du comté de l'Abitibi, lequel sera chargé de la direction générale du service médical aux colons de l'Abitibi et du Témiscamingue.
>
> Nous avons l'habitude de faire expédier à chaque infirmière dans les centres de colonisation, un certain nombre d'instruments indispensables ainsi que les remèdes ordinairement utilisés, avec recommandation aux infirmières d'en faire un emploi bien judicieux et bien économique. En attendant qu'un autre système soit établi, il vous faudra essayer d'obtenir un montant quelconque, pour les remèdes, des colons que vous croirez en état de payer quelque chose [...][55].

Il semble que la décision de confier les soins de santé à des infirmières plutôt qu'à des médecins ait été ouvertement annoncée au début de février 1936, car le curé Désilets en fait état au directeur du SPH le 11 de ce mois ; il précise que les sociétés de colonisation, réunies à Québec au début de l'année, s'étaient engagées à faire placer des infirmières dans les colonies et « [...] qu'il n'y avait plus, pour les curés, qu'à en faire la demande[56] ». Quelques jours plus tard, la nouvelle structure et son fonctionnement se formalisent un peu, puisque le Dr Martel adresse au Dr Lessard une lettre accompagnée d'une lettre circulaire qu'il dit avoir « envoyée dernièrement

55. ANQ (AT), Dr Alphonse Lessard, directeur du SAP, à garde Jeanne Chabot, infirmière de Sainte-Gertrude, Québec, 13 janvier 1936. Il convient de préciser que cette infirmière travaillait déjà dans cette colonie depuis au moins le 18 décembre 1935, date du premier rapport hebdomadaire qu'elle faisait parvenir à son supérieur.

56. ANQ (SMC), B4-D4, Abbé Désilets, curé de Fréchette, au Dr Alphonse Lessard, directeur du SPH, non datée. Le sceau du SPH en date du 11 février 1936 atteste cependant de la date de réception dans les bureaux du SPH.

à toutes les Infirmières et Médecins actuellement dans le Service chez les colons, pour leur expliquer la nouvelle organisation du Service Médical ». En fait, comme l'atteste la lettre d'embauche de Jeanne Chabot du 13 janvier 1936, le Dr Martel n'avait autorité que sur les infirmières du territoire sous sa juridiction. Il précise dans sa lettre à son supérieur : « En attendant de nouvelles instructions, je me propose de mettre en pratique les directions contenues dans cette lettre[57]. » Dans la lettre annexée, le Dr Martel informe d'abord les intéressés du statut du Service médical aux colons « pas encore organisé définitivement sur une base permanente » ; il s'y dit chargé par le Dr Lessard « de la mise en marche de ce nouveau service », dont il décrit sommairement le fonctionnement par le biais de l'utilisation que les destinataires devront faire des formulaires SMC 1, 2, 3, 4 et 5. Il termine en leur demandant « [...] et pour décongestionner le Service [Provincial d'Hygiène] à Québec, je vous prierais d'adresser toute correspondance que vous adressiez autrefois à cette adresse, à mon bureau à Amos[58] ». Le même jour, il adresse cette lettre circulaire à toutes les infirmières en poste dans la région de l'Abitibi-Témiscamingue[59].

Dès février 1936, les infirmières de cette région reçoivent donc un exemplaire des formulaires d'usage du service (SMC 1, 2, 3, 4, 5), dont les trois premiers « entreront en force immédiatement ». Un examen du formulaire SMC 1 révèle qu'il constituait ni plus ni moins qu'un outil d'application de l'article 17 de la Loi de l'assistance publique, c'est-à-dire qu'il visait à attester qu'une personne, jugée indigente, devait être hospitalisée aux frais du SAP. La reproduction intégrale de ce formulaire ci-dessous permet de déduire le statut et le fonctionnement très particuliers du Service médical aux colons et, par ricochet, l'envergure des responsabilités confiées aux infirmières de colonie :

---

57. ANQ (SMC), B2-D2, Dr Émile Martel, officier-médical, au Dr Alphonse Lessard, directeur du SPH, Amos, 17 février 1936.
58. ANQ (SMC), B2-D2, Émile Martel, *Lettre circulaire*, non datée, annexée à la lettre du Dr Émile Martel, officier médical, au Dr Alphonse Lessard, directeur du SPH, Amos, 17 février 1936.
59. ANQ (AT), Dr Émile Martel à Mlle Jeanne Chabot, infirmière, Ste-Gertrude, Abitibi, 17 février 1936. Voir aussi Dispensaire de la Garde, La Corne, Abitibi, Fonds Gertrude Duchemin, Lettre du docteur Émile Martel aux infirmières de colonies, Amos, 12 novembre 1936, dans Claire Martin, *L'infirmière de colonie en Abitibi-Témiscamingue. Récit historique*, présenté au ministère des Affaires culturelles du Québec, Direction de l'Abitibi-Témiscamingue, automne 1992, p. 14. Le directeur du SMC leur mentionne avoir désormais « toute autorité pour régler sur les lieux, les problèmes qui peuvent se présenter... ».

Formulaire SMC 1

Secrétariat de la Province Service de l'assistance publique Hôtel du gouvernement Québec Canton, Colonie no. Date: Aux autorités de l'hôpital de Veuillez accepter pour traitement aux frais du Service de l'Assistance publique, M souffrant de (diagnostic probable). signé: (médecin ou garde-malade)

Une copie de cette demande d'hospitalisation doit être transmise en même temps au SAP à Québec, ainsi qu'au Dr Martel à Amos. Par ce formulaire, on voit que les coûts d'hospitalisation des colons seront couverts à même le Fonds de l'assistance publique et non par le ministère de la Colonisation; il faut préciser ici qu'aux fins d'application de la Loi de l'assistance publique, le secrétaire de la province agissait comme ministre. Ce simple formulaire permet aux infirmières de colonie de faire hospitaliser un malade aux frais de l'État, lui accordant ainsi un statut d'indigent. De plus, non seulement il autorise l'infirmière à poser un diagnostic, chasse gardée des médecins, mais il lui demande de le faire !

Le formulaire SMC 2 est prévu pour la sortie de l'hôpital. Le formulaire SMC 3 est passablement différent; il consiste en une liste d'une page des activités accomplies par les infirmières sous 12 grandes rubriques que nous décrirons ailleurs. À propos des formulaires SMC 4 et SMC 5, le Dr Martel se contente de mentionner que « Ce sont les rapports des médecins »; nous n'avons trouvé aucun exemplaire du formulaire SMC 5 et un seul du SMC 4[60]. Ce dernier fait, ajouté à d'autres, nous porte à croire qu'on espérait probablement que les infirmières du SMC seraient assez rapidement remplacées par des médecins comme intervenants de première ligne dans les territoires de colonisation.

60. Cet unique exemplaire est disponible aux ANQ (SMC) B2 D2.

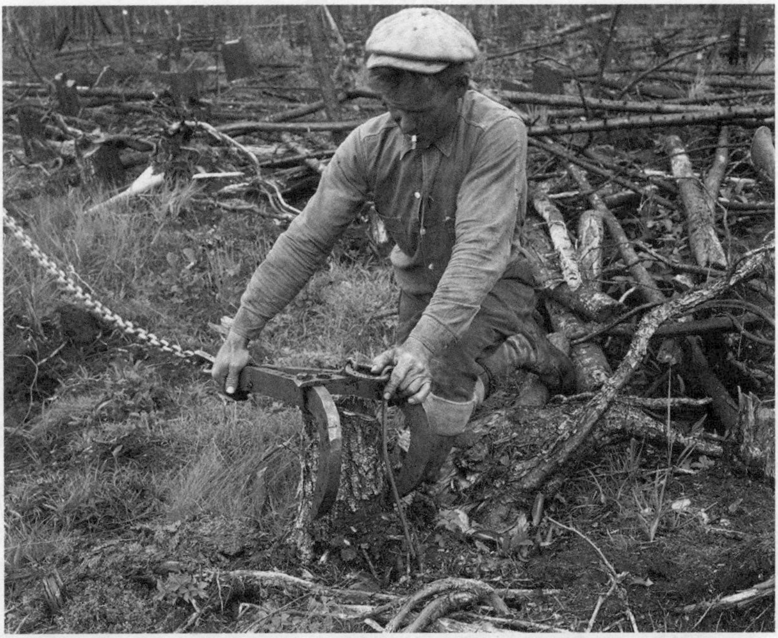

Le terme coloniser signifiait plus précisément au Québec « faire de la terre neuve ». Les hommes devaient d'abord enlever les souches avant de cultiver la terre, une opération fastidieuse en l'absence de mécanisation. Photo prise en Abitibi, en 1940. BAnQ-Centre de Rouyn, Fonds Canadien National : 08-Y,P213,P8

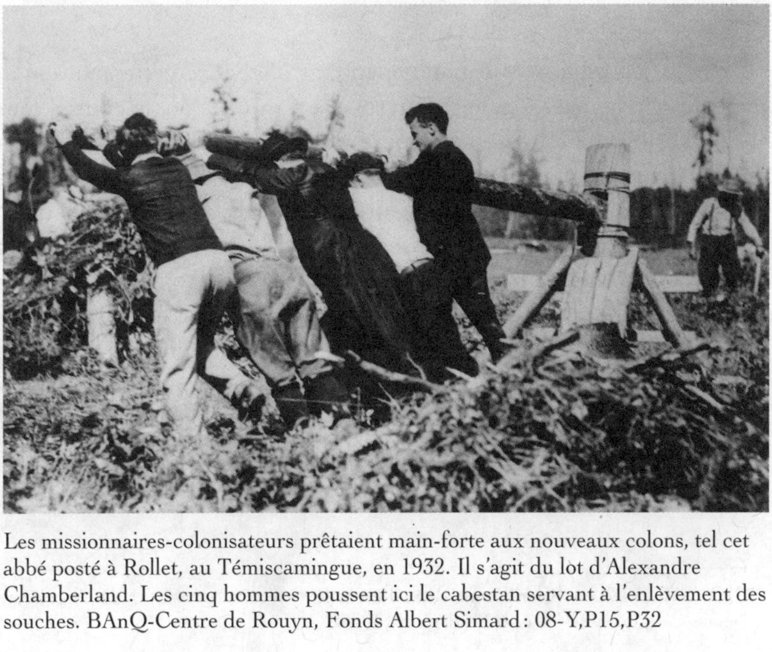

Les missionnaires-colonisateurs prêtaient main-forte aux nouveaux colons, tel cet abbé posté à Rollet, au Témiscamingue, en 1932. Il s'agit du lot d'Alexandre Chamberland. Les cinq hommes poussent ici le cabestan servant à l'enlèvement des souches. BAnQ-Centre de Rouyn, Fonds Albert Simard : 08-Y,P15,P32

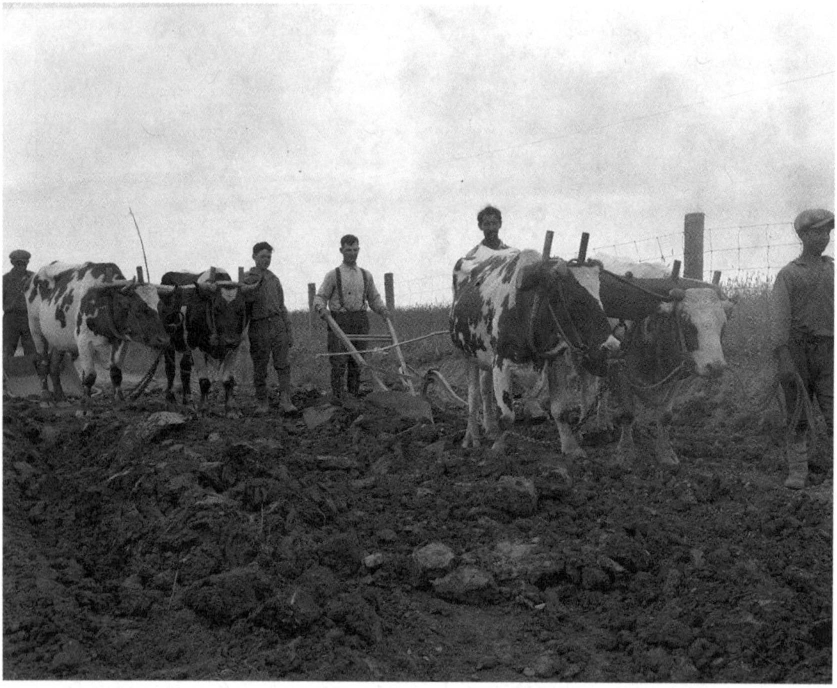

Labourer un champ en l'absence d'équipement mécanisé demandait la collaboration des hommes et des bêtes. En l'absence de chevaux, les bœufs étaient fort utiles, comme on le voit sur cette photo prise en Abitibi, en 1940. BAnQ-Centre de Rouyn, Fonds Canadien National : 08-Y,P213,P42

Il n'était pas encore question cependant d'étendre cette solution aux municipalités organisées, même pauvres. Le 6 avril 1936, le conseil municipal de Cloridorme adresse au député de Gaspé-Nord une demande de subvention pour embaucher une infirmière qui habite ce village et qui est consentante à y travailler comme infirmière de colonie[61]. Bien que ce village soit une municipalité organisée depuis 1885, le député appuie cette demande qu'il transmet le 5 mai suivant à Louis-Athanase David, secrétaire de la Province. La réponse négative arrive du Dr Lessard, qui craint de créer ainsi un précédent : « Étendre le système aux municipalités organisées qui sont en communication éloignée, mais sûre au moyen de bonnes routes, avec des médecins établis dans le pays, soulèverait peut-être des difficultés nombreuses sans compter le problème d'ordre financier »,

61. ANQ (SMC), B7 D5, Cloridorme, John Le Scelleur, secrétaire-trésorier de Cloridorme, à Thomas Côté, député de Gaspé-Nord, 6 avril 1936.

explique-t-il[62]. Si la dimension professionnelle du travail des infirmières relève du SAP et du SPH, ses aspects matériels continuent d'être pris en charge par le ministère de la Colonisation, comme le précise le Dr Lessard à Blanche Pronovost : « Les questions de logement, ameublement, entretien, chauffage, éclairage et transport seront réglées par le Ministère (sic) de la Colonisation[63]. »

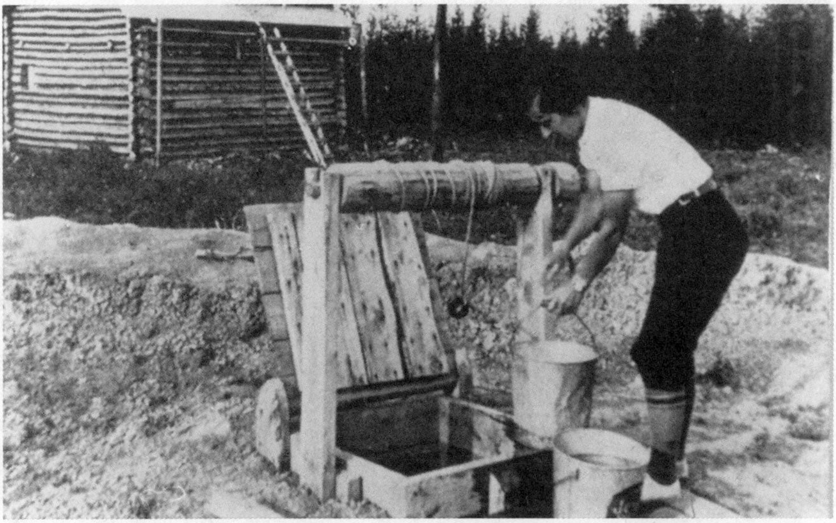

L'infirmière Blanche Pronovost puisant de l'eau au puits derrière son dispensaire à Villebois, en Abitibi, en 1936. Société d'histoire et de généalogie de Val-d'Or, Collection : L'Écho d'Abitibi-Ouest, P145_0005

Cependant, ce ministère se serait plutôt mal acquitté de ses engagements selon certaines infirmières. Par exemple, l'infirmière Patry, ayant demandé en vain qu'on lui fournisse un cheval, se plaint au Dr Lessard. Le 8 mai 1936, elle lui écrit, dans sa quatrième lettre sur le sujet depuis le début de l'année : « [...] j'ai beaucoup marché dans les mauvais chemins, de la boue aux genoux. Je crois qu'il n'y a rien de décidé sur la question d'avoir un cheval cet été. Pourtant, le département de la colonisation pourrait bien faire cette dépense, il en fait tant d'autres pas si utiles que celle-ci[64] ».

62. ANQ (SMC), B7 D5, Cloridorme, Dr Alphonse Lessard, directeur du SPH, à Louis-Athanase David, secrétaire de la Province, 8 mai 1936.
63. ANQ-AT, Dr Alphonse Lessard à Blanche Pronovost, Québec, le 23 mars 1936.
64. ANQ (SMC), B2-D2, Marguerite Patry au Dr Alphonse Lessard, directeur du SPH, Bellecombe, 8 mai 1936.

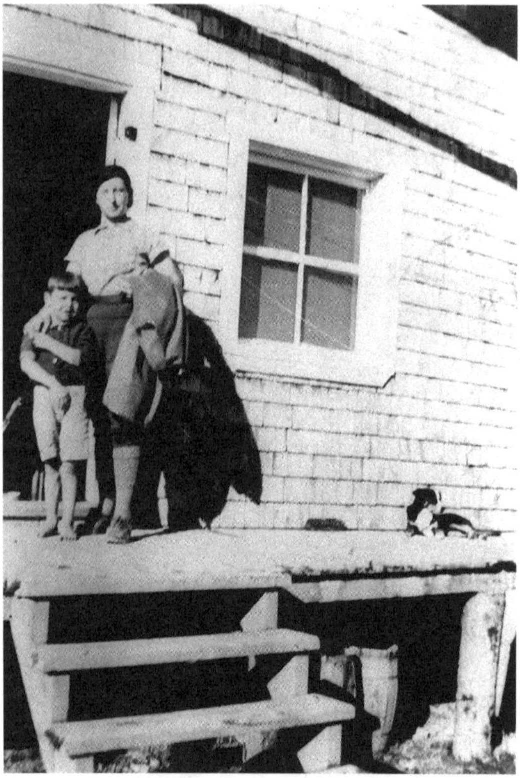

L'infirmière Blanche Pronovost devant une maison de colons, avec un jeune garçon, vers 1936-1938. Fonds non identifié. Collection : Nicole Rousseau

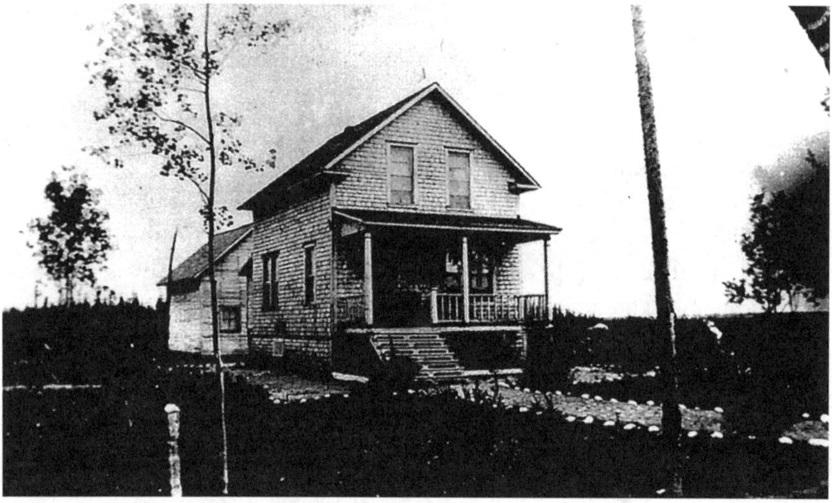

Dispensaire de Villebois en Abitibi, occupé par l'infirmière Blanche Pronovost, de 1936 à 1938, avant qu'il ne soit détruit par le feu.

De 1936 à 1944, le système conçu et mis en place par le Dr Martel ne valait que pour l'Abitibi et le Témiscamingue. Nous manquons d'information pour décrire la gestion des postes de colonie situés dans les autres régions du Québec durant cette période, mais tout porte à croire qu'elle relève d'un médecin fonctionnaire, le Dr Émile Nadeau, de l'automne 1936 jusqu'en janvier 1938, puis du sous-ministre de la Santé, le Dr Jean Grégoire, qui consulte souvent le médecin-hygiéniste régional concerné avant de prendre une décision à propos d'un poste de colonie. En Abitibi-Témiscamingue, le SMC loge dans les bureaux de l'unité sanitaire à Amos, mais dispose d'un budget séparé de celui de cette dernière[65]. Son papier à en-tête porte l'intitulé : « Secrétariat de la province – Division de l'Assistance publique – Service médical aux colons », car les budgets qui le soutiennent proviennent principalement directement du Secrétariat de la province. D'importants changements s'annoncent cependant.

En août 1936, le gouvernement libéral est défait et Maurice Duplessis est porté au pouvoir. On prépare la création d'un ministère de la Santé dont le Dr Lessard sera écarté ; selon Desrosiers et coll., le nouveau gouvernement jugeait ce médecin « trop identifié à l'ancien régime » et on l'a 'invité' à prendre sa retraite[66]. Ce qui semble être la dernière lettre d'embauche d'une infirmière de colonie écrite par le Dr Lessard indique qu'en septembre, le ministère de la Colonisation est encore responsable du logement des infirmières[67]. Dès le mois suivant cependant, un rapport du Dr Martel à son nouveau supérieur, le Dr Émile Nadeau, et la réaction de ce dernier traduisent le désir de déplacer cette responsabilité vers le ministère de la Santé, sur le point d'être créé. En effet, le rapport révèle qu'Aurore Bégin, l'infirmière postée à Rollet (Rivière Solitaire) depuis 1932, habite encore une « cabane » qui « ne mérite pas le nom de dispensaire » ; elle doit puiser son eau « au sceau (sic) à la rivière ![68] ».

---

65. Jusque-là, la correspondance du SMC avait porté tantôt l'en-tête du Service de l'Assistance publique, tantôt celui du SPH, comme le révèle l'étude de Claire Martin, *op. cit.*, p. 13. En ce qui concerne le budget, le Dr Martel recevait du directeur du SPH la directive suivante en date du 3 avril 1936 : « Quant à vos dépenses se rapportant aux soins médicaux aux colons, vous les chargerez à un compte spécial séparé (*de celui pour l'unité sanitaire*), et nous avons demandé au département du Trésor une avance de 150.00 $ sur les Fonds de l'Assistance publique (...) ». ANQ (US), B1-D1, Dr Alphonse Lessard, directeur du SPH, au Dr Émile Martel, officier médical, Québec, 3 avril 1936 (parenthèse ajoutée).

66. Desrosiers, Gaumer et Keel, *La santé publique au Québec...*, *op. cit.*, p. 25.

67. ANQ (AT), Dr Alphonse Lessard, directeur du *Service de l'Assistance publique*, à Marguerite Turgeon, Québec, 18 septembre 1936. Dans cette lettre, cette infirmière est prénommée « Marie-Ange » par erreur. Notons que les colons devaient eux-mêmes approvisionner l'infirmière en bois de chauffage.

68. ANQ (SMC) B4-D5, *Rapport concernant le dispensaire de Rollet* du Dr Martel, le 14 octobre 1936 ; également, ANQ (SMC), B4-D5, *Rapport anonyme et non daté du ministère de la Santé*.

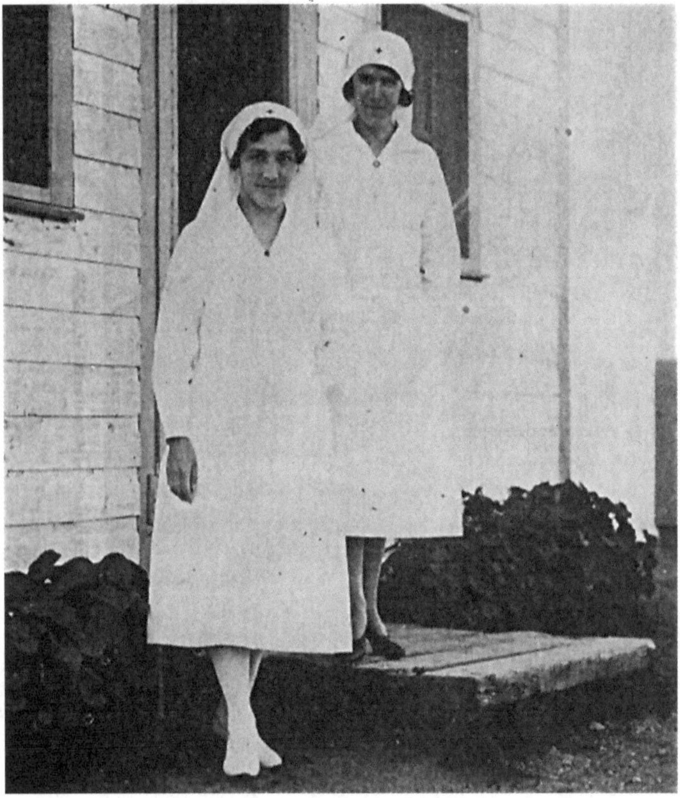

Les infirmières Aurore Bégin (à droite) et Murielle Lemieux devant le premier dispensaire de Rollet, en 1934. Photo reproduite dans *Sainte-Monique de Rollet ou La Rivière Solitaire* (Gérard Ouellet, Québec, Hommage du ministère de la Colonisation, 1958, p. 27).

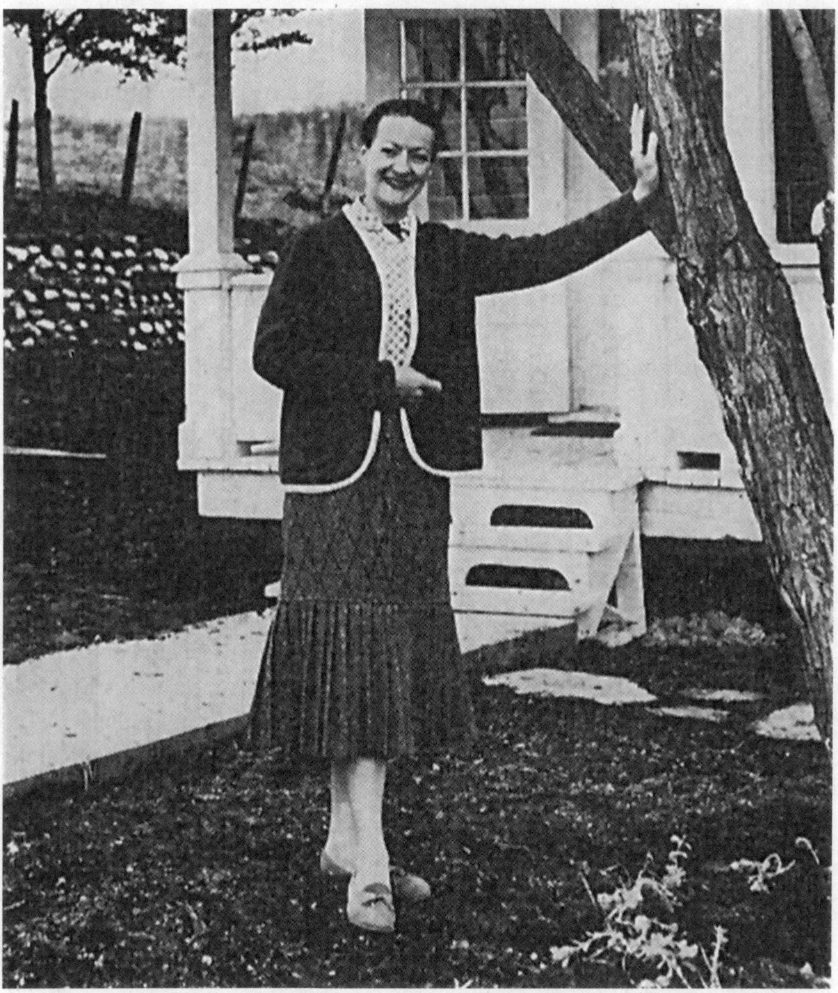

L'infirmière Mariette Ratté devant le dispensaire de Rollet, au Témiscamingue, en 1957 ; elle succédait alors à Lise Archambault. Photo reproduite dans *Sainte-Monique de Rollet ou La Rivière Solitaire* (Gérard Ouellet, Québec, Hommage du ministère de la Colonisation, 1958, p. 27).

Le Dr Nadeau demande alors au Dr Martel de vérifier lui-même si le dispensaire de La Corne est prêt à recevoir l'infirmière Duchemin, ce qui traduit une certaine méfiance envers le ministère de la Colonisation et une volonté de prendre lui-même les choses en main[69].

69. ANQ (SMC), B2-D9, Dr Émile Nadeau, directeur intérimaire du SPH, au Dr Émile Martel, médecin-hygiéniste régional à Amos, 15 octobre 1936.

L'espoir de pouvoir poster des médecins dans les colonies demeure cependant tenace chez les autorités, et une information publiée dans les journaux en Abitibi fait craindre à plusieurs colons que les infirmières ne disparaissent. Ainsi, au début de novembre 1936, 129 colons de Rochebeaucourt réagissent en adressant une pétition au Dr Nadeau, directeur intérimaire du SPH, et à son homologue du ministère de la Colonisation; ils demandent « comme une faveur spéciale, de garder mademoiselle Gilberte Samson, garde-malade » pour desservir leur canton[70].Ces colons se dotent d'un comité pour les représenter auprès du Dr Nadeau, argumentant que: « Garde Samson n'a pas peur de se déranger le jour et même la nuit [...] pour soigner nos gens, nous pouvons dire qu'elle a donné entière satisfaction. Aujourd'hui nous insistons pour la garder, la préférant à n'importe lequel jeune médecin que vous pourriez nous envoyer[71]. » Le député du comté de l'Abitibi, Émile Lesage, s'en mêle et soutient, dans une lettre adressée au ministre de la Colonisation: « Je tiens à vous dire que d'après les correspondances que j'ai échangées depuis quelques mois avec les colons de différents endroits de mon comté, ces derniers préfèrent de beaucoup des gardes-malades aux médecins[72]. »

Le 12 novembre 1936, la Loi créant le ministère de la Santé et du Bien-être social est adoptée et unit dans une même structure administrative le SPH (santé) et le SAP (bien-être), en permettant à son titulaire: « De favoriser, par tous les moyens et mesures qu'il juge adéquats, l'avancement et le développement de la santé publique dans la province[73]. » Plus encore, cette loi lui impose « le devoir » de prolonger la vie et d'éviter la mort. En conséquence de ce changement, et à compter de l'automne 1936 jusqu'à la fin de 1937, les infirmières de colonie sont embauchées par le Dr Émile Nadeau, directeur intérimaire du ministère de la Santé. Peu après son entrée en fonction, ce dernier affirme: « Il est évident que le système actuel ne peut être que temporaire et que tôt ou tard, il nous faudra retirer ces infirmières gardes-malades lorsque la population sera en état de faire vivre son propre médecin comme dans les autres centres de la province[74]. »

---

70. ANQ (SMC), B2-D8, Pétition des colons de Rochebeaucourt adressée au Dr Émile Nadeau, directeur-intérimaire du SPH, avec copie conforme à l'honorable H.L. Auger, ministre de la Colonisation, Rochebeaucourt, 7 novembre 1936.
71. ANQ (SMC), B2-D8, Lettre du Comité des colons de Rochebeaucourt au Dr É. Nadeau, Rochebeaucourt, 9 novembre 1936.
72. ANQ (SMC), B2-D8, Émile Lesage, député de l'Abitibi, à l'hon. H.-L. Auger, ministre de la Colonisation, 13 novembre 1936.
73. *Loi concernant le département de la santé et du bien-être social*, Statuts refondus de la Province de Québec, 1941, chapitre 182, section I, article 3.
74. ANQ (SMC), B2-D8, Dr Émile Nadeau, directeur intérimaire du ministère de la Santé, à Rosaire Rousseau, secrétaire du Comité des colons de Rochebeaucourt, Québec, 17 novembre 1936.

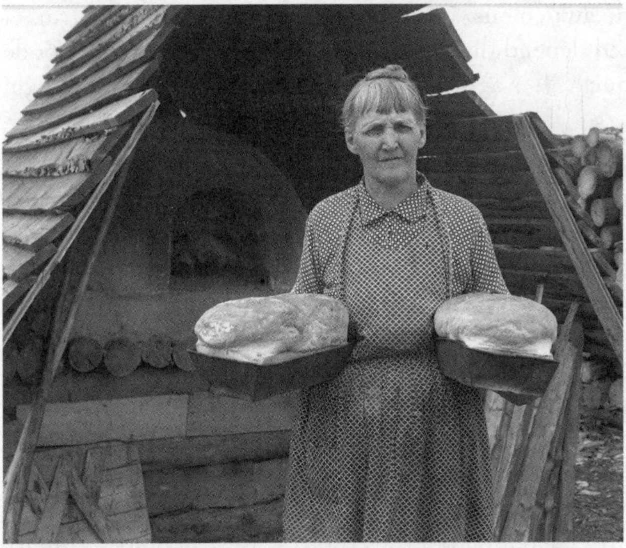

Mme Luce Guay montrant ses deux pains sortis d'un four artisanal, dans la colonie de Villebois, desservie par l'infirmière Blanche Pronovost, en 1936. BAnQ-Centre de Rouyn, Fonds Canadien National : 08-Y,P213,P41

1.1.2 « La solution la plus raisonnable » intégrée au ministère de la Santé

Déjà en février 1937, le Dr Nadeau devient plus réaliste et paraît avoir renoncé à recruter des médecins. Dans sa réponse au curé de Beaudry (Saint-Clément-de-Montbeillard), qui demande depuis longtemps les services d'un médecin pour ses paroissiens, le fonctionnaire médecin avoue : « Vous savez que l'honorable ministre de la Santé a fait un appel pressant aux médecins pour qu'ils offrent leurs services. Je dois vous dire que les demandes sont plutôt rares, et sont encore plus rares les demandes venant de médecins compétents, sobres, honnêtes et consciencieux[75]. » Le Dr Nadeau est arrivé à cette conclusion seulement après de nombreuses tentatives pour imposer des médecins, le décès tragique d'une mère de neuf enfants et de nombreuses plaintes de colons qui trouvent que les médecins chargent des honoraires trop élevés. Le 18 février 1937, il envoie au Dr Martel le formulaire SMC 8, destiné à freiner les abus des médecins. Cependant, en janvier 1938, le Dr Nadeau est remplacé par le Dr Jean Grégoire, qui annonce alors à un colon la mise sur pied prochaine d'un

75. ANQ (SMC), B4-D4, Dr Émile Nadeau, directeur-intérimaire du ministère de la Santé, au frère Dumas, Québec, le 1er février 1937. Rappelons que ce curé demandait la nomination d'un médecin pour ses paroissiens depuis plusieurs mois déjà. Dans l'une de ses nombreuses lettres adressées au directeur intérimaire du SPH, il écrivait : « La maladie et la mort n'attendent malheureusement pas la construction d'un dispensaire. » Frère André Dumas, curé de Beaudry, au Dr É. Nadeau, directeur intérimaire du SPH, Beaudry, 19 janvier 1937.

« plan général d'aide aux colons » plus satisfaisant que le Plan Vautrin, et dont la mise sur pied dépend de changements à être apportés à la Loi de l'Assistance publique[76]. Il s'agissait vraisemblablement du Plan Bégin (1938-1942).

Dans l'organigramme du ministère de la Santé de 1938, le SMC est placé sous l'autorité du sous-ministre et figure sous la rubrique « Secours médical », laquelle est subdivisée en deux volets : « Indigents de la Côte Nord » et « Colons »[77]. C'est donc le Dr Grégoire qui, en sa qualité de sous-ministre de la Santé, doit chaque année réclamer les budgets requis pour son fonctionnement. Cette obligation donne lieu à de nombreuses lettres et mémoires de sa part, lesquels permettent de faire voter des budgets spéciaux provenant du fonds consolidé de la province[78]. Selon toute vraisemblance, c'est en 1939 que le ministère de la Santé devient responsable de la construction et de l'entretien des dispensaires, puisque c'est cette année-là que le Dr Grégoire choisit l'un des deux plans proposés par l'ingénieur sanitaire Sarto Plamondon pour les futures constructions[79]. À deux reprises en 1941, le sous-ministre Grégoire doit demander au Département du Trésor d'avancer des parties de l'enveloppe budgétaire allouée pour payer des dépenses imprévues ; deux arrêtés en conseil sont alors adoptés par la législature. Celui du 16 juillet décrète, « sur la proposition de l'honorable ministre de la Santé et du Bien-Être Social, qui reconnaît l'opportunité et l'urgence de maintenir en opération les dits dispensaires-résidences qui sont assimilables aux œuvres d'Assistance publique [...] » qu'une tranche du budget total (12,000 $ sur 32,000 $) serve à acquitter les déboursés encourus ou prévus pour un certain nombre de dispensaires[80]. On y lit en outre que le budget voté à cette fin était déjà puisé depuis plusieurs années à même le fonds de l'Assistance publique[81].

---

76. ANQ (SMC) B2-D11, Dr Jean Grégoire, sous-ministre de la Santé, à Arthur Bouchard, colon de Vassan, Québec, 17 janvier 1938. Le Dr Grégoire a été sous-ministre de la Santé de 1938 à 1962.
77. Esdras Minville, *op. cit.*
78. Voir, par exemple, *Loi octroyant à Sa Majesté les deniers requis pour les dépenses du gouvernement pour les années financières expirant le 30 juin 1939 et le 30 juin 1940, et pour d'autres fins du service public*, sanctionnée le 28 avril 1939, 3 George VI, Chapitre 1, Cédule A.
79. ANQ (SMC), B1-D5, Dr Grégoire, sous-ministre de la Santé, au Dr Martel, médecin-hygiéniste régional, Québec, 2 juin 1939. Un document de quatre pages non daté intitulé *Devis devant servir à l'estimé des dispensaires projetés dans les colonies* est disponible aux ANQ (AT) ; il décrit les exigences que les entrepreneurs devaient respecter pour la construction des fondations, de la cave et de la maison proprement dite, incluant un croquis de la « salle de bain et système à eau chaude ».
80. ANQ (SMC) B1 D1, *Arrêté en conseil, Chambre du conseil exécutif 1809*, Québec, le 16 juillet 1941.
81. *Ibid.*, deuxième paragraphe.

Cet Arrêté en conseil permet de maintenir 24 dispensaires en Abitibi, 13 au Témiscamingue, 6 au Saguenay et 10 autres répartis ailleurs au Québec. Encore en 1943, le Dr Grégoire invoque l'urgence et la nécessité en demandant à son supérieur que le Département du Trésor ne réduise pas l'octroi demandé pour « la construction, l'entretien et l'aménagement de nos dispensaires de gardes-malades dans les centres de colonisation et dans les régions isolées »; il s'appuie en particulier sur les demandes de trois curés dont les paroisses sont sans dispensaire; « des cas de réelle nécessité », soutient-il[82]. Cette obligation de démontrer constamment l'urgence et la nécessité des besoins a engendré une gestion consistant à réagir aux pressions des milieux plutôt qu'à planifier, ce dont se plaignait le Dr Martel en 1941[83].

Pendant ces années, la correspondance entre les infirmières et les autorités concernées fait état des multiples problèmes vécus par les infirmières en conséquence de ce contexte de perpétuelle improvisation : incertitude par rapport au poste, insalubrité du logement, problèmes d'approvisionnement de toutes sortes, notamment en bois et en eau potable, difficultés de se faire rembourser des dépenses encourues pour transport de malades ou médicaments administrés, etc. Plusieurs n'ont pas eu la force ou la santé de tenir le coup, mais celles qui sont restées en colonies ont souvent fait les frais de l'incapacité de payer des colons. Nous reviendrons sur ces aspects ailleurs dans ce livre. Malgré ces lacunes, le SMC est présenté au reste du Canada comme un effort louable de la part du gouvernement provincial : « On s'est occupé de combattre le taux élevé de la mortalité infantile dans les régions de colonisation en multipliant le nombre des infirmières dans ces régions, par les visites de la part du Service provincial d'hygiène et en distribuant du lait préparé pour les enfants de colons pauvres[84]. »

En 1943, le gouvernement du Québec est sans doute mûr pour procéder à un examen de l'ensemble des services médicaux, car il crée la Commission de l'assurance-maladie[85]. C'est aussi cette année-là que le Dr Martel produit son premier rapport annuel, lequel, comme tous les autres qui suivront, n'occupera que deux ou trois pages des rapports annuels du ministère de la Santé. Ce premier rapport ne porte toutefois

---

82. ANQ (SMC), B1-D1, *Mémoire pour l'honorable Monsieur Groulx* par le Dr Jean Grégoire, sous-ministre de la Santé, le 21 octobre 1943.
83. ANQ (SMC), B1-D1, Dr Émile Martel, médecin hygiéniste régional, au Dr Jean Grégoire, sous-ministre de la Santé, Amos, 22 juillet 1941.
84. A.E. Grauer, *L'hygiène publique, Étude préparée pour la Commission royale d'enquête sur les relations entre le Dominion et les provinces*, Ottawa, Imprimeur du roi, 1939, p. 108-109.
85. Anctil et Bluteau, *La santé et l'assistance publique au Québec 1886-1986*, Santé Société, Édition spéciale, ministère de la Santé et des Services sociaux, 1986, p. 91.

que sur les dispensaires de l'Abitibi-Témiscamingue (A-T) ; on peut y lire que « L'année 1943 fut une année d'organisation générale pour le Service Médical aux Colons » et qu'il y avait 39 postes du SMC en Abitibi et au Témiscamingue, dont « les titulaires étaient 38 gardes-malades et 1 médecin[86] ». Cependant, cette « organisation générale » ne se traduit dans les structures que l'année suivante ; commence alors une nouvelle phase de l'évolution de ce service, au cours de laquelle la préoccupation principale des autorités sera d'en contrôler l'expansion.

1.2 LE CONTRÔLE DE L'EXPANSION (1944-1961)

Le 28 avril 1944, *La Gazette du Nord* apprend à ses lecteurs qu'environ 250 convives s'étaient réunis la semaine précédente au Château Inn d'Amos pour offrir un banquet d'adieu au Dr Martel ; ce dernier doit en effet s'établir à Québec, car il vient d'être promu « chef provincial du service médical aux colons ». Le rapport annuel que ce dernier rédige pour l'année 1944 nous révèle pour la première fois la dimension provinciale du SMC. Ce rapport fait en effet état de « 113 postes desservis par les gardes-malades » et ne mentionne aucun poste occupé par un médecin ; on peut y voir aussi que ces 113 infirmières avaient donné un total de 120 919 consultations cette année-là[87]. Cependant, l'année 1944 marque la fin d'une intense période de croissance du SMC, puisque entre 1940 et 1944, donc en seulement quatre ans, 72 postes d'infirmières de colonie avaient été ouverts, et que pas plus de 45 verront le jour après 1944. Parmi les nombreux facteurs qui peuvent expliquer cette évolution, nous retenons le déclin du mouvement de colonisation dès la Deuxième Guerre mondiale. De plus, une amélioration notable des infrastructures en régions rend ces dernières plus attrayantes aux médecins, qui toléreront de moins en moins la concurrence des infirmières de colonie. Surtout, on voit se dessiner un changement d'approche des autorités politiques et médicales qui opteront résolument pour une médecine spécialisée de milieu hospitalier, plutôt que pour une médecine préventive. Une étape cruciale de ce changement sera l'adoption de la Loi de l'assurance-hospitalisation, entrée en vigueur le 1er janvier 1961.

---

86. Dr Émile Martel, directeur, Division du Service médical aux colons, Premier rapport annuel, dans *Deuxième rapport du ministère de la Santé pour les années 1941, 1942 et 1943*, Province de Québec, ministère de la Santé et du Bien-être social, p. 306.
87. Dr Émile Martel, directeur, Division du Service médical aux colons, Rapport annuel 1944, dans *Troisième rapport du ministère de la Santé pour les années 1944, 1945 et 1946*, Province de Québec, ministère de la Santé et du Bien-être social, p. 269-274.

1.2.1 Le déclin du mouvement de colonisation

Comme son nom l'indique, le SMC avait été mis sur pied comme service aux colons dans le cadre d'un mouvement de colonisation intérieure. Or ce mouvement s'étiole au début des années 1940. Un examen des rapports annuels du ministère de la Colonisation nous permet en effet de constater que les années 1938 et 1939 ont été les deux dernières durant lesquelles ce ministère a bénéficié de sommes importantes. En 1942, les subsides annuels à la colonisation chutent, si bien que de 5 657 340$ qu'ils étaient en 1939, ils passent à seulement 671 479$ en 1944. Dans une sorte de chant du cygne, le chef du service de publicité du ministère de la Colonisation explique, en 1958, les raisons de la chute du recrutement de nouveaux colons pour les « terres neuves » :

> Ce n'est un secret pour personne que l'établissement en pays neuf trouve bien peu d'échos dans notre province, par le temps qui court. L'ampleur qu'avait connue le mouvement à la faveur de la dépression économique de 1929 commença de s'atténuer avec la guerre à cause des gages élevés qui se payaient dans les usines à fins militaires et dans les chantiers forestiers. Si, il faut l'avouer, le mouvement de colonisation ne tomba pas à pic de 1939 à 1945, c'est que les exploitants agricoles et leurs fils n'étaient pas astreints au service militaire obligatoire [...]. Mais la guerre terminée, les salaires continuèrent de monter dans les usines, dans les chantiers et ailleurs, si bien que, même les ruraux après tant d'autres finirent par se désintéresser tout à fait de l'établissement sur les terres neuves[88].

La propagande colonisatrice ne fonctionne plus ; ce sont plutôt la modernisation et une relative prospérité économique qui atteignent les régions devenues alors plus attrayantes pour les médecins.

1.2.2 Une concurrence de moins en moins tolérée

Dès leur apparition, à la fin des années 1920, les infirmières de colonie, on l'a vu, sont perçues par la profession médicale comme des concurrentes, mais on les tolère, car la difficulté persistante de recrutement des médecins porte à croire qu'ils refusent de travailler dans les conditions qu'elles acceptent : absence de routes, d'électricité, isolement professionnel et culturel, pauvreté chronique de la population et salaire relativement faible. Or, dans les années 1950, ces conditions commencent à changer, notamment avec l'électrification des régions et la construction de routes de mieux en mieux entretenues hiver comme été. Toujours avec réticence et pour les

88. Rapport de G. Ouellet, chef du service de publicité, dans *Rapport du ministre de la Colonisation de la Province de Québec*, Québec, 1958, p. 88 et 89.

mêmes raisons (éloignement et pauvreté), le gouvernement du Québec ouvre durant cette période, dans plusieurs régions, 38 nouveaux postes dont 21 avec un dispensaire appartenant au SMC. Cependant, certains postes ne sont gardés ouverts qu'à la suite de vigoureuses pressions de la part des populations concernées, tandis que d'autres sont définitivement fermés et plusieurs demandes d'ouvertures sont rejetées.

Parmi les postes ouverts, notons celui de Despinassy, créé en 1949 à la suite des pressions du curé de cette colonie de l'Abitibi-Témiscamingue, fondée en 1948. L'année suivante, le ministère de la Santé consent à faire construire un dispensaire à Cloridorme en Gaspésie, pourtant une vieille municipalité organisée de 1 800 habitants, à la condition que cette dernière prenne à sa charge l'entretien du bâtiment. Cloridorme avait créé un poste d'infirmière dès 1937, mais cette municipalité pauvre n'avait pas construit de dispensaire[89].

Depuis février 1942, le ministère de la Santé acceptait de payer une infirmière pour Cap-des-Rosiers en Gaspésie, même s'il s'agissait d'une municipalité organisée. En mars 1949 cependant, le SMC refuse de remplacer l'infirmière démissionnaire pour ne pas nuire aux médecins de la région, comme le révèle une lettre du Dr Martel à son supérieur : « Je ne vois pas l'opportunité de nommer une garde-malade à cet endroit pour les raisons suivantes : les médecins de Rivière au Renard ne verraient certainement pas cette nomination d'un bon œil. Ils ne sont déjà pas très favorables à notre garde-malade de Petit Cap[90]. » Le même mois, l'abbé Désilet tente d'obtenir la construction d'un dispensaire-résidence pour l'infirmière de sa paroisse de Saint-Adelme, en Gaspésie. Même s'il compte sur un puissant allié en la personne d'Onésime Gagnon, député de Matane et trésorier de la Province, il ne reçoit pas de réponse favorable du sous-ministre Grégoire[91]. Il faut comprendre que chaque intervention du ministère de la Santé en faveur d'une municipalité organisée, ce qui était le cas de Saint-Adelme, met le gouvernement à risque de devoir multiplier la création de postes, et il y avait alors « plus de 800 paroisses de la Province de Québec [...] sans médecin ». C'est ce que révèle la réponse faite à la

89. ANQ (SMC) B2, D3. Dr Rosaire Bérubé, médecin hygiéniste régional, Amos, au Dr Jean Grégoire, sous-ministre de la Santé, 14 oct. 1949 ; Dr Grégoire au Dr Bérubé, le 25 oct. 1949 ; ANQ (SMC) B7-D5, Lettre du Dr Jean Grégoire, sous-ministre de la Santé, au curé Provencher de Cloridorme, Québec, 8 novembre 1950.

90. ANQ (SMC) B7-D4, Lettre du Dr Émile Martel, directeur du SMC, au Dr Jean Grégoire, sous-ministre de la Santé, Québec, 23 mars 1949.

91. ANQ (SMC) B1-D4, Lettre de l'abbé Désilet, curé de Saint-Adelme, à Onésime Gagnon, trésorier de la Province et député de Matane, 28 mars 1949, c.c. au ministère de la Santé ; ANQ B1-D4, Lettre du Dr Grégoire, sous-ministre de la Santé, à l'abbé Désilet, curé de Saint-Adelme, 31 mars 1949.

Fédération de l'Union catholique des cultivateurs, qui souhaitait l'adoption d'un arrangement permettant à toute paroisse de colonisation d'obtenir les services d'une infirmière[92].

En trame de fond de ces décisions favorables ou non aux postes d'infirmières, se dessine un changement d'approche en matière de santé. Alors que le ministère de la Colonisation périclite, celui de la Santé prend de l'ampleur et ses principaux acteurs, presque tous médecins, poursuivent leur objectif de doter l'ensemble du Québec de services médicaux de plus en plus spécialisés et couverts par l'État.

1.2.3 Un changement d'approche en matière de santé

En plus d'offrir une assistance minimale aux femmes enceintes et aux nouveau-nés, le SMC avait été conçu comme mesure temporaire dans une approche de santé publique, plus précisément de médecine dite 'préventive', consistant essentiellement en interventions de masse (dépistage, vaccination/immunisation) et il fournissait un soutien logistique à la Croix-Rouge pour les extractions dentaires et amygdalectomies. Le Dr Martel résume cette vocation de son service dans son rapport annuel de 1950 : « Mettre à la portée des agglomérations dépourvues de médecins et d'infirmières (celles des unités sanitaires) les avantages de l'hygiène et de la médecine préventive, en même temps que les soins médicaux indispensables dans les cas d'obstétrique, telle est la mission de la Division du Service Médical aux Colons[93]. » Il s'agit du dernier rapport produit par ce directeur du SMC, car il quitte le Québec pour accepter un poste au gouvernement fédéral en 1951, et il est malheureusement emporté par un cancer le 22 mai 1952[94].

---

92. ANQ (SMC) B1-D2, Secrétaire de la fédération de l'UCC du diocèse d'Amos à Albini Paquette, ministre de la Santé, 25 août 1946 ; ANQ (SMC) B1-D2, Lettre sans signature portant l'en-tête du ministère de la Santé au secrétaire de la Fédération de l'UCC du diocèse d'Amos, 8 octobre 1946.
93. Dr Émile Martel, *Division du Service Médical aux Colons*, dans *Septième Rapport du ministère de la Santé pour l'année 1950*, Québec, le 25 mai 1951, p. 111.
94. Entretien avec madame Carmelle Bourgault-Martel, veuve du Dr Émile Martel, Saint-Jean-Port-Joli, 7 octobre 1995.

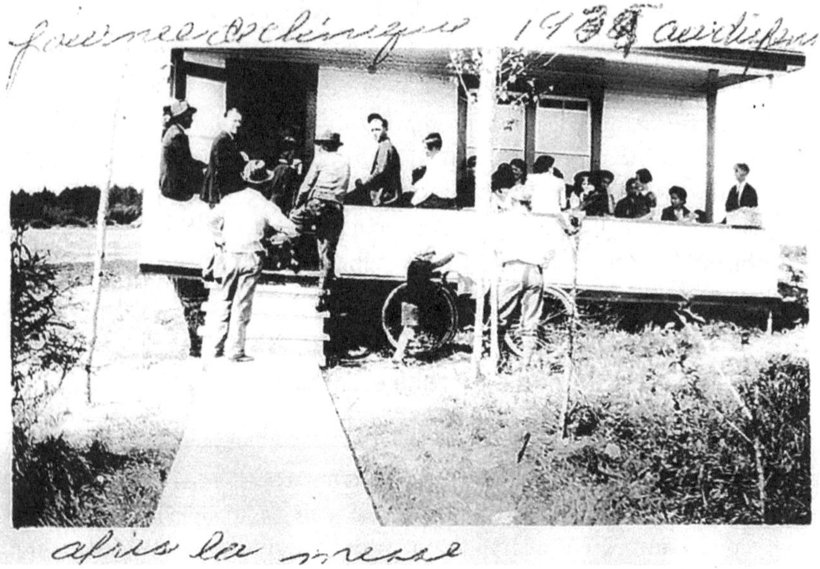

Une clinique mobile de la Croix-Rouge de passage à Saint-Nazaire-de-Berry, en Abitibi, un territoire couvert par l'infirmière Marguerite Turgeon, vers 1938-1939. Les consultations se tenaient souvent le dimanche après la messe. Collection : Nicole Rousseau

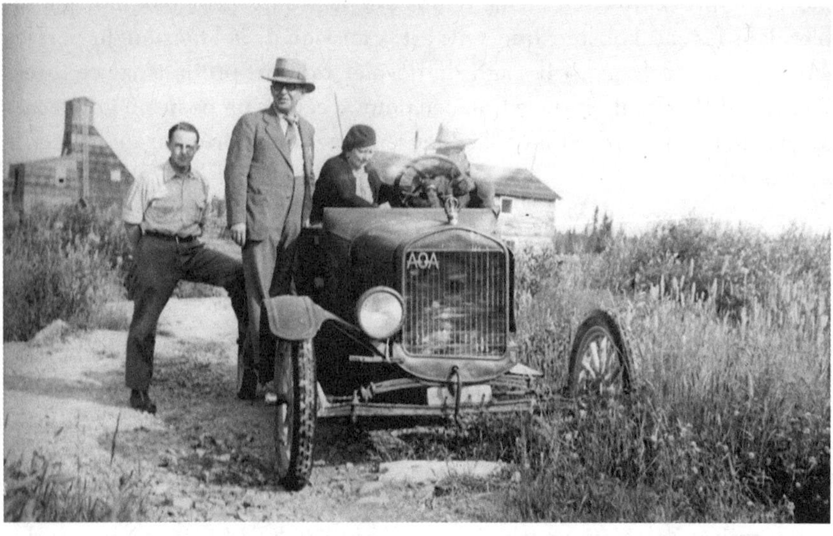

Les médecins et l'infirmière de l'unité mobile de l'Unité sanitaire, de passage à Preissac en Abitibi, en juillet 1941. Société d'histoire et de généalogie de Val-d'Or, Collection : Mme Jules Bastien, P14_0008

Cependant, la médecine dite 'curative' occupe une place de plus en plus importante et impose une approche différente caractérisée par des interventions individuelles en milieux hospitaliers (traitements médicaux de plus en plus sophistiqués et coûteux). Cette médecine montante entraîne un endettement progressif des hôpitaux attribuable à la différence croissante entre le coût journalier d'hospitalisation des indigents et le subside consenti par l'État en vertu de la Loi de l'Assistance publique. Ainsi, la proportion du coût d'hospitalisation prise en charge par un hôpital reconnu d'assistance publique passe de 46,4 % en 1938 à 52,2 % en 1951[95]. On cherche alors des moyens de faire financer les coûts d'hospitalisation par l'ensemble des citoyens, plutôt que de tenter de réduire le nombre d'hospitalisations. Le gouvernement fédéral encourage d'ailleurs les gouvernements provinciaux à aller dans ce sens lorsque, en 1948, il offre aux provinces un programme à frais partagés destiné à financer la construction d'hôpitaux. L'année suivante, le Québec décide de profiter de ce programme[96].

Durant cette période, deux importantes commissions d'enquête étudient l'ensemble des services sociosanitaires au Québec et formulent des recommandations : la Commission d'enquête sur les services de santé (Commission Sylvestre) et la Commission royale d'enquête sur les problèmes constitutionnels (Commission Tremblay). L'ampleur des travaux de ces commissions dépasse la seule question des soins aux indigents éloignés des centres urbains ; aussi, nous nous contenterons de reprendre ici les constatations ou recommandations pertinentes à notre propos. Après trois années de travail, la Commission Sylvestre publie son rapport en 1951. Elle ne manque pas de souligner la mauvaise distribution des effectifs médicaux concentrés dans les villes et, pour favoriser l'établissement de médecins en régions, elle recommande six mesures, dont la suivante :

> *« Infirmières auxiliaires »* – Lorsqu'un médecin accepte d'aller pratiquer sa profession dans un territoire étendu, il serait désirable que le Ministère de la Santé lui assure l'aide d'une infirmière qui remplira, sous ses ordres, les mêmes fonctions que remplissent actuellement les infirmières de colonies[97].

---

95. Voir à ce sujet Anctil et Bluteau, *La santé et l'assistance publique au Québec 1886-1986, op. cit.*, p. 89-90.
96. Anctil et Bluteau, *La santé et l'assistance publique au Québec 1886-1986, op. cit.* ; aussi François Guérard, *Histoire de la santé au Québec, op. cit.*
97. Enquête sur les Services de santé 1948, Province de Québec, Tome I, p. 71. Notons que mesdemoiselles A. Martineau et Margaret M. Street, respectivement présidente et secrétaire-registraire de l'Association des infirmières de la Province de Québec étaient membres de la Commission Sylvestre. De plus, Suzanne Giroux était à la fois membre du comité consultatif et membre du sous-comité de la formation professionnelle, et Brigitte Laliberté, membre du sous-comité Hygiène publique de cette commission ; toutes deux y représentaient l'AIPQ.

En 1955, c'est au tour de la Commission Tremblay de produire son rapport dont l'annexe 2, préparée par le père Gonzalve Poulin, directeur de l'École de service social de l'Université Laval, présente des données éloquentes sur la pauvreté des Québécois[98]. Ce commissaire souligne également que de « grands changements ont marqué la politique de la santé dans la Province depuis 1921 », en ajoutant : « Les problèmes de l'hospitalisation y ont pris aussi une importance qu'on ne retrouve à aucune autre période de notre histoire. Le nombre de patients admis dans les hôpitaux a augmenté de 183 % de 1934 à 1951, alors que la population de la province avait augmenté de 101,2 % durant la même période[99]. » Poulin nous apprend également qu'en 1952, le nombre d'institutions d'assistance publique était passé à 305. Avec plus du tiers (36,2 %) de la population vivant sous le seuil de la pauvreté, il recommande, comme mesure à long terme, que la province adopte un plan d'assurance-maladie sur le modèle proposé par la mutuelle SSQ (Services de santé du Québec). Comme solution immédiate, il recommande « un encouragement plus généreux de la part des autorités publiques aux associations d'infirmières-visiteuses qui distribuent des soins à domicile », car il est « évident que les soins à domicile sont plus économiques pour le patient que ceux qui sont fournis dans un hôpital, et qu'ils libèrent les lits d'hôpitaux en faveur de nouveaux malades[100] ». Dans l'annexe 3 du rapport de la Commission Tremblay, le commissaire Angers donne une description plutôt idéalisée du SMC, selon laquelle chaque poste de colonie était sous la supervision d'un médecin rémunéré à cette fin[101] ; nous montrerons que ce n'était pas le cas. Il va même jusqu'à affirmer : « La loi d'assistance publique assure déjà tous les services désirables à nos indigents. Les colons jouissent d'un service médical d'État complet, les unités sanitaires dispensent à la population, y compris à la classe moyenne, un grand nombre de services gratuits en maternité, puériculture, tuberculose, vaccination, etc.[102]. »

À part la recommandation du père Poulin qui sera ignorée, ces deux commissions semblent considérer que les services en matière de médecine préventive sont suffisants ou n'ont besoin que de quelques ajustements, tandis que les services hospitaliers nécessitent une restructuration et un changement majeur des règles de financement. De telles conclusions n'ont

---

98. Gonzalve Poulin, *L'assistance sociale dans la province de Québec 1608-1951*, Annexe 2 du Rapport de la Commission royale d'enquête sur les problèmes constitutionnels (Commission Tremblay), Québec, Éditeur officiel, 1955, p. 79.
99. Gonzalve Poulin, *L'assistance sociale dans la province de Québec 1608-1951*, *op. cit.*, p. 129.
100. *Id.*, p. 158.
101. François-Albert Angers, *La sécurité sociale et les problèmes constitutionnels*, Commission royale d'enquête sur les problèmes constitutionnels, vol. II, Annexe 3, 1955, p. 122.
102. *Id.*, p. 231.

rien d'étonnant, considérant que les médecins-hygiénistes sont nettement minoritaires dans un débat qui n'est pas qu'idéologique. En effet, selon la Commission Sylvestre, « En 1948 la province comptait 3,270 médecins, dont 2,677 praticiens généraux, 891 spécialistes certifiés et 152 hygiénistes[103]. » Or les hygiénistes sont des médecins fonctionnaires, rémunérés par l'État, alors que les autres exercent en pratique privée, au domicile de leurs clients, mais aussi de plus en plus à l'hôpital, où la technologie est disponible, et où ils ne perdent pas de temps en déplacements d'un malade à l'autre. Il est évident qu'une prise en charge par l'État des frais d'hospitalisation favoriserait les praticiens généraux et les spécialistes ; ce pas de plus vers la médicalisation de la population est franchi à la fin des années 1950.

1.2.4 L'entrée en vigueur de la Loi de l'assurance-hospitalisation

Tout comme il l'avait fait à la fin des années 1940 pour favoriser la construction d'hôpitaux à travers le Canada, le gouvernement fédéral pousse les provinces, une dizaine d'années plus tard, à couvrir les frais d'hospitalisation. Il adopte en effet, le 1er mai 1957, la Loi de l'Assurance-hospitalisation et des Services diagnostiques, qui entre en vigueur le 1er juillet de l'année suivante. En juin 1960, Jean Lesage et son « équipe du tonnerre » prennent le pouvoir au Québec avec leur slogan « C'est le temps que ça change ! ». Et les changements ne tardent pas. Dès le 15 décembre, la Loi de l'assurance-hospitalisation est adoptée, et elle entre en vigueur le 1er janvier suivant. Cette loi, on le verra, porte un dur coup aux infirmières de colonie car, à partir du moment où les frais d'hospitalisation deviennent couverts par l'État, les femmes enceintes sont fortement incitées à accoucher à l'hôpital. De plus, à partir du moment où tout citoyen malade peut dorénavant être hospitalisé aux frais de l'État, le maintien des dispensaires et de leurs infirmières est fortement remis en question.

L'ambiguïté de la mission et la précarité du SMC se manifestent plus que jamais ; elles se traduisent durant cette période notamment par le titre attribué au successeur du Dr Martel, le Dr Armand Laberge. Bien qu'il ait assumé dans les faits la direction du SMC de 1951 à 1961, ce médecin ne semble pas en avoir été nommé officiellement le directeur, et il signe tous ses rapports annuels à titre de « Ass.-Sous-Ministre Suppléant », à l'exception de celui de 1961, année où il devient sous-ministre adjoint. Ce n'est que dans la troisième et dernière édition des Règlements et directives à

103. Enquête sur les Services de santé 1948, Province de Québec, Tome I, p. 67.

l'usage des employés du Service médical aux colons, produite en 1956, qu'il est identifié comme « Directeur par intérim ». Quant au contenu des rapports du Dr Laberge, il change peu pendant les 10 années couvertes. Les rapports annuels du SMC continuent en effet de tenir sur trois pages, dont la dernière est la compilation des activités du Service pour l'année et ceci, dans les deux langues officielles. Le Dr Laberge y répète, d'une année à l'autre, en des termes à peine différents, les mêmes informations en mettant l'accent davantage sur l'isolement que sur la pauvreté des populations desservies. Il décrit le SMC comme un service de médecine préventive et les dispensaires comme de « de petites Unités Sanitaires »; ce médecin admet cependant que son Service en est aussi un de « médecine tout court ». Il limite toutefois la portée du SMC aux territoires non organisés, ce qui est loin d'être le cas[104].

Il faut cependant noter deux exceptions au contenu répétitif des rapports du Dr Laberge. Dans son rapport pour l'année 1958, ce médecin révèle que son « Service a été adopté par d'autres pays, à la suite de visites d'étrangers venus sur place en étudier le fonctionnement[105] ». Enfin, ses trois derniers rapports (1959, 1960, 1961) semblent annoncer le sort qu'on réserve au SMC, car il se contente de transmettre la compilation des activités accomplies au cours de l'année avec une lettre couverture laconique. Tout porte à croire que le Dr Laberge prévoyait l'effet qu'aurait l'entrée en vigueur de la Loi de l'assurance-hospitalisation sur le SMC, et qu'il n'a pas jugé utile de tenter de sauver ce service. Avec l'implantation de cette loi, le modèle de services de santé qui se dessine est celui d'une médecine de spécialistes exerçant en milieu hospitalier avec une prise en charge par l'État des frais d'hospitalisation et, éventuellement, de la rémunération à l'acte des médecins. Dans un tel contexte, un réseau de postes assurant des soins de première ligne et d'urgence pris en charge par des infirmières salariées apparaît comme un anachronisme qui n'a plus sa raison d'être. L'adoption de cette loi n'est que le prélude à d'autres changements auxquels le SMC ne survivra pas.

---

104. Voir Docteur Armand Laberge, Rapport des activités de la Division du Service médical aux colons pour chacune des années de 1951 à 1961, dans *Rapport du ministère de la Santé* pour chacune des années de 1951 à 1961, notamment celui de 1951, Québec, le 27 juin 1952, p. 111 et celui de 1958, Québec, le 29 avril 1959, p. 184.

105. Docteur Armand Laberge, *Service Médical aux Colons (1958)*, dans *Quinzième Rapport du ministère de la Santé pour l'année 1958*, Québec le 29 avril 1959, p. 182.

1.3 L'ABOLITION DE LA STRUCTURE DU SMC, MAIS LE MAINTIEN DES POSTES D'INFIRMIÈRES DE COLONIE (1962-1972)

Pendant les premières années de cette période, le gouvernement libéral de Jean Lesage poursuit ses réformes, mais même après sa défaite en 1966, l'élan de changement se poursuit sous le règne des conservateurs. Le Québec du début des années 1960 est marqué par une grande turbulence qui bouscule les valeurs et les idées du passé ; le mouvement de colonisation, avec ses mesures d'assistance aux indigents, fait partie des vieux concepts dont on ne veut plus et, en 1962, le gouvernement lui porte un coup majeur. Cette année-là, le ministère de la Colonisation est réduit au statut de simple département de la colonisation intégré au ministère de l'Agriculture jusqu'en 1972, puis il disparaît complètement. Le SMC, intimement lié depuis sa création au mouvement de colonisation, disparaît aussi dès 1962, mais les infirmières des 110 postes toujours actifs sont intégrées aux unités sanitaires les plus proches, car leurs services sont encore considérés comme utiles, sinon essentiels. Signalons également le départ, en 1962, du Dr Jean Grégoire, qui était sous-ministre de la Santé depuis 1938. L'année 1962 constitue donc un autre tournant dans l'histoire des infirmières de colonie.

On continue d'embaucher des infirmières pour les postes isolés avec le titre « infirmière de colonie » jusqu'en 1972, mais elles sont rattachées à une US. Puis, le Service des US est intégré à la Direction de la médecine préventive en 1965, ce qui indique, à notre avis, une diminution de statut de ce service au sein du ministère. À partir de cette année-là, le directeur des unités sanitaires présente ses rapports dans une section intitulée « Médecine préventive », et ne rend compte qu'à tous les deux ans des activités des infirmières de colonie, et ce, seulement jusqu'en 1971. Mais la « médecine préventive » disparaît du vocabulaire de l'État, elle aussi. Ainsi, dans le rapport annuel du ministère des Affaires sociales 1970-1971, on ne retrouve pas de section « Médecine préventive » ; on y annonce plutôt que : « Les unités sanitaires, au nombre de soixante-seize, se verront progressivement remplacées par les centres locaux des services communautaires[106]. »

106. Ministère des Affaires sociales, Rapport annuel 1970/71, p. 33.

1.3.1 Oui à la médecine d'État

Une vague de fond porte toute cette mouvance : l'implantation d'une médecine d'État qu'on veut « globale ». Ce concept d'étatisation, qu'on avait rejeté dans les années 1930, est introduit dans les mentalités et les structures de manière aussi stratégique que graduelle.

Comme cela s'était produit au cours des périodes précédentes, des commissions d'enquête examinent l'état et le fonctionnement des services sociaux et sanitaires : au niveau fédéral, la Commission royale d'enquête sur les services de santé, Commission Hall du nom de son président le juge Hall (1961-1964) et, au niveau provincial, la Commission d'enquête sur la santé et le bien-être social ou Commission Castonguay-Nepveu (1966-1972).

En ce qui concerne les services de santé en régions éloignées, la Commission Hall, dont l'infirmière du Québec Alice Girard figurait parmi les sept membres, proposait, en 1964 :

> Afin d'assurer aux habitants des régions septentrionales et isolées et d'autres régions, les meilleurs soins de santé possible dans les circonstances actuelles, que des services spéciaux leur soient accessibles, y compris le transport ambulancier par air, les communications radiophoniques dans les deux sens et un plus grand nombre de postes d'infirmières et de dépôts pharmaceutiques[107].

La Commission Castonguay-Nepveu, quant à elle, s'échelonne sur six ans et, bien qu'elle ne remette son rapport final qu'en 1972, elle s'accompagne, en cours de mandat, de modifications qui préparent la transformation en profondeur du système de santé québécois, qu'elle recommandera au terme de ses travaux. L'Annexe 2 de ce rapport comprend un chapitre intitulé « L'aide aux économiquement faibles », divisé en trois sections, dont une intitulée « Le Service médical aux colons ». On y décrit le réseau des dispensaires de colonies au passé, détail annonciateur de l'avenir, et on présente le travail des infirmières de manière à laisser croire qu'elles agissaient sous la supervision de médecins ; en bref, on donne l'impression que les infirmières de colonie sont des assistantes médicales, signe précurseur du rôle qu'on leur réserve, comme nous le montrerons dans un autre chapitre[108]. Notons que Claude Castonguay devient ministre du nouveau ministère des Affaires sociales (MAS) en décembre 1970, ce qui le place dans une position idéale pour donner suite aux recommandations de la commission qu'il préside, laquelle propose d'organiser les services de santé

---

107. Commission royale d'enquête sur les services de santé (Commission Hall), Gouvernement du Canada, volume 1, chapitre 2, 1964, p. 34, recommandation 36.
108. Jean-Yves Rivard, Gilbert Blain, Jean-Claude Martin et Yolande Taylor, *L'évolution des services de santé et des modes de distribution des soins au Québec*, Commission d'enquête sur la santé et le bien-être social, Gouvernement du Québec, septembre 1970, Annexe 2, p. 61-62.

et les services sociaux sur la base d'un nouveau concept : la médecine globale.

De très nombreuses lois sont adoptées durant cette décennie 1962-1972, chacune venant confirmer que les gouvernements fédéral et provincial ont choisi de financer une médecine d'État. Parmi ces lois, certaines ont un effet direct sur le travail des infirmières de colonie. Par exemple, la Loi de l'assistance médicale votée en 1965 couvre les honoraires des médecins et les coûts des examens diagnostiques (radiographies, laboratoires, etc.) exécutés sous ordonnance médicale dans les services de consultations externes des hôpitaux québécois pour les assistés sociaux et les personnes à leur charge. L'année suivante, cette loi est amendée pour permettre aux assistés sociaux de recevoir gratuitement des services médicaux ou chirurgicaux, auprès d'un médecin qui participe au régime, sans avoir à se présenter dans un hôpital. On leur fournit une carte attestant leur statut de bénéficiaires. En 1969, la Loi sur l'aide sociale regroupe en une seule les diverses législations relatives à l'aide aux aveugles, aux invalides, aux personnes âgées de plus de 60 ans et aux mères nécessiteuses. Les catégories « d'indigents » sont abolies. La même année, le Service de l'assistance publique est aboli, et on crée la Régie de l'assurance-maladie[109]. Mais c'est la Loi sur la santé et les services sociaux (Loi 65), entrée en vigueur en 1972, qui porte le coup fatal aux dernières infirmières de colonie encore en poste. Elle restructure complètement le réseau des institutions de santé et de services sociaux et, en vertu de cette loi, les assistés sociaux peuvent recevoir gratuitement les médicaments prescrits ; on leur fournit une carte à cette fin.

Avec une couverture aussi étendue des services médicaux et sociaux pour l'ensemble de la population, en particulier pour les bénéficiaires de l'aide sociale, les autorités s'estiment tout à fait justifiées d'éliminer les postes d'infirmières de colonie. On devra cependant recourir à diverses stratégies pour ce faire, car la population concernée ne semble pas impressionnée par les promesses gouvernementales.

---

109. Sur cette loi et la précédente, voir Anctil et Bluteau, *La santé et l'assistance publique au Québec 1886-1986, op. cit.* ; Maurice Crépin, directeur, rapport du *Service d'Assistance médicale* dans Rapport annuel du ministère de la Santé, 1966 et 1967 ; Dr Charles-A. Turgeon, directeur, rapport du Service de l'Assistance publique dans Rapport annuel du ministère de la Santé, 1967 ; Gouvernement du Québec, Ministère des Affaires sociales, Rapport annuel 1970/71.

1.3.2 L'élimination systématique des postes d'infirmières

Avec leur transfert en 1962 aux US, les infirmières tombent sous la responsabilité du directeur du Service des unités sanitaires, le Dr Paul Claveau. C'est ce dernier qui a la tâche ingrate de fermer les postes d'infirmières jugés inutiles à la suite de l'application des lois mentionnées précédemment ; il est assisté en cela du médecin-hygiéniste régional de chacune des huit régions dans lesquelles toutes les US du Québec sont regroupées en 1963. Il subit de fortes pressions de la part de la population, de diverses organisations, d'élus municipaux, de députés et parfois même du médecin-hygiéniste régional pour maintenir les infirmières en poste ; c'est que les plans élaborés dans les officines gouvernementales collent mal à la réalité des régions éloignées. Avec la complicité de ses collègues des régions, le Dr Claveau développe alors des stratégies pour arriver à fermer de nombreux postes sans provoquer trop de remous. On peut dire qu'il a assez bien réussi puisque de 110 qu'il était en 1962, le nombre de postes avait chuté à 61 en 1971, dernière année pour laquelle on trouve une compilation annuelle des « activités des infirmières de colonies », et c'est sans compter le nombre de demandes refusées.

L'année 1966 fut particulièrement riche en échanges qui se sont généralement soldés négativement pour les populations concernées. Par exemple, en mars 1966, l'adjoint au directeur du Service des unités sanitaires invoque le fait que « [...] en date du 1er avril un système de soins gratuits aux indigents sera instauré » pour refuser aux citoyens de Sainte-Jeanne-d'Arc, au Saguenay-Lac-Saint-Jean, leur demande d'une « clinique avec garde-malade » : « Une fois ces nouvelles politiques bien établies, écrit-il, nous croyons que vos paroissiens pourront profiter d'une surveillance médicale efficace[110]. » C'est ce type d'arguments qu'on oppose aussi en 1966 aux paroissiens de Val-Senneville en Abitibi ; ils avaient protesté par pétition contre la fermeture du dispensaire de cette colonie à la suite du transfert de leur infirmière à l'Île-aux-Grues[111]. Aussi tard qu'en 1972, des citoyens de trois villages de la Côte-Nord effectuent une demande d'infirmière pour Rivière-Pentecôte. Une fonctionnaire médecin leur répond que cette requête s'ajoute à toutes celles auxquelles on ne peut donner suite ; les lois 65 et 69 remettent en cause les services de soins et de pharmacie offerts par les infirmières, et ce n'est donc pas le temps d'ouvrir

---

110. ANQ (SMC), B9-D8, Lettre de Jean Chiasson, secrétaire-trésorier de Sainte-Jeanne-d'Arc, au Dr Alfred Quimper, directeur adjoint du Service des US, 8 mars 1966 et réponse du Dr Quimper le 11 mars 1966.
111. ANQ (SMC), B8-D12, Lettre du Dr J.A. Leblanc, médecin hygiéniste régional à Rouyn, aux citoyens de Val-Senneville, Rouyn, 3 septembre 1966.

de nouveaux postes. Un médecin de l'hôpital de Port-Cartier est prêt à faire du bureau à Pentecôte une fois par semaine, et l'infirmière de Baie-Trinité continuera à répondre aux appels[112].

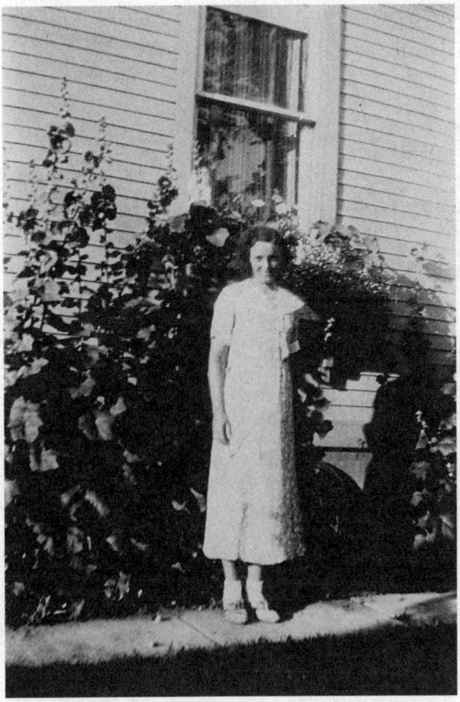

L'infirmière Joan Buckle, première infirmière à Old Fort/Vieux-Fort, sur la Basse-Côte-Nord, en 1960. BAnQ-Centre de Sept-Îles, 09N_P12S2P237

Avec l'amélioration des conditions routières, on peut également regrouper en un seul les territoires de deux ou trois colonies. Par exemple, en mai 1967, le Dr Leblanc, informe un fonctionnaire du ministère qu'il peut « disposer du dispensaire » de Saint-Laurent-de-Palmarolle et de celui de Languedoc, deux colonies de l'Abitibi, dont les populations seront désormais desservies par les infirmières des villages voisins[113]. On profite aussi du décès de la titulaire d'un poste ou de son départ à la retraite pour fermer un dispensaire. Par exemple, à la suite du décès de l'infirmière Samson-Lessard qui occupait le dispensaire de Sainte-Élizabeth au Saguenay-Lac-Saint-Jean, le médecin-hygiéniste régional décide d'embaucher une

112. ANQ (SMC), B5-D5, résolution du Comité des citoyens de Rivière-Pentecôte, Baie Trinité et Baie des Homards, 17 avril 1972; ANQ (SMC), B5-D5, Dr Hanna Vécès, Service des unités sanitaires, au Comité des citoyens de Rivière-Pentecôte, Baie Trinité et Baie des Homards, 31 mai 1972.

113. ANQ (SMC), B8-D10, Dr J.A. Leblanc, médecin hygiéniste régional à Rouyn, à Charles H. Giguère, administrateur au Service des unités sanitaires, Rouyn, 5 mai 1967.

nouvelle infirmière pour son unité sanitaire plutôt que pour le dispensaire[114]. En novembre 1970, Marie-Éva Côté, infirmière de Duparquet, en Abitibi, commence sa préretraite; bien que les résidants réclament aussitôt son remplacement, le médecin-hygiéniste responsable en profite pour demander plutôt à l'infirmière de Destor, village à proximité, de desservir aussi Duparquet, un compromis qui semble satisfaire la population[115].

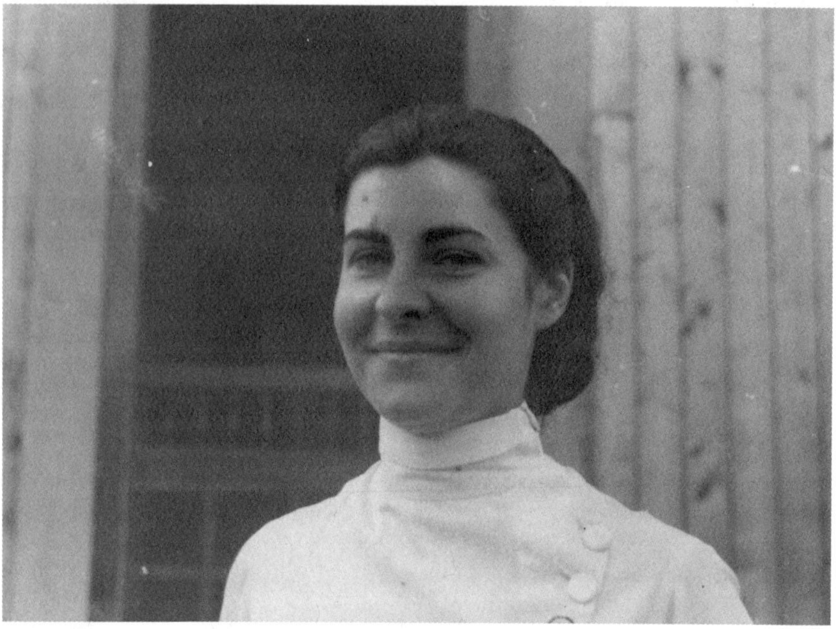

L'infirmière Marie-Éva Côté alors qu'elle était en poste à Preissac, en Abitibi, en 1937. Société historique de la Côte-du-Sud, Fonds Maurice Proulx : F104_7_1_10.01099

114. ANQ (SMC), B9-D8, Dr Réal Houde, médecin-hygiéniste régional de l'US de Roberval, à Raymond Gendron, directeur du personnel au ministère de la Santé, 28 mars 1967.
115. ANQ (SMC), B8-D10, Patricia Duplain, infirmière hygiéniste de l'US de Rouyn, au Dr Paul Claveau, Rouyn, 2 février 1971.

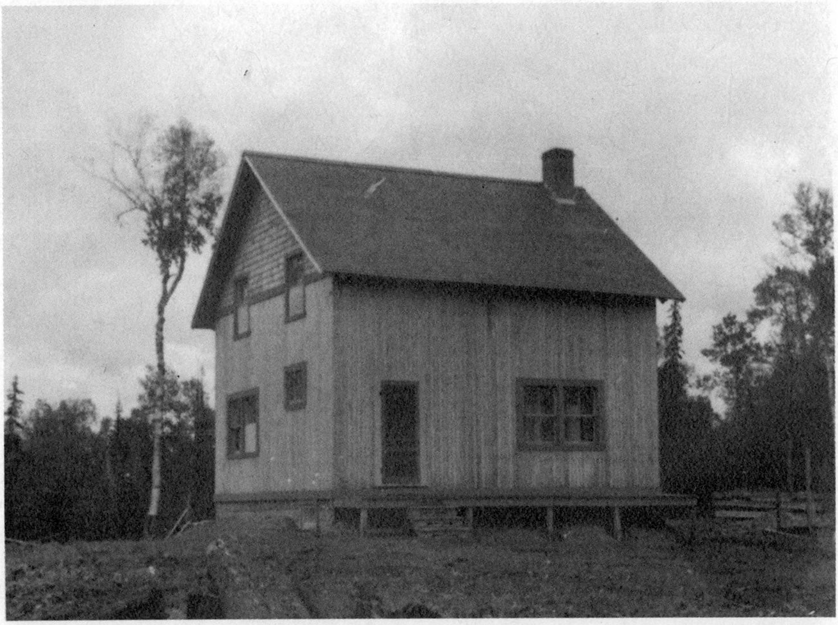

Le dispensaire qu'occupait l'infirmière Marie-Éva Côté à Preissac, en Abitibi, en 1937.
Société historique de la Côte-du-Sud, Fonds Maurice Proulx : F104-7-1-1-7

On a aussi invoqué une pénurie d'infirmières, argument plausible si l'on considère le développement considérable des hôpitaux dans les années 1960 et l'amélioration des conditions de travail des infirmières de ces milieux, surtout après la signature de la convention collective de novembre 1966. Par exemple, en 1964, le médecin-hygiéniste de Rivière-du-Loup, consulté à propos d'une demande d'infirmière de la part de la Chambre de commerce de Cap-des-Rosiers en Gaspésie, répond que près de 40 % des dispensaires de cette région se trouvent sans titulaire en raison d'une pénurie d'infirmières[116]. En 1972, on invoque aussi « la rareté des candidates qui sont prêtes à assumer ces postes difficiles » pour refuser de pourvoir le poste de Lamorandière, en Abitibi, resté vacant à la suite du départ de Pauline Quenneville[117]. Le même problème se présente également sur la Côte-Nord.

116. ANQ (SMC), B9-D3, Dr Viateur Ratté, médecin hygiéniste régional de Rivière-du-Loup, au Dr C.H. Gauthier, Service des unités sanitaires, 25 mai 1964.
117. ANQ (SMC), B8-D10, Dr Hanna Vécès, Direction de la médecine préventive, au curé Labbé de Lamorandière, Québec, 26 octobre 1972.

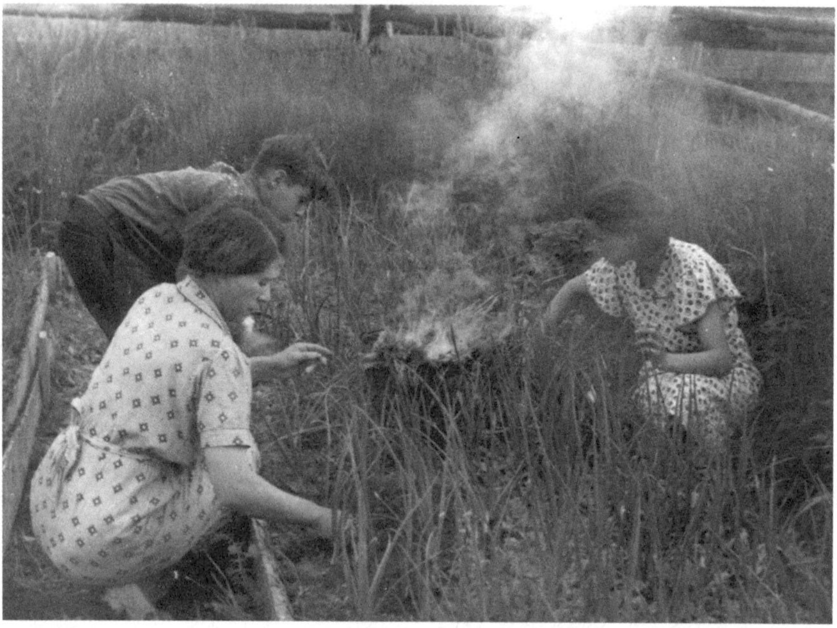

Une mère et ses enfants, garçon et fille, sarclant leur jardin à Lamorandière, en Abitibi, en 1937. Notons le petit feu de broussailles, qui devait servir à éloigner les moustiques. Société historique de la Côte-du-Sud, Fonds Maurice Proulx : F104-7-4-8-2

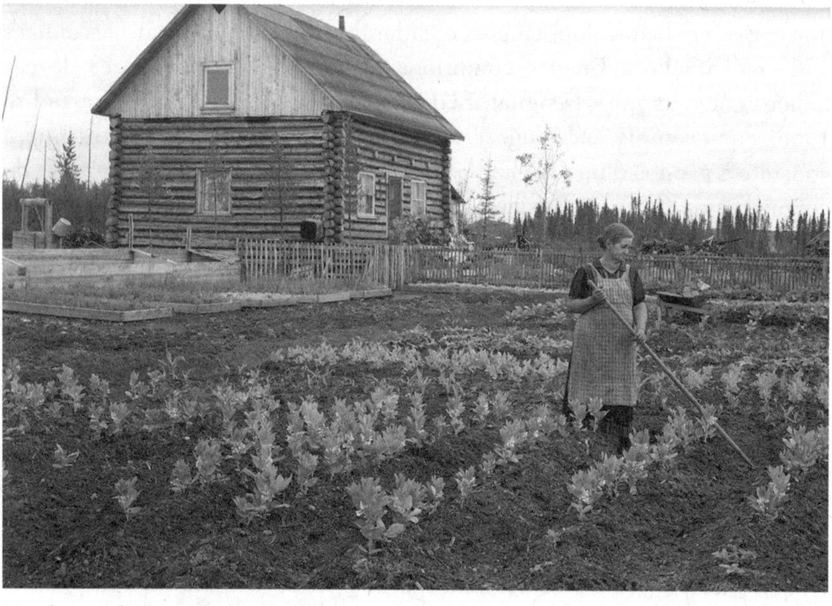

Une femme dans son jardin dans la région de l'Abitibi, en 1940. BAnQ-Centre de Rouyn, Fonds Canadien National : 08-Y,P213,P29

Il faut cependant ajouter qu'on a aussi refusé des candidates proposées par la population. À témoin, le cas de Gros-Morne en Gaspésie. En juillet 1963, le médecin-hygiéniste régional de Rivière-du-Loup répond au curé de ce village, qui avait réclamé les services d'une infirmière : « il serait illusoire d'y songer lorsque le 1/3 des dispensaires déjà existants dans votre région ne peuvent obtenir de sujets pour les desservir ». Cependant, en janvier 1966, une infirmière d'expérience offre ses services en expliquant qu'elle désire s'établir dans la région après y avoir séjourné plusieurs étés, ce qu'elle fait effectivement en juillet de la même année. Aucune infirmière ne sera embauchée pour Gros-Morne malgré de nombreux appuis (pétition, lettres, etc.) en faveur de l'infirmière disponible, qui faisait d'ailleurs bénéficier bénévolement la population de ses services. La dernière des raisons invoquées par le directeur adjoint du Service des unités sanitaires pour justifier sa décision montre à quel point, dans ce cas du moins, l'argument de la pénurie d'infirmières était un prétexte : « Il faudrait plutôt favoriser l'embauche d'un médecin à Mont-Louis, en établissant des primes alléchantes pour attirer les jeunes diplômés. » La solution retenue sera de demander à l'infirmière nouvellement embauchée pour le poste de Grande-Vallée de couvrir aussi Gros-Morne[118].

Dans un Québec qui prend de plus en plus ses distances par rapport au clergé, les médecins gestionnaires sont particulièrement réticents à l'embauche d'infirmières religieuses. Au contraire, la population se tourne vers des communautés religieuses quand il leur devient difficile de recruter une infirmière. Le cas de Saint-Laurent-de-Gallichan, en Abitibi, illustre clairement le genre de préjugés en cause. Après le départ de l'infirmière Simone Chabot-Bélanger en 1964, le curé de cette paroisse puis le conseil municipal demandent son remplacement, ce à quoi le Dr Claveau répond : « aussitôt qu'une candidate acceptable se présentera, nous ferons notre possible pour la faire engager sans délai[119]. » Voilà que la candidate qui se présente est une religieuse que le médecin-hygiéniste régional tente en vain de faire accepter par son supérieur ; celui-ci expose ses motifs au ministre de la Santé dans une lettre, portée à l'attention du vicaire général. Ce dernier se plaint de l'attitude du Dr Claveau au ministre qui, après avoir consulté le médecin fonctionnaire, répond au vicaire général : « Je me demande si vous avez bien considéré que cette religieuse pourrait se

---

118. ANQ (SMC), B9-D4, Dossier Gros-Morne, en particulier, lettre du Dr Viateur Ratté à Fidèle Coulombe, curé de Gros-Morne, Rivière-du-Loup, 15 juillet 1963 et Dr Alfred Quimper, directeur adjoint du Service des unités sanitaires, au Dr Paul Claveau, directeur du Service des unités sanitaires, Québec, 13 septembre 1966.
119. ANQ (SMC), B8-D12, Dr Paul Claveau, directeur du Service des unités sanitaires, au curé Germain Fréchette, Québec, 2 mars 1964.

trouver parfois dans des situations fort embarrassantes. Cette personne pourrait être dans l'obligation d'avoir à traiter des infections concernant les organes génitaux masculins [...][120]. » Même après l'assurance par le vicaire général que les infirmières religieuses font déjà ce genre de travail en France, le Dr Claveau persiste à refuser la candidate religieuse pour des raisons qu'il préfère exprimer à son ministre: « Je sais ce que font les bonnes sœurs en France [...]. Il y a un côté pratique et réaliste dans le cas de Gallichan qu'on n'arrangera pas avec des expressions de principes, des exposés de nobles sentiments, encore moins avec l'utilisation d'exemples venant d'ailleurs. Enfin disons que pour le moment la polémique va connaître un temps d'arrêt puisque nous avons trouvé une candidate laïque[121]. » D'autres infirmières religieuses poseront leur candidature dans d'autres régions et la plupart seront refusées.

Une autre stratégie fréquemment utilisée pour fermer un poste d'infirmière sans créer trop de remous a été de laisser le dispensaire vacant pendant des mois, voire des années après le départ de l'infirmière qui l'occupait, avant d'abolir le poste attaché à ce dispensaire. On forçait ainsi la population à s'habituer graduellement à l'absence d'une infirmière avant d'annoncer la fermeture définitive du poste. Ainsi, en avril 1963, le député de Rouyn demande l'embauche d'une infirmière pour occuper le dispensaire de Montbeillard, resté vacant quelque temps; le médecin-hygiéniste régional recommande de ne pas pourvoir ce poste et de vendre la résidence. Deux ans plus tard, le dispensaire n'est toujours pas vendu et le curé de cette paroisse fait parvenir au sous-ministre des Travaux publics une pétition de 114 signatures pour empêcher sa vente, espérant qu'il puisse un jour être occupé par une infirmière ou un médecin. Le dispensaire a été tellement négligé qu'il « fait terriblement minable » et que le Dr Claveau suggère plutôt d'accepter l'offre d'un acheteur prêt à débourser 450 $ pour l'acquérir[122]. En septembre 1966, le médecin hygiëniste régional de Rivière-du-Loup écrit à un administrateur du ministère de la Santé qu'il faut laisser à la population le temps de se faire à l'idée qu'il n'y aura pas de remplaçante pour le poste de Val d'Espoir devenu vacant et, qu'en conséquence, il vaut mieux attendre un peu avant de mettre le dispensaire en vente. Il utilise la même stratégie pour le dispensaire de Saint-Paulin, et il finit par recommander la vente lorsqu'il perçoit que « la population semble

120. ANQ (SMC), B8-D12, Alphonse Couturier, ministre de la Santé, à Monseigneur Duchemin, Vicaire Général, Québec, 18 novembre 1964.

121. ANQ (SMC), B8-D12, Dr Paul Claveau, directeur du Service des unités sanitaires, à Alphonse Couturier, ministre de la Santé, Québec, 2 décembre 1964.

122. ANQ (SMC), B5-D7, Dr Paul Claveau, directeur du Service des unités sanitaires, à monsieur P.H. Côté, chef de la Division du matériel au ministère de la Santé, Québec, 12 novembre 1965.

résignée à son sort » neuf mois plus tard[123]. On a procédé de la même façon pour fermer le poste de Saint-Adelme dans le Bas-Saint-Laurent en 1963[124].

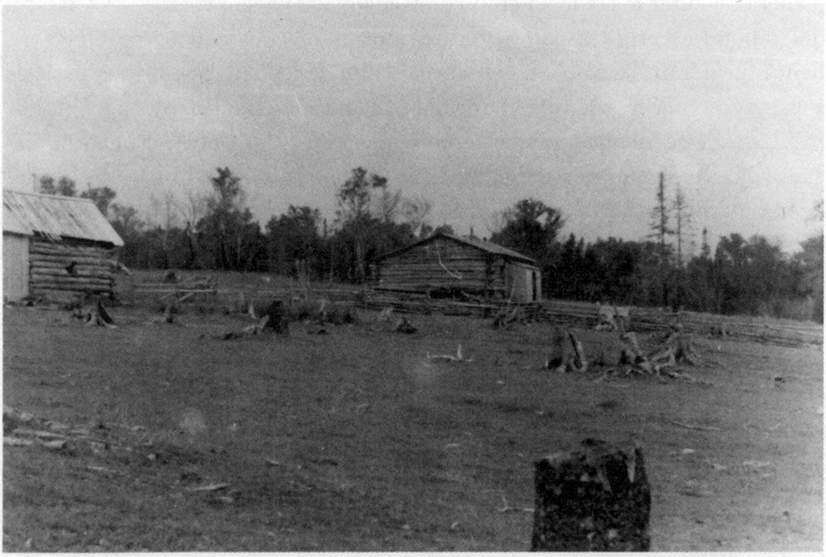

Une maison de colonisation au fond d'un champ rempli de souches à Val d'Espoir, en Gaspésie, en 1938. Société historique de la Côte-du-Sud, Fonds Maurice Proulx, F104-7-5-7-4

Dans la plupart des cas, les autorités gouvernementales ont simplement fini par avoir la population à l'usure lorsque, après des années de vaines démarches, les résidants abandonnaient leur combat de guerre lasse. Le cas de Saint-Just-de-Bretenières, dans Chaudière-Appalaches, est assez typique. À la suite du décès de l'infirmière Boulé-Gagné en 1964, titulaire du poste de ce village, le conseil municipal demande au ministère de la Santé qu'on la remplace. La demande est refusée parce que « le poste découragerait tout simplement un jeune médecin d'aller s'établir à St-Camille [le village voisin] par exemple[125] ». Le Dr Wilfrid Morin s'installe effectivement

123. ANQ (SMC), B9-D3, Dr Viateur Ratté, médecin hygiéniste régional de Rivière-du-Loup, à Roger Michaud, officier d'administration au ministère de la Santé, 9 septembre 1966 et à Charles-H. Giguère, administrateur au ministère de la Santé, 25 mai 1967.

124. ANQ, (SMC), B9-D9, dossier de Saint-Adelme, en particulier lettre de Paul-Henri Côté, chef du matériel au ministère de la Santé, au Dr Paul Claveau ; Conseil municipal de Saint-Adelme au Dr Jean Grégoire, sous-ministre de la Santé, 7 septembre 1963 ; lettre du Dr Paul Claveau à Camille Ross, secrétaire-trésorier de Saint-Adelme, 25 novembre 1963 ; lettre du Dr Viateur Ratté, md.-hygiéniste régional à Rivière-du-Loup, au Dr Paul Claveau, 25 février 1965.

125. ANQ (SMC), B9-D13, Dr Paul Claveau, directeur du Service des unités sanitaires, au Dr Laurent Lizotte, sous-ministre de la Santé, Québec, 31 juillet 1964.

à Saint-Camille-de-Lellis, mais il n'y reste pas deux ans. En décembre 1966, une résidante de Saint-Just fait parvenir au député de Montmagny, aussi ministre de la Santé, une lettre dans laquelle elle dit qu'il est trop coûteux d'aller consulter le médecin établi dans le village voisin. C'est le Dr Claveau qui répond à cette femme ; selon lui, l'argument des coûts trop élevés ne tient plus depuis l'entrée en vigueur de la loi de l'aide médicale aux assistés sociaux, qui permet de consulter un médecin tout à fait gratuitement[126]. Les résidants de ce village forestier tentent jusqu'en 1969 d'obtenir une remplaçante par des lettres personnelles d'abord, puis en faisant intervenir le curé de leur paroisse (Antoine Béchard), le conseil municipal, le Mouvement des femmes chrétiennes, les Dames fermières, la commission scolaire et enfin, l'Association des industries du bois.

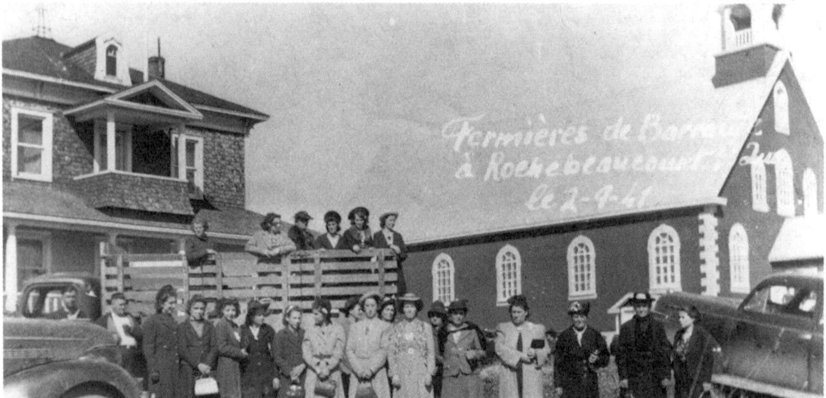

Cercle de fermières de Barraute rendant visite à celles de Rochebaucourt, dans la région de l'Abitibi, en 1941. Société d'histoire et de généalogie de Val-d'Or, Collection Victorien Naud, P257_0010

Rien n'ébranle le Dr Claveau, qui justifie le maintien de son refus en soutenant que les communications sont maintenant bonnes et les soins de santé disponibles avec plusieurs médecins dans les environs ; il ajoute : « [...] une infirmière installée à St-Just, ça devient tout simplement une

---

126. ANQ (SMC), B9-D13, Dr Paul Claveau, directeur du Service des unités sanitaires, à madame Camille Labrie, résidante de Saint-Just-de-Bretenières, Québec, 13 décembre 1966.

marchande de pilules ou une concurrente pour les médecins[127] ». Dans une note qu'il adressait au sous-ministre de la Santé, le Dr Claveau montre qu'il était tout à fait conscient que de nombreuses localités préféraient conserver leur infirmière plutôt que de recourir aux services de médecins, même devenus gratuits : « Si nous nommons une infirmière de colonie à St-Just, innombrables seront les localités où il faudra logiquement répéter le même geste[128]. » C'est ainsi que fut classé le cas de Saint-Just. Les populations de Pointe-à-la-Garde et de Cloridorme en Gaspésie, de Petite-Rivière-Saint-François dans Charlevoix, de Sainte-Gertrude-de-Villemontel en Abitibi, de même que celles d'autres localités de diverses régions ont connu les mêmes frustrations[129]. La population n'était pas dupe de cette stratégie cependant. À témoin, cette réaction d'une résidante de l'Île-aux-Grues qui écrit au Dr Claveau, en 1972, pour lui dire qu'elle connaît une infirmière de Montmagny qui consentirait à s'installer sur cette île si le gouvernement lui accordait un salaire convenable : « Si vous me répondez pour me dire que vous vous occupez de l'affaire et que c'est une réponse de débarras, laissez faire[130]. » L'année suivante, un autre résidant de l'île écrit au ministre de la Santé pour faire activer la recherche d'une nouvelle infirmière. Il invoque un argument utilisé par d'autres avant lui : lorsque les chevaux sont malades, le vétérinaire arrive sans tarder ; pourquoi ne peut-il pas en être ainsi pour les humains[131] ? Il faut préciser que cette lettre s'inscrit dans

---

127. ANQ (SMC), B9-D13, Dr Paul Claveau, directeur du Service des unités sanitaires, à Paul Corbeil, administrateur au Service des unités sanitaires, Québec, 15 mars 1968.
128. ANQ (SMC), B9-D13, Note du Dr Paul Claveau, directeur du Service des unités sanitaires, au Dr Laurent Lizotte, sous-ministre de la Santé, Québec, février 1969.
129. ANQ (SMC), B8-D13, Dr Viateur Ratté, médecin-hygiéniste régional, u.s. de Rivière-du-Loup, au Dr Paul Claveau, directeur du Service des unités sanitaires, 5 mai 1964. ANQ (SMC), B8-D13, Dr Paul Claveau à mad. Nicole Cavanagh-Arseneault, 21 juillet 1964. Sur Cloridorme, voir ANQ (SMC), B8-D13, Dr Viateur Ratté, md-hygiéniste de l'u.s. de Rivière-du-Loup, à M. Georges Arseneault, 31 mars 1966. ANQ (SMC), B9-D3, Lettre du Conseil municipal de Cloridorme à Jean-Paul Cloutier, ministre de la Santé, 29 septembre 1968 ; Dr Viateur Ratté, médecin hygiéniste de Rivière-du-Loup, au Dr Paul Claveau, directeur du Service des unités sanitaires, 16 octobre 1968 ; Dr Augustin Roy, au Dr Claveau, 20 novembre 1968 ; Dr Alfred Quimper au Dr Augustin Roy, 25 novembre 1968 ; Dr André Lapierre, registraire-adjoint du Collège des médecins, au Dr Alfred Quimper, directeur adjoint du Service des unités sanitaires ; note du Dr Viateur Ratté sans destinataire, fin janvier 1969 ; Dr Claveau au Dr Lapierre, 23 janvier 1969. Également ANQ (SMC), B8-D15, dossier de Petite-Rivière-Saint-François. Sur Sainte-Gertrude, voir ANQ (SMC), B8-D11, Lettre de Thérèse Desmeules au Dr Rosaire Bérubé, médecin hygiéniste à l'U.S. d'Amos, Île-aux-Grues, 10 février 1967 ; Dr J.A. Leblanc, médecin-hygiéniste régional à Rouyn, au Dr Paul Claveau, directeur du Service des unités sanitaires, Rouyn, 22 février 1967 ; Paul Corbeil, administrateur au MAS, au Comité de citoyens d'Amos, Québec, 14 juin 1973.
130. ANQ (SMC), B9-D13, Madame François Bernier au Dr Paul Claveau, directeur du Service des unités sanitaires, Île-aux-Grues, 24 septembre 1972.
131. ANQ (SMC), B9-D13, Marcel Normand au ministre de la Santé, Île-aux-Grues, 9 janvier 1973.

une longue série de démarches amorcées à la suite du départ de Marie-Rose Belval à l'automne 1965[132].

Mentionnons enfin le cas particulier des villages des hautes terres de la Gaspésie, fermés dans les années 1960 et début des années 1970 dans le cadre d'un coûteux programme élaboré par le Bureau d'aménagement de l'est du Québec (BAEQ). Des 16 villages gaspésiens fermés, 10 avaient eu un poste d'infirmière de colonie ouvert entre 1940 et 1945 et ayant duré entre 15 et 29 ans. À l'exception du poste de Saint-Louis-de-Gonzague, fermé seulement deux ans avant la fermeture du village, l'abolition des postes d'infirmière a précédé celle du village de plusieurs années. C'est le cas de Sacré-Cœur-des Landes. Le poste, ouvert en 1943, est occupé en juillet 1965 par Hénédine Gendron-Beaupré, qui est alors transférée dans un dispensaire de la Côte-Nord. Personne ne répond à une résidante qui réclame le remplacement de cette infirmière en octobre, mais une note du Dr Quimper montre que, pour les autorités, ce dossier est clos. Ce village ne ferme cependant officiellement qu'en 1974[133].

Les nombreuses et persistantes réactions des populations concernées par les fermetures de postes montrent que les législations adoptées et les structures mises en place pour les rendre effectives ne garantissent aucunement l'accessibilité réelle à des services sociosanitaires. Si les autorités gouvernementales semblent persuadées que le fait de rendre les consultations et traitements médicaux gratuits pour les indigents va automatiquement amener des médecins dans les localités éloignées des centres urbains, les médecins, eux, continuent de bouder les régions.

---

132. Notons que nous retrouvons cette infirmière au dispensaire de Laforce au Témiscamingue en 1971, où elle sera peu de temps avant de prendre un congé de maladie.

133. Gilles Gagné. Quand l'histoire se répète, *Le Soleil*, 9 juillet 2005, p. A8; ANQ (SMC), B9-D4, Lettre de madame Conrad Fournier à Jean Lesage, premier ministre du Québec, Sacré-Cœur-des-Landes, 5 octobre 1965; note au dossier signée par le Dr Quimper, 10 novembre 1965. Sur le programme du BAEQ, voir Marc Desjardins, Yves Frenette, Jules Bélanger et Bernard Hétu. *Histoire de la Gaspésie*, Institut québécois de recherche sur la culture, Collection *Les régions du Québec 1*, Nouvelle édition, (Sainte-Foy, Presses de l'Université Laval), 1999, p. 669-671.

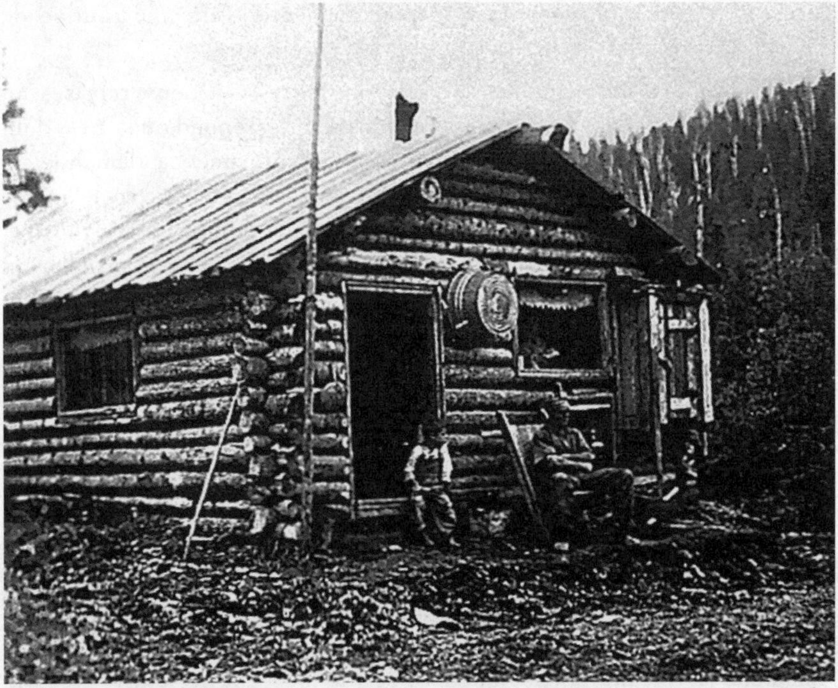

Camp dans lequel vivait la famille de Jos Bujold à Saint-Louis-de-Gonzague, dans la région du Bas-Saint-Laurent, en 1950. Il s'agit du territoire alors desservi par l'infirmière Délima Mallet-Williamson. Collection : Nicole Rousseau

1.3.3 Les médecins ne répondent pas

En vertu de la Loi de l'assistance médicale, amendée en 1966, les assistés sociaux sont munis d'une carte qui les rend éligibles à recevoir gratuitement des services médicaux ou chirurgicaux ; une nouvelle carte leur est fournie en 1972 en application de la Loi 65 qui leur donne de plus droit, sans frais, aux médicaments prescrits. L'émission de ces cartes a pour effet de déclencher des demandes, non pas de médecins, mais de postes d'infirmières ! Ces demandes placent le Dr Claveau dans une impasse : il ne peut pas accorder de postes d'infirmières alors que les lois assurent dorénavant une couverture médicale, mais il sait pertinemment que les médecins ne sont toujours pas disposés à exercer en régions. Il tente d'abord de faire pression sur le Collège des médecins en lui transmettant les demandes qu'il reçoit puis, devant l'inaction du Collège, lui et ses collègues du Ministère se résignent à envisager un compromis. Certains postes particulièrement éloignés sont maintenus, mais le rôle de leur titulaire est considérablement modifié pour l'orienter vers une routine de médecine préventive et de suivi de malades chroniques.

En 1965, la municipalité de La Reine adresse à deux reprises au Dr Claveau une demande d'infirmière, mais celui-ci répond que « c'est d'un médecin que votre municipalité a besoin » et transmet la demande au Collège des médecins[134]. Ce procédé est souvent utilisé avec le même résultat : le village concerné demeure sans infirmière ni médecin, puisque « [...] le ministère ne peut forcer le Collège des médecins à en installer un dans cette localité[135] ». Les villages de Dupuy en Abitibi, de Péribonka et de Sainte-Monique au Saguenay-Lac-Saint-Jean, de Petite-Vallée en Gaspésie, de Godbout sur la Côte-Nord, entre autres, reçoivent le même type de réponse[136]. Les populations toujours dépourvues de services ne manquent pas de souligner les lacunes du nouveau système et continuent de réclamer une infirmière. Ainsi, en mars 1971, le conseil municipal de Saint-Edmond, au Saguenay-Lac-Saint-Jean, demande les services d'une infirmière pour les raisons suivantes : « Attendu que lorsqu'on demande un médecin à domicile, [...] ils refusent. Attendu que le mercredi, il n'y a qu'un seul médecin de garde pour le district de Dolbeau Normandin et les environs. Attendu que les médecins refusent de se déranger samedi et dimanche [...] ». La réponse que leur sert le médecin-hygiéniste régional illustre l'incohérence de la situation créée par l'avènement récent de l'assurance-maladie :

> L'état des choses qui concerne la difficulté d'obtenir les services de médecins est le même dans toutes nos villes et municipalités depuis l'avènement de l'assurance-maladie... Le Collège des médecins accepte de moins en moins la présence des infirmières pour prodiguer les soins médicaux. J'ai donc le regret de vous dire que le ministère des Affaires sociales ne donnera pas suite à votre demande[137].

Le Dr Claveau et ses collègues, bien informés des projets gouvernementaux, savent que les changements envisagés vont affecter considérablement les infirmières. Ils font preuve de prudence et de souplesse, mais ils

---

134. ANQ (SMC), B8-D10, Dr Paul Claveau, directeur du Service des unités sanitaires, à Abel Caron, secrétaire-trésorier de LaReine, Québec, 14 juin 1965.

135. ANQ (SMC), B9-D8, Dr Benoît Fortin, Unité sanitaire de Chicoutimi, à Charles H. Giguère, administrateur au ministère de la Santé, 28 février 1968.

136. Pour Dupuy, voir ANQ (SMC), B8-D10, Dr Paul Claveau au Conseil municipal de Dupuy, 16 fév. 1965 ; sur Péribonka et Sainte-Monique, voir ANQ (SMC), B9-D7, Comté Lac-Saint-Jean Est, Sainte-Monique, 27 mai 1970 ; sur Petite-Vallée, ANQ (SMC), B9-D3, Petite-Vallée, Dr Claveau au Cercle des fermières de Petite-Vallée, 22 mars 1965.

137. ANQ (SMC), B9-D8, Conseil municipal de Saint-Edmond au ministère des Affaires sociales, 11 mars 1971 et Dr Benoît Fortin, médecin-hygiéniste régional de l'u.s. de Chicoutimi, au Conseil municipal de Saint-Edmond, 31 mars 1971.

découvrent aussi leur impuissance. Ils se consultent mutuellement sur des projets de lettres ou de directives à adresser aux infirmières avant de décider de donner suite ou non à leur idée ; il arrive que des infirmières puissent donner leur avis sur des aspects particuliers, mais de façon informelle et par l'entremise de leur responsable régional. Une accumulation de facteurs oblige les autorités à se pencher sérieusement sur l'ensemble du problème : l'entrée en vigueur, en novembre 1966, d'une convention collective pour les infirmières qui fixe leur semaine de travail à 36 heures et demie et leur accorde quatre semaines de vacances annuelles ; le manque persistant de médecins ; le sort à réserver aux petites pharmacies des dispensaires, compte tenu de la gratuité des médicaments pour les assistés sociaux.

C'est ainsi que commence, à l'hiver 1971, une correspondance entre le Dr Claveau et des hauts fonctionnaires du ministère des Affaires sociales, au sujet des infirmières de colonie dans le nouveau cadre législatif. On attend un mémoire commandé au Dr Quimper, adjoint au Dr Claveau. Ce mémoire de moins de huit pages, intitulé : « Les dispensaires de colonies en fonction de l'accessibilité aux soins médicaux » et daté du 10 mars 1971 est, selon nous, le compte rendu le plus réaliste jamais produit sur les origines et la nature du SMC. D'entrée de jeu, le Dr Quimper y avoue : « [...] la multitude des requêtes de diverses autorités afin d'obtenir pour certaines municipalités les services d'une infirmière soignante, surtout depuis la promulgation de la Loi de l'Assurance-maladie ».

Après avoir déploré « les conséquences malheureuses d'une distribution douteuse des effectifs médicaux » et avoir rappelé la responsabilité légale du Ministère « de prolonger la vie et d'éviter la mort », le Dr Quimper confirme « l'illégalité » du service des infirmières de colonie[138]. Les actes litigieux étaient ceux considérés comme du ressort de la médecine (diagnostic et traitement) et de la pharmacie (vente et distribution de produits pharmaceutiques). Le Dr Quimper énumère ensuite 11 « solutions de rechange » déjà pensées ; les mesures envisagées visaient à attirer les médecins en régions en leur consentant des avantages alléchants tels que des primes d'éloignement, à l'exception de deux, qui proposaient de faire appel aux infirmières en place[139]. Le médecin fonctionnaire reconnaît les avantages d'un service infirmier pour « certains groupes psychologiquement et géographiquement isolés », mais il est aussi conscient de la difficulté de choisir la localisation de ces postes. Il propose alors la formation

---

138. ANQ (SMC), B8-D4, Dr Alfred Quimper, *Les dispensaires de colonies en fonction de l'accessibilité aux soins médicaux*, Québec, le 10 mars 1971, p. 1-2.
139. ANQ (SMC), B8-D4, Dr Alfred Quimper, *Les dispensaires de colonies en fonction de l'accessibilité aux soins médicaux*, Québec, le 10 mars 1971, p. 3.

d'un comité d'étude permanent. Il esquisse les « normes d'évaluation » dont le comité pourrait s'inspirer et suggère la composition de ce comité[140]. Les normes qu'il propose sont regroupées sous trois rubriques: population, analyse des services médicaux du voisinage, rentabilité (par rapport à d'autres solutions de rechange). Il suggère enfin de « penser à des possibilités de recyclage » des infirmières en place pour les aider à s'ajuster à leur nouveau rôle, de revoir leurs conditions de travail dans le cadre de la prochaine négociation et, enfin, il avance deux formules possibles pour régler le problème des petites pharmacies de dispensaire[141].

Le Dr Claveau transmet ce mémoire, avec une lettre d'accompagnement différente, au secrétaire particulier adjoint du ministre des Affaires sociales et à trois sous-ministres adjoints différents. Dans la lettre qu'il adresse au secrétaire du ministre, il révèle que l'assurance-maladie n'a pas réglé le manque d'accès aux services médicaux: « [...] l'assurance-maladie n'a pas donné à la Côte-Nord, à l'Abitibi, au Témiscamingue, non plus qu'à la Gaspésie, à certains endroits du Lac St-Jean et à d'autres localités isolées les médecins qui pourraient dispenser ces soins[142] ». Les mois qui suivent donnent lieu à une série de conversations, d'échanges de lettres et de mémos qui portent davantage sur les conditions de travail des infirmières que sur la pertinence et la nature de leurs services. Tout porte à croire que les autorités concernées se résignent à l'évidence: certains postes sont encore nécessaires[143].

L'année 1971 s'avère déterminante, car on décide cette année-là de fermer ou de maintenir plusieurs des postes restants sur la base de leur isolement et de l'absence de médecins; ce sont surtout les villages de la Moyenne et de la Basse-Côte-Nord qui ont la faveur du ministère. En période de pénurie d'infirmières, on fait des efforts sans précédent pour

---

140. ANQ (SMC), B8-D4, Dr Alfred Quimper, *Les dispensaires de colonies en fonction de l'accessibilité aux soins médicaux*, Québec, le 10 mars 1971, p. 4.
141. ANQ (SMC), B8-D4, Dr Alfred Quimper, *Les dispensaires de colonies en fonction de l'accessibilité aux soins médicaux*, Québec, le 10 mars 1971, p. 5-8.
142. ANQ (SMC), B8-D4, Dr Paul Claveau, directeur du Service des u.s., à Me Jean-Guy Villeneuve, secrétaire particulier adjoint du ministre des Affaires sociales, 15 mars 1971 (voir aussi Dr Claveau à Edgar Guay, sous-ministre adjoint à la Santé, avec copie à Gilles Gaudreault, sous-ministre adjoint à la Santé, relations professionnelles, 16 mars 1971; Dr Claveau à René Bergeron, sous-ministre adjoint à la Santé, 17 mars 1971).
143. ANQ (SMC), B8-D4, Gilles Gaudreault, sous-ministre adjoint à la santé, relations professionnelles, au Dr Paul Claveau, directeur du Service des u.s., 23 juin 1971; ANQ (SMC), B8-D4, Dr Paul Claveau, directeur du Service des u.s., à Gilles Gaudreault, sous-ministre adjoint à la Santé, relations professionnelles, 30 juin 1971; Dr Alfred Quimper, adjoint au directeur du Service des u.s., au Dr Paul Claveau, directeur du Service des u.s., 30 juin 1971; ANQ (SMC), B8-D4, Gilles Gaudreault, sous-ministre adjoint à la Santé, relations professionnelles, au Dr Paul Claveau, directeur du Service des u.s., 8 juillet 1971.

recruter des candidates, allant même jusqu'à solliciter des communautés religieuses ; l'International Grenfell Association, basée à Terre-Neuve, est aussi mise à contribution. C'est ainsi que sont gardés ouverts les postes de Rivière Saint-Paul, de Saint-Augustin et de Baie Johan-Beetz, sur la Basse-Côte-Nord, de Saint-Jean-de-Cherbourg en Gaspésie et de Rochebeaucourt en Abitibi, pour ne nommer que ceux-là. On accepte même, l'année suivante, de construire un dispensaire neuf pour Saint-Augustin[144].

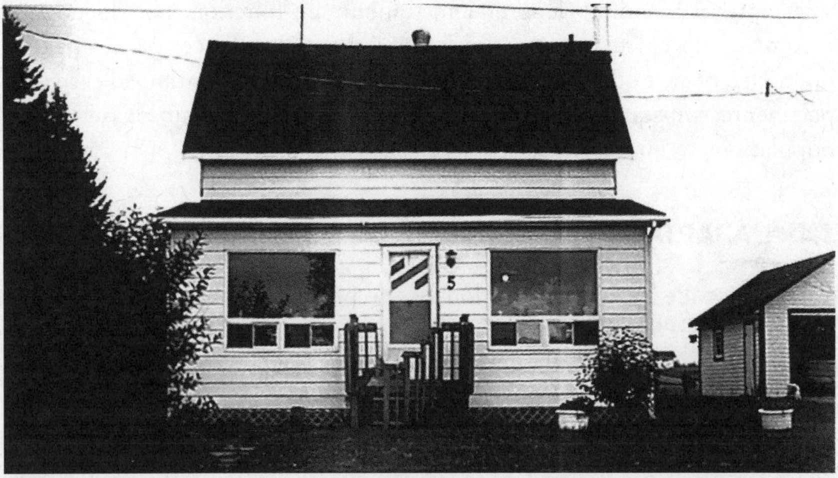

Le dispensaire de Rochebeaucourt, détruit par un incendie. L'infirmière Monique Lachance qui l'occupait dut poursuivre sa pratique dans sa propre maison. Collection : Nicole Rousseau

En 1972, précisément l'année où l'on abolit le titre « infirmières de colonie », le ministère des Affaires sociales répertorie tous les postes ; ce travail donne lieu à un rapport intitulé *Cahier des colonies*, dans lequel on présente un sommaire de la situation en vigueur. Sur un total de 139 postes, 71 étaient encore reconnus et 68 avaient été fermés ; des 71 reconnus, dix étaient alors vacants, dont neuf jugés « nécessaires » et un seul classé « douteux ». Parmi les 61 postes « actifs », donc comblés, 52 étaient jugés « nécessaires » alors que les neuf autres étaient classés « douteux ». Donc,

144. ANQ (SMC), B5-D6, Dr Hanna Vécès, Service des unités sanitaires, à l'Association Jeunesse Moyenne et Basse Côte-Nord, 13 août 1971 ; ANQ (SMC), B9-D9, dossier de Saint-Jean de Cherbourg, en particulier la lettre du Dr Hanna Vécès, Service des unités sanitaires, à Richard Rivest, fonction non précisée, 22 octobre 1971 et celle de Paul Corbeil, administrateur au Service des unités sanitaires, au curé Adelme Parent, 13 décembre 1971. Pour les négociations avec la International Grenfell Association, voir ANQ (SMC) B5-D5 et B5-D6.

près de 44 % (61) des 139 postes étaient encore considérés comme « nécessaires[145] ».

Ce Cahier constitue à toutes fins utiles le document de clôture du fonds d'archives Service médical aux colons, bien que le fonds contienne quelques pièces postérieures à 1972 qui nous permettent de documenter la suite des événements, au moins partiellement, jusqu'en 1975. Nous pouvons aussi nous appuyer sur les données que nous avons recueillies par entrevues, en 1991-1992, avec 21 infirmières qui avaient occupé un dispensaire après 1972, dont deux étaient toujours en fonction. Les documents d'archives, les entrevues et certaines informations diffusées par les médias donnent à penser que la « solution la plus raisonnable » continue de s'avérer pertinente, puisqu'on l'adapte au nouveau système pour desservir les populations toujours privées de services médicaux.

1.4 L'ADAPTATION AU NOUVEAU SYSTÈME (APRÈS 1972)

Le système de « médecine globale » ne prend véritablement forme qu'à partir de 1973; les infirmières de colonie encore en poste doivent s'ajuster à de nouvelles structures administratives. Avec le temps, la notion d'éloignement se précise dans l'esprit des autorités, qui font régulièrement face à des demandes d'infirmières. Les dispensaires existants et ceux nouvellement ouverts sont intégrés aux nouvelles structures. Enfin, les postes d'infirmières desservant les populations d'autochtones du Nord-du-Québec, sous juridiction fédérale, sont graduellement transférés au gouvernement provincial. En 1973, les infirmières de dispensaires passent du statut d'employées de la fonction publique à celui d'infirmières embauchées par un hôpital.

1.4.1 La mise en place des nouvelles structures

Le rapport annuel 1973-1974 du ministère des Affaires sociales (MAS) décrit les objectifs de la réorganisation du réseau et confirme sa volonté « d'assurer des soins et des services de qualité, faciles d'accès, efficaces et continus ». Pour atteindre cet objectif, on mise beaucoup sur une nouvelle structure : le centre local de services communautaires (CLSC), qui doit devenir « le premier point de contact des individus avec les services de

145. ANQ, (SMC), B8, *Cahier des colonies*, ministère des Affaires sociales, Service des unités sanitaires, Québec, juin 1972, p. 1. Les catégories de postes étaient définies comme suit : « Poste reconnu : jugé présentement valable localement; Poste actif : présence d'un titulaire; Poste nécessaire : à maintenir pour divers motifs; Postes douteux : à réévaluer dans un avenir prochain; Postes fermés : aboli ou sur le point de l'être officiellement ».

santé et les services sociaux ». Au-dessus des CLSC, on trouve 32 départements de santé communautaire (DSC), chacun rattaché à un hôpital. Le Dr Claveau change de titre et devient chef du Service des soins préventifs, mais c'est toujours lui qui est responsable des infirmières de dispensaires. Selon le rapport du MAS :

> L'implantation d'un CLSC repose sur les critères suivants : un bassin minimum de 10,000 personnes pour les zones rurales, un bassin de 30,000 personnes pour les zones urbaines ; une durée maximale de 30 minutes pour le déplacement des usagers entre le lieu de résidence ou de travail et le CLSC le plus proche ; la disponibilité des ressources hospitalières dans le district et le sentiment d'appartenance à une communauté (paroisse, quartier, comté, etc.). Il n'y a donc pas d'équivalence nécessaire entre les territoires desservis par un CLSC et les zones de pauvreté économique[146].

L'année suivante, le MAS annonce un autre élargissement de la couverture des médicaments, cette fois aux personnes âgées, et confirme la difficulté de recruter des médecins pour les localités encore dépourvues de leurs services. Ce n'est que dans le rapport annuel 1975-1976 qu'on retrouve une trace des infirmières de colonie passées à l'emploi des DSC et non des CLSC. Pourtant, certains dispensaires deviendront des CLSC ou des points de services de cette nouvelle structure, comme Rochebeaucourt en Abitibi, et ce, en dépit du fait que les critères décrits plus haut ne sont pas satisfaits.

La restructuration du réseau ne se fait pas avec la même rapidité partout. Ainsi, ce n'est qu'en mai 1974 que le dispensaire de Lamarche au Saguenay-Lac-Saint-Jean est rattaché au DSC de l'hôpital de Chicoutimi[147]. Le départ d'Edna Lachance de son poste de La Tabatière, en juillet 1974, donne au ministère l'occasion de faire le transfert administratif du dispensaire à l'hôpital de Blanc-Sablon[148]. Le transfert graduel du personnel des unités sanitaires vers les DSC fait en sorte que le service dirigé par le Dr Claveau finit par devenir une coquille vide, et que son directeur ne peut plus prendre de décision. Cette situation se reflète dans la gestion du cas de Rivière-à-Marthe en Gaspésie, un petit village considéré comme étant trop près d'un hôpital pour qu'on y poste une infirmière. Lorsqu'un médecin du DSC de l'hôpital de Rimouski recommande au Dr Claveau, en 1975, d'envoyer une infirmière à Mont Saint-Pierre et de lui demander de desservir aussi Rivière-à-Marthe, ce dernier répond : « Nous ne sommes plus en lieu

---

146. Ministère des Affaires sociales, Rapport annuel 1973/74, p. 12 et 39.
147. ANQ (SMC), B9-D1, Gérard Nepveu, sous-ministre adjoint aux Affaires sociales, à Solange P. Larouche, infirmière du dispensaire de Lamarche, Québec, 26 juillet 1974.
148. ANQ (SMC), B5-D4, Gérard Nepveu, sous-ministre adjoint à la programmation au MAS, à P. Lessard, fonction inconnue, 24 juillet 1974.

de régler ces problèmes de distribution et de redistribution de personnel médical ou paramédical[149]. »

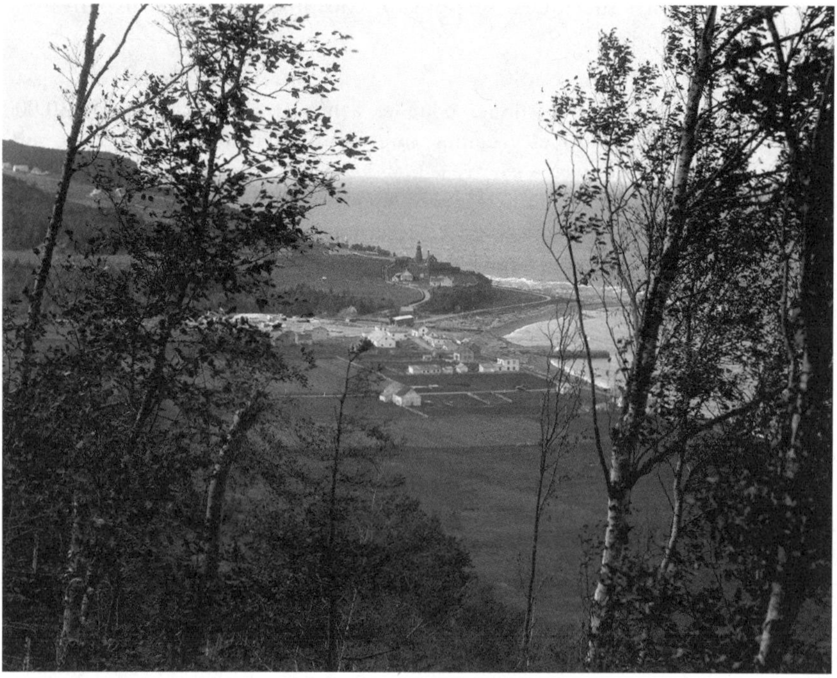

Une vue de Rivière-à-Marthe, en Gaspésie, en 1941. Photo : J.M. Talbot, BAnQ – Centre de Québec, Fonds ministère de la Culture et des Communications, Office du film du Québec, E6,S7,SS1,P5116

Comme les demandes d'infirmières, ou parfois de médecins, continuent d'affluer et que le Ministère est lié par sa promesse d'accessibilité aux soins pour tous, les fonctionnaires doivent juger quelle localité est suffisamment isolée pour avoir droit à un poste. La proximité relative d'un hôpital, l'existence de routes ouvertes à l'année, la possibilité d'évacuer d'urgence des blessés ou malades par hélicoptère sont des facteurs pris en compte pour maintenir ou même ouvrir des postes, comme le révèle une note du Dr Claveau de mars 1973[150]. L'« infirmière de colonie » demeure donc pertinente ; on ne sait plus bien comment la nommer (infirmière

149. ANQ (SMC), B9-D4, Dr Paul Claveau, chef du Service des soins préventifs, à Jean Mercier, Direction des programmes de santé du ministère des Affaires sociales, Québec, 14 mars 1975.
150. ANQ (SMC), B8-D5, Dr Paul Claveau, Note pour le dossier, Objet : LES COLONIES, sans destinataire, 9 mars 1973. En 2005, ce village n'avait toujours pas de médecin.

« soignante », « traitante » ou « clinicienne »), mais on trouve toujours une façon de l'intégrer au système.

1.4.2 L'infirmière de colonie est intégrée au nouveau système

Nous avons montré précédemment que les titulaires des dispensaires gardés ouverts ont été rattachées administrativement au DSC d'un hôpital régional, mais il y a aussi eu des ouvertures tardives de postes, c'est-à-dire après 1972. Nos données sont trop partielles pour que nous puissions préciser le nombre de nouveaux postes créés, mais nous résumons ci-dessous ce que nous savons sur trois cas très différents, ceux de Clova, de Parent et d'Aylmer Sound.

En 1972, la compagnie Canadian International Paper (CIP) se dit dorénavant incapable de payer le salaire d'une infirmière pour Clova, un petit village de l'Abitibi-Témiscamingue accessible seulement par train. Après d'infructueux efforts pour tenter d'obtenir une infirmière auprès des Oblates missionnaires de Marie-Immaculée, sœur Pierrette Picard adresse sa demande au Dr Hanna Vécès ; cette dernière répond à la religieuse qu'il est devenu difficile de recruter des infirmières pour ce type de postes. Ce n'est qu'en 1974 que le Dr Claveau, au départ non favorable à cette requête, revient sur sa décision en apprenant que le sous-ministre Gérard Nepveu l'approuvait ; il décide alors d'autoriser l'hôpital Youville de Noranda à créer un poste pour Clova. Cette décision deviendra effective quelques mois plus tard[151].

La localité de Parent, située en Haute-Mauricie, s'est développée autour d'une base de l'Aviation royale canadienne opérant un radar construit en 1947. On ne peut parler de l'histoire des services de santé de ce village sans raconter un peu celle de l'infirmière Irène Bergeron-Dupont. Diplômée de l'École d'infirmières de l'Hôpital du Saint-Sacrement en 1937, où elle travaille pendant trois ans, Irène Bergeron épouse en 1940 un résidant de Parent. Sans possibilité d'emploi là-bas, elle accepte d'accompagner bénévolement et de remplacer régulièrement, de 1940 à 1964, les sept médecins qui se sont succédé à Parent pendant ces 24 années. Elle s'habitue à faire des points de suture, des accouchements, des circoncisions, des extractions dentaires, des petits plâtres, etc. En 1964, les Forces armées canadiennes cessent d'opérer le radar. Parent décline ; la population passe de 2 000 à 400 habitants et le médecin, de même que les reli-

151. ANQ (SMC), B8-D11, Dr Paul Claveau, directeur du Service de la médecine préventive, note portée au dossier, 10 janvier 1974 ; ANQ (SMC), Paul Corbeil, administrateur au MAS, à Lionel Gamache, services auxiliaires au MAS, Québec, 7 mai 1974.

gieuses, partent. Madame Dupont continue pendant un an d'offrir gratuitement des soins d'urgence avec son propre matériel, prenant conseil au besoin auprès d'un médecin de La Tuque qui lui sert de caution et lui permet d'acquérir les fournitures médicales nécessaires. En 1965, elle obtient un poste d'infirmière de colonie et relève de l'US de Laviolette, puis du DSC de l'hôpital de la Mauricie, mais n'a pas de dispensaire. De 1964 à 1977 (année de sa retraite), c'est le salon de sa maison qui lui sert de clinique. En 1978, une de ses filles infirmière prend la relève et peut partager ses tâches avec une autre infirmière. Dès l'année suivante, le gouvernement construit une maison-clinique neuve, équipée de divers instruments et de médicaments, qui devient le CLSC portant le nom de madame Bergeron[152].

Nous avons peu de renseignements sur le poste d'Aylmer Sound. Selon l'infirmière Marie-Hélène Girard, qui l'occupait encore lorsque nous l'avons interviewée en 1993, ce poste avec un dispensaire moderne aurait été ouvert en 1986 pour desservir Aylmer Sound, Blanc-Sablon, Saint-Paul et Old Fort, c'est-à-dire une population totale de 2 400 habitants. *Le Soleil* du 30 juin 2005 annonçait à la une la fermeture de ce village de pêcheurs, dont la population avait considérablement diminué depuis une dizaine d'années. Selon Richmond Monger, nommé administrateur de ce village en 1978, « Le moratoire sur la pêche, au début des années 90, a été le coup de grâce ». L'article nous apprenait également que seulement 18 personnes habitaient encore le village, que le dispensaire et l'école étaient fermés depuis quelques années, mais qu'une infirmière s'y rendait une fois par semaine[153].

152. ANQ (SMC), B8-D14, Dr Paul Claveau, directeur du Service des unités sanitaires, à René Ouvrard, secrétaire du ministre de la Santé, Québec, 8 février 1965; entrevue avec madame Irène Bergeron-Dupont, Sainte-Foy, 3 octobre 1991. Laura-Julie Perreault. « Le courage au féminin. Irène Bergeron-Dupont, une 'Blanche Pronovost' bien réelle », *Le Soleil*, 26 juillet 1997, p. A10. Voir aussi Annie Maurais. *Vers ma destinée. Irène Bergeron-Dupont. Biographie*, (Québec, Marquis imprimeur inc., 2006), 246 p.

153. Entrevue avec Marie-Hélène Girard, Aylmer Sound, 25 février 1993. Mylène Moisan. « Québec ferme un village de la Basse-Côte-Nord », *Le Soleil*, 30 juin 2005, p. A1-A2. Mylène Moisan. « Requiem pour Aylmer Sound », voir aussi *Le Soleil*, 9 juillet 2005, p. A1, A9.

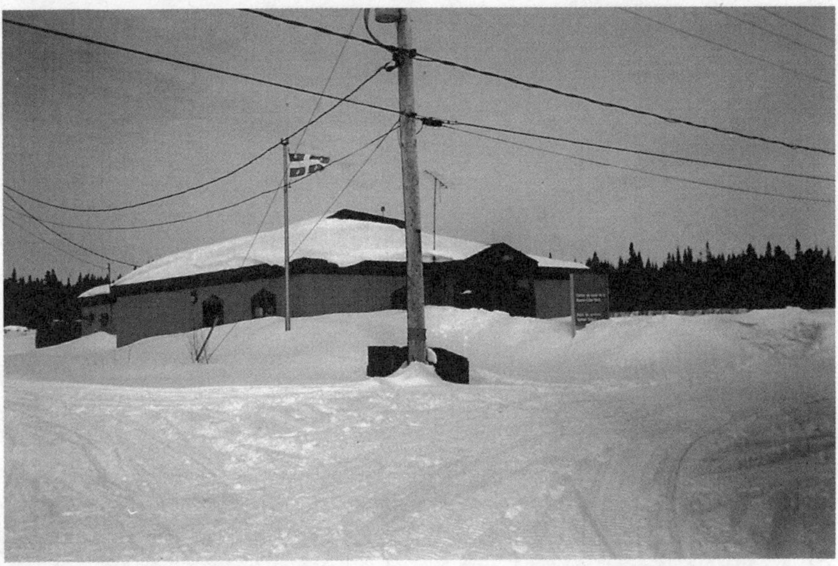

Le dispensaire d'Aylmer Sound, une petite localité de la Basse-Côte-Nord, en 1993. Collection : Nicole Rousseau

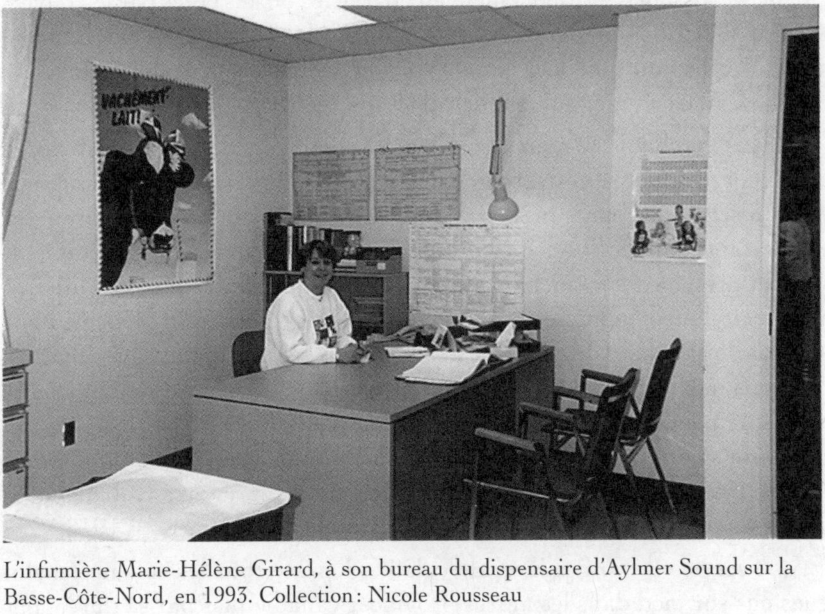

L'infirmière Marie-Hélène Girard, à son bureau du dispensaire d'Aylmer Sound sur la Basse-Côte-Nord, en 1993. Collection : Nicole Rousseau

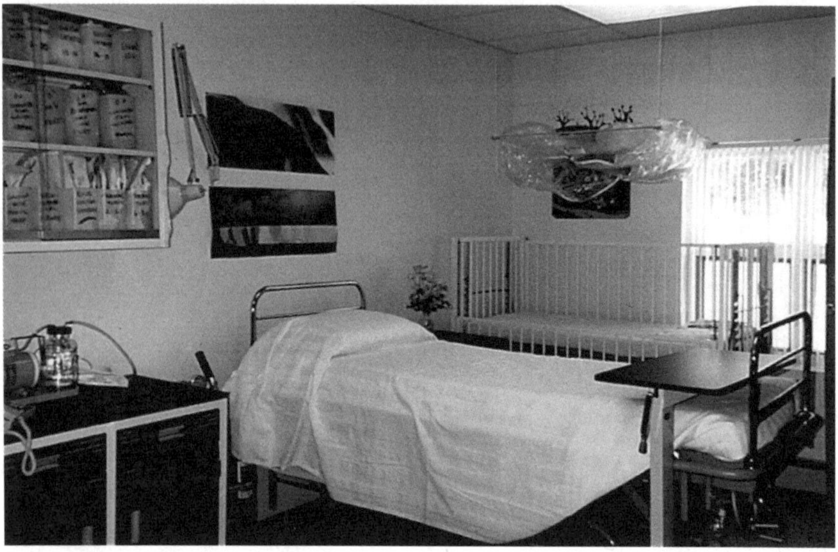

La salle d'observation du dispensaire d'Aylmer Sound sur la Basse-Côte-Nord, en 1993.
Collection : Nicole Rousseau

En plus d'ouvrir quelques postes bien après 1972, le gouvernement du Québec a aussi pris graduellement en charge les postes créés par le gouvernement fédéral pour desservir les populations autochtones du Canada, incluant celles du Québec. Nous avons malheureusement dû exclure ces postes de notre étude, qui justifieraient une recherche à eux seuls.

Dans ce chapitre, nous avons décrit comment, dans un contexte de crise économique, le gouvernement du Québec en est venu à mettre sur pied un service de santé pris en charge essentiellement par des infirmières et pourtant nommé Service médical aux colons. Inspirée par un missionnaire et présentée comme la « solution la plus raisonnable », cette initiative a été introduite comme service « temporaire » et réservée en principe pour les « cas d'urgence et de nécessité absolue » malgré une opposition acharnée du corps médical. Bien que le SMC proprement dit n'ait existé officiellement que pendant 26 ans (1936-1962), on peut affirmer sans exagération que cette solution « temporaire » a en fait été appliquée pendant au moins 46 ans, puisque le premier poste remonte à 1926, et qu'on a embauché les dernières infirmières portant le titre « infirmière de colonie » en 1972.

Le service des infirmières de colonie dépasse tous les réseaux analogues mis sur pied dans les autres provinces canadiennes par sa durée, par le nombre total (174) de postes ouverts, par la dimension du territoire couvert et par la taille des populations desservies. On trouve à l'annexe 1 un tableau présentant la liste complète des 174 postes d'infirmières de colonie, avec ou sans dispensaire-résidence, leur région d'appartenance, leur année d'ouverture et de fermeture et l'année d'accession au statut de municipalité organisée, le cas échéant. Ce tableau permet de constater que 65 municipalités déjà organisées ont obtenu un poste, ce qui représente 40,9 % du total ; de plus, 38 autres postes (23,9 % du total) ont été maintenus dans des villages pauvres ou des colonies après leur accès au statut de municipalité organisée. L'annexe 2 présente la distribution géographique de ces postes sur la carte du Québec.

Il est difficile de concevoir dans le Québec du XXIe siècle que des infirmières aient été pendant des décennies chargées d'assurer les services de santé de première ligne, incluant les accouchements, à des populations entières et que ces dernières les aient même souvent préférées à des médecins. C'est seulement en examinant la nature des services qu'elles offraient qu'on peut comprendre cette réalité ; nous consacrons donc les trois prochains chapitres à la description du travail des infirmières de colonie. Nous consacrons le prochain chapitre à leur rôle de sage-femme, car il se trouvait au cœur de leurs activités. Les chapitres 3 et 4 décrivent ensuite respectivement la dimension « hygiène publique » et celle de médecine proprement dite de leur travail.

CHAPITRE 2

« Faire les accouchements »

L'infirmière est d'abord embauchée comme sage-femme, même si ce titre n'est jamais utilisé dans les lettres d'embauche qui leur tiennent lieu de contrat, car « faire les accouchements » est une fonction légalement réservée aux médecins. Plutôt que de reconnaître l'art d'accoucher ou la maïeutique-sage-femme[1], on cherche plutôt à éliminer les quelques accoucheuses encore présentes en régions jusqu'au milieu du XXe siècle. Assister les femmes en couches est cependant considéré comme un service de première nécessité, et le devoir d'assurer une assistance même minimale permet de justifier la création de postes d'infirmières de colonie en attendant l'installation de médecins. Comme les médecins demeurent absents, les postes se multiplient de même que le nombre d'accouchements faits par les infirmières.

Les infirmières s'acquittent si bien de leur tâche que les femmes préfèrent accoucher avec elles à la maison plutôt qu'avec un médecin à l'hôpital. Graduellement cependant, elles introduisent des interventions médicales dans le processus de l'accouchement proprement dit, et dans tout ce qui entoure la maternité en général : administration d'anesthésie ou d'un ocytocique, épisiotomie, pilule contraceptive, etc. Nous verrons dans ce chapitre que l'accessibilité croissante des hôpitaux, combinée à un manque accru de préparation conduisent les infirmières à accepter de moins en moins les risques liés aux accouchements à domicile ; leur tolérance au stress occasionné par les complications diminue au fil des ans et elles réfèrent non

1. Dans des publications antérieures, nous avons utilisé l'expression « sage-femmerie » pour désigner l'art de la sage-femme, à l'instar d'Hélène Laforce et d'autres auteurs. Nous préférons actuellement celle de maïeutique-sage-femme, parce que c'est l'expression utilisée dans les milieux universitaires français.

seulement de plus en plus les femmes à l'hôpital, mais elles en viennent aussi à considérer l'accouchement comme un acte médical.

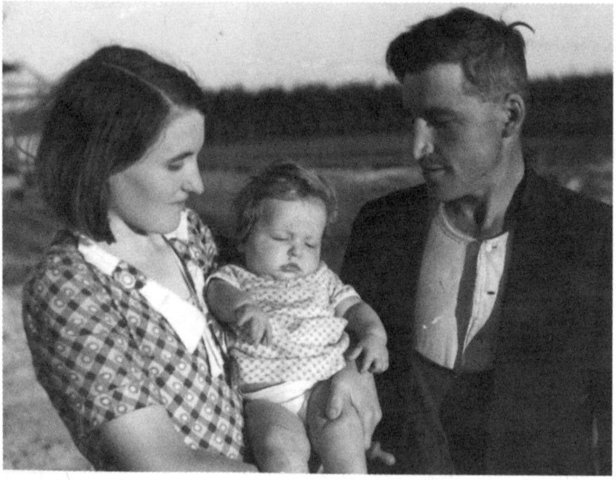

Un colon, son épouse et leur bébé photographiés par l'abbé Proulx à Sainte-Anne-de-Roquemaure, en Abitibi, en 1936. Ce dernier a réalisé un documentaire sur cette colonie, alors présentée comme un modèle à suivre. Société historique de la Côte-du-Sud, Fonds Maurice Proulx, F104-7-2-10-3

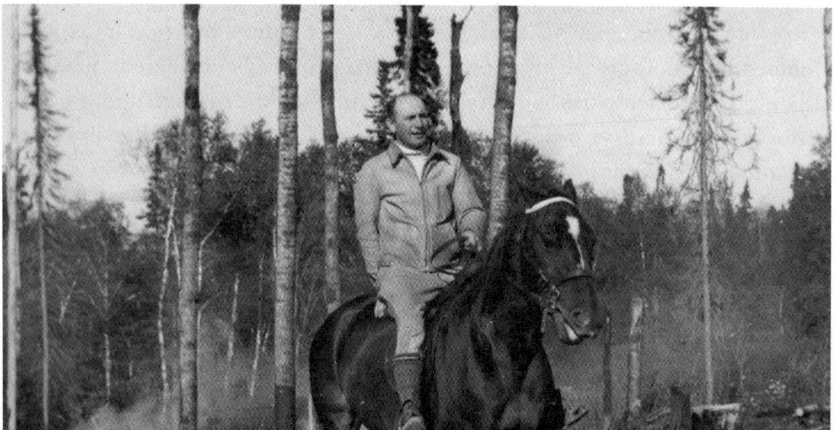

L'abbé Maurice Proulx à cheval, chevauchant à travers les abattis des colons en Abitibi, en 1936. Société historique de la Côte-du-Sud, Fonds Maurice Proulx, F104-7-2-6-1

2.1 D'ABORD SAGE-FEMME

Comme nous l'avons montré dans le chapitre précédent, les premières infirmières de colonie étaient embauchées de manière assez informelle au moyen d'une lettre qui résumait leurs fonctions, dont la première consistait à « faire les accouchements », un service traditionnellement assumé par les sages-femmes. La multiplication des postes dans presque toutes les régions éloignées et la durée du Service médical aux colons (SMC) bien au-delà des prévisions initiales permettront aux infirmières de réaliser un nombre impressionnant d'accouchements dont plusieurs présentaient des complications.

2.1.1 Première fonction de l'infirmière de colonie

Assister les femmes en couches constituait le volet le plus important de la mission des infirmières de colonie, celui autour duquel les autres dimensions de leur travail s'organisaient. Ainsi, les infirmières planifiaient la prise de leurs vacances annuelles selon les accouchements prévus. Typiquement, la première intervention qu'une infirmière de colonie était appelée à faire, souvent dès les premières heures de son arrivée en poste, était de se rendre au domicile d'un colon pour un accouchement. Anita Dionne-Ott raconte son arrivée en colonie :

> J'ai eu un bon accueil de l'abbé Ulric Bouchard, curé de l'Anse St-Jean, mais tout de suite, j'ai été prise au collet par un accouchement. Alors, c'est là que j'ai commencé [...] ma carrière.
>
> [...] quelques fois je sortais pour un accouchement ; je revenais à trois, quatre heures du matin puis à cinq heures, six heures j'étais obligée de repartir pour un autre accouchement ! J'ai fait environ 350 accouchements [...] dont... si je me souviens bien, cinq couples de jumeaux.

Le nombre de 350 accouchements sur une période de six ans (1932-1938) correspond davantage à la norme qu'à l'exception pour une infirmière de colonie. Par comparaison, Yvonne Grignon, une infirmière d'unité sanitaire à Amos en Abitibi, n'a fait qu'un seul accouchement entre 1934 et 1967.

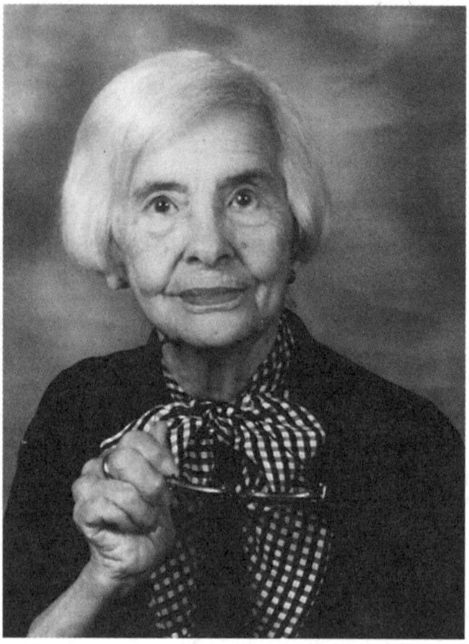

L'infirmière Yvonne Grignon, de l'Unité sanitaire de Malartic en Abitibi, 18 janvier 1993. Collection : Nicole Rousseau

La correspondance entre le père Bernier et divers acteurs engagés dans l'ouverture de colonies au Témiscouata confirme que c'est d'abord pour faire les accouchements que le Dr Lessard a embauché les infirmières Luce Thibault et Gabrielle Blais. Il s'était résigné à cette solution après avoir d'abord accepté de payer le Dr Dubé de l'Hôpital Notre-Dame pour ce travail. Après quelques mois, il avait dû couper cette aide, faute de budget, ce qui avait provoqué la colère du curé d'Auclair[2]. Les services des infirmières s'avèrent tellement satisfaisants que le père Bernier en réclame une aussi pour Saint-Jean-de-la-Lande, une colonie fondée en 1922 par des familles de « squatters » provenant du Nouveau-Brunswick[3]. Dans son plaidoyer, il invoque principalement l'assistance aux femmes enceintes[4]. Cette colonie n'obtiendra cependant une infirmière qu'en 1942.

Le SMC est créé en janvier 1936, mais comme il n'existe pas encore officiellement en tant que division du nouveau ministère de la Santé, c'est ce ministère qui formalise, de 1936 à 1942, l'embauche des infirmières de

---

2. Fonds Bernier, l'abbé Beaulieu, curé d'Auclair, à Léo-Pierre Bernier, missionnaire-colonisateur au Témiscouata établi à Notre-Dame-du-Lac, le 4 octobre 1932.
3. Société d'histoire et d'archéologie du Témiscouata. *Témiscouata. Synthèse historique*, (Cabano : Société d'histoire et d'archéologie du Témiscouata, 2001), p. 267.
4. Fonds Bernier, Léo-Pierre Bernier, au Dr Alphonse Lessard, Notre-Dame-du-Lac, 12 décembre 1933.

colonie à travers un contrat décrivant ainsi leurs fonctions dès le premier paragraphe : « faire du travail d'hygiène publique et donner certains soins médicaux aux colons indigents ». Même si leur rôle de sage-femme est occulté dans cette description officielle de leurs fonctions, il est évident que les infirmières de colonie font encore les accouchements, puisque l'article 2 des contrats prévoit qu'elles peuvent « charger un prix raisonnable pour les accouchements à toutes les personnes qui seront en état de payer[5] ». Parmi les 48 infirmières que nous avons interviewées, seulement huit n'avaient jamais fait d'accouchements et elles avaient obtenu leur poste après l'entrée en vigueur en 1961 de l'assurance-hospitalisation au Québec, dans les régions de la Basse-Côte-Nord, de la Côte-Nord, de l'Ungava, du Saguenay-Lac-Saint-Jean, du Bas-du-Fleuve et de la Gaspésie.

Bien qu'elle soit sollicitée pour une grande variété de problèmes, l'infirmière est donc d'abord sage-femme ; ainsi, l'assistance aux femmes en couches constitue la première justification invoquée pour la création d'un poste d'infirmière non seulement dans les colonies, mais aussi dans certains villages organisés en municipalité. L'embauche d'Agathe Beaudoin pour Cloridorme en Gaspésie, une municipalité organisée depuis 1885, illustre ce fait. Cette infirmière, née dans ce village, y exerçait sa profession plus ou moins bénévolement après avoir terminé son cours à Québec en 1935. Au printemps 1937, elle prie son député de maintenir la pression pour la faire embaucher comme infirmière de colonie et lui réclame le paiement de 7 $ d'honoraires pour un accouchement survenu dans des conditions qu'elle juge exécrables. Le député transmet la demande de l'infirmière au ministère de la Santé et sa lettre d'appui révèle qu'il y avait une colonie à proximité de Cloridorme ; c'est sans doute cette réalité qui fera la différence : « [...] il serait raisonnable, écrit-il, de récompenser cette brave garde-malade qui s'est dépensée au service de plusieurs femmes indigentes dans la colonie de Cloridorme ». On commence par accepter la demande d'honoraires de cette infirmière puis on finit par lui accorder un poste, en juillet 1937[6]. Le 25 mai 1939, Agathe Beaudoin démissionne pour se marier et Cloridorme a de la difficulté à trouver une infirmière sur une base permanente ; l'absence d'un dispensaire-résidence y est sûrement pour

---

5. ANQ-AT, Dr Émile Nadeau, directeur intérimaire du ministère de la Santé, à Berthilde Vachon, infirmière, 30 novembre 1937. Le contrat d'embauche de cette infirmière est typique de plusieurs autres signés entre 1936 et 1942, notamment ceux de Blanche Pronovost (23 mars 1936), de Marguerite Turgeon (18 septembre 1936) et d'Irène Bouffard (9 octobre 1941).

6. ANQ (SMC), B7 D5, Cloridorme, Agathe Beaudoin, infirmière, à Alphonse Pelletier, député de Gaspé-Nord, 5 avril 1937 et 2 mai 1937 ; Alphonse Pelletier au ministère de la Santé, 14 mai 1937 ; Dr Émile Nadeau, directeur intérimaire du ministère de la Santé, à Agathe Beaudoin, infirmière, 20 et 26 juillet 1937 ; Dr Émile Nadeau à John Le Scelleur, secrétaire-trésorier de Cloridorme, 20 septembre 1937.

quelque chose. Le départ de Cécile Pleau, une deuxième remplaçante qui devait loger à l'hôtel, déclenche des pressions auprès du sous-ministre de la Santé de la part du curé de Cloridorme et du député, pour qu'on recrute une nouvelle infirmière. C'est encore l'assistance aux femmes enceintes que le curé invoque :

> C'est le temps de l'Avent (sic) et plusieurs femmes sont dans l'expectative d'une garde-malade. L'Évangile de dimanche dernier où il est dit « malheur aux femmes qui seront enceintes en ces temps-là » leur donne à penser. Pendant 6 ans nous avons eu de très bonnes gardes, ce qui a fait disparaître nos anciennes « Pelle-à-feu » et nos « Casques de fer » qui ont eu tant de vogue autrefois et qui ont rendu de grands services quelquefois. Ces sages-femmes au rancart parce que blessées dans leur orgueil professionnel ne veulent plus marcher au secours du capital humain naissant [...][7].

Ce plaidoyer rapporte, puisque Marie-Ange Létourneau s'installe à Cloridorme le 18 décembre 1942 ; cinq autres infirmières lui succéderont jusqu'en 1969[8].

L'infirmière de colonie comme réponse au besoin des femmes enceintes en régions éloignées s'avérant satisfaisante, les autorités multiplieront les postes de sorte que des centaines de femmes donneront naissance à des milliers d'enfants à la maison et sans médecins.

2.1.2 Ampleur des activités « d'obstétrique »

Malgré le nombre d'infirmières embauchées et l'ampleur de leurs activités, aucun rapport officiel ne permet de documenter les services qu'elles rendaient avant 1943, année de la parution du premier rapport annuel du Service médical aux colons (SMC). Cependant, la création officielle de ce service comme division du ministère de la Santé et du Bien-être social augure une transformation de ce rôle, à l'origine centré sur la fonction de sage-femme. En effet, avec la création formelle du SMC, « faire les accouchements » devient la rubrique « Obstétrique », la neuvième dans un formulaire en comptant un total de 12 ; ce formulaire est reproduit à l'annexe 3. Le SMC est aboli en 1962, mais les infirmières de colonie sont maintenues en poste et administrativement intégrées aux unités sanitaires (US) ; leurs activités sont encore présentées séparément dans les rapports annuels du directeur du Service des US jusqu'en 1971. Ces données permettent de

---

7. ANQ (SMC) B7 D5, Cloridorme, James Leblanc, curé de Cloridorme, et Perreault Casgrain, député de Gaspé-Nord, au Dr Jean Grégoire, sous-ministre de la Santé, les 13 et 20 novembre 1942 ; curé Leblanc au Dr Grégoire le 30 novembre 1942. Également entretien informel avec Cécile Pleau, Québec, automne 1991.
8. ANQ (SMC) B7 D5, dossier de Cloridorme.

constater que, même plusieurs années après l'implantation de l'assurance-hospitalisation le 1er janvier 1961, des femmes accouchaient encore à la maison avec une infirmière.

Le regroupement sous la rubrique « Obstétrique » des activités de sage-femme des infirmières de colonie traduit une médicalisation de l'accouchement en les subdivisant en quatre catégories de type médical : avortements (il s'agit de fausses couches et non d'interruptions volontaires de grossesse), accouchements prématurés, accouchements à terme normaux et accouchements à terme dystociques. Le tableau 1 ci-dessous illustre l'ampleur des activités comprises sous cette rubrique pour l'ensemble des années 1944 à 1971 inclusivement, puis divisées en deux sous-périodes (1944-1961 et 1962-1971), soit avant et après l'abolition du SMC ; nous excluons le rapport annuel de 1943, car il ne contient que les données pour l'Abitibi-Témiscamingue.

TABLEAU 1

Nombre moyen de postes, total et moyenne par année des interventions rapportées sous chacune des quatre catégories de la rubrique « Obstétrique » et pourcentage de l'ensemble des interventions occupé par chaque catégorie pendant et après le SMC (1944-1971)

Période (moyenne du nombre de postes)	Avortements (moyenne annuelle) % du total	Accouchements prématurés (moyenne annuelle) % du total	Accouchements à terme normaux (moyenne annuelle) % du total	Accouchements à terme dystociques (moyenne annuelle) % du total	Total des activités Obstétrique (moyenne annuelle) 100 %
1944-1971 (104,6)	7 687 (307,5) 13,9 %	3 468 (138,7) 6,3 %	40 175 (1 607) 72,8 %	3 857 (160,7) 7,0 %	55 187 (2 207,5) 100 %
SMC 1944-1961 (109,7)	6 874 (381,9) 13,2 %	3 235 (179,7) 6,2 %	38 392 (2 132,9) 73,7 %	3 594 (211,4) 6,9 %	52 095 (2 894,2) 100 %
Post SMC 1962-1971 (90,5)	813 (116,1) 26,3 %	233 (33,3) 7,5 %	1 783 (254,7) 57,7 %	263 (37,6) 8,5 %	3 092 (441,7) 100 %

Le nombre total d'activités « d'obstétrique », 55 187, posées par les infirmières pour l'ensemble de la période est d'autant plus impressionnant qu'il s'agit d'interventions considérées comme des actes médicaux, donc en principe illégales. Notons que 72,8 % de ces activités consistaient à assister des femmes pour des accouchements à terme, normaux. Le reste du tableau montre que cette proportion occupée par les accouchements à terme normaux a considérablement diminué après l'abolition du SMC, passant de 73,7 %, sous le SMC, à 57,7 % après son abolition et l'entrée en vigueur de la Loi de l'Assurance-hospitalisation. Au contraire, la proportion prise par les avortements et les accouchements dystociques s'est accrue. En effet, le pourcentage d'avortements du total des interventions d'obstétrique est passé du simple au double (13,2 % à 26,3 %) de la période 1944-1961 à celle de 1962-1971, alors que celui des accouchements à terme dystociques a augmenté de 6,9 % à 8,5 % pour ces mêmes périodes. L'annexe 4 permet une analyse plus fine de ce phénomène découlant du déplacement des accouchements de la maison vers l'hôpital. On peut y voir que la proportion occupée par les accouchements normaux évolue en dents de scie entre 64,9 % en 1957 et 89,8 % en 1954, avant de décliner de façon constante à partir de 1961 jusqu'à 38,5 % en 1971, alors que s'installe la réforme du système de santé.

Ces données montrent qu'avec l'augmentation graduelle des accouchements normaux à l'hôpital, les infirmières doivent faire face de plus en plus souvent à des accouchements problématiques à domicile, et cela sans possibilité d'assistance médicale puisque, avec l'implantation de la Loi de l'assurance-hospitalisation, les médecins refusent de faire des accouchements à domicile. Ces statistiques traduisent également le désir persistant des femmes d'accoucher à la maison malgré les couvertures sociales et, à cette fin, toutes les excuses sont bonnes ; par exemple, la difficulté de circuler en raison des conditions rigoureuses de l'hiver. L'infirmière A-T (1958-1962) raconte : « [...] durant l'hiver, les routes fermaient. J'ai fait beaucoup d'accouchements durant les tempêtes parce qu'ils (les gens) ne pouvaient pas sortir ». Plusieurs femmes qui ne veulent pas accoucher à l'hôpital recourent aussi à un stratagème : appeler l'infirmière à la dernière minute, de sorte qu'il devient risqué de quitter la maison. Les Québécoises des colonies n'ont pas été seules à utiliser cette ruse si répandue à travers le Canada au début du XXe siècle que, à leur assemblée annuelle de 1925, les infirmières du Victorian Order of Nurses s'étaient posé la question : « Une infirmière V.O. doit-elle répondre à un appel pour accouchement avant l'arrivée du médecin ? » Et leur réponse fut « oui »[9]. Les infirmières des dispensaires de la Croix-Rouge ontarienne ont aussi observé cette habitude[10].

---

9. Wendy Mitchinson. *Giving Birth in Canada, 1900-1950* (Toronto, University of Toronto Press), 2002, p. 65. Traduction libre de : « Is a V.O. Nurse to Answer a Confinement Call Before the Doctor Arrives ? »
10. Jayne Elliott, « A Negotiated Process : Outpost Nursing Under the Red Cross in Ontario, 1922-84 » dans Myra Rutherdale (dir.), *Caregiving on the Periphery. Historical Perspectives on Nursing and Midwifery in Canada* (Montreal and Kingston, London, Ithaca : McGill-Queen's University Press, 2010), p. 245-277.

Pour comprendre la persistance des femmes à vouloir accoucher à la maison plutôt qu'à l'hôpital, il faut décrire comment se passait un accouchement à la maison avec l'infirmière de la colonie.

2.2 L'ACCOUCHEMENT EN COLONIE

En raison du dénuement de la plupart des familles, les infirmières ont vite appris à se contenter de peu de moyens pour exercer à domicile leur rôle de sage-femme. Elles ont découvert l'importance capitale du temps dans la mise au monde d'un enfant et ont appris à apprécier à leur juste valeur le réseau d'aide et les pratiques de soins typiques de l'époque. Leur expertise durement acquise, leur sang-froid et leur foi les ont aidées à faire face à des complications parfois graves.

2.2.1 Les cinq nécessités pour un accouchement à la maison

Généralement la femme enceinte s'était elle-même préparée à l'accouchement et aux premiers jours de vie du bébé afin de minimiser la perturbation des activités familiales liée à l'événement en préparant beaucoup de nourriture et en faisant un « grand ménage » de la maison[11]. Les infirmières ne considéraient pas ces préparatifs comme essentiels, même si elles les appréciaient; par contre, elles jugeaient presque indispensables les cinq éléments suivants: de l'eau bouillante, de la chaleur et un bon feu, de la lumière, un « garni » et du linge propre pour recevoir le nouveau-né.

Bien qu'on ne puisse parler d'asepsie au sens strict, diverses précautions étaient prises lors de l'accouchement pour prévenir les infections. L'infirmière nettoyait soigneusement ses instruments, les désinfectait et les gardait dans un contenant de métal prévu à cet effet ou dans des linges propres. Comme il lui arrivait de devoir faire deux accouchements sans pouvoir retourner au dispensaire, elle devait parfois procéder au nettoyage de son équipement au domicile de l'accouchée. Cette réalité ajoutée au fait que, jusqu'au début des années 1950, la plupart des familles vivaient sans électricité et parfois même sans eau courante, amenait l'infirmière à demander que de l'eau bouillante soit disponible au moment de l'accouchement. Marguerite Pelletier-Martin explique: « Le bassin était sorti; l'eau

---

11. À ce sujet, les témoignages que nous avons sont confirmés par Claire Soucy. *Le travail féminin en milieu rural agricole dans la région du Bas-Saint-Laurent (1920-1950)*, Mémoire de maîtrise en histoire, Université Laval, 1989, 199 p. et annexes.

bouillait sur le poêle. Tout ce dont j'avais besoin était prêt; ils m'attendaient. Il y avait toujours de l'eau bouillie; on ébouillantait toutes les affaires pour que ce soit bien propre. »

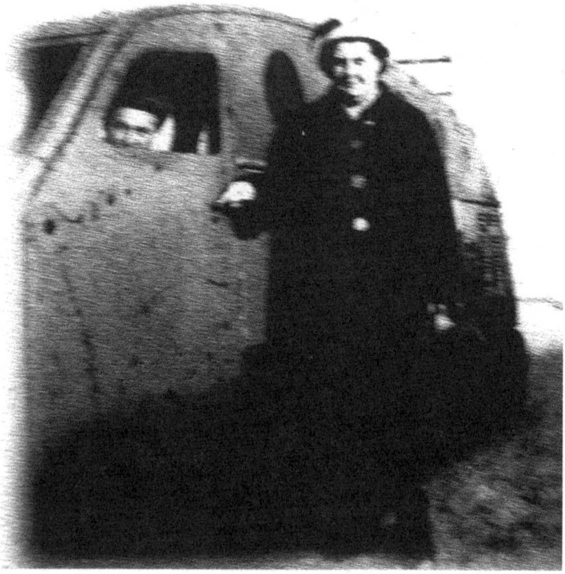

L'infirmière Marguerite Pelletier-Martin posant devant le *snowmobile* dans lequel elle prenait place pour voyager l'hiver dans la colonie de Saint-Charles-Garnier, dans la région du Bas-Saint-Laurent, au milieu des années 1950. Collection : Nicole Rousseau

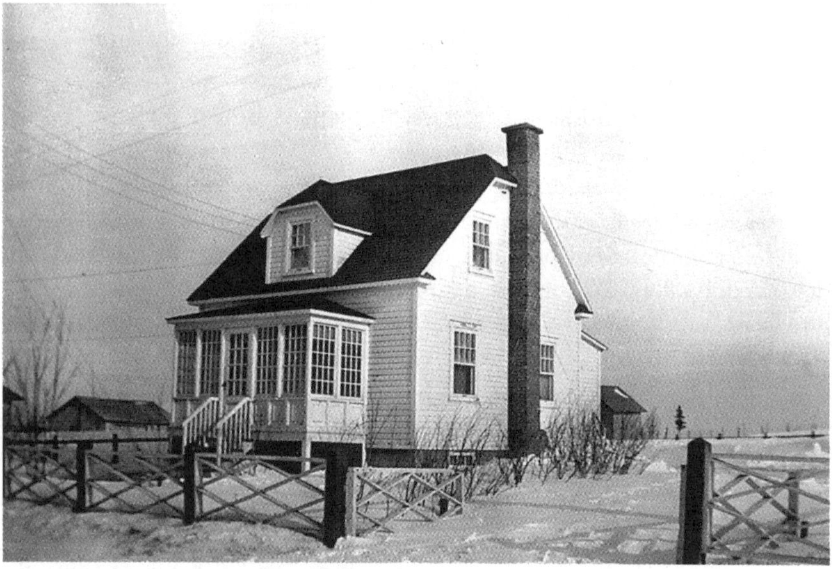

La maison qui avait auparavant servi de dispensaire à Marguerite Pelletier-Martin. Photo : 1993. Collection : Nicole Rousseau

Plusieurs infirmières ont mentionné que les maisons de colons étaient froides, ce qui était particulièrement pénible au moment d'un accouchement tant pour l'infirmière, qui devait parfois y rester plus de 24 heures, que pour la mère et le nouveau-né. Aussi, certaines infirmières posaient leurs exigences à cet égard et demandaient aux colons de chauffer suffisamment leur maison pour l'événement. Un bon feu était aussi nécessaire pour faire brûler le placenta enveloppé dans du papier journal qu'on jetait dans le poêle après l'avoir examiné. L'infirmière avait également besoin de voir clairement ce qui se passait lors d'un accouchement et, avant l'arrivée de l'électricité, elle devait se contenter de lampes à l'huile, d'un fanal ou même de chandelles que quelqu'un d'autre devait tenir pour elle. Marguerite Turgeon raconte avoir fait son premier accouchement une nuit, éclairée par une lampe à l'huile que le mari de la dame tenait, mais « [...] il était nerveux ; il branlait un petit peu », dit-elle. Sauf dans de rares cas de misère extrême, l'accouchement se passait dans un lit et l'infirmière était toujours soucieuse de préserver le matelas des souillures inévitables. C'est le « garni », aussi appelé « piqué », « pad » ou « alèze » qui servait à cette fin. Il était habituellement préparé par les femmes à l'aide de vieux draps ou autres vieux tissus propres et une bonne épaisseur de papier journal pour absorber le liquide amniotique et le sang.

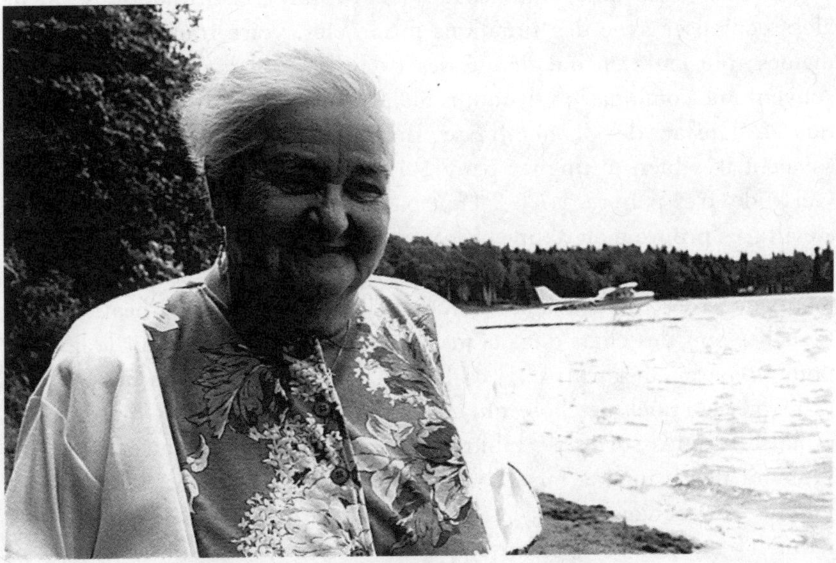

L'infirmière Marguerite Turgeon à sa résidence d'été du lac Legendre, en Abitibi, 20 juillet 1992. Collection : Nicole Rousseau

Le dernier élément considéré comme essentiel était du linge propre pour emmailloter le nouveau-né après sa première toilette. Habituellement, ce linge faisait partie du trousseau de la nouvelle accouchée, comme en témoigne Bérangère Martel-Méthot : « En général, elles avaient préparé leur lit ; elles avaient sorti ce dont le bébé pouvait avoir besoin. [...]. Elles avaient fait un effort pour préparer le lit, pour mettre ça propre, la chambre propre aussi. Le berceau était sorti avec tout ce qu'il fallait dedans. » Cette préparation matérielle ressemble à celle décrite par les femmes ayant accouché à la maison dans la ville de Montréal avant la Deuxième Guerre mondiale à une exception près : dans les villes, on pouvait compter sur l'électricité pour l'éclairage[12]. Ces conditions souhaitées étaient satisfaites dans la grande majorité des cas, comme le confirme l'infirmière Bas-St-L (1947-1950) :

> Ce qui était remarquable aussi, la plupart avaient des choses prêtes à la maison, tu sais. Elles se faisaient des piqués [...] avec des vieux rideaux. Tout était propre ; il y avait de la gazette dans le fond de ça pour absorber puis il y avait des choses souvent qui étaient très très bien. C'était assez propre la maison ; t'avais toujours un récipient que tu pouvais prendre pour faire bouillir de l'eau.

Considérant le peu d'exigences des infirmières, on peut imaginer le degré de dénuement de certaines familles quand les conditions matérielles et le soutien jugés indispensables faisaient défaut. Les infirmières devaient alors composer avec des situations misérables, voire franchement inhumaines ; plusieurs en ont donné des exemples marquants où on trouve souvent une combinaison de taudis malpropre et de mari ivrogne. Notons que, à l'instar de Jeanne-d'Arc Breton-Boissineault, les infirmières savaient très bien distinguer pauvreté et misère : « C'était pauvre à Ste-Gertrude, très pauvre. [...]. C'était pas partout pareil [...]. Il y en a où c'était très propre malgré que c'était pauvre [...]. Mais je vous dis qu'il y en avait que, des fois, c'était quasiment dégoûtant de faire des accouchements dans des conditions de même. » Elle explique : « [...] beaucoup de mouches puis des chats dans la maison qui venaient sauter sur le lit, rien pour préparer un garni ; [...] ça pouvait être aussi bien un morceau de jeans ou bien quelque chose qui avait pas été lavé. [...]. Tu voyais là des punaises, toutes sortes de bibittes qui marchaient ». Juliette Jourdain-Dumont décrit un cas misérable où elle avait été appelée à la dernière minute par une voisine, car le couple concerné n'avait pas le téléphone et habitait « un taudis » qu'elle qualifie de « terrible ». La femme en travail

12. Denyse Baillargeon. *Un Québec en mal d'enfants. La médicalisation de la maternité, 1910-1970*, (Montréal, Les Éditions du remue-ménage), 2004, p. 244.

l'informe alors qu'elle ne peut pas accoucher dans le lit conjugal parce que son mari y est couché « soûl ». Devant de telles conditions, où elle ne peut même pas disposer d'une lampe à l'huile, l'infirmière veut conduire la femme à l'hôpital, mais le travail est déjà trop avancé et elle doit procéder sur place, faiblement éclairée par « une chandelle sur une chaise » et avec « des sacs vides de pommes de terre » pour piqués. Pour l'infirmière A-T (1936-1943), un tel degré de misère était signe de retard mental : « [...] sur un cas d'accouchement, la femme avait [...] un sac de patates là comme jupe, puis elle avait un tapis de cheval comme couverture. [...] i'y a quelque chose de mental là-dedans ».

Quand elles avaient eu le malheur de vivre de telles conditions, les infirmières partaient prêtes pour les pires éventualités en apportant avec elles quelques nécessités. Thérèse Mercier raconte une situation où elle avait remplacé l'infirmière d'une autre colonie pour un accouchement ; elle avait été conduite en *snowmobile* au domicile d'une femme dont le bébé était mort-né et l'homme qui l'y avait conduite était reparti chez lui :

> Le bébé était mort puis j'avais rien, hein. J'avais une guenille sale ; i'y avait même pas d'eau dans la maison [...] une guenille sale puis un bassin plein de neige. C'est tout ce que j'avais pour tout partage ! [...] Une chance, j'avais certaines choses avec moi dont je pouvais disposer facilement là, mais j'étais toute seule avec la madame.

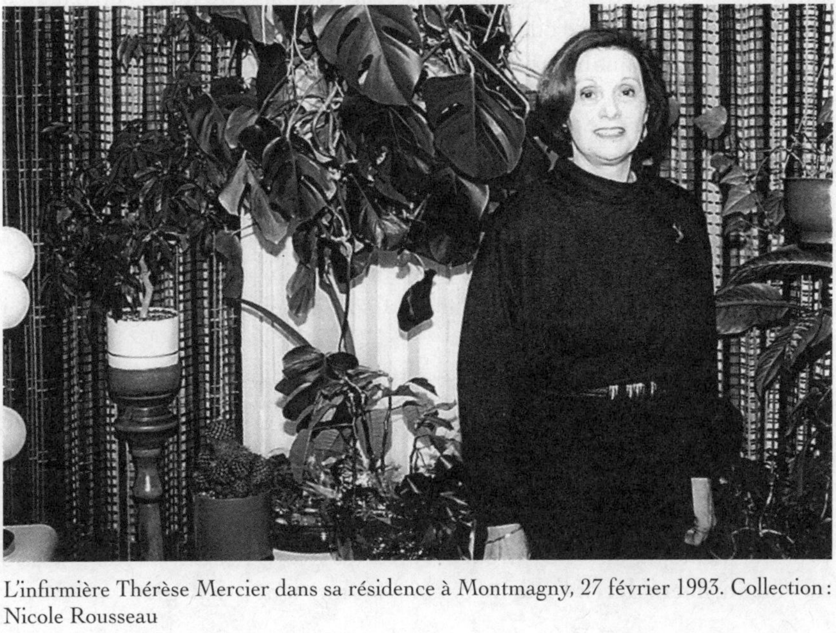

L'infirmière Thérèse Mercier dans sa résidence à Montmagny, 27 février 1993. Collection : Nicole Rousseau

Cette même infirmière explique la différence que cela pouvait faire lorsqu'elle connaissait la situation misérable de la future accouchée : « Les derniers accouchements, je partais avec tout le bagage ; ses sœurs m'aidaient avec la literie pour le bébé puis, pour elle, un pyjama propre. On partait avec le bagage [...] les piqués, tout tout. »

À travers ces descriptions des conditions matérielles de l'accouchement, on découvre un élément crucial : le temps de l'infirmière. Savoir attendre en utilisant efficacement le temps d'attente constitue un art que beaucoup d'infirmières maîtrisaient au profit de la mère et de l'enfant à naître.

2.2.2 « Il faut attendre que ça mûrisse. » Le temps des soins

Le temps consacré par l'infirmière lors d'un accouchement comprend la surveillance de l'évolution du travail, l'attente de l'expulsion naturelle du bébé, l'attente de l'expulsion du placenta et la surveillance de la mère après l'accouchement. Ce temps pouvait durer de quelques heures à plus de deux jours selon les circonstances.

Lorsque les familles habitaient près du dispensaire, l'infirmière pouvait aller évaluer l'avancement du travail, de même que les conditions matérielles, et décider s'il était pertinent de rester ou non : « Les gens m'appelaient ; j'allais voir, explique Irène Bergeron-Dupont. Je faisais un examen et quand je voyais que c'était pour retarder un peu, je retournais chez moi et je leur disais, "quand ça [les contractions] sera, disons, aux 5 minutes, appelez-moi". Ce n'était pas loin ». Lorsque la famille habitait loin du dispensaire, que les conditions climatiques étaient mauvaises ou que le couple manquait d'expérience, l'infirmière demeurait au domicile où elle pouvait passer plusieurs heures, voire des journées, comme en témoigne l'infirmière A-T (1936-1943) : « [...] les gens venaient nous chercher d'avance ; moi, j'ai attendu 48 heures déjà un bébé. C'était une primipare qui avait le bassin très étroit ; elle a eu son bébé normalement, mais j'ai attendu 48 heures ».

Être patiente, respecter le rythme naturel du travail, voilà le discours de la plupart des infirmières. « Il faut attendre que ça mûrisse », explique l'infirmière A-T (1936-1943) et elle ajoute : « [...] en fin de compte, la plupart des accidents de maternité sont dus à vouloir aller trop vite ». Une autre affirme à propos des déchirures du périnée que « [...] ça n'arrive pratiquement pas si vous prenez votre temps. Ça n'existe pas ». Cette même infirmière décrit l'attente comme un moment privilégié :

> C'est sûr que, moi, j'aimais arriver très tôt pendant le travail ; j'aimais rester avec la femme et j'ai passé beaucoup beaucoup d'heures sur le bord des lits. Oui, j'aimais ça. J'arrivais, des fois le travail commençait à peine. C'est le moment où on raconte toutes sortes de choses, où on parle des « ma tantes », où on parle des grand-mères, des femmes qui vous ont précédées, de leur mode de vie, c'est des moments d'intimité ça. [...] c'était mes plus beaux moments[13].

Ce temps était aussi souvent mis à profit pour prendre soin de toute la famille, comme en témoigne Béatrice Hubert : « Quand j'allais accoucher une femme, je pouvais demeurer douze heures à la maison. J'en profitais pour voir aux bobos de toute la famille qui comptait parfois dix, douze [...] enfants. » Ce temps consenti par l'infirmière rassurait aussi le couple. L'infirmière Gasp (1950-1974) en témoigne : « Je m'assoyais tout près d'eux autres p'is je jasais avec (eux). [...]. Dans ce temps-là, les pères étaient là avec leur femme, hein. [...]. Ils me posaient des questions ; je leur répondais p'is là, quand arrivait le temps (d'accoucher), ils étaient relaxés. » Les infirmières trouvaient normal un travail de plus de 24 heures chez une primipare, mais elles s'inquiétaient lorsque la femme avait déjà accouché, car une attente trop longue pouvait signifier une complication. De plus, un long temps d'attente entraînait forcément une non-disponibilité de l'infirmière au dispensaire ; cette dernière choisissait parfois un compromis entre l'accouchement et les autres demandes, comme l'explique Georgette Boutin-Turgeon : « Ça m'est arrivé de passer deux jours dans un endroit là, de venir au dispensaire de temps en temps voir un peu ce qui se passait. »

Après l'expulsion du bébé, il fallait encore attendre celle du placenta, qui pouvait se produire seulement des heures plus tard, une attente qui inquiétait parfois l'infirmière en raison des risques d'hémorragie associés à un retard. Après l'examen du placenta et celui du bébé, les infirmières restaient encore au domicile de la nouvelle accouchée deux ou trois heures. Certaines, comme Louisette Beaudoin-Mercier, en faisaient une règle absolue dont elles ne dérogeaient qu'en de rares exceptions : « [...] même si ça faisait deux ou trois jours (que j'étais là), je restais quand même trois heures pour pas que la madame fasse une hémorragie, que le bébé s'étouffe, pour que son cordon soit bien attaché ». Il arrivait que l'infirmière soit forcée d'enfreindre cette règle comme lorsque deux femmes de la colonie accouchaient presque en même temps. Nicole Dionne-de la Chevrotière décrit une telle situation : « J'ai vu, dans un rang, me promener d'une patiente à l'autre parce que je me demandais vraiment laquelle passerait en premier. Il y en a une qui a fini par accoucher. J'ai pas lavé le bébé tout de

13. Entrevue avec l'infirmière A-T (1954-1963) Bas-St-L (1963-1968).

suite. [...]. J'étais allée faire l'autre accouchement puis j'étais revenue m'occuper du bébé. »

Si le déroulement de l'accouchement suscitait des inquiétudes chez l'infirmière, ce temps consacré à la surveillance pouvait s'allonger jusqu'à quelques jours. Georgette Boutin-Turgeon raconte les craintes suscitées par le quatrième accouchement d'une dame ; heureusement, elle était cette fois-là exceptionnellement accompagnée d'une autre infirmière car, après l'expulsion du bébé, le col de l'utérus s'était refermé. La compagne de madame Boutin lui avait alors suggéré d'endormir l'accouchée avec un mélange d'éther et de chloroforme pour provoquer une dilatation du col et de procéder à l'extraction manuelle du placenta, ce que fit l'infirmière avec succès. Cependant, ces manœuvres, ajoutées au fait que la maison de la dame était « plus ou moins propre », sans électricité ni téléphone et située « à neuf milles dans un rang », ont fait craindre une fièvre puerpérale à madame Boutin, qui n'a pas épargné son temps : « [...] je me posais b'en des questions [...] et puis je l'ai visitée longtemps après, à tous les jours, des fois même deux, trois fois par jour ; j'allais la voir matin et soir, prendre sa température p'is j'avais peur [...] ».

Il n'est donc pas étonnant de constater que le temps ressorte comme un élément important dans les témoignages des femmes. Presque toutes celles que nous avons interviewées parlent avec attachement des infirmières qui les ont aidées à accoucher à la maison soulignant leur dévouement, l'affection que ces dernières leur manifestaient et surtout le temps qu'elles leur consacraient, comme en témoigne notre narratrice AD-1941. Traumatisée par l'accouchement à l'hôpital d'un premier enfant « illégitime », cette mère se remémore la naissance en 1960 de son deuxième enfant, à la maison avec l'infirmière de la colonie, Noémie Carrier :

> [...] j'voulais p'us retourner à l'hôpital. J'ai rentré trois fois à l'hôpital. Quand j'arrivais à l'hôpital, mes contractions arrêtaient ! [...]. Pour moi, c'tait juste les nerfs. [...]. En fin de compte, j'ai demandé à l'infirmière, à Noémie. [...]. Ç'a été numéro un ! Ça, j'm'en rappelle ; elle avait resté avec moi de quatre heures l'après-midi, aller à onze heures (du soir) ! Jusqu'à temps qu'j'accouche.

L'expulsion du placenta ne se produit que quatre heures après celle du bébé et madame se rappelle que l'infirmière n'était partie qu'à midi alors que le bébé était né à 23h la veille, après plusieurs heures de travail. C'est donc encore à la maison que cette dame a choisi d'accoucher de son troisième enfant en 1962, malgré la gratuité de l'hospitalisation, mais l'année suivante, l'infirmière n'a plus voulu l'assister et elle a dû se résigner à donner naissance à son quatrième enfant à l'Hôpital d'Youville, une autre expérience négative. En effet, comme l'infirmière de l'hôpital n'avait pas pris au sérieux ce qu'elle lui disait à propos de l'évolution de son travail, madame a accouché seule dans son lit ; dans les hôpitaux, les médecins se fiaient aux rapports des infirmières et n'arrivaient qu'à la fin de la dilatation du col, parfois trop tard.

Notre narratrice JAL-1923 raconte que tous ses accouchements ont été plutôt pénibles avec plusieurs heures de travail et elle refusait toute anesthésie par peur, mais la présence de l'infirmière Gertrude Duchemin qui pouvait rester avec elle jusqu'à deux et même trois jours la rassurait. Une autre dame de la même colonie est convaincue qu'elle n'a jamais eu de déchirure parce que cette infirmière prenait son temps, qu'elle n'était pas nerveuse[14]. Nos narratrices sont moins élogieuses à l'égard des médecins, tous des hommes alors, selon les témoignages recueillis ; elles leur reprochent d'être brusques, pressés et plus soucieux d'être payés que de rendre service. Madame MAL-1914 résume ainsi sa consultation avec le médecin de sa paroisse, lors de sa première grossesse : « I' m'a rien fait ; i' m'a rien dit, juste "commencez à économiser votre argent pour payer votre médecin" ». Cette dame a donc accouché de neuf de ses onze enfants à domicile avec deux infirmières de colonie différentes ; ce n'est qu'en 1958 et en 1961 qu'elle s'est résolue à aller à l'hôpital pour les deux derniers.

Les services médicaux disponibles en milieu hospitalier ont graduellement amené la population à croire que les interventions de haute technologie constituaient forcément un progrès pour la mère et son enfant, mais il faut aussi considérer ce qui a été perdu dans ce transfert de l'accouchement de la maison vers l'hôpital.

2.2.3 Les soins du temps

Ce que nous avons décrit précédemment du déroulement d'un accouchement à la maison laisse entrevoir une approche de la maternité différente de l'approche médicale, sans toutefois expliciter ce qui distingue les deux au-delà de l'importance accordée au temps consacré à la mère et à son nouveau-né. Alors que l'historienne Laforce parle de « confrontation de deux savoirs dans un même univers », de « connaissance empirique du corps de la femme et un acquis de connaissances pharmacopiques millénaires[15] » de la part des sages-femmes, nous ne retrouvons pas vraiment ces caractéristiques dans notre groupe. Cependant, nous constatons que « dans le temps », à défaut d'avoir accès à des traitements médicaux sophistiqués, les femmes pouvaient compter sur un réseau de soutien matériel autant

14. Entrevue avec la narratrice AMG-1922, La Corne, 6 juin 1995.
15. Hélène Laforce, *Histoire de la sage-femme dans la région de Québec*, *op. cit.*, chap. II, p. 76.

qu'émotif qui, notamment à travers un partage d'expériences, constituait une présence réconfortante. Laforce souligne le sentiment de sécurité généré par la confiance qu'on avait dans une sage-femme locale; le fait pour l'infirmière de colonie d'être une femme et d'habiter parmi les colons lui a permis d'acquérir cette confiance des gens qui a souvent compensé pour l'absence de moyens techniques. Un autre élément nous paraît caractéristique de l'accouchement à la maison: les soins prodigués au corps de la mère et à celui de son enfant.

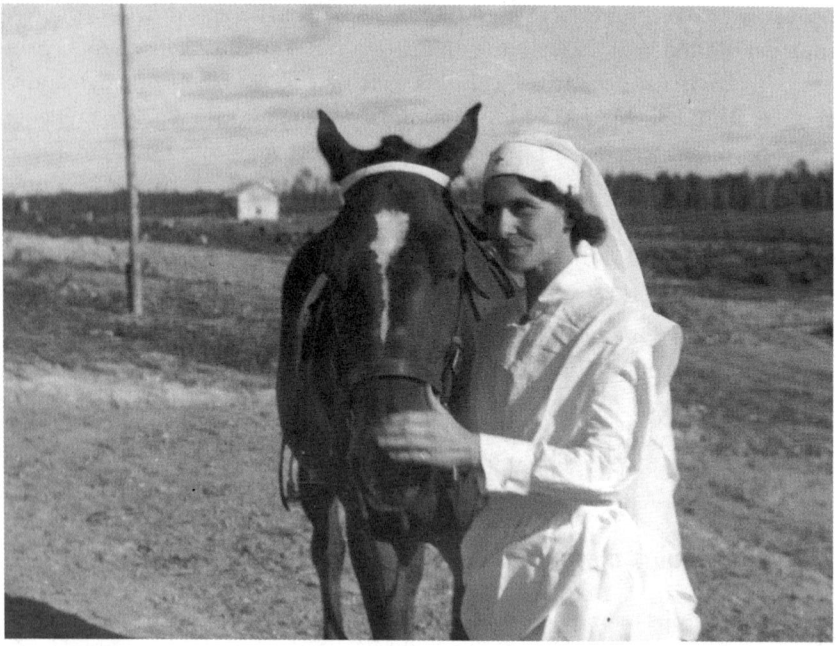

L'infirmière Gabrielle Bédard à Sainte-Anne-de-Roquemaure, en Abitibi, en 1936. Société historique de la Côte-du-Sud, Fonds Maurice Proulx, F104-7-2-8-3

Les infirmières n'ont pas tardé à découvrir qu'un accouchement réussi reposait en partie sur la contribution de plusieurs personnes de la parenté et du voisinage, en particulier de celle des femmes. Au-delà de sa préparation matérielle à l'accouchement, la femme enceinte pouvait généralement compter sur un réseau de soutien prêt à intervenir au moment venu. La composition et l'étendue de ce réseau variaient beaucoup selon les circonstances. Dans le cas par exemple d'une famille qui ne possédait ni voiture, ni téléphone, on pouvait s'entendre avec le voisin le plus proche pour qu'il appelle ou aille chercher l'infirmière dès les premières contractions. De façon générale, tant la femme et son mari que l'infirmière préféraient que les enfants ne soient pas à la maison pour cet événement qui risquait de les traumatiser; on prévoyait donc qu'ils puissent être accueillis dans une autre famille de la parenté ou du voisinage. Certaines infirmières souhaitaient que le mari aussi quitte la maison au moment de l'accouchement, car il pouvait devenir un peu trop « nerveux », inefficace et même s'évanouir. Dans les colonies forestières où le mari passait l'hiver dans les chantiers, on ne pouvait d'ailleurs pas compter sur lui; Marcelle Laliberté Saint-Aubin parle de « complicité » entre femmes de maris bûcherons. Il fallait en effet quelqu'un pour tenir la lampe à l'huile, au besoin, et idéalement une autre personne pour l'administration de l'anesthésie et la toilette du nouveau-né pendant que l'infirmière s'occupait « de la suite », c'est-à-dire de l'expulsion du placenta et de la surveillance de la nouvelle accouchée.

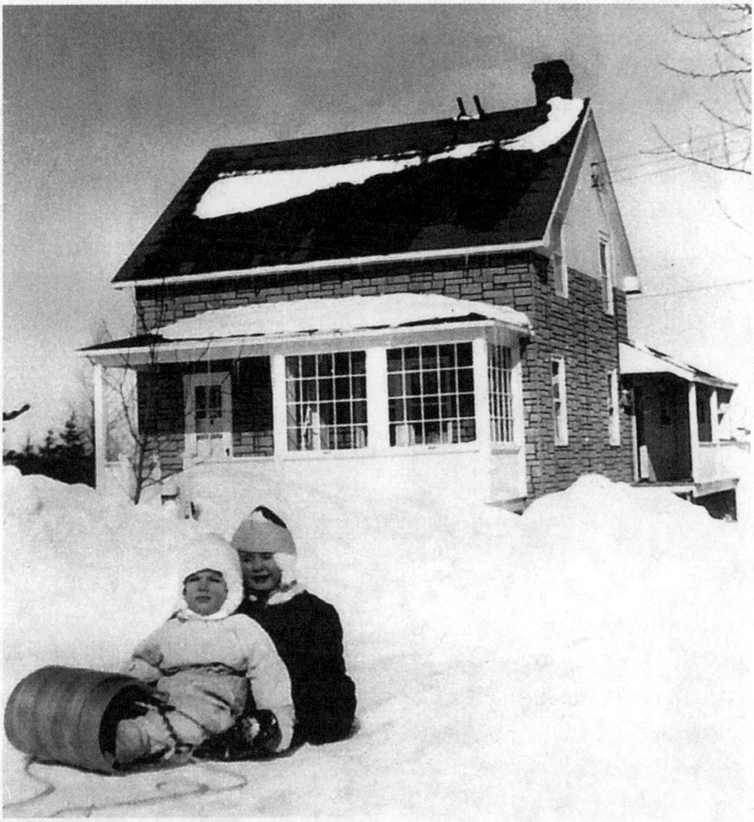

Des enfants s'amusent devant le dispensaire occupé par l'infirmière Marcelle Laliberté-Saint-Aubin à Saint-Vital-de-Clermont, en Abitibi, sans date. Collection: Nicole Rousseau

Pour cette assistance, toutes les infirmières préféraient une ou deux femmes du voisinage « habituées » parce qu'elles avaient elles-mêmes déjà agi comme sages-femmes ou parce qu'elles avaient déjà accouché. Les infirmières recherchaient aussi des personnes propres, sympathiques et qui savaient garder leur calme dans les situations stressantes ; certaines avaient d'ailleurs préparé quelques femmes de leur colonie à leur porter assistance, un service que ces dernières rendaient d'ailleurs tout à fait gratuitement. L'historienne Claire Soucy cite la première infirmière de Biencourt, qui lui affirmait : « Les voisines, c'étaient (sic) sacré pour se relever entre elles[16]. » Louisette Beaudoin-Mercier se rappelle avec reconnaissance : « [...] j'ai habitué une dame dans chaque bout de rang puis elles sont (de)venues très compétentes. Elles faisaient ce que je demandais ; elles m'ont été d'un précieux secours ces vieilles dames-là ». Parce qu'elle pouvait compter sur la collaboration d'une « sage-femme » qui passait habituellement la nuit auprès de la nouvelle accouchée et l'appelait au moindre signe de complication, l'infirmière Gaspésie (1950-1974) se permettait de ne rester qu'une heure au domicile après un accouchement. Hénédine Gendron-Beaupré confirme ces témoignages en racontant comment, lors d'une tempête de neige qui l'empêchait de se déplacer, elle avait aidé par téléphone une de ces précieuses collaboratrices à assister une femme en couches en lui donnant ses directives, notamment après l'expulsion du bébé : « [...] attendez un peu là p'is tirez pas trop fort pour pas casser le cordon ».

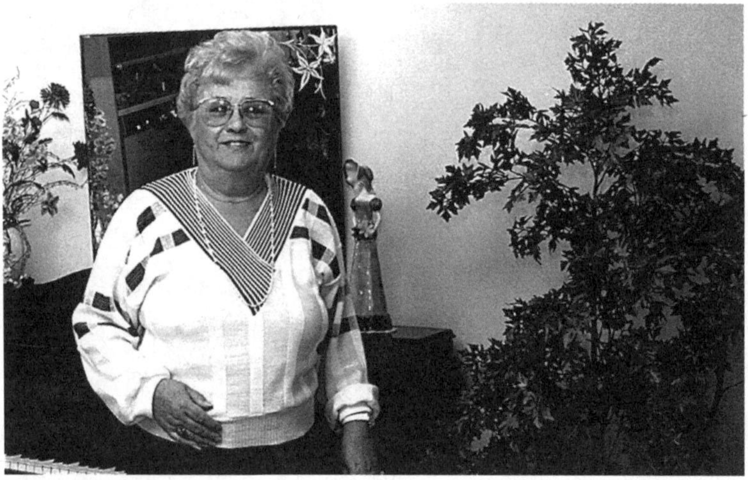

L'infirmière Louisette Beaudoin-Mercier dans sa résidence à Charlesbourg, 7 décembre 1992. Collection : Nicole Rousseau

16. Voir aussi Claire Soucy, *Le travail féminin en milieu rural...*, *op. cit.*, p. 181.

Ce type de soutien n'était toutefois pas inconditionnel. Les femmes étaient prêtes à aider celles qui pouvaient leur rendre pareil service au besoin, ce qui excluait les misérables incapables de réciprocité ; de plus, elles refusaient parfois d'assister une « fille-mère » ou une parente en raison de conflits familiaux. L'infirmière Bas-St-L (1960-1975) C-N (1983-1987) se souvient d'une femme que même sa propre sœur ne voulait pas aider ; elle s'était d'ailleurs brûlée en faisant bouillir de l'eau dans un récipient plat et percé par surcroît, à défaut d'une bouilloire. Marcelle Laliberté-Saint-Aubin raconte l'accouchement au matin du jour de l'An 1953 d'une femme qui enfantait chaque année, et qui avait loué une petite maison au village pour ne pas accoucher isolée dans son rang au cœur de l'hiver. Cette femme dont le mari, « quasiment toujours chaud [ivre] », n'était d'aucune utilité et l'infirmière n'ont alors pu obtenir l'aide d'aucune femme du village. Madame Saint-Aubin gardait un pénible souvenir de cet accouchement fait avec les deux adolescentes de la mère : « [...] les deux petites filles [...] pleuraient toutes les deux. [...] 13 p'is 16 ans ; c'est pas drôle, c'est ta mère. [...]. I'y en avait une qui donnait l'anesthésie [...] ».

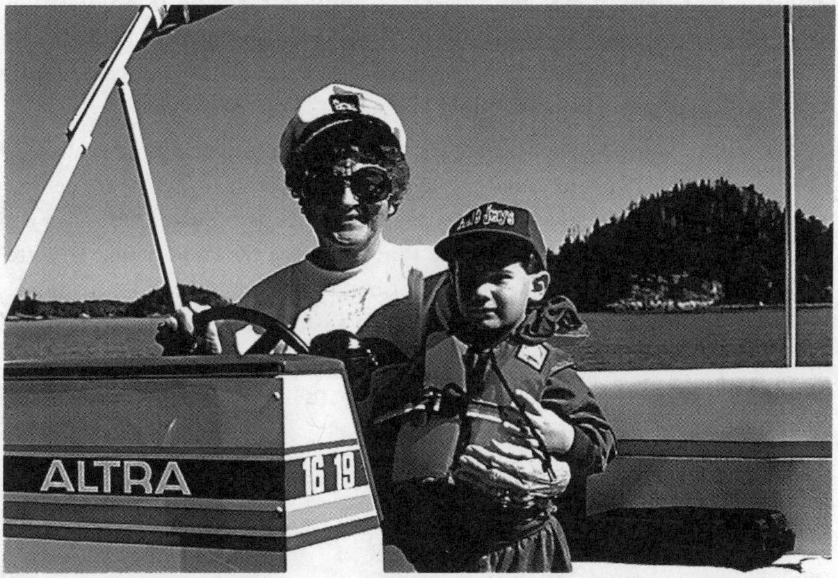

L'infirmière Marcelle Laliberté-Saint-Aubin, avec son petit-fils, au Lac Duparquet en Abitibi, en 1995. Collection : Nicole Rousseau

Cette dernière situation montre à quel point l'accouchement à la maison constituait essentiellement un partage d'expériences féminines et, comme femme qui était parfois mère elle-même, l'infirmière de colonie pouvait s'intégrer plus facilement que le médecin dans cet univers. Notre narratrice AM-1919 explique sa préférence : « Moi, en tout cas, j'vote deux cent cinquante pour cent pour les infirmières ! [...]. On s'sent plus à l'aise avec une infirmière, premièrement. [...]. Avec une infirmière, me semble qu'on accouche plus vite ! [...]. J'sais pas si c'est à cause qu'on s'sent plus en sécurité, par rapport que c'est une femme. » Le récit que notre narratrice CH-1911 donne de ses trois accouchements illustre cette intégration. Cette dame a accouché de ses trois garçons à la maison : le premier en 1938 avec une sage-femme qui était restée trois jours avec elle avant l'accouchement et qui avait appelé le médecin le moment venu ; le deuxième en 1942 avec le médecin et l'infirmière Murielle Lemieux, qui avait administré le chloroforme et pris soin de la mère et du bébé pendant sept jours, alors que le médecin était parti après avoir déjeuné ; le troisième en 1945 avec l'infirmière seulement et « quelques gouttes » d'anesthésie. Nos narratrices ont donné plusieurs exemples d'étroite collaboration entre l'infirmière et des femmes de l'entourage. L'une d'elles raconte qu'après l'accouchement de son premier enfant, survenu à sept mois de grossesse à la suite d'une vilaine chute, c'est une femme du voisinage qui était venue prendre soin de son bébé pendant deux mois ; cette dernière enduisait d'huile le nouveau-né sur la recommandation de l'infirmière[17]. Une autre qui a accouché trois fois avec l'infirmière Marguerite Patry dit que c'est sa mère qui prenait soin d'elle et de son bébé après l'accouchement[18].

« Prendre soin » voulait dire alors, non pas l'administration de médicaments, mais plutôt faire la toilette de la mère et du nouveau-né, les surveiller, les « installer », rassurer la mère et masser son utérus pour lui redonner du tonus et aussi exprimer de l'affection tant à la mère qu'à son bébé. Annette Bélanger-Beaupré résume les soins donnés typiquement par l'infirmière : « Et puis, quand le placenta était sorti, on faisait la toilette de la femme. Après ça, je faisais la toilette du bébé ; je l'installais comme il faut. Je m'assurais qu'il n'y avait pas de sécrétions qui pouvaient le gêner et, là, je partais. »

---

17. Entrevue avec la narratrice JAL-1923, La Corne, 6 juin 1995.
18. Entrevue avec la narratrice HL-1932, Cléricy, 12 juin 1995.

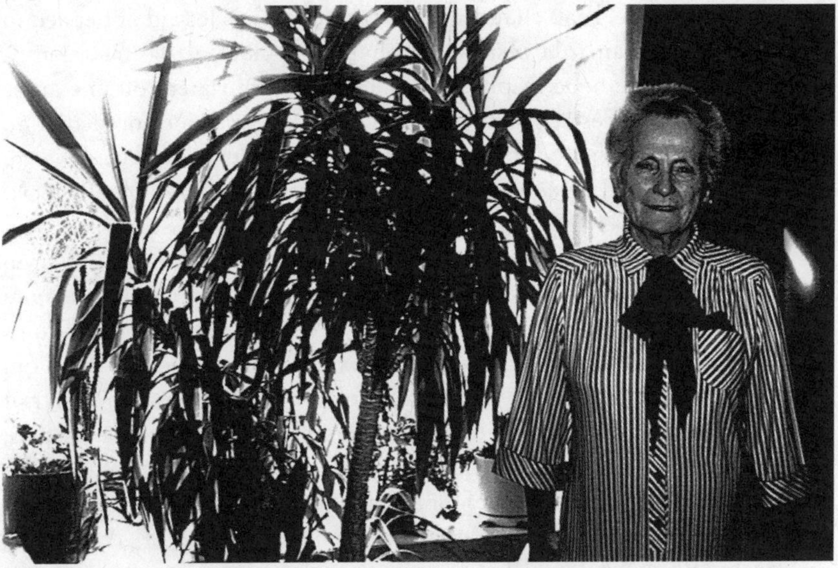

L'infirmière Annette Bélanger-Beaupré dans sa résidence à Charlesbourg, 20 janvier 1993. Collection : Nicole Rousseau

Les soins d'hygiène prodigués à la mère, en plus de procurer du confort, permettaient de prévenir des infections et les redoutées fièvres puerpérales ; les témoignages de nos narratrices confirment ce que révèle Laforce, soit que les médecins ne prodiguaient pas ces soins. Cette historienne cite notamment une accoucheuse traditionnelle qui raconte dans quel état lamentable elle avait trouvé une nouvelle accouchée que le médecin venait tout juste de quitter : « Il l'avait accouchée, mais tout était resté là ! Elle était sale jusque dans les cheveux. C'était épouvantable et c'était un docteur qui avait fait ça[19]. » L'application de glace sur le bas-ventre et le massage de l'utérus étaient également pratiques courantes selon Marcelle Laliberté-St-Aubin.

Les soins prodigués à l'enfant visaient d'abord à assurer sa respiration, à le mettre propre, à détecter toute anomalie et, enfin, à le garder bien au chaud. La première respiration du nouveau-né ne se produisait pas toujours spontanément et, parfois, il ne suffisait pas non plus de le dégager de ses sécrétions ; tant nos narratrices que les infirmières se rappelaient de bébés qui avaient eu besoin d'interventions plus vigoureuses. Alexandra Lavallée-Desbiens décrit sa méthode : « [...] il y a des fois qu'il a fallu travailler ! Prendre les pieds, la tête en bas, pour les mettre dans l'eau froide, l'eau

19. Hélène Laforce, *Histoire de la sage-femme dans la région de Québec*, *op. cit.*, chap. II, p. 106.

chaude, l'eau froide, l'eau chaude pas trop brûlante; ça les aidait beaucoup à revenir. Ça servait à la respiration; habituellement, ils se mettaient à pleurer». Quand le bébé respirait normalement, l'infirmière ou une autre femme le lavait. Après la toilette du nouveau-né, l'infirmière procédait au pansement de l'ombilic; certaines sectionnaient le «filet» sous la langue, au besoin et selon leur jugement. L'infirmière Bas-St-L (1947-1950) décrit cette intervention: «Des fois, on donnait un petit coup de ciseaux; on avait des petits ciseaux dans nos instruments. Si sa langue est trop prise par en dessous, l'enfant a de la misère à parler après. On faisait ça tout de suite après la naissance; ça faisait pas mal et ça guérissait tout de suite.» Toutes ces interventions s'accompagnaient d'un examen minutieux du bébé qui permettait à l'infirmière de dépister un problème ou de reconnaître un trait parental; Georgette Soumis en donne un exemple: «Un enfant [...] le père avait l'ongle de l'index fait un petit peu comme une griffe, pas un ongle ordinaire. Quand j'ai eu mis l'enfant au monde, fait sa toilette, j'ai reconnu d'où ça venait l'ongle [...] des petits détails comme ça.»

Garder l'enfant au chaud constituait une priorité dans les maisons mal chauffées des colons et représentait un véritable défi, surtout pour les prématurés. Plusieurs infirmières ont donné des exemples de trucs utilisés pour conserver la chaleur corporelle d'un prématuré: enduire son corps d'huile d'olive, le placer dans une «boîte à beurre» avec quatre bouteilles d'eau chaude ou des briques chauffées, le coucher sur la porte du fourneau du poêle à bois, etc. Postée sur la Côte-Nord à la fin des années 1960, Rita Viau a dû faire preuve d'ingéniosité lorsqu'elle a fait évacuer un prématuré de 2 livres 14 onces[20] en pleine période de gel de l'automne. Elle avait enveloppé l'enfant dans du papier d'aluminium avec un sac d'eau chaude pour qu'il garde sa chaleur pendant son transport en avion de Rivière-Saint-Paul jusqu'à l'hôpital de Blanc-Sablon. À l'hôpital, le médecin avait constaté que le bébé avait la même température qu'à son départ. L'infirmière Gasp (1936-1976) raconte avec fierté comment elle a «réchappé» une enfant née au bout d'à peine sept mois de grossesse:

> J'allais lui donner ses boires moi-même. Je l'ai gardée au 2e (étage); c'était une maison qui n'était pas grande. Il y avait un gros tuyau qui passait; c'était chaud en haut. Je la mettais près du tuyau, dans une flanellette imbibée d'huile d'olive; ça restait chaud. Je suis allée lui faire prendre ses boires pendant un mois; le monde l'a pas vue avant un mois et demi. Elle est grande maintenant; je crois qu'elle mesure six pieds[21]. Oui, je l'ai réchappée!

20. Une livre équivaut à 454 grammes; le prématuré pesait donc 1,30 kg.
21. Un pied équivaut à 0,33 mètre.

Au-delà de ces soins physiques, ce que les femmes appréciaient était l'affection rassurante que l'infirmière leur exprimait à travers ces gestes ; notre narratrice AL-1935 dit par exemple de Justine Guy-Goulet : « [...] elle catinait, elle, hein. [...]. T'sais, elle nous mettait en sécurité, c'tait l'fun ». Une autre dame compare deux infirmières avec qui elle a accouché : Léa Durocher et Anna Forest. De la première, elle dit : « [...] elle était meilleure ; j'pense qu'elle était plus instruite. Elle avait plus confiance en elle ». Mais elle préférait la seconde : « [...] sa tendresse, p'is l'amour, qu'elle possédait pour nous autres, c'était incomparable. J'avais une confiance en elle ! [...]. Anna, elle nous aimait comme si c'était une mère[22] ». Le récit que notre narratrice AD-1941 donne des soins prodigués après son deuxième accouchement par Noémie Carrier décrit le contexte et l'atmosphère dans lesquels ces interventions étaient posées : « Oh ! Des services !... Elle venait voir le bébé ! [...]. Elle prenait un café, elle jasait, p'is elle disait "Tu vas te reposer, on va l'guetter." Ça, j'm'en rappelle, parce que tu sais, quand t'as pas eu d'soins au premier. [...]. C'est elle-même qui m'changeait, qui m'lavait, une vraie mère. » Cette dame raconte comment l'infirmière l'avait rassurée alors que l'expulsion du placenta se faisait attendre : « [...] elle (l'infirmière) était à côté d'moi à m'frotter l'ventre p'is elle disait : "Là, j'te donne une piqûre. [...] si ça sort pas, faut que j'te monte à l'hôpital." Moi, j'voulais p'us retourner à l'hôpital. [...]. Quand tout a été fait, oh que j'étais heureuse ». Il faut comprendre que les infirmières prenaient aussi plaisir à partager avec les familles les moments entourant la naissance ; Marcelle Laliberté-St-Aubin en témoigne : « On prenait le petit bébé, on l'enveloppait comme il faut puis on le couchait à côté de la maman. On les installait tous les deux comme il faut puis là, nous autres, on fêtait. »

Dans les soins postnatals, il faut inclure l'allaitement, pratiqué de manière inégale selon les époques, les régions et les mères. Parmi nos 15 narratrices, toutes de l'Abitibi-Témiscamingue, huit ont allaité entre un et onze de leurs enfants ; cinq n'en ont allaité aucun. Ni leur âge, ni leur scolarité ne semblent liés à l'allaitement. Peu d'infirmières ont parlé de l'allaitement, mais quelques-unes ont dit l'avoir encouragé. L'infirmière Bérangère Martel-Méthot, ayant occupé un dispensaire du Bas-Saint-Laurent de 1960 à 1969, dit que la plupart des femmes allaitaient encore leur bébé et qu'il fallait « s'occuper de leurs seins parce qu'elles faisaient des gonflements » ; au moment du sevrage, elle donnait aux mamans « des conseils sur la préparation des boires, [et] le genre de lait » car certains bébés étaient « un petit peu allergiques au lait de vache ». Thérèse Mercier, par contre,

22. Entrevue avec la narratrice BM-1914, Montbrun, 26 août 1995.

déplore le fait que les femmes de sa région [Chaudière-Appalaches] ne voulaient plus allaiter, trouvant toutes sortes de prétextes et disant que c'était passé de mode.

Certaines infirmières retournaient au domicile le jour même de l'accouchement, le lendemain ou dans les deux ou trois jours pour dépister tout signe de complication, mais ce suivi variait beaucoup selon les distances à parcourir, les conditions climatiques et les craintes suscitées par la naissance. Marie-Hélène Gagné-Roy raconte que, l'hiver, elle aimait faire la tournée de ses accouchées récentes en faisant une randonnée de raquettes et Mary Leblanc suivait les mères et leur enfant jusqu'à ce que ces derniers mangent de la nourriture solide.

L'infirmière Marie-Hélène Gagné-Roy de passage à Pabos, en Gaspésie, 8 juillet 1992. Collection : Nicole Rousseau

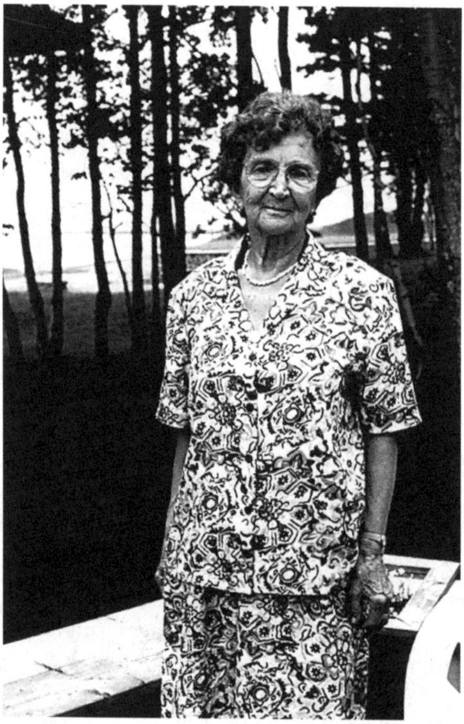

Lors de ces visites, l'infirmière portait une attention particulière aux boires du bébé, à sa température, à l'état de sa peau, à l'évolution de son poids et à son développement : « [...] on faisait l'examen physique du bébé ; [...] on trouvait des troubles sur des enfants que les médecins avaient même pas décelés [...] » affirme Jovite Langis-Côté. Notre narratrice HL-1932 confirme ce dernier point en racontant avoir accouché à l'hôpital, en 1965, d'un bébé à terme qui ne pesait que « quatre livres et quart » et que le médecin n'avait pas examiné suffisamment; il s'est avéré que cet enfant était né avec une malformation qui a nécessité plus tard une intervention chirurgicale: « C'était les conduits de l'estomac qu'étaient bouchés. »

Pour résoudre les petits problèmes, l'infirmière puisait à deux sources: sa pharmacie ou une connaissance et une expérience de gestes, de moyens simples et peu coûteux partagés entre femmes. Jeannette Coulombe-Morneau avoue avoir appris « beaucoup de choses » auprès des femmes d'expérience de sa colonie: « Entre femmes, on se comprenait bien », dit-elle. Parmi les moyens simples utilisés, notons l'application de Vaseline sur les fesses du bébé « pour faire glisser les selles » et prévenir les irritations.

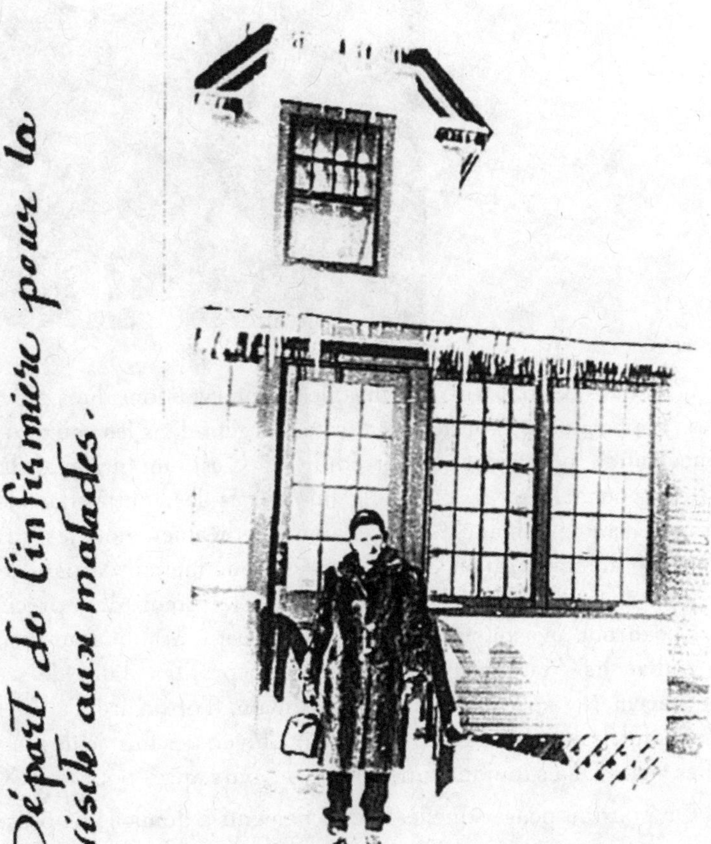

L'infirmière Jeannette Coulombe-Morneau partant visiter les malades, depuis son poste de Saint-Janvier-de-Chazel. Coupure de presse non identifiée fournie par l'infirmière. Collection: Nicole Rousseau

L'infirmière Jeannette Coulombe-Morneau, 19 octobre 1992. Collection: Nicole Rousseau

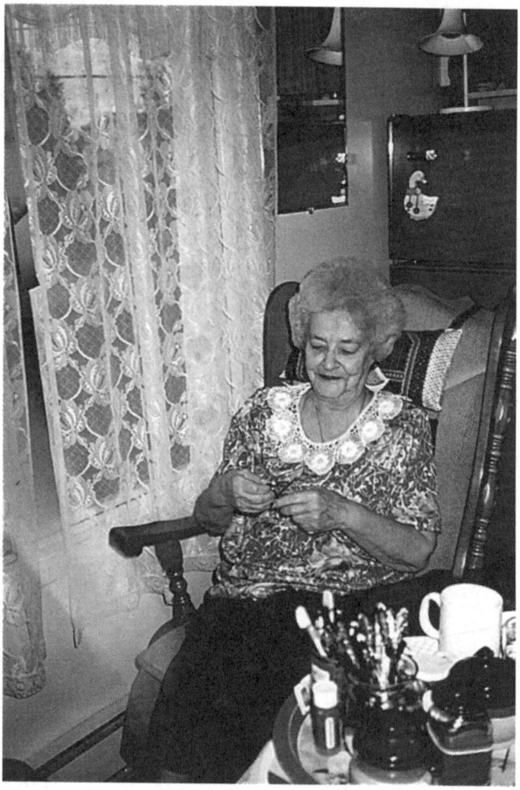

C'est dans ce contexte de soins que les interventions dites préventives, telles l'application de gouttes de nitrate d'argent dans les yeux du bébé et la vaccination, pouvaient être introduites: « C'est moi qui lavais la femme après l'accouchement et, le bébé, je lui mettais des gouttes dans les yeux, raconte Lorraine Leblanc. [...]. C'était un médicament noir, je me rappelle, une petite ampoule qu'on cassait puis on leur mettait ça dans les yeux. [...]. Ils en mettaient à tous les nouveau-nés ». Sa sœur Mary précise qu'on avait beaucoup insisté sur l'importance de cette pratique au moment de son embauche. Marguerite Pelletier-Martin profitait d'une de ses visites pour vacciner le nouveau-né: « Le lendemain, d'ordinaire, j'allais faire un tour quand ils étaient pas trop loin. [...]. L'hiver, des fois, je ne pouvais pas y aller, mais j'allais toujours une couple de jours après pour le BCG. »

On pourrait penser que les accouchements à domicile ne présentaient pas de complications, mais tant les données d'archives et les rapports du SMC que les témoignages de nos narratrices et de nos infirmières révèlent un nombre non négligeable de naissances difficiles, parfois tragiques.

2.2.4 Les complications

En raison des complications qui pouvaient survenir, le SMC prévoyait la possibilité pour l'infirmière de faire venir un médecin au domicile de la femme en travail ou de faire hospitaliser cette dernière ; dans les deux cas, il s'agissait d'une décision importante à prendre, car les autorités jugeaient sévèrement ces demandes à cause des frais qu'elles entraînaient.

Un tragique événement, survenu le 31 janvier 1937 dans le canton Clermont en Abitibi, montre à quel point le système reposait sur le jugement de l'infirmière de colonie ; ce jour-là, l'épouse d'un colon décède à la suite d'un accouchement, « laissant neuf orphelins ». Une lettre de l'abbé Adélard Roy au chef du Service de l'établissement du ministère de la Colonisation révèle que le premier médecin appelé à intervenir avait refusé de se rendre à domicile parce qu'il ne voulait pas « aller chez les colons sans un ordre ou appel de la garde-malade » et cette dernière, occupée par un autre cas, n'avait pas pu être ramenée à temps au dispensaire pour appeler elle-même le médecin[23]. Le même mois, Marguerite Patry, postée à Bellecombe, envoie une femme enceinte à l'Hôpital de Noranda pour qu'elle puisse y accoucher ; pour justifier cette hospitalisation, elle écrit au verso du formulaire SMC 1 (demande d'hospitalisation), remis à la dame, les notes cliniques suivantes :

> Avec la permission du Dr Émile Martel d'Amos, j'envoie madame Dubé à l'hôpital pour accouchement.
>
> Cette dame a eu huit enfants : application des forceps à deux. Hémorragie entre l'accouchement et la délivrance 2 fois, hémorragie après la délivrance

23. ANQ-AT, Adélard Roy, prêtre à Mont-Laurier, à O. Desgagnés (Son titre n'est pas précisé dans la lettre, mais il était chef du Service de l'Établissement du Ministère de la Colonisation. Cette lettre est une copie dactylographiée sur papier avec en-tête du SPH.), Québec, 8 février 1937 (copie sur papier en-tête SPH) ; J. Ernest Laforce, sous-ministre de la Colonisation, au D[r]. A. Paquette, ministre de la Santé, 11 février 1937 (copie avec en-tête du SPH et ajout de « Ministère de la Colonisation ») ; G. Lindsay, curé de Saint-Janvier, au ministère de la Colonisation, 16 février (copie avec en-tête min. de la Santé) ; Dr Émile Nadeau, directeur intérimaire, ministère de la Santé, au Dr Émile Martel, médecin-hygiéniste régional à Amos, 25 février 1937 (en-tête SPH et Dr Alphonse Lessard biffé au profit de « Ministère de la Santé ») ; Marie-Louise Gagnon, infirmière à Beaucanton, au Dr Martel, 23 février 1937 ; Dr A.G. Rheault, médecin et chirurgien à La Sarre, au Dr Martel, 24 février 1937 ; Dr Martel au Dr Nadeau, document intitulé Madame Narcisse Brazeau Lot 14, Rang VI, Clermont, 1er mars 1937 ; Dr Martel au Dr Nadeau, 1er mars 1937 ; Dr Martel au Dr Rheault (il écrit Rhéault), 1er mars 1937 ; Dr Nadeau, à J. Ernest Laforce, sous-ministre de la Colonisation, avec copie aux docteurs Bernier et Rheault, à Alexandre Bégin, et au Dr Martel, 9 mars 1937. Nous savons, par une lettre du Dr Martel au Dr Grégoire, écrite l'année suivante, que mad. Brazeau était décédée de « péritonite appendiculaire », un problème pour lequel un médecin n'aurait rien pu faire alors. Voir ANQ-AT, Dr Émile Martel au Dr Jean Grégoire, 18 novembre 1938.

3 fois. Ce cas, d'après les médecins qui l'ont accouchée, lui ont dit (sic) que l'hôpital était sa place[24].

Ce formulaire est transmis par l'hôpital au SAP à Québec, sans doute pour justifier la demande de paiement du compte d'hospitalisation de madame Dubé. Le SAP achemine le formulaire au SPH alors sous la direction intérimaire du Dr Émile Nadeau. Ce dernier refuse de payer pour l'hospitalisation et justifie sa décision comme suit : « Je ne vois pas pourquoi le médecin chargé des soins médicaux de cette colonie ne pourrait répondre à l'appel de cette femme et l'accoucher chez elle. C'est justement pour faire face à de telles éventualités que les médecins reçoivent une allocation du gouvernement[25]. »

En conséquence de cette sévérité, les infirmières ont vite appris à composer seules avec des complications qu'on jugerait maintenant tout à fait incompatibles avec les conditions d'accouchement à domicile.

Nos données révèlent que plusieurs infirmières, surtout celles qui sont longtemps restées en colonie, ont fait face seules à domicile à au moins une des complications suivantes : fausse couche, bébé mort-né, bébé prématuré, bébé de très gros poids, bébé « bleu » [cyanosé] à la suite d'un travail trop long, arrêt cardiorespiratoire du nouveau-né, jumeaux de gros poids, présentations anormales, siège, épaule, main, face, circulaires du cordon, placenta praevia, malformation congénitale du nouveau-né, hémorragie (inertie utérine), épuisement de la mère avant l'accouchement et fièvre puerpérale.

Les fausses couches n'étaient pas rares chez les femmes de colon parfois sous-alimentées et épuisées par un dur labeur ; ainsi, parmi nos 15 narratrices, 12 ont raconté avoir fait entre une et six fausses couches. Plusieurs ne s'alarmaient pas de cet événement et n'en informaient même pas l'infirmière, mais lorsqu'elle était alertée, cette dernière pouvait diriger la femme vers l'hôpital pour un curetage ou l'y conduire elle-même en automobile ou par un autre moyen disponible en cas d'hémorragie. La narratrice MAL-1914, qui a eu six fausses couches, raconte : « Dans ces années-là, deux fois, elle (l'infirmière Marguerite Patry) m'a envoyée à l'hôpital (pour) les deux fausses couches de quatre mois parce qu'elle prévoyait un curetage [...], mais celles de deux mois, ça a passé comme ça... » Parfois, les femmes considéraient comme une « fausse couche » ce qui était en réalité la naissance de prématurés. Notre narratrice JAL-1923, par exemple, décrit comme une deuxième fausse couche son accouchement de jumelles provoqué par une hémorragie importante à six mois de grossesse : « Quand

24. ANQ (SMC) B2 D2, Formulaire SMC 1 signé par Marguerite Patry le 25 janvier 1937.
25. ANQ (SMC) B2 D2, Dr Émile Nadeau, directeur intérimaire du SPH, au Dr Émile Martel, médecin-hygiéniste régional à Amos, 6 février 1937.

elle (l'infirmière Gertrude Duchemin) est arrivée, j'tais rendue au bout de mon sang. » L'infirmière va littéralement chercher les deux fœtus et l'accouchée passe trois mois au lit par la suite. En l'absence de suivi prénatal, il est arrivé que des femmes donnent naissance à un bébé mort-né, ce qui ne compliquait pas forcément l'accouchement, mais constituait tout de même une expérience douloureuse, comme en témoigne l'infirmière A-T (1954-1963) Bas-S-L (1963-1968) : « Moi, j'ai pas eu d'accidents ; j'ai pas eu de choses que je regrette. I'y a un bel enfant que j'ai mis au monde, [...] il était mort, mort-né, i'y avait rien à faire. Ça m'a laissée triste pendant longtemps, mais pas de regrets que j'aurais pu faire telle ou telle chose ; [...] ça avait été un accouchement très facile, très très facile. »

Les bébés de très gros poids ne constituaient pas nécessairement une complication, mais causaient un certain stress à l'infirmière. Jeanne Lussier-Gosselin, qui affirme fièrement n'avoir « jamais eu une déchirure, pas même une éraflure », apprécie avoir eu l'aide d'une autre infirmière pour l'accouchement d'un bébé de 12 livres, le douzième ou treizième de la famille.

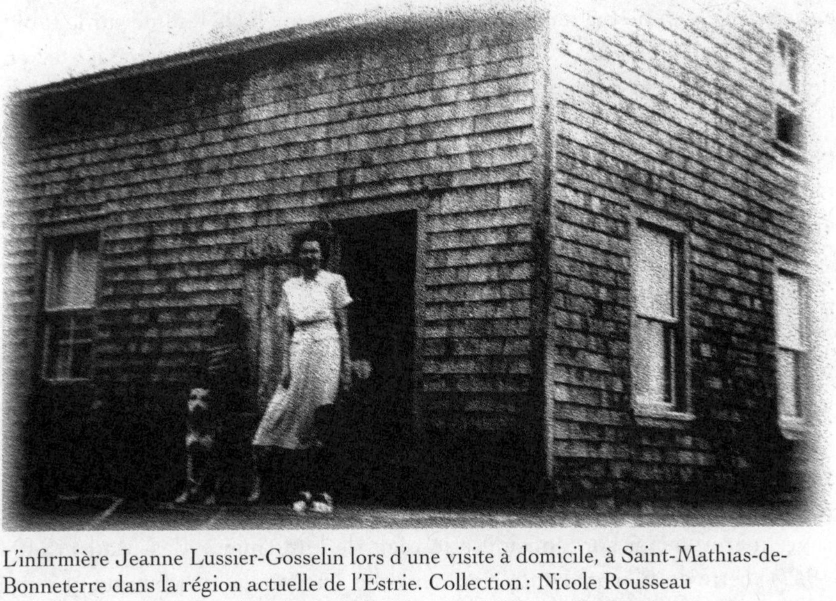

L'infirmière Jeanne Lussier-Gosselin lors d'une visite à domicile, à Saint-Mathias-de-Bonneterre dans la région actuelle de l'Estrie. Collection : Nicole Rousseau

Marcelle Laliberté Saint-Aubin se rappelle la naissance imprévue de jumeaux de plus de sept livres chacun. Un bébé de gros poids pour une première grossesse peut s'accompagner d'un très long travail et causer une cyanose du nouveau-né, comme cela s'est produit au premier accouchement de notre narratrice TM-1924. Elle avait pris tellement de poids pendant sa grossesse que l'infirmière croyait qu'elle aurait des jumeaux; elle raconte son accouchement:

> Ça a été long, j'ai été dans les douleurs toute une journée p'is une nuit. Finalement, ça s'est bien passé, mais l'infirmière m'a dit qu'c'était un cas d'hôpital parce que l'enfant, quand i'est arrivé, i'était temps ! I'était bleu ! [...] parce que l'passage (le bassin) était trop étroit... Ça a été dur... Mais, finalement, un gros bébé d'huit livres et demi, pour un premier.

Madame MAL-1914 raconte que son quatrième enfant, né à la maison en 1941, ne respirait pas à sa naissance; son mari et l'infirmière ont dû se relayer pour lui donner la « respiration artificielle » pendant une heure, mais « il a gardé des séquelles » que sa mère décrit ainsi: « I' marche pas trop bien et surtout i' parle pas. Mais le reste a pas été attaqué du tout; i'est très intelligent. »

Parmi les présentations anormales, c'est le placenta praevia que les infirmières semblaient craindre le plus. Trois d'entre elles ont découvert cette complication au moment de l'accouchement. Marguerite Turgeon raconte avoir alors fait venir un médecin qui a mis deux heures à se rendre en *snowmobile* en pleine tempête. Le médecin accouche la femme sur la table de cuisine; il fait une version pour « sortir le bébé par les pieds » et ce dernier meurt. Par contre, l'accouchée survit et madame Turgeon explique le risque auquel elle faisait face: « [il] a fallu qu'il (le médecin) fasse ça vite parce que des fois le col se ferme p'is c'est ça qui est le danger, la mère meurt d'hémorragie. Elle a saigné, elle était blanche comme ça; lui, il avait apporté un sérum (soluté); ça fait que c'est comme ça qu'on l'a sauvée ».

Jovite Langis-Côté raconte un autre cas où elle avait été scandalisée d'entendre une femme lui conseiller: « Fais comme nous autres; un veau, nous autres on tasse ça (le placenta) p'is on va chercher les pattes du veau. » L'infirmière demande plutôt au mari de faire venir le médecin d'urgence et, en attendant ce dernier, elle donne un peu de chloroforme à la mère à chacune des contractions. Le médecin arrive trois quarts d'heure plus tard, applique les forceps et le bébé meurt. Le conseil qui avait fait sursauter madame Langis-Côté était peut-être plus judicieux qu'il ne paraît à première vue, si l'on considère le récit de l'infirmière Iles-Mad (1940-1942); cette dernière raconte comment elle a accouché une femme présentant un placenta « qui était juste dans l'ouverture du col »:

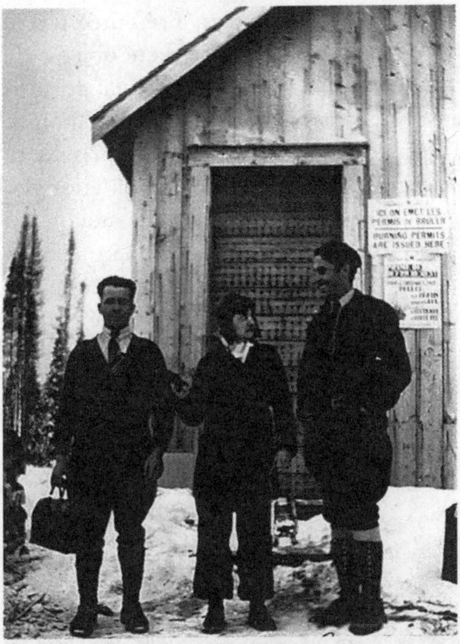

L'infirmière Marguerite Turgeon en compagnie de deux inspecteurs du ministère de la Colonisation, partant pour un accouchement à Saint-Gérard-de-Berry, en Abitibi, dans les années 1930. Collection : Nicole Rousseau

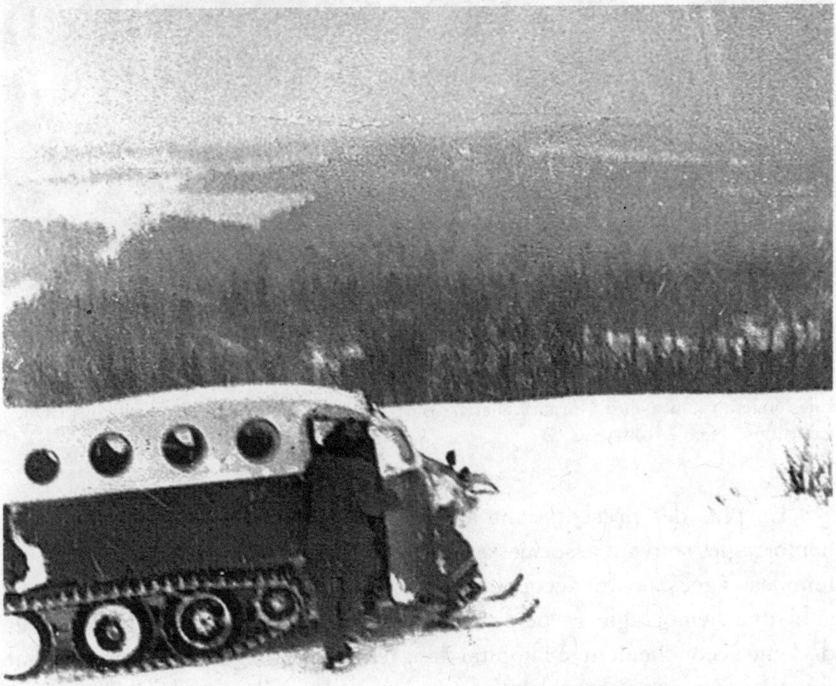

Un modèle de *snowmobile* en usage à Saint-Louis de Gonzague, dans la région du Bas-Saint-Laurent, au milieu des années 1950. Collection : Nicole Rousseau

[...] le placenta s'est tassé naturellement. [...] la tête s'est présentée p'is le bébé est arrivé, mais c'est sûr qu'elle saignait, elle. [...]. J'ai été obligée de faire le décollement de placenta à la main [...]. Là, j'avais eu pas mal de difficulté parce que ça saignait beaucoup p'is j'avais peur. [...]. La dilatation se faisait pas complètement; la tête était prise là. Vu que la tête était prise... tu sais, elle avait passé, mais on aurait dit qu'elle avait fait comme un étranglement du col. Je suppose que c'est le placenta qui faisait ça et puis moi quand j'ai vu ça j'ai pris mon masque à chloroforme, je lui en ai donné quelques gouttes; là, elle a perdu connaissance p'is le col s'est dilaté. [...] Après ça, le bébé est arrivé; tout est entré dans l'ordre après que le placenta a été enlevé. J'ai fait un curetage à la main comme ça.

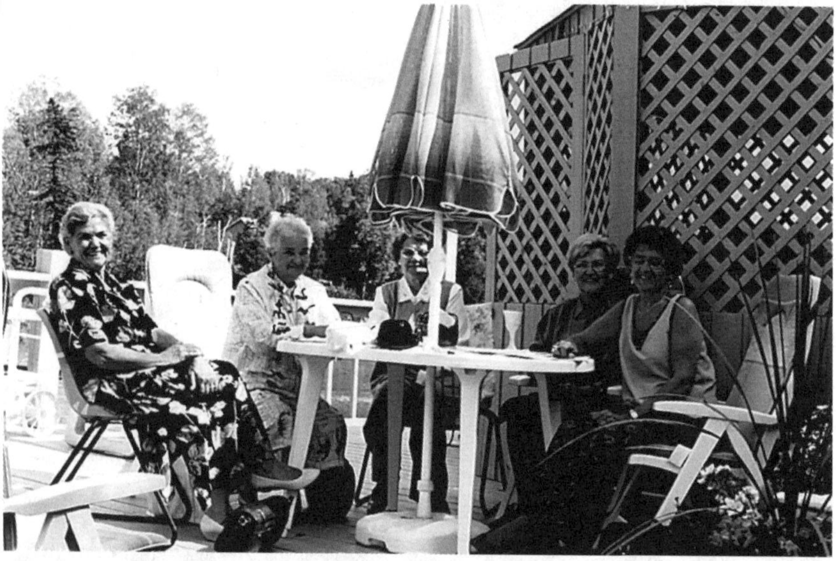

Les infirmières qui ont occupé des postes de colonie ont plusieurs expériences similaires à raconter. On voit ici, de gauche à droite, les infirmières Norma Pelletier-Matte, Marguerite Turgeon, Noémie Lavoie-Carrier, Jovite Langis-Côté et Marcelle Laliberté-St-Aubin. Elles étaient réunies chez Norma Pelletier-Matte au Lac Duparquet, en Abitibi, en 1995. Collection: Nicole Rousseau

En plus des présentations anormales, les infirmières craignaient les hémorragies souvent associées à de l'inertie utérine, plus fréquente chez les femmes « âgées » ayant accouché plusieurs fois. Trois de nos narratrices ont subi une hémorragie respectivement lors de leur septième, huitième et dixième accouchement, à l'hôpital dans les trois cas. Quatre infirmières ont dû affronter cette complication seules à domicile et, dans deux cas, composer en plus avec le mari ou une femme venue pour aider qui se sont évanouis à la vue du sang ! Parce que le danger d'hémorragie était toujours présent, les infirmières restaient à domicile deux ou trois heures après l'accouchement pour surveiller la tension artérielle de l'accouchée et donner certains soins préventifs, comme l'explique Nicole Dionne-de la Chevrotière : « [...] on faisait des massages. On surveillait beaucoup ; on faisait mettre de la glace. On attendait longtemps avant de partir ».

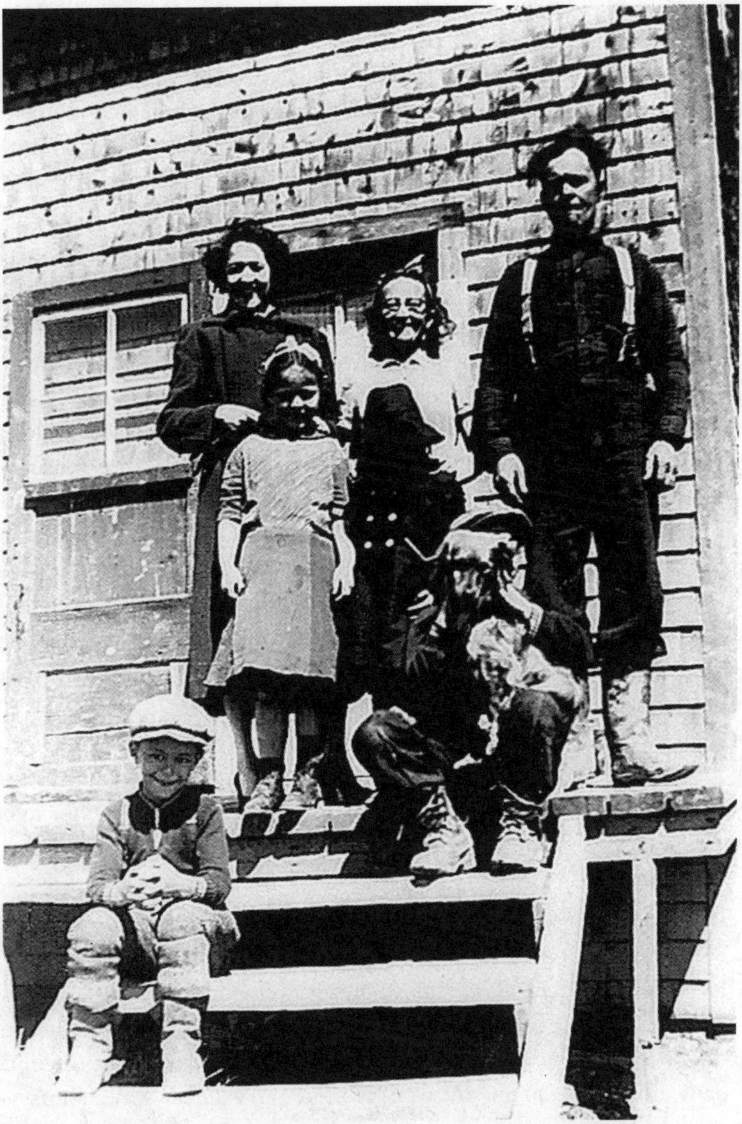

L'infirmière Nicole Dionne-de la Chevrotière auprès d'une famille de colons à Saint-Janvier-de-Chazel, en Abitibi, en 1951. Collection : Nicole Rousseau

Et les prières faisaient partie des soins, comme en témoigne Jeanne-d'Arc Breton-Boissineault: « Il y a eu un cas d'hémorragie une fois. [...]. Ah ! J'avais promis je sais pas quoi aux âmes du purgatoire, des messes... On vient mal dans ce temps-là, ç'a pas de bon sens. » L'infirmière Bas-S-L (1947-1950) raconte qu'elle avait suivi une femme pendant sa grossesse parce que cette dernière l'avait prévenue qu'elle avait déjà fait des hémorragies et elle ne voulait pas accoucher avec le médecin qu'elle trouvait « trop brusque ». Connaissant ce risque, l'infirmière lui avait fait prendre « des toniques » pendant sa grossesse, mais cette précaution n'a pas empêché la nouvelle accouchée de faire une inertie utérine; le curé tout comme le médecin ont alors été appelés de toute urgence et les enfants ont été réveillés pour mettre leurs prières à contribution. Lorsque le médecin est arrivé, la femme allait déjà mieux.

Seule l'infirmière Mary Leblanc nous a rapporté un cas de fièvre puerpérale survenu après « un accouchement assez difficile »; comme elle n'était pas certaine que le placenta avait été complètement expulsé, elle suivait l'accouchée de près: « Puis, trois, quatre, cinq jours après, elle a commencé à faire une terrible fièvre », raconte-t-elle. En plein hiver, le seul transport utilisable est « la traîne à vase », dans laquelle la patiente est installée avec des briques chaudes et conduite à l'hôpital accompagnée de l'infirmière; elle en ressort guérie quelque trois semaines plus tard. Notons que deux de nos quinze narratrices ont fait une fièvre puerpérale à la suite d'un accouchement à l'hôpital avec un médecin; dans un des deux cas, le bébé est décédé d'une broncho-pneumonie à deux mois et demi. Marcelle Laliberté-Saint-Aubin dit qu'elle ne portait des gants lors d'un accouchement que pour se protéger elle-même lorsque la femme n'était pas propre; elle justifie comme suit son manque apparent de précautions: « Les gens vivent dans leur milieu, ils vivent avec leurs microbes à eux autres, pas avec les microbes de tout le monde qui est dans l'hôpital, hein. I'y avait des fièvres puerpérales ou des choses comme ça là [à l'hôpital]. » Accoucher avec un médecin, à la maison ou à l'hôpital, ne constituait donc pas forcément un gage de sécurité.

À la lumière de ces récits de complications plus ou moins graves, on peut s'étonner de constater que la plupart des femmes préféraient accoucher à la maison avec une infirmière plutôt qu'à l'hôpital avec un médecin. Nos 15 narratrices avaient vécu au moins un accouchement à la maison pour un total de 76, dont 57 avec une infirmière, 11 avec un médecin et huit sans infirmière ni médecin. Douze d'entre elles avaient aussi déjà accouché à l'hôpital avec un médecin pour un total de 40 fois, ce qui leur permettait de faire quelques comparaisons.

De ces 15 femmes, seule notre narratrice PSA-1931 a dit avoir aimé mieux ses accouchements à l'hôpital que celui (un seul) à la maison. Pour comprendre cette exception, il faut la situer dans le contexte de ses maternités. La belle-mère, la mère et la sœur de cette dame avaient l'habitude d'agir comme « sage-femme », mais elle-même avait accouché de ses deux premiers enfants dans un hôpital ontarien et de son troisième à l'Hôpital d'Youville à Rouyn, et elle avait aimé rester hospitalisée une semaine après l'accouchement. Lorsque cette dame est devenue enceinte de son quatrième enfant en 1959, sa belle-mère l'a persuadée d'accoucher à la maison avec l'infirmière de la colonie. Cette dernière manquait probablement d'expérience comme sage-femme, car elle a commencé « à paniquer » et à vouloir faire venir le curé parce que le travail a duré 13 heures et elle a apparemment fait administrer un peu trop « d'éther », car madame ajoute : « [...] le bébé s'aide pas, dans c'temps-là, quand i' nous endorment trop dur, on s'aide p'us, là ». De plus, madame n'a pas apprécié avoir ses autres enfants à la maison après l'accouchement : « [...] t'as pas le temps de récupérer », explique-t-elle. Notons que l'enfant est cependant finalement né sans complications.

Les 14 autres narratrices témoignent au contraire de leur préférence pour l'accouchement à la maison pour diverses raisons. Notre narratrice AL-1935 dit avoir trouvé « plate à mort » son premier accouchement à l'hôpital en 1958, survenu « dans le corridor » avant que le médecin ait le temps d'arriver. Elle explique qu'à la maison, il y avait « beaucoup d'visite qui venait » et que la « visite », en plus de constituer un certain divertissement, aidait son mari à préparer les repas. Comme beaucoup d'autres, elle aimait être dans ses « affaires » pour trouver facilement tout ce dont elle avait besoin. Même après une grossesse compliquée par le malheur et la maladie, certaines femmes préféraient encore la maison à l'hôpital, comme en témoigne madame RAL-1917. En septembre 1948, la famille de cette dame de Rollet est durement éprouvée. Alors qu'elle est enceinte de son cinquième enfant, son mari se brûle gravement en travaillant dans son moulin à scie et un incendie détruit la maison familiale. Pendant les trois mois d'hospitalisation de son mari à Rouyn, madame doit gérer le moulin à scie, tout en prenant soin de ses quatre enfants. Épuisée, elle fait « une infection des reins » en novembre et reste une semaine au lit. L'infirmière de la colonie, Irène Adam, lui conseille alors fortement d'accoucher à l'hôpital. C'est ainsi que madame donne naissance à son cinquième enfant à l'Hôpital d'Youville en janvier 1949, une expérience qu'elle décrit comme suit :

> C'tait la première fois qu'j'allais à l'hôpital ; j'ai pas aimé ça, non. J'ai pas trouvé qu'on avait les soins, l'attention qu'on avait chez nous, avec nos infirmières. [...]. Et puis, j'ai trouvé qu'i' nous faisaient patienter pas mal long-

temps. Nous autres, on était habitué…, l'infirmière, elle restait avec nous autres. Quand même qu'elle était pas toujours dans la chambre, elle restait dans la cuisine p'is elle venait nous voir. Tandis qu'à l'hôpital, i' t'mettent dans une p'tite chambre, la chambre de travail, [...] et puis, crie, crie pas, fais c'que tu veux, c'est pas l'temps… J'ai pas aimé ça ! [...]. J'ai trouvé ça dur, plus dur qu'à la maison !

À l'hôpital, les femmes en travail risquaient aussi de participer à la formation d'étudiants en médecine ou de jeunes médecins. Ainsi, notre narratrice AM-1919, référée à l'hôpital par l'infirmière parce que son bébé se présentait par une épaule à sa neuvième grossesse, dit avoir été « écœurée » de cette expérience car, durant ses 12 heures de travail, elle avait subi des examens gynécologiques par de jeunes médecins qui s'exécutaient au moment précis de ses contractions. Après son retour à la maison, elle a appris par l'infirmière qu'elle aurait pu refuser ces examens douloureux, mais comme presque toutes les femmes, elle n'avait pas osé s'opposer aux demandes des médecins.

Malgré cette persistance des femmes de vouloir accoucher à la maison, de nombreux facteurs ont conduit les infirmières à diriger les femmes à l'hôpital, d'abord à l'occasion de complications puis de manière routinière.

2.3 L'INFIRMIÈRE ET LA MÉDICALISATION DE LA MATERNITÉ

Les récits que nos 15 narratrices ont faits de chacun de leurs 116 accouchements au total confirment le déplacement des accouchements de la maison vers l'hôpital documenté par les statistiques présentées précédemment. Nous pouvons les résumer comme suit. Dans ce groupe, le premier accouchement à l'hôpital n'apparaît qu'en 1941, et le dernier accouchement à domicile avec une infirmière de colonie survient en 1968. C'est en 1953 que les femmes de ce groupe ont pour la première fois accouché plus souvent à l'hôpital qu'à domicile ; en effet, sur un total de quatre naissances cette année-là, trois ont eu lieu en milieu hospitalier pour un seul à domicile avec une infirmière de colonie. La tendance vers l'accouchement à l'hôpital dans ce groupe se confirme au cours des cinq années précédant l'entrée en vigueur de la Loi de l'assurance-hospitalisation. En effet, sur le total des 23 accouchements entre 1956 et 1960 inclusivement, 13 ont eu lieu à l'hôpital, alors que seulement 10 sont survenus à domicile avec une infirmière de colonie. Le déplacement des accouchements vers l'hôpital s'est donc produit avant l'entrée en vigueur de cette loi. Cette tendance s'accentue durant les cinq premières années d'application de la loi (1961-1965 inclusivement) puisque, au cours de cette période, seulement trois des treize accouchements de nos narratrices ont eu lieu à domicile, les 10 autres à l'hôpital.

Dans ce groupe, il y a une baisse importante d'accouchements entre la période 1956-1960 et celle de 1961-1965 : on passe en effet de 23 à 13 accouchements. Au-delà de la baisse de natalité généralisée au Québec, il faut préciser que sept de ces quinze femmes, nées avant 1920, avaient déjà complété leur famille en 1961. Si l'on compare l'ensemble de leurs accouchements d'avant 1961 à ceux d'après 1960, on constate une inversion pure et simple de tendance : des 95 accouchements d'avant 1961, le quart seulement (23 exactement) avaient eu lieu à l'hôpital, alors que des 21 accouchements d'après 1960, plus des trois quarts (17 exactement) s'étaient produits à l'hôpital.

Le phénomène de la médicalisation de la maternité, depuis la conception jusqu'aux soins du bébé, est bien documenté, mais le rôle que les infirmières y ont joué est peu discuté[26]. Nos données permettent de décrire comment, dans plusieurs populations éloignées des centres urbains et habituées à considérer l'accouchement comme un événement normal de la vie jusque dans les années 1950, les femmes, à commencer par les infirmières, en sont venues à le voir comme un phénomène à haut risque requérant nécessairement l'hospitalisation. Nous tenterons de décrire les principaux facteurs qui, selon nous, ont graduellement amené les infirmières à contribuer à ce changement de mentalité : la formation des infirmières et leur préparation à faire des accouchements, l'introduction d'instruments et de médicaments par le biais de la trousse de l'infirmière, l'installation graduelle de la peur conduisant l'infirmière à éviter de plus en plus les situations potentiellement difficiles, l'augmentation proportionnelle des accouchements dystociques à domicile et, enfin, un alourdissement de la charge de travail laissant de moins en moins de temps à l'infirmière pour jouer son rôle de sage-femme adéquatement.

Avant de décrire ces facteurs, nous devons considérer que l'infirmière de colonie n'arrivait pas toujours en terrain vierge en matière de services aux femmes enceintes. Il apparaît en effet clair que le recours aux sages-femmes était encore répandu en régions et toléré par le Collège des médecins partout où il n'y avait pas de médecins, mais l'embauche d'infirmières a contribué à modifier ce tableau.

---

26. Denyse Baillargeon. *Un Québec en mal d'enfants. La médicalisation de la maternité, 1910-1970, op. cit.*; Barbara Ehrenreich et Deirdre English, *For Her Own Good. 150 Years of the Experts' Advice to Women*, (New York : Anchor Books, 1978), en particulier le chap. 3, p. 69-98; Hélène Laforce, *Histoire de la sage-femme dans la région de Québec, op. cit.*; Wendy Mitchinson. *Giving Birth in Canada, 1900-1950, op. cit.*

2.3.1 De la « Pelle-à-feu » à l'infirmière sage-femme

L'historienne Hélène Laforce a décrit les stratégies utilisées par les corps médicaux entre 1840 et 1920 pour éliminer les femmes accoucheuses partout où des médecins cherchaient à s'installer pour exercer leur profession, et elle soutient qu'ils ont recouru plus tard aux mêmes moyens pour éliminer les infirmières de colonie[27]. Le Dr Nadeau ne rappelait-il pas à garde Blais en 1933 qu'elle n'aurait la « latitude » de « faire les accouchements » que « jusqu'à l'établissement d'un médecin » dans le territoire qui lui avait été assigné[28] ? À leur arrivée en poste, plusieurs infirmières ont dû se rendre à l'évidence qu'elles n'étaient pas les seules personnes ressources pour les femmes enceintes, et il leur fallut composer avec la présence persistante de sages-femmes locales. Les seuls soins de santé disponibles dans les petites municipalités du Témiscouata, telles Dégelis ou Saint-Eusèbe, étaient ceux donnés par les sages-femmes[29].

Douze des infirmières que nous avons interviewées ont témoigné de la présence d'une sage-femme sur leur territoire ; nous parlons ici de femmes qui exerçaient véritablement cette fonction de manière autonome, toutes sans formation professionnelle. Notons que plusieurs d'entre elles appelaient aussi « sages-femmes » celles qui leur portaient assistance de diverses manières au moment de l'accouchement, comme nous l'avons déjà expliqué. L'attitude des infirmières de colonie à leur égard a varié considérablement ; certaines les ont écartées en faisant intervenir les autorités médicales, mais la plupart ont fait preuve de respect ou de tolérance. Les archives permettent de documenter les cas de conflit, alors que nos entrevues laissent davantage une impression de transition harmonieuse.

---

27. « À partir de cette époque (1920), affirme Laforce, le recul de la sage-femmerie sera entièrement dû à l'attitude du médecin qui reflète en gros le synopsis qui se joue aujourd'hui dans le cas des infirmières de colonies. Tant qu'un médecin ne s'est pas installé dans un village, la sage-femme peut exercer sans préjudice. Mais à partir de la venue d'un praticien, deux possibilités se présentent. Le médecin peut s'assurer de la participation de la sage-femme en n'intervenant qu'à la dernière minute ou seulement dans les cas urgents. » Hélène Laforce, *Histoire de la sage-femme dans la région de Québec*, (Québec : Institut québécois de recherche sur la culture, 1985, coll. « Prix Edmond-de-Nevers », n°4), chap. II, p. 110.
28. ANQ (SMC), B4-D1, Dr Émile Nadeau, directeur adjoint du SPH, à garde Blais, infirmière d'Auclair, Québec, 14 janvier 1933.
29. Société d'histoire et d'archéologie du Témiscouata. *Témiscouata. Synthèse historique* (Cabano : Société d'histoire et d'archéologie du Témiscouata), 2001. Pour Dégelis, cette histoire retient les noms de « Mmes William Soucy (Alma Ouellet), Thomas Pelletier (Tharsile Martin) et Arthur Lavoie (Euphémie Veilleux) » (p. 91-92). Pour Saint-Eusèbe, la Société d'histoire rappelle que : « La plus célèbre (...) était Mme Jérôme Lavoie, que tous appelaient affectueusement la mère Jérôme. Les autres dévouées sages-femmes (...) sont Mmes Claudia Dubé (François Pellerin), Germaine Morin (Aimé Saint-Pierre), Marie-Anna Ouellet (Jos-Albert Dubé dit Courcy), Mme Thomas Saint-Pierre père et Mme Omer Dubé » (p. 114).

En 1944, quelques mois après son arrivée à Saint-Jean de Cherbourg, Reine Leclerc se plaint au Dr Grégoire de la présence sur son territoire d'une sage-femme qui avait été tolérée par l'infirmière précédente, Bernadette Hudon, mais qu'elle voudrait « voir éliminer comme telle ». Elle reproche à cette dame Hormidas Gagnon de la déprécier auprès de la population « pour faire valoir ses théories » ; elle affirme de plus : « je sais que certaines auraient fait de l'infection à la suite d'un accouchement qu'elle aurait fait et de douches qu'elle aurait données et qui a dû être enrayée avec difficulté par Mlle. Hudon ». Le Dr Grégoire écrit aussitôt à madame Gagnon pour l'informer qu'elle pratique « illégalement la médecine » et qu'elle se rend « ainsi passible des sanctions imposées par la loi en pareil cas » ; il l'enjoint à « discontinuer immédiatement ces activités » sous peine de rapporter son « cas » au Collège des médecins et chirurgiens de la province. Cet avertissement du sous-ministre ne semble pas avoir intimidé la sage-femme, puisque l'infirmière se plaint à nouveau le mois suivant que madame Gagnon « agit à la cachette », et elle ajoute : « Elle fait de ses mains et de sa langue pour sauver sa réputation et perdre la mienne. Tout le rang est sur le " qui vive ". Espérant que la mise au point aura un retentissement durable cette fois puisqu'elle peut me faire un tort considérable. » Le 19 mai suivant, le Dr Grégoire écrit deux lettres à ce sujet : une au Collège des médecins pour l'informer et l'autre à Reine Leclerc, pour lui dire de demander au curé de prévenir ses paroissiens que l'infirmière sera retirée si la population ne lui accorde pas son entière confiance. Le Collège ne tarde pas à agir de sorte que, dès le mois suivant, le sous-ministre peut rassurer l'infirmière : « Faisant suite à ma communication récente, le registraire du Collège des Médecins m'informe qu'il a reçu une réponse de Mme. H. Gagnon, de Cherbourg-Ouest, et que celle-ci semble devoir se conformer aux instructions qui lui ont été signifiées[30]. » L'ultime menace semble avoir produit son effet, puisque rien d'autre au dossier ne porte sur ce sujet par la suite.

Un autre cas à l'issue identique permet de voir que l'infirmière de colonie n'était pas nécessairement tout à fait désintéressée en dénonçant la sage-femme locale, et que cette dernière ne manquait pas d'arguments pour se justifier. Corinne Portugais n'est installée dans le village de Grande-Vallée que depuis novembre 1945 ; dès janvier 1946, elle se plaint de la

---

30. ANQ (SMC), B6 D6, St-Jean-de-Cherbourg 1944, Reine Leclerc, infirmière, au Dr Jean Grégoire, sous-ministre de la Santé, 4 avril 1944 ; Dr Jean Grégoire, sous-ministre de la Santé, à madame Hormidas Gagnon, 12 avril 1944 ; Reine Leclerc au Dr Jean Grégoire, 11 mai 1944 ; Dr Jean Grégoire au Dr Jean Paquin, Registraire du Collège des Médecins et Chirurgiens de la Province de Québec, 19 mai 1944 ; Dr Jean Grégoire à Reine Leclerc, 19 mai 1944 ; Dr Jean Paquin au Dr Jean Grégoire, 2 juin 1944 ; Dr Jean Grégoire à Reine Leclerc, 5 juin 1944.

présence d'une sage-femme dans le village voisin qui lui est aussi attitré: « Vous m'aviez dit que je devais aller à Petite-Vallée. Il y a là une femme qui fait les accouchements et tout ce qu'elle peut. Est-ce qu'il n'y aurait pas moyen de l'empêcher car, surtout ces temps-ci, c'est si tranquille que cela ferait bien mon affaire. » Dans une lettre ultérieure, elle se plaint d'ailleurs également que l'infirmière de Cloridorme déborde parfois sur son territoire. Le Dr Grégoire ne tarde pas à faire des « représentations » auprès de la sage-femme, du nom de veuve Louis Déry. Quelques jours plus tard, cette dame se défend:

> Vous avez été royalement trompé en vous disant que je pratique la médecine dans mon district. Je rends, comme par le passé, des services qu'on me sollicite aux accouchements surtout lorsqu'ils ne peuvent avoir à temps le médecin ou la garde-malade. Je n'aime pas à faire ce service et n'aime pas non plus à le refuser, surtout [...] avec les gardes absentes et pas de médecins plus près de 60 milles. Je ne crois pas avoir mal agi en faisant charité[31].

Aucun autre document au dossier ne permet de connaître la suite de cette plainte; on peut comprendre que la sage-femme ait choisi de devenir moins charitable !

Cette histoire confirme l'observation de Laforce, à savoir que la sage-femme ne recherchait pas la clientèle, mais répondait plutôt à des demandes de services[32]. Notre narratrice RAR-1911 confirme que bien des femmes aimaient mieux accoucher avec une certaine dame Gaumont de leur colonie qu'avec l'infirmière; elles aimaient le langage simple et la familiarité de cette femme par comparaison avec l'attitude forcément un peu distante de la professionnelle, par ailleurs très appréciée. De plus, il est arrivé que certaines infirmières n'agissent pas adéquatement surtout lorsqu'elles manquaient de préparation. Madame TM-1924 raconte, par exemple, l'accouchement de son deuxième enfant, en 1948, avec l'infirmière de sa colonie qui avait été militaire durant la Deuxième Guerre mondiale:

> C'tait une garde de l'armée, elle ! [...]. Elle a fait l'accouchement. Ma belle-mère a assisté; [...] elle, elle a eu 14 enfants, elle savait c'que c'était un accouchement. [...]. La garde, après l'accouchement, elle s'est habillée, elle a mis ses bottes, p'is elle a dit à mon mari d'aller atteler l'cheval pour s'en retourner. Moi, j'avais encore des douleurs à toutes les cinq minutes. Ça fait qu'là, ma belle-mère dit « Allez-vous en pas ! Elle a des douleurs à toutes les cinq minutes ! Le placenta est pas tout sorti, i'en reste juste un p'tit peu ! » Ça fait

31. ANQ (SMC) B7 D6, Grande-Vallée, Corinne Portugais, infirmière, au ministère de la Santé, 28 janvier 1946; Dr Jean Grégoire, sous-ministre de la Santé, à Corinne Portugais, 4 février 1946; Corinne Portugais, au ministère de la Santé, 7 février 1946; Dr Jean Grégoire, sous-ministre de la Santé, à madame Louis Déry, 12 février 1946; Grande-Vallée, madame Louis Déry au ministère de la Santé, 20 février 1946.
32. Hélène Laforce, *Histoire de la sage-femme dans la région de Québec*, *op. cit.*, chap. III.

que là, elle (l'infirmière) a pas dit un mot, elle est rentrée dans la chambre p'is elle est allée m'chercher ça, là, à froid ! [...]. Ça m'a fait mal !

Cette dame poursuit en disant qu'elle serait probablement morte si sa belle-mère n'avait pas insisté pour que l'infirmière extirpe les restes du placenta et elle affirme qu'une de ses voisines de rang était décédée dans des circonstances similaires.

Parmi les 12 infirmières interviewées qui ont dû composer avec une sage-femme locale, seulement deux en parlent de manière plutôt négative, lui reprochant essentiellement son manque d'hygiène : « des gens de la place l'appelaient la graffigneuse [...]. Je la revois encore ; je ne trouvais pas qu'elle avait les ongles bien propres », explique l'infirmière C-N (1941-1948). Généralement, les infirmières interviewées décrivent la sage-femme locale comme une dame très âgée et plutôt heureuse de céder sa place à une jeune :

la sage-femme [...] qui faisait les accouchements avait 82 ans. [...] le Bon Dieu les protégeait parce que, réellement, il ne leur arrivait pas rien, pas grand-chose, non. [...]. Quand j'ai eu le droit de travailler, je suis allée la voir, cette dame Roy-là ; elle ressemblait à une belle grosse Irlandaise, les beaux cheveux roux. [...]. Je lui ai dit : « Je vais prendre votre place, est-ce que je vous fais de la peine ? » Elle dit : « Non, je suis contente ; j'attendais ça. » (L'infirmière Gasp (1936-1976))

Certaines étaient rassurées par l'expérience de la sage-femme et acceptaient volontiers son aide. Ainsi, Mary Leblanc, qui n'avait que 24 ans à son arrivée en colonie, avoue : « Ce furent les sages-femmes autodidactes de la colonie qui m'ont initiée dans le réalisme des accouchements à domicile. » L'infirmière Bas-St-L (1960-1975) C-N (1983-1987), qui a exercé près d'une réserve indienne de la Côte-Nord, où il y avait une sage-femme autochtone, affirme : « [...] elle (la sage-femme) se trompait pas d'un iota. [...]. Elle venait m'aider ». Annette Bélanger-Beaupré dit avoir bien connu la sage-femme Marie Ouellet de Rivière-Bleue, qui « faisait b'en plus d'accouchements que le médecin », mais qui n'a jamais été poursuivie parce que « les gens ne disaient pas un mot ». Edna Lachance et Marie-Hélène Girard, deux infirmières postées tardivement sur la Basse-Côte-Nord, rappellent la présence d'infirmières sages-femmes formées en Angleterre, autrefois à l'emploi de la Grenfell Medical Mission, dont Janet Cox, qui aurait exercé à Aguanish jusqu'en 1991.

Contrairement aux accoucheuses autodidactes, les infirmières pouvaient se réclamer d'une formation reconnue par les autorités, le cours d'infirmière, même si cette formation les préparait très peu à leur rôle de sage-femme.

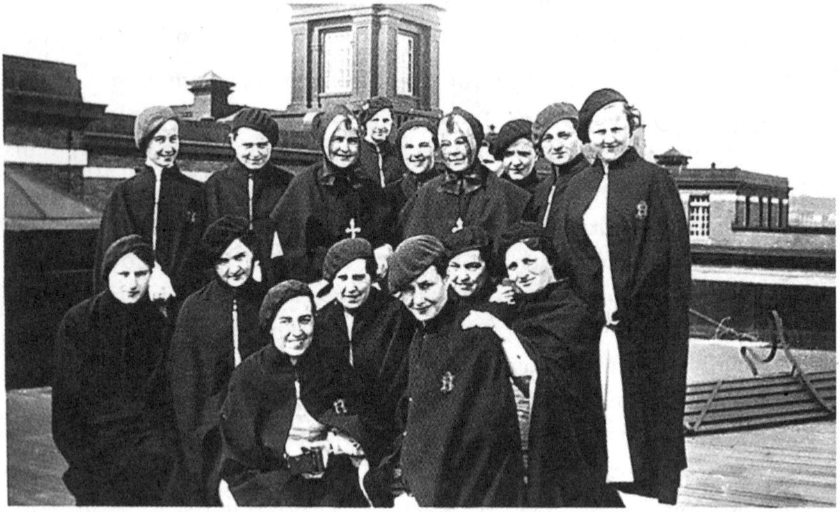

Un groupe de finissantes du cours d'infirmière de l'Hôpital Saint-Sacrement à Québec, en 1935. Parmi celles-ci se trouve l'infirmière de colonie Florence Lavoie-Lebel. Collection: Nicole Rousseau

2.3.2 La formation des infirmières et leur préparation à faire des accouchements

Des 48 infirmières interviewées, 16 ont dit n'avoir reçu aucune préparation autre que ce qu'elles avaient pu apprendre pendant leur cours d'infirmière. La proportion d'infirmières n'ayant reçu aucune préparation augmente après 1946, et une seule des infirmières ayant complété son cours après 1961 a dit avoir reçu une certaine préparation. Des 32 infirmières qui estimaient avoir été préparées à faire des accouchements, 25 l'avaient été de façon très inégale par des médecins. Dans tous les cas, il s'agissait d'une initiative de leur part pour se préparer à leur travail en colonie, qui consistait souvent en un stage de quelques jours auprès d'un médecin, généralement en milieu hospitalier. Ce dernier acceptait de se laisser observer et de donner quelques conseils; l'infirmière avait rarement l'occasion de faire elle-même un accouchement.

La formation reçue variait beaucoup en durée et en contenu; ainsi, certaines infirmières ont dû se contenter d'observer quelques accouchements, tandis que d'autres ont appris à « faire des touchers » (évaluer par le toucher le degré de dilatation du col de l'utérus), à faire des versions ou autres manipulations en cas de mauvaises présentations et même à appliquer des forceps. Anita Dionne-Ott, par exemple, raconte qu'après son cours, elle a fait « un stage très, très court » à l'Hôpital de La Miséricorde « comme spectatrice le plus souvent », ce qui lui a donné la possibilité de voir « peut-être une dizaine, pas plus que ça, d'accouchements ». Marcelle Laliberté-Saint-Aubin dit qu'elle a « talonné » les médecins pendant son cours, terminé en 1949, pour apprendre à faire un accouchement à domicile en vue d'aller en colonie.

Seulement six infirmières avaient été préparées à faire des accouchements par une autre infirmière, généralement par l'infirmière de colonie à qui elles succédaient et qui les accompagnait pour leurs premiers accouchements. Ce fut le cas de Jovite Langis-Côté, qui n'avait reçu aucune préparation avant de partir en colonie, mais qui a été accompagnée par Louisette Beaudoin-Mercier pour ses premiers accouchements. Marie-Hélène Gagné-Roy, qui nous a dit avoir fait environ 500 accouchements bénévolement après son départ de la colonie Saint-Jogues, invitait sa remplaçante, Mary Leblanc, à l'accompagner lorsqu'elle prévoyait faire un accouchement à domicile, ce que la jeune infirmière appréciait beaucoup. Cette dernière dit avoir aussi bénéficié de l'aide de deux sages-femmes de sa colonie ; elle se faisait toujours accompagner par l'une d'elles pour l'accouchement d'une primipare.

Quelques infirmières ont eu une combinaison de préparation médicale et d'initiation à leur rôle avec une autre infirmière ou une sage-femme. Ainsi, Jeannette Coulombe-Morneau, qui avait complété son cours en 1937, n'avait reçu aucune formation avant de partir en colonie en 1945, mais elle dit qu'elle travaillait au début avec « garde Giroux » ; entre 1948 et 1954, elle profite d'une longue absence pour faire un stage en obstétrique à La Miséricorde, dont elle dit que « c'était de l'or ». De son côté, l'infirmière Bas-St-L (1947-1950) a passé 15 jours avec des médecins de l'Hôtel-Dieu de Rimouski immédiatement après son cours, et elle profitait de ses vacances annuelles pour se perfectionner en obstétrique ; cependant, elle collaborait aussi avec les sages-femmes, avec qui certaines femmes de sa colonie préféraient accoucher.

On peut conclure de ces faits que la majorité des infirmières, conscientes que leur cours était insuffisant, avaient cherché une préparation supplémentaire pour faire des accouchements ; cette formation était généralement offerte par un ou des médecins. Elles avaient donc forcément été exposées à ce qui caractérise l'approche médicale : le recours aux instruments et aux médicaments.

L'infirmière Délima Mallet-Williamson lors de sa collation des grades comme infirmière, en 1950, avant d'occuper le poste de Saint-Louis-de-Gonzague, dans la région du Bas-Saint-Laurent. Collection: Nicole Rousseau

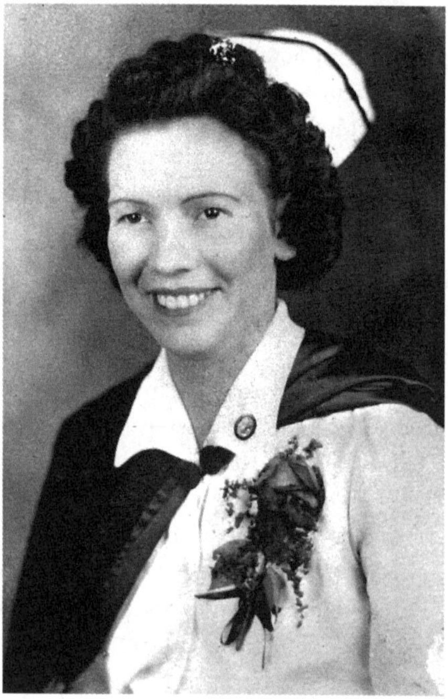

2.3.3 L'introduction d'instruments et de médicaments par l'infirmière

La trousse caractérise l'infirmière de colonie, tout autant que le médecin de campagne. Selon une infirmière diplômée en 1937, beaucoup de diplômées recevaient « des bistouris », « un set de ciseaux » et même « une trousse » comme cadeau, car il n'était pas rare qu'elles fassent du service privé à cette époque[33]. Au départ, la trousse ne contenait presque que des instruments, mais rapidement l'infirmière de colonie y ajoutait des médicaments, dont plusieurs servaient au moment d'un accouchement.

Par les premiers contrats d'embauche, les autorités s'engageaient à fournir aux infirmières de colonie « les principaux instruments de chirurgie », de même « qu'un certain nombre de médicaments usuels » dont elles pouvaient avoir besoin, notamment pour les accouchements[34]. Nous savons que le perce-membrane était exclu, car le Dr Lessard l'a refusé à Gabrielle Blais, en lui répondant: « [...] j'ai pratiqué pendant 26 ans et je

---

33. Entrevue avec l'infirmière Iles-Mad. (1940-1942).
34. ANQ-AT, fonds non classifié, Dr Alphonse Lessard, directeur du Service de l'Assistance publique, à Germaine Lamy, contrat d'embauche, 14 octobre 1935, c.c. pour le Dr Martel.

n'en ai jamais eu ; je considère que vous pouvez vous en passer[35] ». Claire Martin explique qu'en raison des nombreuses demandes d'ajouts faites par des infirmières, le ministère de la Santé a établi une « liste d'instrumentation » devant servir de guide aux infirmières pour s'installer en dispensaire et elle présente cette liste[36]. Les infirmières n'étaient nullement obligées de s'y conformer ; alors que certaines, cédant parfois aux pressions des représentants pharmaceutiques ou autres, avaient tendance à acheter plus que nécessaire[37], d'autres ont au contraire retourné certains instruments qu'elles refusaient d'utiliser. Les descriptions de contenu de la trousse faites par celles que nous avons interviewées varient donc de l'une à l'autre. Certains instruments, mentionnés plus souvent, semblent cependant constituer l'équipement de base : « des ciseaux pour le cordon ombilical », « des pinces pour le cordon », quelques aiguilles et du fil « pour faire des points », un masque, une bouteille d'éther, une bouteille de chloroforme et des forceps[38].

La mention de forceps comme faisant partie des instruments est de prime abord surprenante puisque, depuis 1909, la loi réservait aux médecins l'usage exclusif des instruments d'obstétrique[39]. L'écart entre la position officielle des autorités à cet égard et la réalité vécue sur le terrain reflète à la fois l'ambiguïté et la souplesse tout à fait caractéristiques du SMC. Ainsi, en janvier 1936, le Dr Lessard écrit à plusieurs infirmières de colonie pour leur demander de retourner les forceps faisant partie de leur trousse. Cette lettre constitue un exemple du double discours typique que les autorités médicales ont constamment tenu avec et au sujet des infirmières de colonie : cet art de dire « non », tout en ouvrant la porte à une forme de « oui » et de prévoir des exceptions, souvent nombreuses, à la

35. ANQ (SMC), B4-D1, *Lettre du docteur Alphonse Lessard, directeur du S.P.H., à Garde Blais, infirmière d'Auclair*, Québec, 22 février 1933.
36. Claire Martin, *L'infirmière de colonie en Abitibi-Témiscamingue. Récit historique*, présenté au ministère des Affaires culturelles du Québec, Direction de l'Abitibi-Témiscamingue, automne 1992, p. 226-227 ; il s'agit d'une liste non datée, portant l'en-tête du ministère de la Santé et du Bien-être social, trouvée dans le dispensaire de Gertrude Duchemin.
37. Par exemple, l'infirmière A-T (1954-1963) Bas-St-L (1963-1968) raconte qu'elle avait acheté au coût de 300 $ un appareil qui permettait aux femmes en travail de contrôler elles-mêmes la quantité d'anesthésie qu'elles voulaient recevoir.
38. Cette liste a été constituée à partir de nos entrevues avec les infirmières, notamment Iles-Mad. (1940-1942), Irène Bergeron-Dupont, Yvonne Grignon et Anita Dionne-Ott.
39. Sur les stratégies utilisées pour réduire le champ d'action des sages-femmes et pour les éliminer, voir Jacques Bernier, *La médecine au Québec. Naissance et évolution d'une profession*, (Sainte-Foy : Presses de l'Université Laval, 1989) et Hélène Laforce, *Histoire de la sage-femme dans la région de Québec*, IQRC, Collection : Edmond-de-Nevers, n° 4, (Québec : IQRC, 1985). Bernier (p. 108) cite les *Statuts de la province de Québec*, 9 Edward VII, chap. 55, 1909 : « Il est interdit aux sages-femmes d'employer les instruments. »

règle. Ainsi, à l'infirmière Gagnon qui s'étonne de ne pas trouver des forceps dans sa trousse, le médecin répond :

> Dans le passé, il est vrai que nous avons mis cet instrument à la disposition de nos infirmières dans les centres de colonisation, mais pour divers points de vue, et en raison de l'économie qu'il nous faut pratiquer d'une façon aussi rigoureuse que possible, nous devons maintenant le supprimer.

Et, comme s'il voulait consoler l'infirmière de ce retrait, il poursuit :

> Comme question de fait, il n'est employé dans la pratique qu'exceptionnellement et dans les autres cas, en ce qui vous concerne, ils devront être référés au médecin qui sera affecté à la surveillance médicale de votre canton, suivant le projet d'organisation que nous voulons appliquer de concert avec le département de la Colonisation[40].

Par « divers points de vue », le directeur du SPH évoque évidemment l'opposition du corps médical, qui tenait à se réserver l'usage de cet instrument. Officiellement, donc, les infirmières de colonie ne devaient plus disposer de forceps après 1936. Cependant, sur les 48 que nous avons interviewées, seulement sept ont précisé qu'elles n'en avaient pas eu, certaines ajoutant que cela leur était interdit ; par contre, au moins 17 d'entre elles pouvaient disposer de cet instrument, dont une embauchée en 1960[41]. Comment expliquer cette contradiction ?

Notons que le Dr Lessard évoque, entre autres, comme motif de retrait la « raison de l'économie ». Ceci ouvre la porte à une alternative : l'infirmière peut en effet acheter l'instrument que le SPH refuse dorénavant d'inclure dans sa trousse, et il est évident que certaines ont possédé leurs propres forceps. Ainsi, nous savons qu'Irène Bouffard, postée à Saint-Vital-de-Clermont de 1939 à 1946, possédait ses propres forceps car, après son départ, ils ont été vendus à sa remplaçante. Et son supérieur immédiat, le Dr Leblanc, était certainement au courant, puisque c'est lui qui s'est chargé de vendre les biens que cette infirmière avait laissés au dispensaire et de lui faire parvenir le montant acquis par leur vente, dont la somme de 6,60 $ pour les forceps[42]. On peut logiquement présumer que plusieurs forceps acquis antérieurement à 1936 ont été ainsi vendus par une infirmière démissionnaire à sa remplaçante, ou tout simplement laissés parmi les instruments disponibles au dispensaire. En insistant un peu, certaines

40. ANQ (A-T), Dr Alphonse Lessard, directeur du SPH, à Marie-Louise Gagnon, infirmière à Beaucanton, 24 janvier 1936. Le même mois, Marguerite Patry recevait une lettre semblable.

41. Parmi les sept infirmières qui n'ont pas eu de forceps, notons Béatrice Hubert, Lorraine Leblanc et Bibiane Trottier-Dumont. Parmi celles qui ont affirmé en avoir eu, mentionnons Marguerite Turgeon, l'infirmière n° 44 Sag-LSJ (1952-1957), Irène Bergeron-Dupont et l'infirmière n° 6 Bas-St-L (1960-1975) C-N (1983-1987).

42. ANQ-AT, Dr J.A. Leblanc, officier médical, à Irène Bouffard, g.m.e., Rouyn, 8 mars 1946.

infirmières réussissent à en obtenir ; c'est le cas de Louise Matte qui, après avoir d'abord essuyé un refus, remercie quelques jours plus tard le sous-ministre Grégoire pour les forceps qu'elle a reçus[43].

Le Dr Lessard avait cependant raison d'affirmer que les infirmières n'employaient « qu'exceptionnellement » les forceps ; si l'on en croit les nombreux témoignages en ce sens que nous avons recueillis, cet instrument était en effet jugé inutile, voire dangereux, par la plupart d'entre elles. Seulement cinq infirmières de notre échantillon les avaient utilisés et, à part Anita Dionne-Ott, elles ne l'avaient fait qu'une ou deux fois, avec réticence et prudence. C'est le cas par exemple d'une infirmière qui avait accepté d'aller aider, dès la fin de son cours en 1940, son cousin jeune médecin sur la Côte-Nord ; ce dernier quitte cinq mois plus tard et lui laisse une partie de ses médicaments et instruments, incluant les forceps. Elle est alors embauchée par le ministère de la Santé et conserve les forceps qu'elle dit n'avoir utilisés qu' « une ou deux fois » par peur de « ruptures de l'utérus[44] ». Elle affirme pourtant avoir fait une moyenne de 100 accouchements par année entre 1941 et 1948. Une des raisons invoquées pour ne pas appliquer les forceps est tout simplement la force physique que cette technique requiert, comme en témoigne Marie-Hélène Gagné-Roy : « [...] j'avais pas mis les forceps ; j'avais pas la force. [...]. Quand je me suis mariée, je pesais 80 livres...[45] ». Certaines, comme Jeanne-d'Arc Breton-Boissineault, réservaient l'usage des forceps aux médecins qui allaient les aider pour les accouchements trop compliqués : « Ils s'en sont servi, mais pas moi. J'osais pas ; [...] je savais que c'était dangereux... ». Les infirmières savaient, pour l'avoir observé à l'hôpital, que le recours aux forceps pouvait causer des blessures graves : « J'avais fait des stages en maternité à deux hôpitaux et je trouvais [...] (que) les femmes qui restaient infirmes (à la suite d'un accouchement), c'était des applications de forceps. [...]. Oui, j'avais des forceps que j'ai jamais sortis de leur boîte », explique l'infirmière A-T (1936-1943)[46]. Plus encore, certaines infirmières considéraient cet instrument comme inutile. Par exemple, Hénédine Gendron-Beaupré a demandé au ministère de la Santé de récupérer les forceps disponibles dans son dispensaire en disant : « Ça sert à rien ; moi je les jette. Venez les chercher. »

---

43. ANQ (SMC) B3-D6, Dr Jean Grégoire, sous-ministre de la Santé, à Louise Matte, infirmière à Sainte-Thérèse-du-Colombier, 13 janvier 1941 et Louise Matte au Dr Jean Grégoire, 16 janvier 1941.
44. Entrevue avec l'infirmière C-N (1941-1948).
45. Entrevue avec l'infirmière Marie-Hélène Gagné-Roy.
46. Entrevue avec l'infirmière A-T (1936-1943).

Bien au-delà des limites fixées par la loi, des interdictions qui en découlaient, du manque de formation pour s'en servir ou des peurs que l'instrument leur inspirait, le recours ou non aux forceps s'insère, pour plusieurs des infirmières interviewées, dans une approche de l'accouchement qui contraste avec l'approche médicale de cet événement. Nicole Dionne-de la Chevrotière, postée dans trois colonies de l'Abitibi-Témiscamingue entre 1950 et 1974, en témoigne :

> [...] moi, je m'en suis jamais servi (des forceps) ; j'ai jamais eu besoin. Même j'ai eu à faire une version une fois, mais j'ai jamais eu besoin des forceps. Un accouchement finalement, ça prend de la patience surtout ; si on a suffisamment de patience p'is qu'on peut aider la patiente à en avoir aussi, ça finit toujours par bien se terminer... la plupart du temps.

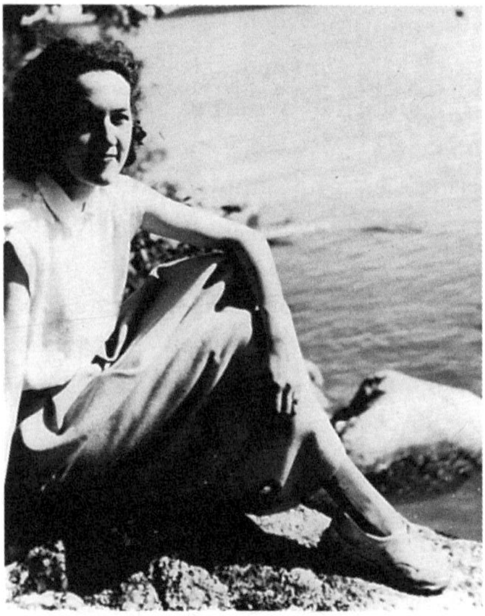

L'infirmière Nicole Dionne-de la Chevrotière
se reposant au Lac Abitibi, vers 1935.
Collection : Nicole Rousseau

Bien qu'une seule infirmière en ait parlé, nous croyons que la taille de leurs mains, normalement plus petite que celle des mains de médecins masculins, leur permettait d'exécuter des manipulations qu'un homme pouvait difficilement envisager, telles que défaire des circulaires du cordon ou faire une version. L'infirmière A-T (1936-1943) raconte que le médecin demandé pour un accouchement avec présentation d'une main lui a demandé de faire la version : « le docteur Chabot [...] m'a fait faire la version parce que j'avais les mains plus petites que lui. Il m'a expliqué comment faire p'is j'ai tourné le bébé ». Les forceps n'ont-ils pas d'ailleurs une forme imitant celle de petites mains placées en cuillers ?

Parmi les instruments énumérés plus haut, les ciseaux étaient certainement les plus utilisés d'abord pour couper le cordon ombilical, mais aussi parfois pour faire une épisiotomie. Là encore, les témoignages de nos infirmières varient. Nous avons vu que plusieurs étaient manifestement fières de n'avoir jamais eu de déchirure et, par conséquent, de n'avoir jamais fait d'épisiotomie alors que d'autres affirment ne pas avoir eu le choix d'exécuter cette intervention. Yvonne Grignon se justifie : « [...] ça m'avait été expliqué à Saint-Sacrement que, quand le périnée blanchit, [il] faut le soutenir. Si on n'y arrive pas, faut inciser ; faut pas le laisser déchirer en direct, faut inciser de chaque côté. Alors ça, je l'ai fait aussi, une fois. P'is j'ai fait les points chaque côté ». Cependant, Marcelle Laliberté Saint-Aubin explique que « c'était toujours la première chose de protéger le périnée » ; elle y arrivait en le soutenant d'une main à l'aide d'une gaze sèche pour éviter que sa main glisse et que « la tête arrive d'un coup sec p'is qu'elle brise le périnée ». Elle ajoute : « Tu mets ton autre main en avant pour diriger la tête... » D'autres instruments ont aussi été mentionnés. Bibiane Trottier-Dumont parle d'une « petite pompe de caoutchouc pour enlever le mucus » du nouveau-né immédiatement après la naissance. Pour sa part, Anita Dionne-Ott apportait toujours « une bassine à lavement » : « J'accouchais toujours mes malades sur la bassine... », dit-elle.

Ces faits portent à conclure que certaines infirmières avaient développé un savoir-faire et surtout la capacité d'attendre qui leur permettaient d'éviter d'utiliser des instruments pour faire face à certains problèmes, alors que d'autres ne connaissaient pas d'alternative à un tel recours, et avaient même tendance à introduire des accessoires inutiles. L'introduction de médicaments pendant la grossesse et l'accouchement suit le même modèle, en commençant par la distribution de suppléments alimentaires. Ainsi, il est souvent arrivé que des infirmières distribuent gratuitement des capsules d'huile de foie de morue ou d'huile de flétan, fournies par la Croix-Rouge ou le ministère de la Santé pour pallier la sous-alimentation de nombreuses femmes enceintes et prévenir la tuberculose. Des lettres échangées entre certaines infirmières et le Dr Grégoire, sous-ministre de la Santé, révèlent que, pendant la Deuxième Guerre mondiale et sans doute en raison du rationnement, ce ministère envoyait de la quintonine dans les colonies à distribuer gratuitement aux femmes enceintes, dans le but d'augmenter la sécrétion lactée pour qu'elles puissent allaiter leur nouveau-né plus longtemps[47]. Après la guerre, on a au contraire encouragé les femmes à nourrir leur bébé à la bouteille avec des formules commerciales plutôt qu'au sein ; les infirmières ont alors commencé à administrer un médicament pour empêcher la sécrétion lactée. Marcelle Laliberté-Saint-Aubin, qui a eu son premier poste en 1950, explique : « c'était pu b'en b'en à la mode (l'allaitement) ; les femmes nourrissaient pas dans ce temps-là, alors on donnait du Stilbestrol ». Selon l'historienne Jessica Martucci, les infirmières des milieux hospitaliers auraient contribué à ce déclin de l'allaitement maternel, qui avait chuté à moins de 20 % dans certaines régions des États-Unis au milieu du XXe siècle. Soumises qu'elles étaient aux prescriptions médicales et accaparées par leurs tâches, les infirmières ont administré aux nouvelles accouchées, soit à leur insu, soit en leur mentant, les médicaments prescrits par les obstétriciens pour empêcher la lactation[48]. Marguerite Pelletier-Martin n'a sans doute pas été la seule non plus à faire prendre systématiquement du calcium aux femmes enceintes sous-alimentées à partir du 4e ou 5e mois de grossesse[49].

Nous avons vu que la « trousse de base » comprenait une bouteille d'éther et une bouteille de chloroforme, mais graduellement, les infirmières ajoutent à ces substances anesthésiques une variété de médicaments allant des suppléments de fer administrés durant la grossesse aux femmes anémiées jusqu'aux médicaments ocytociques pour prévenir une hémorragie post-partum, en passant par les solutés.

Le premier motif invoqué pour introduire un médicament dans le processus de l'accouchement est le soulagement de la douleur, d'où l'inclusion d'une bouteille de chloroforme et d'une autre d'éther dans la trousse de base. Georgette Boutin-Turgeon raconte que les femmes de sa colonie, autrefois habituées à accoucher sans aucune forme d'anesthésie avec des sages-femmes, ont vite pris goût aux façons de faire de l'infirmière, qui leur administrait « des calmants » et « un petit peu d'anesthésie, un mélange d'éther et de chloroforme, juste pour l'expulsion ». Aucune infirmière n'a

---

47. ANQ (SMC) B2 D4, Jeanne d'Arc Chabot, infirmière à d'Alembert, au Dr Jean Grégoire, sous-ministre de la Santé, 16 juillet 1940 ; ANQ (SMC), B2 D9, Gertrude Duchemin, infirmière de La Corne et Vassan, au Dr Jean Grégoire, sous-ministre de la Santé, 18 mars et 25 novembre 1940. Alexandra Lavallée-Desbiens, embauchée en 1943, témoigne de l'encouragement à l'allaitement : « Bien évidemment, l'allaitement naturel primait, ça c'est bien sûr. »
48. Jessica Martucci, « Maternal Expectations : New Mothers, Nurses, and Breastfeeding », *Nursing History Review*, 20 (2012) : 72-102.
49. Entrevue avec l'infirmière Marguerite Pelletier-Martin.

précisé dans quelle proportion ces deux substances étaient mélangées ; la plupart ne mentionnent d'ailleurs que le chloroforme lorsqu'elles décrivent l'anesthésique utilisé. Cependant, toutes insistent sur la petite quantité administrée, souvent par une « sage-femme » agissant bénévolement comme assistante de l'infirmière ; Nicole Dionne-de la Chevrotière décrit cet art du « juste assez, mais pas trop » :

> [...] quand i'y avait la sage-femme, c'est elle qui le faisait. Sinon, on donnait le masque à la femme p'is on mettait un petit peu d'anesthésie dessus ; elle, elle tenait son masque, et quand la tranchée (contraction) était passée, elle l'enlevait parce que c'était jamais une anesthésie pour les endormir complètement là. C'était une « anesthésie à la reine » qu'on appelait ; on donnait juste un peu pour calmer la tranchée, peut-être un peu par confiance aussi...

Marcelle Laliberté-Saint-Aubin confirme cette technique en la situant dans l'approche caractéristique de l'infirmière sage-femme :

> [...] quand la patiente était pas trop souffrante, moi je m'assoyais sur le bord du lit p'is on jasait tranquillement. Quand elle avait une contraction, des fois je donnais juste une goutte là, le temps que la douleur (passe)... p'is on continuait à parler. Ça se faisait tellement d'une façon détendue là ! T'sais, les femmes étaient pas stressées, [...] fallait pas que t'endormes, parce que le chloroforme arrête le travail.

Plusieurs infirmières ont parlé du recours à l'anesthésie surtout lors de manœuvres extrêmement douloureuses pour la femme en travail, devenues nécessaires en raison de mauvaises présentations. Notre narratrice TM-1924 raconte son long et douloureux accouchement en 1951 d'un garçon de neuf livres, à la maison avec sa mère et l'infirmière Marie-Blanche Beaudet ; le bébé a des circulaires du cordon que cette dernière défait manuellement en soulageant madame avec du chloroforme.

Il semble cependant que certaines infirmières ne se soient pas contentées de l'anesthésie à la reine, car Yvonne Grignon affirme en avoir connu qui se servaient du Pentothal, et elle s'en indigne : « On n'avait pas le droit de se servir du Pentothal p'is avec raison. » L'infirmière Bas-St-L (1947-1950) raconte l'accouchement d'une primipare de 18 ans à qui elle avait administré, comme elle l'avait appris d'un obstétricien, un lavement au Penthotal parce que le col de sa patiente ne se dilatait pas ; elle avait alors affirmé avec autorité aux deux femmes venues aider et qui voulaient plutôt faire marcher la parturiente : « [...] c'est b'en de valeur, madame là, elle ne marchera pas ; elle va se coucher dans son lit... ».

Graduellement, le temps passé à « jaser » avec la parturiente pour l'aider à se détendre et à moins souffrir est remplacé par l'administration d'un médicament analgésique ou un narcotique, notamment le Démerol[50]. Juliette Jourdain-Dumont, par exemple, dit avoir commencé à utiliser le Démerol lors des accouchements dès la sortie de ce médicament qu'elle pouvait acheter « avec un papier du Dr Bérubé ». Edna Lachance apporte un complément d'information important quant à l'usage du Démerol pour soulager une femme en travail. Cette infirmière a suivi un cours de « Outpost Nursing » après avoir occupé un dispensaire de la Basse-Côte-Nord de 1972 à 1974 ; durant cette formation, elle a appris que les sages-femmes formées en Grande-Bretagne utilisaient le Phénergan, un antihistaminique/sédatif, plutôt que le Démerol, un narcotique, pour soulager les femmes en travail. Elle ajoute qu'auparavant, elle n'avait connu qu'un seul médecin qui recourait au Phénergan, un médicament tout aussi efficace, dit-elle.

À part les analgésiques, le Pitocin, un médicament ocytocique[51], a rapidement été adopté par plusieurs infirmières, mais nous constatons la même réserve à son égard qu'à propos des forceps. Alors que certaines semblent y avoir recouru régulièrement, d'autres ne l'administraient qu'après l'expulsion du bébé pour favoriser celle du placenta et prévenir une hémorragie ou refusaient simplement de s'en servir.

Trois de nos narratrices de Cléricy ayant accouché plus d'une fois avec Marguerite Patry, la deuxième infirmière de cette colonie, ont révélé que cette dernière leur administrait un médicament par injection « pour aider le travail[52] ». L'une d'elles raconte qu'elle continuait d'éprouver des contractions douloureuses pendant des jours après son accouchement : « J'avais de la difficulté à me tourner, même dans le lit », dit-elle. Ce n'est qu'à l'accouchement de son sixième enfant avec l'infirmière Justine Guy-Goulet, beaucoup moins interventionniste, que cette dame découvre la cause de ses douleurs post-partum[53].

Certaines infirmières administraient un médicament ocytocique pour prévenir ou arrêter un début d'hémorragie après l'accouchement, comme l'explique l'infirmière Bas-S-L (1947-1950) : « J'attendais que ça soit bien fini (les saignements) avant de partir. Des fois, je donnais des injections. Je prenais la tension (artérielle) ; quand la tension était basse, je ne partais pas. Je donnais des injections pour les stimuler un petit peu ou bien pour aider à faire contracter. » Il est aussi arrivé que des infirmières adminis-

---

50. Il s'agit du nom commercial de la mépéridine, un analgésique de type opioïde.
51. Un médicament ocytocique a comme effet principal d'augmenter le tonus de l'utérus et de provoquer ou de renforcer les contractions utérines.
52. Entrevue avec la narratrice HL-1932, Cléricy, 12 juin 1995 ; entrevue avec MAL-1914, Cléricy, 28 août 1995 ; entrevue avec TR-1932, Cléricy, 12 juin 1995.
53. Entrevue avec TR-1932, Cléricy, 12 juin 1995.

trent du Pitocin sur recommandation d'un médecin. Jeanne Lussier-Gosselin raconte un cas qui l'avait inquiétée énormément parce que la date prévue de l'accouchement était dépassée de 10 jours, que la parturiente avait des contractions, que son col ne se dilatait pas et qu'elle refusait d'aller à l'hôpital ; un médecin de l'hôpital de Sherbrooke lui explique qu'il s'agit probablement d'une présentation avec circulaires du cordon et lui conseille de provoquer l'accouchement avec du Pitocin. Madame Lussier-Gosselin suit ce conseil, tout en promettant « une lampe du sanctuaire », car elle est consciente des risques de cette intervention, dont elle décrit la suite :

> Après plusieurs heures de travail, [...] le petit bébé est arrivé avec ses circulaires et je me suis empressée à [...] passer le doigt dans le cou et il y'avait deux circulaires. Là, j'ai coupé mon cordon tout de suite, j'ai sorti ce petit bébé-là ; i'était bleu comme un raisin. J'ai eu beaucoup de difficulté à le réanimer comme il faut. [...]. Ç'a été un enfant qui a grandi normalement, mais qui m'avait beaucoup, beaucoup inquiétée.

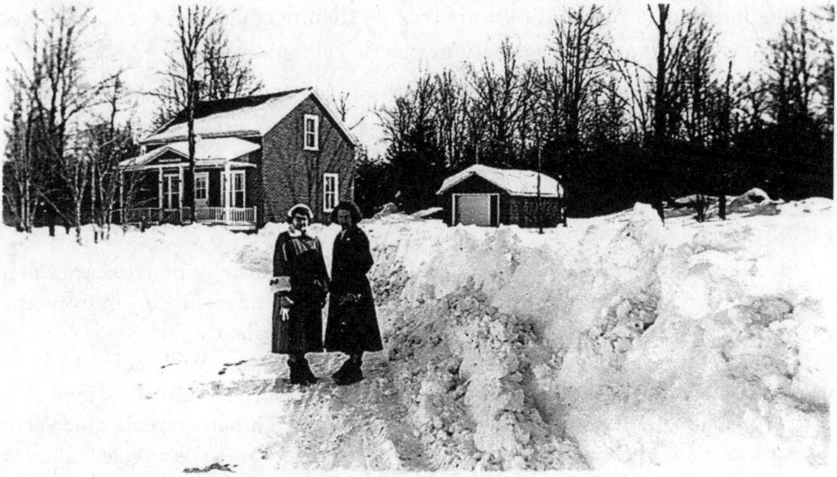

L'infirmière Jeanne Lussier-Gosselin avec une compagne devant le dispensaire de Saint-Mathias-de-Bonneterre, dans la région actuelle de l'Estrie. Collection : Nicole Rousseau

Elle dit que, pendant son cours d'infirmière, elle avait souvent vu qu'on administrait du Pitocin lorsque la dilatation stagnait à « 25 sous » pour faire avancer le travail et qu'on le cessait dès que « les contractions étaient bien établies » ; elle ajoute : « Ah ! C'était risqué ; j'avais peur de faire ça. C'était effrayant, mais... » Pour ces mêmes raisons, Bérangère Martel-Méthot dit qu'elle n'a jamais utilisé ce médicament.

L'infirmière A-T (1958-1962) raconte être arrivée en hiver chez une dame qui venait d'accoucher totalement seule ; le cordon ombilical n'avait pas été coupé et le placenta non expulsé. De plus, la dame saignait. Après avoir donné du sang au bébé à partir du cordon, l'infirmière termine l'accouchement et procède à un massage jusqu'à ce qu'elle sente le « globe utérin [...] comme un gros pamplemousse ». À la suite de ces interventions, les saignements cessent, mais l'infirmière appelle un médecin qui lui conseille d'administrer de l'ergotamine, un médicament qu'elle gardait dans sa trousse, tout comme le Pitocin. Elle ajoute cependant : « Du Pitocin, j'ai jamais utilisé ça. » L'infirmière A-T (1954-1963) Bas-S-L (1963-1968) décrit un autre cas d'hémorragie à la suite d'une « inertie complète de l'utérus » qu'elle avait réussi à contrôler par des applications de glace, « en faisant des massages et en levant le pied du lit [...] avec de grosses bûches » ; son beau-frère médecin, alors en visite, avait été témoin de l'accouchement et de cette intervention et lui avait dit que si la dame avait accouché à l'hôpital, on lui aurait fait une hystérectomie. Notons que, dans cette dernière situation, l'infirmière avait dû faire venir la glace de chez des voisins habitant à plusieurs kilomètres de distance, car il n'y en avait pas sur place, cette famille ne possédant pas de réfrigérateur.

Ce dernier exemple illustre à quel point certaines infirmières étaient non seulement d'excellentes accoucheuses, mais réussissaient, en gardant leur calme, à improviser avec les moyens du bord pour régler des problèmes parfois graves sans recourir à des médicaments. Jovite Langis-Côté résume ainsi la différence d'approche :

> [...] j'aimais pas ça, moi, quand ça déchirait p'is l'histoire de les couper non plus, j'aimais pas ça ; ça fait que là tu attendais. Donner du Pitocin trop vite, j'en donnais pas moi ; c'est b'en rare que j'en donnais. Ça fait que là le bébé venait. Ah, c'est tellement beau la nature comment ça travaille hein ! Le bébé venait p'is il retournait p'is il venait p'is il retournait. On n'avait pas de problème à l'suivre ; la dilatation se faisait. Il y en a par exemple que c'était pas de même que ça marchait ! Ruptures des membranes p'is envoie le Pitocin p'is « be dang », tout sortait. C'est effrayant hein !

Cependant, tout comme pour les applications de forceps, nos données ne nous permettent pas de distinguer clairement les situations où un ocytocique a été administré inutilement de celles où il était nécessaire. L'attitude de l'infirmière paraît avoir influé sur ses pratiques indépendamment des difficultés rencontrées, et cette attitude a évolué avec le temps. Alors que les premières infirmières de colonie considéraient l'accouchement comme un événement normal, les dernières embauchées se sont mises à le craindre et à diriger les femmes enceintes à un médecin au moindre risque de complications.

2.3.4 De l'enthousiasme à la peur

Pour les premières infirmières de colonie, de même que pour les mères de l'époque, l'accouchement faisait partie de la vie normale des femmes. Ainsi, notre narratrice AL-1935 affirme : « Moi, j'trouvais qu'c'était gaspiller d'aller à l'hôpital accoucher quand ça va b'en. » Marcelle Laliberté Saint-Aubin souligne le contraste à cet égard entre la société actuelle et celle de l'époque : « dans ce temps-là, les gens se mariaient p'is i' trouvaient ça normal quasiment d'avoir un petit à tous les quinze mois, dix-huit mois p'is i' le prenaient toujours bien. » Cette infirmière retraitée approuvait le combat des nouvelles sages-femmes en faveur de l'accouchement à domicile auquel le Collège des médecins s'opposait : « Augustin (il s'agit du Dr Augustin Roy, alors président du Collège des médecins) dira ce qu'il voudra là, mais je te dis [que] quand ça se fait dans un cadre naturel, détendu, t'as pas les problèmes qu'ils ont aujourd'hui. »

Ce système reposait sur une nécessaire confiance mutuelle entre la femme enceinte et l'infirmière de sa colonie. Le témoignage d'une infirmière ayant passé un total de neuf ans dans deux dispensaires de l'Abitibi-Témiscamingue illustre particulièrement bien ce phénomène ; entre 1954 et 1963, elle fait plusieurs accouchements à la maison et, à propos de ses années au Témiscamingue, elle dit : « Là, j'ai peut-être eu les accouchements les plus durs de ma vie d'infirmière. » En 1963, cette infirmière s'installe dans un dispensaire du Bas-Saint-Laurent qu'elle occupera jusqu'en 1968 ; elle ne fera aucun accouchement à la maison dans cette région, parce qu'elle se méfie de certaines familles : « [...] moi, je les envoyais à l'hôpital parce que, là où j'étais [...], il y avait quatre ou cinq familles que, s'il était arrivé un pépin, j'aurais pu en avoir des gros. Je ne pouvais pas me fier entièrement ». Il faut aussi souligner la résistance et le courage, parfois surhumains, de toutes ces mères qui ont vécu des accouchements extrêmement pénibles avec un minimum d'interventions. L'infirmière Iles-Mad (1940-1942) n'hésite pas à leur rendre hommage : « Moi, je trouvais qu'elles étaient stoïques ces femmes-là pour être capables de passer à travers ça, tu sais, p'is pas se lamenter plus que ça. » Marcelle Laliberté Saint-Aubin se rappelle pour sa part la naissance de jumeaux de plus de sept livres chacun : « [...] la madame était à terme. C'est excessivement rare ; les deux bébés pesaient au-dessus de sept livres chacun. Elle avait quinze livres rien que de bébés, mais elle était allée faire son train la veille au soir à cinq heures ».

Appelées à faire le bilan de leur expérience de travail en colonie, seulement cinq des 40 infirmières ayant fait des accouchements que nous avons interviewées en gardaient un souvenir plutôt négatif. Pour l'une d'elles, ce sentiment était davantage lié au fait d'avoir eu à travailler la nuit et d'être ainsi privée de sommeil qu'à la difficulté de la tâche même ; une disait avoir éprouvé de l'angoisse à chaque accouchement, même si elle n'avait jamais connu de complications, alors que les trois autres n'avaient pas aimé avoir dû appeler le médecin ou référer des cas à l'hôpital, une décision toujours difficile à prendre pour les raisons que nous avons expliquées.

À part ces cinq exceptions, toutes les infirmières interviewées qui avaient assisté des femmes en couches parlent de façon positive de ces expériences. À l'instar de Jovite Langis-Côté, la plupart ont souligné avec fierté le fait de n'avoir jamais perdu de mères ou de bébés : « il faut que je le dise hein, j'ai jamais perdu un bébé pour l'accouchement p'is j'ai jamais perdu de femmes. » Plusieurs infirmières témoignent du plaisir qu'elles éprouvaient à faire des accouchements : « les meilleurs souvenirs que j'ai gardés, c'est vraiment le temps des accouchements, [...] les accouchements c'était vraiment une fête », affirme Marcelle Laliberté Saint-Aubin. Quant à elle, Juliette Jourdain-Dumont se rappelle : « J'en ai fait 300, 298 exactement [...]. Ç'a été ce que j'ai le plus aimé dans la colonie. » Pour l'infirmière Gasp (1936-1976), ce plaisir s'approchait de l'extase : « J'aimais beaucoup faire des accouchements. Quand le bébé arrivait, mon corps volait ! Je me sentais assez drôle ; je disais que mon corps volait. »

Plusieurs étaient convaincues que, pour réussir un accouchement, il suffisait de savoir rassurer la femme en travail pour susciter sa détente et prendre le temps qu'il fallait. Pour se faire rassurantes, quelques infirmières elles-mêmes inquiètes parce que jeunes et sans expérience, n'ont pas hésité à commettre un mensonge blanc et à négocier avec les saints du ciel ! Appelée à faire son premier accouchement, Juliette Jourdain-Dumont décrit une attitude assez typique :

> J'ai préparé ma valise (trousse), j'ai dit à la Sainte Vierge : « Je vais faire un arrangement avec vous. Faites mon (premier) accouchement, p'is après je les ferai. » [...]. En tout cas, [...] je ne suis pas sûre si c'est d'la folie là ; j'ai l'impression que c'est pas moi qui l'ai fait l'accouchement, c'est... Ç'a tellement bien été que j'ai dit : « Mon Dieu ! C'est ça un accouchement ! (Cela s'est fait) Tout seul ! »

À la nouvelle maman qui lui confie alors qu'elle avait « toujours eu de la misère à accoucher » et que cette fois, elle en avait « quasiment pas eu connaissance », madame Jourdain-Dumont répond : « ... accoucher, c'est rien Madame ; c'est normal ». Béatrice Hubert confirme : « Parfois, la femme accouchait si vite que l'enfant sortait comme une balle. J'avais juste le temps de le cueillir comme un beau fruit mûr qu'il était[54]. »

54. Béatrice Hubert, notes manuscrites accompagnant son « cahier noir », avril 1993.

Le fait que les femmes considéraient l'accouchement comme un événement normal comportait un inconvénient majeur pour l'infirmière : l'absence de suivi prénatal. Il n'était donc pas rare que, sollicitée pour un accouchement à la maison, cette dernière voie alors pour la première fois la femme en travail et ses conditions de vie. Nous avons déjà décrit certaines des complications, parfois graves, auxquelles les infirmières ont dû faire face seules à la maison et qui mettaient à rude épreuve leur tolérance au stress. Jeanne-D'Arc Breton-Boissineault, par exemple, raconte qu'un colon était venu la chercher au dispensaire un après-midi après que sa femme eût accouché pendant la nuit, seule à la maison avec lui ; non seulement le placenta n'avait pas été expulsé, mais l'homme n'avait pas réussi à retenir le cordon ombilical. L'infirmière a alors décidé de conduire la nouvelle accouchée à l'hôpital sans même tenter d'intervenir pour compléter l'accouchement. Georgette Soumis décrit une situation analogue où une dame avait accouché « seule avec son petit frère » ; ce dernier était allé au dispensaire parce que le bébé était né, mais le placenta n'était pas sorti et la maman saignait abondamment. L'infirmière explique comment elle était venue à bout de « contrôler l'hémorragie » en installant, avec l'aide d'une voisine, la nouvelle accouchée en position déclive, « la tête plus basse », et en exerçant « une pression tranquillement » sur l'utérus pour « faire sortir le placenta ». Malgré ce succès, madame Soumis décide de faire transporter la femme à l'hôpital en ambulance, car elle trouve qu'elle a perdu trop de sang.

Beaucoup d'infirmières, par mesure de prudence, se sont donc mises à apporter de plus en plus de choses pour faire face aux imprévus. Marcelle Laliberté-Saint-Aubin, par exemple, dit qu'elle apportait toujours « au moins deux sérums (solutés) : un glucosé p'is un physiologique » pour les cas imprévisibles d'hémorragie. La notion de risque d'hémorragie s'installe et, avec elle, les mesures dites préventives. Ainsi, pour contrer ce risque chez les femmes multipares anémiées, Nicole Dionne-de la Chevrotière donnait « des toniques » pour les « renforcer un peu » ; « ça me faisait plus peur que des primipares », dit-elle.

Parmi les autres explications de cette installation graduelle de la peur, il faut mentionner l'augmentation réelle des risques de complications liée au vieillissement des femmes en colonie jumelé à leurs grossesses multiples et à leurs dures conditions de vie. Les statistiques présentées au début de ce chapitre (tableau 1) montrent d'ailleurs une augmentation proportionnelle réelle des accouchements dystociques dans l'ensemble des accouchements faits par les infirmières de colonie. L'utérus d'une femme était plus à risque de manquer de tonus après un douzième accouchement qu'après un troisième, surtout si cette femme avait plus de 45 ans, d'où le plus grand risque d'hémorragie, mais d'autres complications étaient plus susceptibles de survenir. Par exemple, les deux dernières des neuf grossesses de notre narratrice RAL-1917 se sont terminées à l'hôpital par une césarienne pour cause de placenta praevia, l'une en 1958 et l'autre en 1959. Dans le premier cas, elle dit qu'elle avait déjà « commencé à accoucher » lorsqu'elle a fait venir l'infirmière, mais « quand la garde a vu c'qui s'présentait », elle a décidé de faire transporter madame d'urgence à l'hôpital de Rouyn, étendue sur un matelas dans la camionnette d'un voisin. Ayant été prévenu par l'infirmière, un médecin a prescrit d'administrer immédiatement un médicament « pour arrêter l'hémorragie », ce qui a causé un violent mal de tête à madame puis, à l'hôpital, il a procédé rapidement à une césarienne ; notre narratrice est restée hospitalisée trois mois par la suite, car elle avait « formé une poche de sang en dessous d'un poumon ». Aussi, lorsque cette dame est redevenue enceinte l'année suivante, l'infirmière l'a référée au médecin pour le suivi de grossesse. Quand ce dernier a constaté qu'à nouveau « c'était le placenta qui venait avant l'bébé », il a décidé d'hospitaliser madame un mois avant la date prévue de l'accouchement et de procéder à une césarienne[55].

Malgré cette augmentation proportionnelle des grossesses à risque, les infirmières sont de moins en moins préparées à faire face à de telles complications, sauf pour les pionnières installées en colonie depuis de nombreuses années. Nous avons en effet montré qu'après 1946, elles sont de plus en plus rarement formées pour faire des accouchements, même normaux, qu'elles se mettent d'ailleurs à considérer comme des actes médicaux. Alberte Labrie, diplômée en 1965, en témoigne : « Je pense que, non, on n'était pas assez bien (formé) puis je le sentais. C'est pour ça que [...] j'ai jamais fait d'actes médicaux comme l'accouchement ; j'ai jamais accepté d'en faire. » Elle raconte qu'à la fin de son cours, elle s'était trouvée seule à la salle d'accouchement parce que le médecin n'était pas encore arrivé et qu'elle avait « accouché la dame toute seule » ; « j'avais eu la peur de ma vie ! » dit-elle, ajoutant cependant que « tout s'était bien passé ». Arrivée l'année de sa diplômation au dispensaire de La Marthe, cette infirmière dit que Bérangère Martel qui l'y avait précédée lui avait conseillé de ne pas faire d'accouchements, un conseil qu'elle n'a eu aucune peine à suivre.

Ce manque de préparation explique que les infirmières aient eu davantage tendance à céder à la peur devant des situations gérées avec calme par les pionnières. L'infirmière Sag-LSJ (1952-1957) raconte, par exemple, qu'elle avait averti une femme enceinte de jumelles qu'elle ne voulait pas l'accoucher à la maison. Cependant, la dame ne partageait pas les craintes

55. Entrevue avec la narratrice RAL-1917, Rollet, 30 août 1995. Murielle Raté a été l'infirmière de Rollet de 1957 à 1961. Notons que Rollet est situé à environ 30 km de Rouyn.

de l'infirmière et l'a appelée alors que la première des jumelles « avait la tête à la vulve », donc trop tard pour aller à l'hôpital. L'expulsion de la deuxième tardant à venir, les deux grands-mères, une troisième femme et le curé étaient dans la cuisine à offrir « des promesses au Seigneur », ce qui n'aidait pas l'infirmière à rester calme ! Cette dernière poursuit : « ... j'avais oublié que [il] fallait que je rupture la deuxième poche des eaux. [...]. À un moment donné, j'ai eu un éclair de génie ; après ça, c'est venu tout seul ».

Ce dernier incident traduit une perte d'expertise qui s'ajoute au manque de formation ; ces deux facteurs combinés conduisent les infirmières à diriger de plus en plus souvent les femmes enceintes vers un médecin. Avant 1961, les infirmières dirigeaient une femme vers un médecin pour accoucher à l'hôpital seulement si elles avaient détecté un problème qui requérait une attention médicale. Après, sauf exception, elles dirigeaient même les femmes qui voulaient accoucher à la maison et qui ne présentaient pas de complications, surtout si un nouvel hôpital ouvrait à proximité. Jovite Langis-Côté raconte qu'après l'ouverture de l'hôpital de La Sarre, en 1958, les médecins n'ont plus voulu aller à domicile pour des accouchements, surtout lorsque l'hospitalisation est devenue gratuite pour les femmes enceintes en 1961. Afin de dissuader les femmes de faire pression sur elle pour accoucher à la maison, cette infirmière s'est alors débarrassée de ses médicaments et de tout son « équipement pour faire des accouchements » et l'a fait savoir aux intéressées.

Dans les années 1970, les infirmières n'utilisent plus l'examen gynécologique que pour aider la femme enceinte à décider si elle doit partir pour l'hôpital ou non. Les femmes n'acceptent pas toutes ces changements ; Armandine Jean avoue qu'elle a eu de la difficulté à persuader celles de Rivière-Saint-Jean de se faire suivre par un médecin de Havre-Saint-Pierre, après que la route eût été ouverte entre ce village et la petite ville nord-côtière. À partir des années 1980, le suivi est de plus en plus assuré par un médecin itinérant s'il n'y en a pas un sur place. De plus, on en vient même à faire hospitaliser systématiquement les femmes enceintes avant la date prévue de l'accouchement.

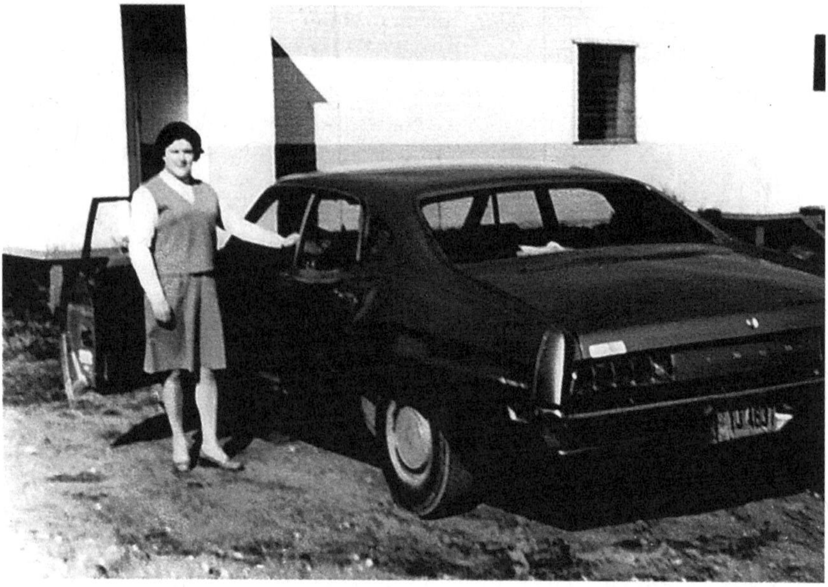

La religieuse infirmière sœur Armandine Jean devant le dispensaire de Rivière-Saint-Jean, sur la Basse-Côte-Nord. Collection : Nicole Rousseau

Une infirmière, postée sur la Côte-Nord à proximité d'une réserve indienne au milieu des années 1980, raconte que les femmes autochtones ont eu beaucoup de difficulté à se conformer à une « loi du gouvernement » les obligeant à se rendre à l'Hôpital de Joliette pour y accoucher 15 jours avant la date prévue. Habituées à accoucher avec une sage-femme autochtone, ces Indiennes refusaient de donner naissance à l'hôpital et retournaient par autobus dans leur réserve. L'infirmière poursuit : « assez souvent on finissait par les accoucher parce qu'elles avaient trop voyagé...[56] ». Selon les deux infirmières encore en poste sur la Basse-Côte-Nord au moment de l'entrevue, ces hospitalisations précoces ont maintenant lieu trois semaines avant la date prévue de l'accouchement pour les grossesses normales et encore plus tôt pour les femmes à risque[57].

Un dernier facteur a joué subtilement, selon nous, dans le changement d'attitude des infirmières par rapport à l'accouchement à la maison : l'alourdissement de leur charge de travail. Nous montrerons dans un prochain chapitre qu'après 1961, les autorités confient aux infirmières de colonie de plus en plus de tâches de dépistage et d'éducation sanitaire qui doivent être exécutées selon des horaires précis, leur enlevant ainsi la flexibilité néces-

56. Entrevue avec l'infirmière Bas-St-L (1960-1975) C-N (1983-1987).
57. Entrevue avec l'infirmière C-N (1988+) et avec l'infirmière Marie-Hélène Girard.

saire pour jouer leur rôle de sage-femme. Nous avons vu en effet à quel point le temps disponible constitue un facteur crucial dans le bon déroulement d'un accouchement. Comme les infirmières disposent de moins de temps et qu'elles ne peuvent plus le gérer selon les besoins, elles n'ont plus la latitude de passer de nombreuses heures, une nuit, voire une ou deux journées auprès d'une femme en travail à attendre que « la nature fasse son œuvre ». Certaines se mettent alors à refuser systématiquement d'assister des primipares dont les accouchements sont plus longs, comme en témoigne l'infirmière A-T (1958-1962) : « [...] j'accouchais pas les premiers bébés parce que c'était trop long puis i' y aurait pu y avoir des déchirures ».

Paradoxalement, moins les infirmières font d'accouchements, plus elles en parlent aux femmes enceintes dans le cadre des classes prénatales. Amenées graduellement à considérer la grossesse et l'accouchement comme des événements à risque requérant un suivi et des interventions médicales, elles mettent alors l'accent sur les possibles complications et sur les moyens à prendre pour les éviter.

2.3.5 De la peur au dépistage et aux classes prénatales

Bien avant l'introduction des classes prénatales, les infirmières pratiquaient une forme de dépistage et d'éducation sanitaire, mais sur une base individuelle, adaptée aux circonstances et intégrée à leurs soins. Marie-Hélène Gagné-Roy décrit comment les infirmières pouvaient détecter l'albuminurie, signe d'un risque de toxémie gravidique, en versant quelques gouttes de l'urine de la femme enceinte dans du vinaigre bouillant : « [...] si ça venait tout pris ensemble comme du blanc d'œuf, je savais qu'il y en avait mais je ne savais pas combien. Alors là, j'appelais à Gaspé puis je disais ça au médecin ». Considérant les conditions de vie des femmes en colonie, certains conseils paraissent futiles, tels que la recommandation d'un régime alimentaire adéquat et d'un nombre suffisant d'heures de sommeil faite par plusieurs infirmières.

Les visites postnatales constituaient de belles occasions pour les infirmières de faire valoir leur point de vue sur une variété d'aspects de la maternité ; c'est ainsi que plusieurs se sont employées à introduire des règles et à faire abandonner certaines traditions. Trois règles ressortent du discours des infirmières et de nos narratrices : le repos au lit postpartum, la bande abdominale pour le bébé et l'abstinence de relations sexuelles.

La règle du repos au lit consistait en une période, généralement de neuf jours consécutifs, durant laquelle la nouvelle accouchée devait garder le lit ; certaines la suivaient religieusement, en partie pour éviter des remontrances des femmes de leur entourage. Les historiennes Baillargeon et Mitchinson parlent toutes deux de cette règle sans toutefois en expliquer les origines ; pour leur part, Ehrenreich et English la considèrent comme une des nombreuses restrictions imposées aux femmes pour introduire chez elles un sentiment de fragilité[58]. Certaines infirmières, comme Irène Bergeron-Dupont, visitaient quotidiennement la nouvelle « malade » durant cette période : « Dans ce temps-là, ça restait neuf jours au lit, vous savez. J'allais voir la malade à tous les jours. » Cette règle exigeait la présence constante d'une aide domestique quelconque, le plus souvent une femme du voisinage ou de la parenté. Cinq de nos narratrices ont dit avoir appliqué une bande abdominale à leurs nouveau-nés pendant une période de deux à trois mois, une autre règle d'origine inconnue que notre narratrice AD-1941 n'était sans doute pas la seule à trouver « malcommode ». Cette dame dit avoir appliqué « la bande » à chacun de ses bébés jusqu'en 1962 « pour son nombril, en cas qu'i' sorte » et critique cette coutume : « C'tait toujours trempe ; c'tait du linge que tu lavais pour rien, encore. » Lors des visites postnatales, certaines infirmières vérifiaient le respect de la règle d'abstinence de relations sexuelles après l'accouchement : « Ça, c'était l'histoire des 40 jours ; il y en avait beaucoup qui voulaient avoir des relations sexuelles avant. Dans ce temps-là, on avait toujours peur des infections », explique l'infirmière Iles-Mad (1940-1942). Notre narratrice RAL-1917 a accouché de ses quatre premiers enfants à la maison avec deux infirmières différentes et décrit la règle des neuf jours au lit / 40 jours d'abstinence ; pour ses premières grossesses, elle avait « une servante », mais avec les années, il a été plus difficile de trouver des jeunes filles pour ce travail, car ces dernières préféraient aller travailler à l'extérieur, un facteur qui a sans doute contribué à l'abandon de la règle de l'alitement postpartum.

Les infirmières semblaient approuver ces trois règles, car ces dernières étaient cohérentes avec l'approche médicale, mais elles désapprouvaient les pratiques qui leur paraissaient irrationnelles ou médicalement inutiles et pouvaient différer d'opinion sur certaines habitudes. Georgette Boutin-Turgeon, par exemple, déconseillait l'administration systématique d'huile de ricin à un nouveau-né « pour faire passer le méconium p'is pour purifier

58. Denyse Baillargeon. *Un Québec en mal d'enfants, op. cit.* ; Wendy Mitchinson conclut à propos de cette règle : « Keeping women in bed for so long and the special consideration given them was not always healthy, but removing them from their normal routine did focus the attention of their families on the seriousness and importance of what the woman had gone through. It was in keeping with wider medical practice. » *Giving Birth in Canada, op. cit.*, p. 90 ; Barbara Ehrenreich et Deirdre English, *For Her Own Good, op. cit.*, en particulier le chapitre 7, « Motherhood as Pathology », p. 211-265. Voir aussi Claire Soucy. *Le travail féminin en milieu rural agricole dans la région du Bas-Saint-Laurent (1920-1950), op. cit.*, p. 181.

l'enfant » car, selon elle, cela avait pour résultat de constiper l'enfant par la suite. Au contraire, Louisette Beaudoin-Mercier conseillait « de donner, pour quatre, cinq matins, 10 gouttes d'huile de ricin au bébé naissant pour enlever les selles noires puis pour pas qu'i' fasse d'ictère ». L'infirmière C-N (1941-1948) s'est employée à dissuader les femmes d'emmailloter « serré » leur bébé, une pratique qu'elle attribue au manque de chauffage dans les maisons ; elle recommandait plutôt de leur mettre des chaussettes de laine.

Angéline Hudon-Langlois déconseillait aussi cette pratique, surtout pour un enfant fiévreux qu'on voulait faire transpirer ; elle demandait de le découvrir pour faire baisser la fièvre. Lorsqu'elle a constaté que des femmes de sa colonie avaient l'habitude d'appliquer « une vessie de cochon » sur la tête d'un nouveau-né dont les fontanelles n'étaient pas fermées, Marie-Hélène Gagné-Roy leur a demandé de cesser cette pratique en leur disant : « [...] je ne vois pas l'utilité », même si elle reconnaissait que cela ne dérangeait en rien le bébé. Alexandra Lavallée-Desbiens invoque aussi l'inutilité pour rejeter l'habitude de certaines femmes enceintes de se mettre une feuille de chou sur le ventre : « Je ne sais pas pourquoi elles faisaient ça, mais ça ne servait à rien, voyons donc ! »

Avec la disparition des accouchements à domicile arrivent le dépistage systématique selon des normes prédéterminées et les classes prénatales. Edna Lachance décrit le suivi que les infirmières faisaient encore elles-mêmes au début des années 1970 :

> On faisait exactement les mêmes examens que pour une femme qui est suivie dans un bureau de médecin, exactement de la même façon. On avait des grandes formules à remplir d'ailleurs, c'est-à-dire la hauteur utérine, le cœur fœtal, s'il y avait de l'œdème. Bien entendu, l'histoire qu'il faut pas oublier à chaque fois, tous les symptômes de la patiente et puis la tension artérielle, les urines pour voir s'il y a pas de problème et, en cas de problème, les prises de sang selon les normes établies.

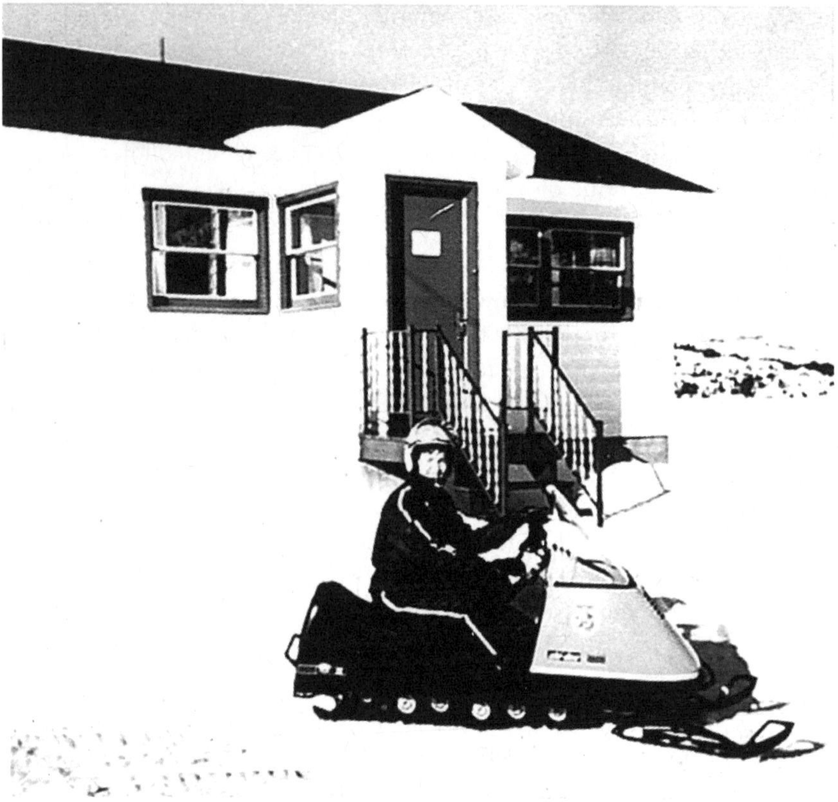

L'infirmière Edna Lachance devant son dispensaire de La Tabatière, sur la Basse-Côte-Nord, vers 1972. Collection : Nicole Rousseau

Cependant, les infirmières perdent même ces examens systématiques et se trouvent confinées aux classes prénatales, comme en témoigne Monique Lachance, arrivée en poste en 1972 : « [...] le suivi se fait à l'hôpital. Moi, je vais faire des rencontres prénatales. Je vais faire, des fois, un examen quand elles sont en travail puis qu'elles veulent savoir si ça vaut la peine de partir ou pas ».

Ce chapitre serait incomplet sans une description du rôle des infirmières dans le contrôle des naissances, teinté comme les autres aspects de leur travail par leur condition de femmes et de professionnelles au statut ambigu.

2.3.6 Du contrôle des naissances à la contraception

Le contrôle des naissances a été abordé de manière très différente d'une infirmière à l'autre et, pour une même infirmière, selon les époques et selon les familles. Pour mieux comprendre ces variations, il faut rappeler la mentalité d'alors, façonnée par une forte influence du clergé. Ces considérations autorisent à diviser en deux grandes catégories les moyens contraceptifs utilisés : les moyens permis par l'Église catholique et ceux qui étaient interdits, c'est-à-dire les moyens médicaux.

Pour beaucoup de femmes de l'époque, la sexualité était affaire de devoir plutôt que d'épanouissement, une attitude constamment nourrie par le clergé, comme l'explique l'infirmière Iles-Mad (1940-1942) : « [...] il y en avait qui nous demandaient : [...] " Est-ce que c'est dangereux si [...] je couche avec mon mari avant quarante jours ? " [...] " Est-ce que je peux faire mon devoir ? " [...] D'abord, les prêtres l'enseignaient : " Les relations sexuelles, ça, c'est pour avoir des enfants. [...] I'y a pas d'autre chose que ça qui compte " ». Selon Jeanne Lussier-Gosselin, il n'était même pas question de parler de contrôle des naissances lorsque des groupes de femmes l'invitaient à « faire des petites conférences sur l'alimentation, sur l'allaitement du bébé ». Pourtant, les infirmières étaient à même d'observer la surmortalité infantile par manque de soins des nourrissons ou par sous-alimentation de la mère et celle des femmes en âge de procréer liée à des grossesses multiples[59]. Bérangère Martel-Méthot raconte : « ça faisait des bébés qui étaient tout petits, maigrichons, qui mettaient du temps en somme à revivre un peu. Alors c'était assez inquiétant franchement. [...] j'ai perdu un petit bébé ; il était tellement petit, c'était presque un fœtus, tellement il était petit. [...] il est mort à la naissance, tout simplement ».

59. Claire Soucy relève par exemple dans *Le travail féminin en milieu rural agricole* : « ... on retrouve même en 1950 un pourcentage de 22,5 de mortalité infantile à Biencourt. L'hygiène infantile et le soin des nourrissons ne représentent pas une priorité malgré qu'une nombreuse progéniture soit un gage de sécurité pour les parents. Autre phénomène observable : la surmortalité féminine entre 15 et 40 ans, période où elles enfantent de façon régulière. Il y a à peu près trois (3) décès féminins contre un (1) décès masculin jusqu'à l'âge de la ménopause ce qui signifie un lien direct entre grossesses multiples et décès prématuré », *op. cit.*, p. 82.

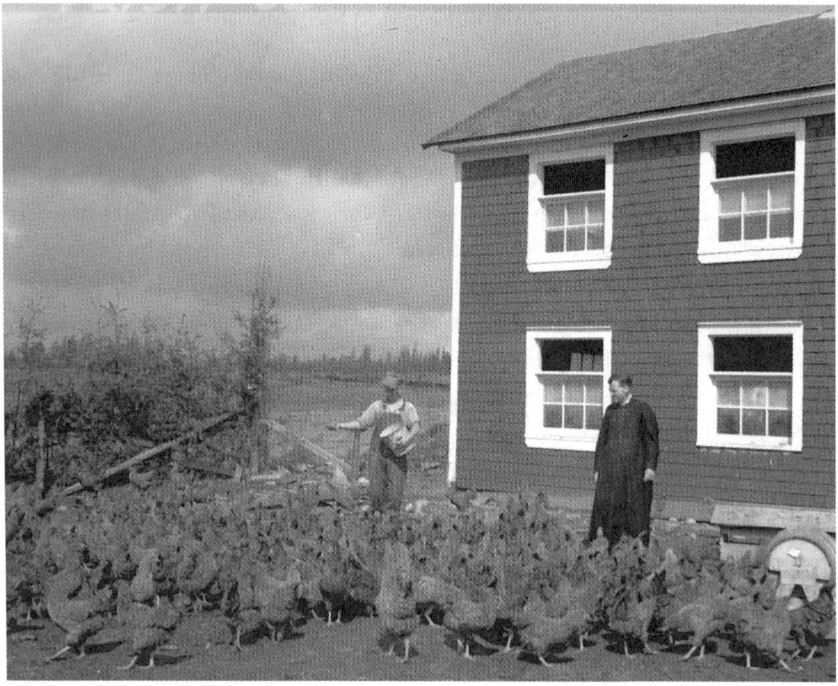

Le curé est un personnage central dans les nouvelles colonies. On remarque ici le regard observateur du prêtre dans la vie quotidienne de ce colon de la région d'Abitibi, en 1943. BAnQ-Centre de Rouyn, Fonds Canadien National : 08-Y,P213,P66

L'ingérence du curé dans ces affaires intimes des couples allait souvent jusqu'à de l'intimidation, dont les femmes semblent avoir été plus souvent la cible que les maris. Certaines infirmières ont parfois osé s'interposer entre un curé trop autoritaire et des femmes trop timides. L'une d'elles exprime son indignation en entendant les prêches d'un curé, qui allait jusqu'à reprocher aux femmes « d'empêcher la famille » parce qu'elles portaient un pyjama au lit : « À un moment donné, j'ai dit : " tu vas te mêler de tes oignons, toi ! T'as pas d'affaire dans les lits des femmes ! " » À une dame en pleurs qui se plaignait d'avoir quatre fils et qui la croyait à l'abri des grossesses, cette même infirmière, mère de six enfants, avait répondu : « Pleurez ! Ça va vous faire du bien, Madame. Je regrette, mais moi, j'en ai six enfants ![60] » Mary Leblanc confirme : « Il n'y en avait pas de méthode ! » ajoutant que cela valait pour les infirmières comme pour toutes les femmes.

En dépit de ce contexte hostile au contrôle des naissances, il y a toujours eu des infirmières pour aider des couples qui s'adressaient à elles

60. Entrevue avec l'infirmière A-T (1950-1952+1962-1978).

à cet effet. Elles se sont d'abord limitées aux moyens permis par l'Église catholique.

Mis à part les cas, tout de même assez fréquents, où le curé s'opposait à tout contrôle des naissances, les infirmières n'ont pas été blâmées quand elles s'en tenaient à recommander l'allaitement ou la méthode sympto-thermique (Ogino) pour espacer, sinon empêcher, les grossesses non désirées. Des 12 infirmières qui ont abordé le sujet, sept connaissaient la méthode Ogino, qui ne leur avait pas été forcément enseignée dans leur cours d'infirmière ; l'une d'elles dit qu'elle avait dû suivre des cours de préparation au mariage pour s'y initier[61]. Il est donc étonnant de constater que dès les années 1930, certaines infirmières aidaient des couples de colons avec cette méthode : « [...] je calculais la méthode Ogino pour trois, quatre familles. Alors, ils arrivaient avec leur petit papier, leurs dernières règles, puis je leur faisais le calendrier... », raconte l'infirmière A-T (1936-1943). Cette méthode n'était pas facile d'application pour des couples dont le mari bûcheron devait s'absenter du foyer pour des périodes assez longues. L'infirmière Sag-LSJ (1952-1957) affirme avoir tout de même « sauvé des années » grâce à cette méthode à des femmes qui devenaient auparavant enceintes annuellement. Il est arrivé que des infirmières exercent leur autorité sur le mari, dont la collaboration était alors essentielle, quand elles voyaient que la santé de la mère exigeait un espacement des grossesses : « Quand une femme avait fait deux fois des hémorragies, c'est le mari que j'entreprenais. [...]. Ils m'écoutaient comme des enfants. Ils venaient au bureau avec leur papier ; ils donnaient les menstruations de leur femme puis je leur calculais la méthode Ogino. Ils acceptaient », révèle l'infirmière A-T (1936-1943)[62]. Mais la méthode Ogino, en raison des difficultés d'application et des échecs qui en résultaient, ne rencontrait pas la faveur de toutes les infirmières. Certaines, bien que globalement positives, admettaient les contraintes que cette méthode posait à des femmes souvent surchargées de travail. Thérèse Mercier raconte que des femmes allaient la voir deux ou trois fois par mois « pour déterminer très bien l'ovulation » et elle comprenait que ces dernières pouvaient parfois oublier de prendre leur température le matin. De plus, selon une autre, « la plupart des femmes qui travaillent beaucoup ont des ovulations spontanées » et elle ajoute : « B'en oui, je les ai eus tous les petits Oginos, hein[63]. » L'allaitement comme moyen contraceptif a aussi été mentionné, mais plus rarement.

61. Entrevue avec l'infirmière Bas-St-L (1947-1950).
62. Entrevue avec l'infirmière A-T (1936-1943).
63. Entrevue avec l'infirmière Gasp (1936-1976).

Malgré l'omniprésence et l'autorité du clergé, des moyens de contrôle des naissances autres que ceux permis par l'Église ont été utilisés. Les infirmières qui ont parlé des moyens interdits en ont mentionné quatre : l'avortement, le condom, le stérilet et les contraceptifs oraux.

Même dans le très catholique Québec des années 1930, certaines femmes, désespérées de se retrouver enceintes, ont tenté de se faire avorter. Indépendamment de leurs convictions religieuses, les infirmières n'ont pas approuvé ces pratiques, car c'est vers elles que les femmes se tournaient en cas de complications. L'une d'elles raconte avoir découvert, après quelques années en colonie, qu'une femme des environs faisait des avortements : « [...] ça m'a tellement révoltée ! Tu sais, les femmes m'arrivaient en hémorragie. [...]. Quand les mêmes femmes font des avortements à répétition, tu te demandes bien quelle est la cause. Avec un avortement, il y a souvent des pertes assez importantes de sang[64] ». Jeanne Lussier-Gosselin a vécu une situation analogue. Le condom et le stérilet ont à peine été évoqués et seulement par deux infirmières, pour la simple raison qu'ils étaient difficiles à obtenir.

Des moyens non permis par l'Église, celui qui fut le plus répandu, aussitôt devenu disponible, est sans contredit « la pilule ». Seules les infirmières qui exerçaient encore dans les années 1970 ont parlé de ce moyen et leur attitude par rapport aux contraceptifs oraux allait de l'approbation prudente à l'acceptation sans réserve. L'infirmière Gasp (1936-1976) décrit sa prudence : « Quand la pilule (est arrivée), je les ai encouragées à prendre la pilule. Au début, il fallait faire attention un peu aussi ; on ne savait pas la réaction que ça aurait pu faire. » Thérèse Mercier dit qu'elle en a donné « sur prescription bien entendu » et que les maris ont mis du temps à accepter ce moyen contraceptif car, selon elle, ils craignaient des infidélités de leur femme. Elle ajoute cependant : « [...] après un certain temps, bien des femmes ne voulaient plus se servir d'anovulants parce qu'elles trouvaient que ça leur enlevait le désir sexuel ». Une autre a adopté « la pilule » avec enthousiasme : « [...] moi, j'en ai donné des pilules anticonceptionnelles, beaucoup, beaucoup, oui[65] ».

Notons qu'aucune infirmière n'a mentionné de moyens chirurgicaux tels la vasectomie ou la ligature des trompes, qui sont apparus après les contraceptifs oraux, même celles qui étaient en poste au moment de l'entrevue.

---

64. Entrevue avec l'infirmière A-T (1936-1943).
65. Entrevue avec l'infirmière A-T (1954-1963) Bas-St-L (1963-1968).

Les témoignages de nos 15 narratrices confirment ceux des infirmières ; ensemble, elles ont utilisé toute la gamme des moyens, sauf l'avortement. Seulement quatre n'ont utilisé aucune forme de contrôle des naissances, même pas la méthode Ogino ; chacune d'elles a eu plus de 10 grossesses. Trois n'ont utilisé que cette méthode approuvée par l'Église, mais de façon plus ou moins rigoureuse ; elles ont eu respectivement neuf, neuf et 13 grossesses. Deux ont d'abord pris la méthode Ogino avant de subir une intervention médicale : l'une d'elles l'avait apprise dans « un p'tit livre » que le curé de sa paroisse lui avait donné à son mariage et elle a eu cinq grossesses avant d'avoir une hystérectomie à 44 ans ; l'autre a eu neuf grossesses avant sa ligature des trompes à 40 ans. Seulement trois de ces quinze femmes ont pris des contraceptifs oraux pour des périodes allant de quelques mois à quatre ans, et elles les ont cessés soit à cause d'effets secondaires, soit par peur du cancer. Quatre ont eu une hystérectomie respectivement à 44, 36, 40 et 45 ans, et trois une ligature des trompes, respectivement à 40, 40 et 32 ans, cette dernière après dix grossesses et neuf enfants vivants. Les contraceptifs oraux n'apparaissent dans ce groupe qu'au début des années 1960, et la ligature qu'au début des années 1970. Aucun des maris n'avait subi la vasectomie.

Première fonction des infirmières de colonie, « faire les accouchements » est demeuré au cœur de leur pratique jusqu'au milieu des années 1950. Malgré leur manque de préparation, elles ont remarquablement bien joué leur rôle de sage-femme, comme le confirme un médecin-hygiéniste témoin de cette époque :

> La grande pratique des infirmières était l'obstétrique. Je crois que les 20 infirmières faisaient plus d'accouchements que les 10 médecins. Les cas compliqués étaient dirigés à l'hôpital d'Amos. Il y avait peu de complications ; c'était même exceptionnel, compte tenu du grand nombre d'enfants que les infirmières mettaient au monde. Pendant l'année que je passai à Amos, les infirmières n'eurent à déplorer aucun cas de mortalité maternelle.
>
> Nous pouvons expliquer ce succès : elles avaient une bonne technique d'asepsie. Connaissant toutes les femmes enceintes de leur territoire, elles pouvaient les suivre, leur donner une diète alimentaire, examiner leur urine. L'éclampsie, qui était une menace pour la vie de la mère et de l'enfant, ne se rencontrait pas. Les hémorragies, qui étaient la complication la plus fréquente des accouchements n'existaient pas, parce que les infirmières ne donnaient pas de médicaments, ou très rarement pour hâter la venue du bébé. Elles attendaient que la nature fasse le travail de dilatation. Elles faisaient peu ou pas de manipulations internes, causes fréquentes d'infections puerpérales[66].

66. Albert Dumas, m.d., « La médecine et mon temps », *Recherches sociographiques*, vol. XVI, n° 1 (janvier-avril 1975), p. 22-24.

Pourtant, dans un lent processus de médicalisation de la maternité et pour un ensemble complexe de raisons que nous avons résumées, les infirmières ont perdu cette fonction, plusieurs avec regret. Ce rôle crucial de soignante, qui absorbait une grande partie de leur temps et de leur énergie, a été graduellement transformé en un morcellement de tâches variées prédéterminées par des autorités médicales distantes des besoins en régions éloignées. Nous décrivons cette variété de tâches dans les deux prochains chapitres.

Chapitre 3

« *Fournir un service médical aussi complet que possible* »

C'est par ces mots que le Dr Émile Nadeau, directeur adjoint du Service provincial d'hygiène (SPH), résumait en janvier 1933 à l'infirmière Gabrielle Blais le travail qu'elle aurait à faire dans la nouvelle colonie d'Auclair ; cela impliquait évidemment de « faire les accouchements », comme nous l'avons montré au chapitre précédent[1]. C'est ce que l'on attendait alors d'une infirmière de colonie peu importe où elle était postée ; les premières semaines en poste de Marguerite Patry illustrent bien cette réalité.

Cette infirmière est embauchée à la fin de décembre 1935 pour desservir la population nouvellement établie en Abitibi-Témiscamingue dans le Canton Bellecombe et dans la Colonie 23 Bellecombe, devenue plus tard Sainte-Agnès-de-Bellecombe. La dure réalité de l'éloignement des services en colonie apparaît dans chacun de ses six rapports. Marguerite Patry est installée à 16,1 km de l'infirmière de colonie la plus proche, G.B. Demers, postée à Canton-Rouyn.

1. ANQ (SMC), B4-D1, Dr Émile Nadeau, directeur adjoint du SPH, à Garde Blais, infirmière d'Auclair, Québec, 14 janvier 1933. À partir de 1935 et jusqu'en septembre 1936, les contrats d'embauche des infirmières seront signés par le Dr Alphonse Lessard en sa qualité de directeur du SAP.

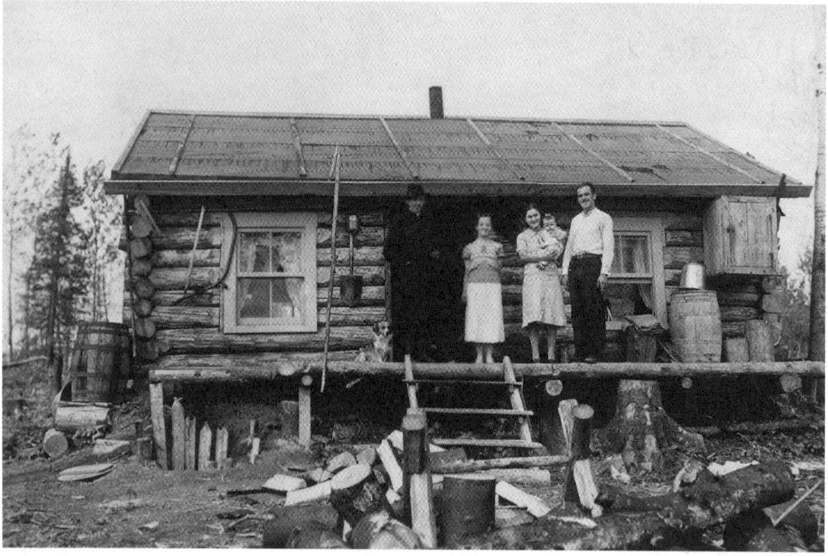

Une visite de l'abbé François-Xavier Jean dans une famille à peine installée, dans la région de Rouyn en Abitibi. Il s'agit probablement de la colonie du nom de Canton-Rouyn, vers 1936. Société historique de la Côte-du-Sud, Fonds Maurice Proulx, F104-7-3-7-3

Ses rapports consistent en comptes rendus sommaires de ses activités de la semaine: date de l'activité, nom et généralement prénom de la personne vue, parfois distance parcourue, problèmes de santé rencontrés, interventions effectuées et médicaments administrés ou distribués. Dès le premier rapport, elle mentionne qu'elle a pu aller en automobile à la mine Northern Quebec, mais qu'elle a dû faire un «parcours de 5 milles (8,04 km) en bacagnole traînée par un tracteur du département de la Colonisation» pour se rendre au centre de sa colonie et parcourir un autre 4 km «dans un bout de rang en voiture à traction animale» pour aller voir deux patientes[2]. Elle précise parfois la distance qu'elle a dû parcourir pour se rendre au domicile de colons particulièrement éloignés de même que le moyen de transport utilisé, le plus souvent un «tracteur» ou une voiture tirée par un cheval.

Dans son cinquième rapport, elle décrit ainsi sa journée du 23 janvier 1936: «14 milles en voiture pendant une grosse tempête pour aller reconduire un bébé malade à l'hôpital. Départ de la maison à 9 hrs du matin,

---

2. ANQ (SMC) B2 D2, Marguerite Patry, infirmière à Sainte-Agnès-de-Bellecombe, au Dr Alphonse Lessard, directeur du SPH, lettre du 29 décembre 1935 et premier rapport hebdomadaire d'activités se terminant le 30 décembre 1935.

arrivée à l'hôpital à 8 hrs du soir ». Il s'agit de l'Hôpital d'Youville de Noranda, le plus près de sa colonie. Sa journée du lendemain est entièrement occupée par son retour à Bellecombe, et pour cause : « 14 milles (22,5 km) encore en voiture. Chemin bloqué à l'automobiliste[3] ». Elle ne réclame ni ne mentionne aucuns frais de transport, ce qui porte à croire qu'en cette période de rodage du système, elle arrivait à se faire transporter gratuitement, mais la mention des distances parcourues devient une constante des rapports. L'éloignement des services exigeait une bonne planification des activités pour éviter les pertes de temps et pour réduire les frais de transport ; ainsi, Patry précise dans son sixième rapport que, lors de son retour d'un bref séjour à Québec, elle a profité de son passage à Noranda pour ramener dans sa colonie un bébé qui y avait été hospitalisé pendant 15 jours[4].

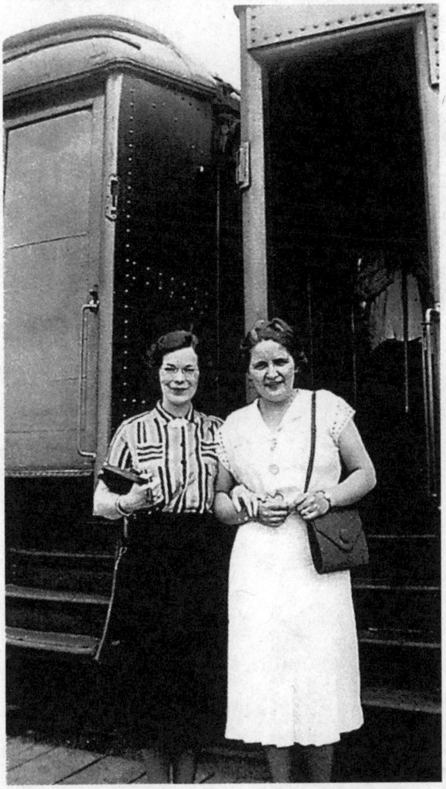

L'infirmière Beaumier-Meunier avec une compagne à la descente du train, en Abitibi, en 1936. Elle avait dû passer 18 heures dans un « char-dortoir » entre Montréal et Rouyn, par North Bay, puis marcher sur une distance de huit milles (12,9 km) entre les colonies de Cloutier et Montbeillard, avant de prendre un taxi pour se rendre à destination. Collection : Nicole Rousseau

3. ANQ (SMC) B2 D2, Marguerite Patry, infirmière à Sainte-Agnès-de-Bellecombe, au Dr Alphonse Lessard, directeur du SPH, rapport hebdomadaire d'activités se terminant le 25 janvier 1936.
4. ANQ (SMC) B2 D2, Marguerite Patry, infirmière à Sainte-Agnès-de-Bellecombe, au Dr Alphonse Lessard, directeur du SPH, rapport d'activités rédigé le ou vers le 8 février 1936.

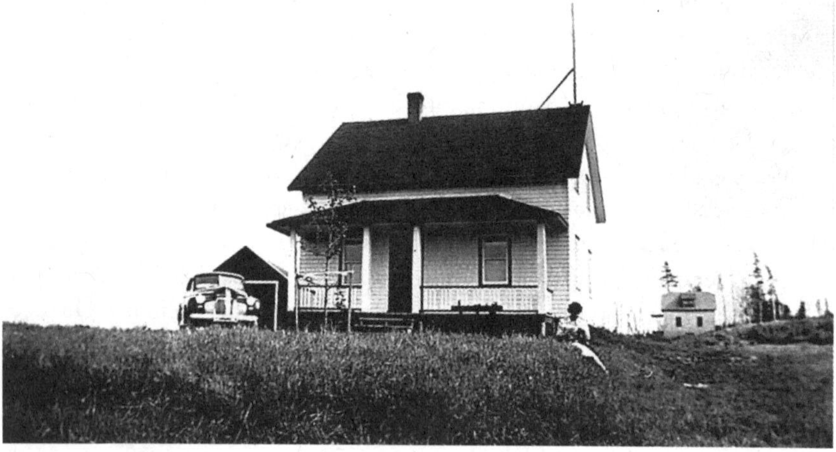

L'infirmière Mathilde Beaumier-Meunier devant son dispensaire en Abitibi, en 1937.
Collection : Nicole Rousseau

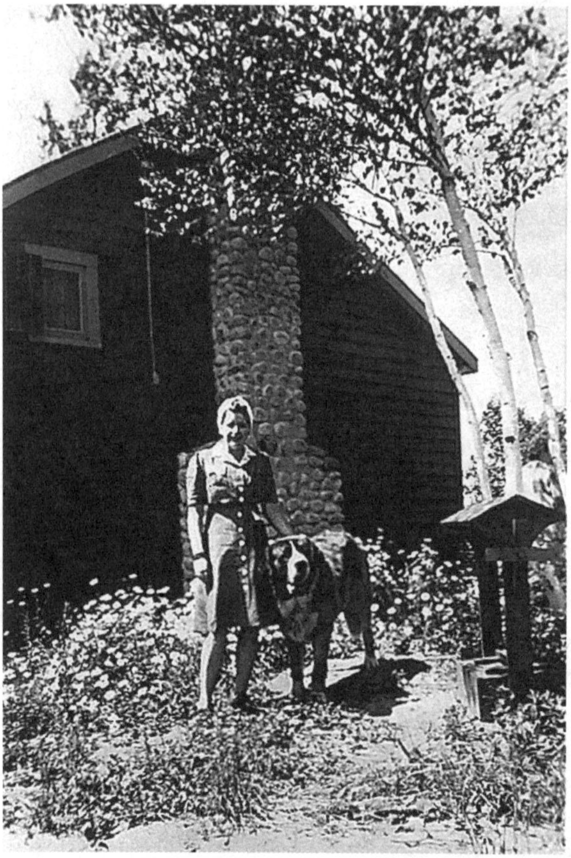

L'infirmière Mathilde Beaumier que l'on voit ici dans la Réserve du parc La Vérendrye, en direction de l'Abitibi, en compagnie de son chien en attendant le remorquage de sa voiture à la suite d'un accident survenu en 1942.
Collection : Nicole Rousseau

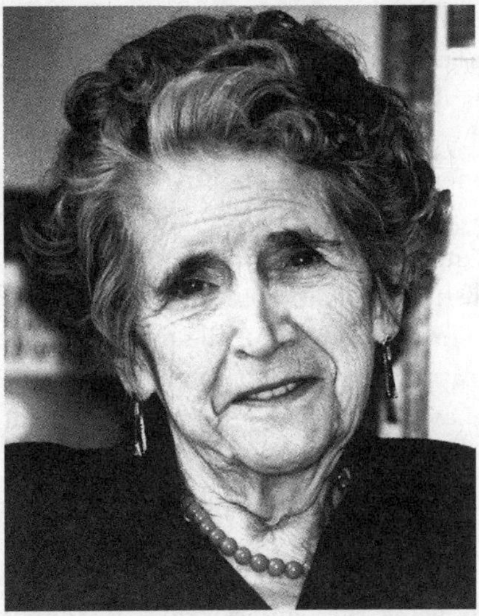

L'infirmière Mathilde Beaumier-Meunier, à l'époque où elle nous accordait une entrevue, au début des années 1990. Collection : Nicole Rousseau

L'organisation de la colonie de Bellecombe dépendait de la Société de colonisation de Sherbrooke ; dans sa lettre du 22 janvier 1936 au Dr Lessard, le prêtre colonisateur et secrétaire de cette société informe le directeur du SPH que la construction du dispensaire commencera aussitôt que le site de l'église et les limites de la colonie seront établis. Il remercie le médecin « d'avoir hâté la nomination d'une garde-malade » et l'assure qu'elle « n'a pas chômé », en soulignant que quatre naissances sont survenues depuis l'arrivée de l'infirmière[5]. La construction du dispensaire commence effectivement en mars 1936, mais elle n'est terminée qu'en octobre et, en attendant, l'infirmière doit vivre « dans une maison où tout le monde est maître[6] ». On peut supposer que ces conditions de logement incitaient l'infirmière à voir les colons à leur domicile plutôt que chez elle.

Un dernier élément de contexte, qui sera confirmé pendant toute la durée du SMC, est l'éloignement des médecins, faisant en sorte que les infirmières étaient dans les faits laissées à elles-mêmes. À cet égard, les rapports de Patry révèlent que les interventions de médecins étaient réservées à des cas exceptionnels. Ainsi, on ne trouve que trois mentions de

---

5. ANQ (SMC) B2 D2, Armand Maloin, prêtre colonisateur et secrétaire de la Société de colonisation de Sherbrooke, au Dr Alphonse Lessard, directeur du SPH, 22 janvier 1936. Soulignons qu'une de ces naissances était survenue sans l'aide d'un médecin ou d'une infirmière comme le révèle le premier rapport de l'infirmière Patry.
6. ANQ (SMC) B2 D2, Marguerite Patry, infirmière à Sainte-Agnès-de-Bellecombe, au Dr Alphonse Lessard, directeur du SPH, 20 mars et 24 avril 1936 et description du dispensaire de Bellecombe par le Dr Martel, le 14 octobre 1936.

médecins dans les six rapports de cette infirmière et elles apparaissent toutes les trois dans son cinquième rapport à la suite de deux événements graves. Le premier événement, décès d'un bébé arrivé la veille à Bellecombe, survient le 19 janvier 1936. Le jour même, l'infirmière se rend à Rouyn rencontrer le Dr Bouillé, coroner du district, qui lui « dit que faire dans un cas semblable à l'avenir ». Le deuxième consiste en une détérioration alarmante d'un bébé de huit mois que l'infirmière voit pour la première fois le 30 décembre 1935 et à propos de qui elle avait noté dans son premier rapport : « Débilité générale. Huile de foie de morue[7] ». Elle l'avait revu le 11 janvier et noté dans son troisième rapport que le bébé « Maigrit de jour en jour », puis le 21 janvier où elle avait ajouté : « [...] accouchement prématuré à 7 mois. Enfant de 9 mois. Nous lui donnerions 2 mois. Je dois le transporter à l'hôpital car le bébé maigrit à vue d'œil et je ne veux pas avoir de reproche (sic) plus tard si l'enfant venait à mourir ». Pour faire hospitaliser cet enfant aux frais de l'Assistance publique, elle doit écrire deux lettres avec copie au Dr Lessard : une à la supérieure de l'Hôpital d'Youville de Noranda et l'autre à un certain Dr Boisvert, probablement médecin à cet hôpital, lui demandant d'examiner l'enfant. Cette semaine-là, l'infirmière a une rencontre avec son supérieur immédiat, le Dr Martel, à l'Hôtel Noranda de Rouyn qu'elle résume ainsi : « [...] nous avons causé tout près d'une heure de choses médicales et j'ai eu bien des renseignements concernant notre profession dans une colonie comme celle-ci[8] ». Ces faits révèlent d'une part le manque de préparation des infirmières concernant leur rôle dans l'application de la Loi de l'Assistance publique, mais surtout leur réticence à faire appel aux services d'un médecin en même temps que leur peur d'essuyer des reproches pour s'en être abstenues dans certains cas.

En excluant les accouchements, les interventions posées par Marguerite Patry consistent principalement en administration ou distribution de médicaments qu'elle reçoit du SPH, mais qu'elle doit tenter de se faire payer ; on constate déjà un problème de fonctionnement à cet égard. Les rapports révèlent un usage très fréquent de produits pharmaceutiques ; cette infirmière en a administré ou donné en effet 124 fois lors de ses 178 visites, excluant la distribution d'huile de foie de morue. Le nom du médicament donné est souvent imprécis (« sirop pour le rhume », « pilules

---

7. ANQ (SMC) B2 D2, Marguerite Patry, infirmière à Sainte-Agnès-de-Bellecombe, au Dr Alphonse Lessard, directeur du SPH, lettre du 29 décembre 1935 et premier rapport hebdomadaire d'activités se terminant le 30 décembre 1935.
8. ANQ (SMC) B2 D2, Marguerite Patry, infirmière à Sainte-Agnès-de-Bellecombe, au Dr Alphonse Lessard, directeur du SPH, rapport hebdomadaire d'activités se terminant le 25 janvier 1936.

pour la fièvre » ou « pilules pour le mal de tête »), mais on trouve aussi la mention de « 222 », d'urotropine, de pituitrine et d'autres produits pharmaceutiques. Elles possédaient aussi un minimum d'instruments pour procéder à des extractions dentaires; Patry en avait fait trois en six semaines, de même que quatre pansements dentaires. Cependant, les interventions de l'infirmière ne se limitaient pas à donner des médicaments, puisqu'elle rapporte de nombreux soins tels que divers types de pansements (humide chaud, sec, compressif), des bandages, des applications de mouche de moutarde, des ouvertures d'abcès, des frictions à l'alcool. On trouve souvent la mention de « bons conseils » et de recommandations diverses telles que « repos au lit », « régime lacté » ou « encouragement » à une femme considérée comme « extrêmement nerveuse ». Notons aussi l'accompagnement comme mode d'intervention, tel celui d'un bébé qui a dû être hospitalisé à Noranda et ramené à domicile, de même que des démarches à caractère administratif liées au statut de colon des gens, par exemple, la justification par écrit de l'hospitalisation d'un bébé.

Les six rapports hebdomadaires de Marguerite Patry sont d'autant plus précieux pour découvrir le quotidien des infirmières de colonie qu'ils sont, avec deux autres de l'infirmière Jeanne-d'Arc Chabot, les seuls qui ont été conservés de cette période de rodage du SMC, avant que le Dr Martel ne demande aux infirmières de comptabiliser leurs activités dans un formulaire, le SMC 3, qu'il introduit en février 1936, comme nous l'avons déjà expliqué. Nous montrerons que l'introduction de ce formulaire a entraîné la perte d'informations importantes non seulement sur le travail des infirmières, mais aussi sur l'état de santé des colons. De plus, aucune trace ne subsiste des rapports produits par les infirmières à partir du formulaire SMC 3 entre 1936 et 1943, année de la première publication du rapport annuel du directeur de ce service et ce rapport ne couvre que les postes de l'Abitibi-Témiscamingue[9]. À part les témoignages que nous avons recueillis, seules quelques lettres échangées entre divers acteurs de cette période et les infirmières alors en poste ou à propos du travail de ces dernières nous donnent un aperçu de la nature et des conditions de leur pratique. Les seules données, systématiquement colligées, disponibles, sont donc les rapports annuels d'activités de la Division du SMC de 1943 à 1961, les rapports annuels d'activités des infirmières de colonie intégrés à ceux de la Division des unités sanitaires de 1962 à 1965, puis à ceux du Service de la médecine préventive pour les années 1967, 1969 et 1971. Elles permettent

---

9. Dr Émile Martel, Rapport annuel de la Division du Service médical aux colons, année 1943, dans Deuxième Rapport du ministère de la Santé pour les années 1941, 1942 et 1943, Province de Québec, Ministère de la Santé et du Bien-être social.

de décrire l'évolution, pendant ces décennies, du travail officiel de ces infirmières, mais ce portrait présenté par les autorités serait bien incomplet sans les témoignages des principales concernées et des bénéficiaires de leurs interventions, qui nous obligent à porter un regard critique sur la nature des services offerts, leur pertinence et leur organisation.

Nous commençons ce chapitre en remettant en question la pertinence même d'offrir aux colons un service médical subventionné par l'État. Nous décrivons ensuite les services offerts tels que documentés par les rapports annuels qui permettent de les regrouper sous deux volets : hygiène publique et médecine proprement dite. Le présent chapitre se limite aux services d'hygiène publique, les autres étant décrits dans le suivant. Des documents d'archives et les témoignages des personnes interviewées nous ont amenées à faire un examen critique de cette version officielle et à constater certains recoupements entre les services fournis par le SMC et ceux assurés par les US ou par la Croix-Rouge.

3.1 POURQUOI UN SERVICE MÉDICAL ?

Pour bénéficier d'un programme de colonisation, un aspirant-colon et sa famille devaient en principe être relativement jeunes et en santé, puisque les conditions de vie qui les attendaient étaient éprouvantes à tous les égards. Cependant, comme c'est le cas pour tous les programmes instaurés et subventionnés par l'État, les plans de colonisation n'ont pas toujours produit les effets recherchés ; l'attribution du statut de colon à des hommes plus intéressés à toucher les primes qu'à faire fructifier leur terre ou qui n'avaient pas la santé pour relever le défi a entraîné des effets pervers. Ainsi, Annette Bélanger-Beaupré, à qui le ministère de la Colonisation avait demandé de « faire enquête » sur un colon qui « flânait » et qui avait été arrêté pour vols, avait découvert une réalité peu reluisante : l'homme en question, dont l'épouse « était très malade », était reconnu comme un « vaurien » dans sa municipalité d'origine ; il vivait sous un faux nom à titre de colon. Cet homme avait pourtant été recommandé par les pères Capucins de sa paroisse pour obtenir le statut de colon et, à l'infirmière qui s'indignait de cet abus du système, le curé aurait répondu : « Madame, quand on veut se débarrasser du monde, on prend les moyens à notre portée[10] ». Ces problèmes de sélection des colons n'ont rien d'étonnant quand on considère que la Loi de l'Assistance publique obligeait les municipalités organisées, même les plus petites et les plus pauvres, à payer le

10. Entrevue avec l'infirmière Annette Bélanger-Beaupré, Québec, 20 janvier 1993.

tiers des frais d'hospitalisation de leurs résidents nécessiteux; pour certaines d'entre elles, les plans de colonisation offraient une échappatoire à ce fardeau d'autant plus lourd à porter durant la crise économique. Ce genre de perversion des programmes de colonisation avait d'ailleurs été évoqué, lors du Congrès de la colonisation tenu à Québec en octobre 1934, par le Dr Lessard, qui avouait aux congressistes que « La première année qu'il y a eu des colons à la rivière Solitaire (Rollet), il s'est trouvé un nombre considérable de déchets: des paralytiques, des épileptiques, des syphilitiques [...][11] ».

Quelques infirmières nous ont révélé que certaines colonies étaient reconnues comme ayant plus que leur part de colons indésirables, handicapés ou malades. Jeanne Lussier-Gosselin, par exemple, décrit un cas de misère extrême et dit de ses colons: « [...] la majorité de ces gens-là [...] avaient déjà des problèmes de santé ». Jeannette Coulombe-Morneau raconte qu'un groupe de plusieurs familles de colons est déjà arrivé avec plusieurs « grands malades », des gens âgés qui s'étaient joints à des jeunes pour être acceptés comme colons. Il est certain que cette situation se répercutait sur le travail de l'infirmière. Cependant, nous n'avons trouvé aucun document présentant un portrait quelconque de l'état de santé des populations qui bénéficiaient d'un poste d'infirmière de colonie.

3.1.1 Un état de santé de la population non documenté

Le rapport hebdomadaire d'activités de Jeanne d'Arc Chabot daté du 1er février 1936 révèle que cette infirmière avait, durant la semaine précédente, pansé 15 blessures (coupures de hache, morsures de chien, brûlures), extrait sept dents, donné 134 consultations (prénatales, grippes, bronchites, régimes alimentaires, douleurs lombaires et conseils d'hygiène) et fait 18 visites à domicile, de même que cinq visites postnatales[12]. Dans les rapports hebdomadaires de Marguerite Patry, les nombreuses mentions de bébés et de jeunes enfants, de même que les quatre accouchements survenus en six semaines confirment que la colonie était peuplée de jeunes familles, mais pas forcément en santé. L'infirmière rapporte en effet des cas de personnes vraisemblablement arrivées malades en colonie, telles une dame chez qui un médecin avait diagnostiqué une « tumeur sèche » avant son départ, une autre qui se disait atteinte de tuberculose, une femme

11. *Actes du Congrès de la Colonisation tenu à Québec les 17 et 18 octobre 1934 sous la présidence de l'honorable Irénée Vautrin, ministre de la Colonisation*, Québec, 1935, p. 215.
12. ANQ (SMC) B2 D4, Jeanne d'Arc Chabot, infirmière au Canton Villemontel, au Dr Alphonse Lessard, directeur du SPH, 1er février 1936.

ayant des « pierres sur le foie », une autre blessée à l'épaule deux ans auparavant et l'enfant décédé le lendemain de son arrivée à Bellecombe.

À travers ces rapports, on devine également le stress important vécu par les colons nouvellement arrivés; l'infirmière note en effet chez les adultes des problèmes de digestion, d'amaigrissement et de nervosité extrême. Les accidents liés au travail de défrichement et de construction (« entorse », « doigt écrasé », « accident avec hache ») et des cas de brûlures sont aussi notés. Mais les problèmes les plus souvent rapportés par l'infirmière sont les cas de rhume et de grippe (38 visites), ce qui est tout à fait cohérent avec la saison, et de maladies contagieuses de la petite enfance: rougeole, « picote volante », impétigo, « gratelle », oreillons, coqueluche (18 visites). Viennent ensuite les visites pré et postnatales (13 visites) et trois accouchements. Elle avait également effectué neuf visites à des personnes souffrant de toux persistante, d'amygdalite, de bronchite aigüe ou de « mal d'oreilles » et vu quatre enfants affligés de vers intestinaux. Parmi les autres problèmes notés, on trouve un cas d'eczéma et quelques abcès[13].

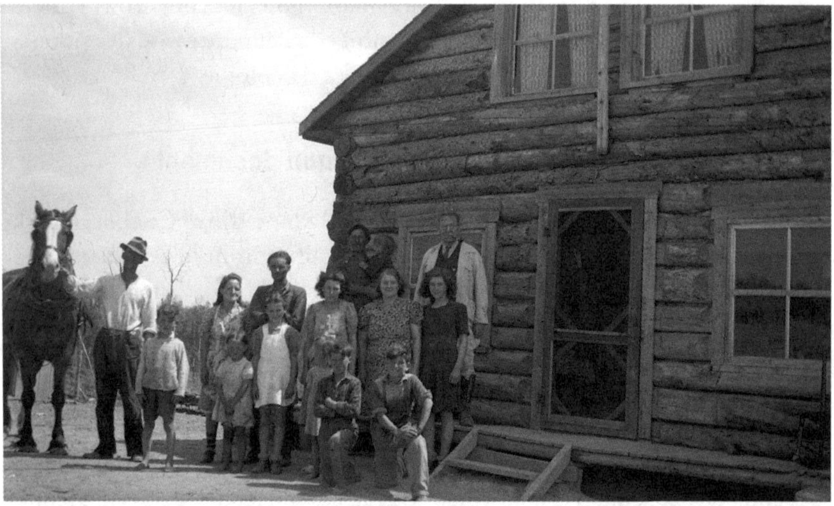

La famille Lapierre, comptant près d'une douzaine d'enfants, posant fièrement devant leur maison sur l'île de Nepawa, en Abitibi, en 1947. Photo: Eugène Gagné. BAnQ-Centre de Québec, Fonds ministère de la Culture et des Communications. Office du film du Québec, E6,S7,SS1,P36687

13. ANQ (SMC) B2 D2, Marguerite Patry, infirmière à Sainte-Agnès-de-Bellecombe, au Dr Alphonse Lessard, directeur du SPH, lettre du 29 décembre 1935 et premier rapport hebdomadaire d'activités se terminant le 30 décembre 1935.

Lorsqu'on compare les informations contenues dans le formulaire SMC 3 à celles révélées par les lettres des infirmières Chabot et Patry, ce qui frappe le plus est l'absence totale, dans le formulaire, de rubriques sur les raisons de consultation de l'infirmière, même pour les « Cas envoyés à l'hôpital ». Alors que les huit rapports hebdomadaires des infirmières Marguerite Patry et Jeanne d'Arc Chabot, écrits sous forme de lettres, décrivaient succinctement les problèmes de santé des colons, les interventions qu'elles posaient et les résultats obtenus, ceux du Dr Martel et de ses successeurs ne documentent aucunement les raisons de consultation (avec une exception notable pour la tuberculose) et ne présentent que les activités des infirmières sous 10 rubriques. Cette façon de procéder fait en sorte que les problèmes de santé qui affligeaient les colons ne sont pas décrits et qu'on ne peut pas en apprécier l'évolution avec les années.

De plus, on ne peut pas non plus, à partir de ces seuls formulaires, évaluer dans quelle mesure les interventions des infirmières étaient efficaces pour régler ces problèmes, ce qui constituait pourtant, avec l'assistance aux femmes enceintes, la première raison d'être du SMC. Au milieu des années 1960, Hénédine Gendron-Beaupré a explicitement demandé au médecin-hygiéniste dont elle relevait, le Dr Riverin, de changer le formulaire en expliquant qu'il était plus utile de connaître la raison de consultation des personnes qu'elle avait vues durant la semaine que de connaître leur nom ! On a mis deux ans avant de donner suite à sa suggestion, qui était pourtant appuyée par les autres infirmières de sa région. Cela indique que le formulaire SMC 3 était conçu pour montrer que les colons étaient aussi bien servis en matière de services médicaux et d'hygiène publique que les résidents des villes, et non pas pour documenter l'état de santé des populations couvertes ou l'efficacité des infirmières de colonie pour régler les problèmes.

Ce manque de données sur l'état de santé de la population et sur l'efficacité des services offerts est aussi souligné par Fredette, un médecin-hygiéniste qui a œuvré dans deux unités sanitaires (US) de comté de 1960 à 1964[14]. Nous n'avons trouvé sur ce sujet qu'un témoignage publié en 1975 par un médecin, le Dr Albert Dumas, embauché « pour les unités sanitaires ». Selon lui, « Les principales maladies rencontrées dans l'Abitibi étaient les maladies vénériennes, la gastro-entérite, les autres maladies contagieuses (rougeole, rubéole, scarlatine, diphtérie). Il n'y avait que peu

---

14. Jean-Marc Fredette. *Souvenirs dispersés parmi ce qui n'existe plus. Un regard personnel sur une cinquantaine d'années 1935-1985*, (Québec, publié à compte d'auteur, 2001). Voir p. 343-346.

de cas de tuberculose et quelques cas de fièvre typhoïde[15] ». Ce médecin révèle que « La gastro-entérite, première cause de mortalité infantile, n'était pas aussi fréquente dans l'Abitibi que dans Labelle et Montmagny ». Il explique que cette maladie était causée par du lait cru contaminé et qu'en Abitibi, le lait était en poudre ou évaporé, donc stérilisé[16]. Dumas parle également de la pauvreté des huit paroisses du sud du comté de Montmagny à cause des terres incultes.

Pour juger de la pertinence de « fournir un service médical aussi complet que possible », il faut donc se contenter essentiellement de ce que révèlent les infirmières de colonie sur les accidents et les problèmes de santé qu'elles ont rencontrés avec tout ce que cela comporte de limites, d'autant plus que nos entretiens se sont déroulés plus de 50 ans, dans certains cas, après le début de leur expérience. À ces témoignages s'ajoute le « cahier noir » de Béatrice Hubert, ainsi nommé par l'auteure en raison de la couleur de sa couverture, le seul document qui ait été conservé parmi tous ceux du même genre : des cahiers dans lesquels les infirmières de colonie notaient, pour chaque consultation, quelques informations qui leur servaient principalement d'aide-mémoire pour déterminer les coûts de leurs interventions, surtout ceux des médicaments administrés et des fournitures médicales utilisées, dans l'espoir de se faire payer éventuellement.

3.1.2 Les maladies, accidents et autres souffrances des colons selon les infirmières

Le portrait d'ensemble qui se dégage des témoignages des infirmières de colonie sur l'état de santé des populations qu'elles desservaient est extrêmement varié, allant de maladies mortelles aux accidents bénins en passant par des cas de suicide, les maladies contagieuses de la petite enfance et l'omniprésence des diverses souffrances engendrées par la pauvreté, voire la misère des colons. La description que donne l'infirmière Iles-Mad (1940-1942) des problèmes qu'elle a rencontrés au cours de sa pratique illustre assez bien cette variété. À part des nombreux cas d'appendicite, cette infirmière dit qu'il y avait des cas de maladies cardiaques, de maladies rénales (qu'elle attribue à la consommation excessive de poissons salés), de maladies contagieuses de la petite enfance (diphtérie, rougeole, scarlatine) et « des maux d'oreilles » ; dans sa population de pêcheurs

15. Albert Dumas, m.d., « La médecine et mon temps », *Recherches sociographiques*, vol. XVI, n° 1, (janvier-avril 1975, p. 21-41), p. 24. Ce médecin a travaillé successivement dans trois régions différentes de la province : l'Abitibi (neuf mois), le comté de Labelle (trois ans) et le comté de Montmagny (20 ans).

16. Albert Dumas, md, « La médecine et mon temps », *op. cit.* p. 25.

pauvres, elle a aussi observé de nombreuses petites blessures souvent infectées et de la malnutrition, au point où des enfants de trois ans « avaient de la misère à marcher ».

Considérant cette variété et l'éloignement des populations concernées de tout service médical, il n'est pas étonnant de découvrir que plusieurs infirmières de colonie ont dû faire des constats de décès soit à la suite de maladie mortelle, soit dans des cas d'accidents fatals ou de suicides. Jeanne Lussier-Gosselin parle de trois cas de décès survenus pendant ses trois années en colonie : un homme de 84 ans vraisemblablement décédé d'une « crise cardiaque », un bébé de deux mois trouvé mort dans son lit et un bébé de sept mois, fiévreux et très congestionné, décédé dans les bras de l'infirmière pendant qu'elle le conduisait à l'hôpital. L'infirmière Bas-St-L (1960-1975) C-N (1983-1987) dit avoir fait des constats de décès à domicile, notamment par suicide ou infarctus. Thérèse Mercier dit qu'il y a eu aussi beaucoup de suicides de gens de tous âges, jusqu'à trois dans une même famille. Marguerite Pelletier-Martin raconte le suicide d'une mère de famille désespérée qui s'était empoisonnée. L'infirmière C-N (1988+), toujours en poste au moment où nous l'avons interviewée, décrit à quel point un simple constat de décès est devenu une procédure complexe à laquelle elle ne peut pas se soustraire :

> [...] on a des grands formulaires spéciaux [...]. Je pense que si tu avais le malheur d'être obligée de penser que ça pourrait non (ne pas) être accidentel, [...] ça pourrait être une mort provoquée, là, toi, tu ferais ton constat, ton constat officiel. Mais t'aviserais le médecin à aviser. D'ailleurs quand t'appelles le médecin pour qu'il constate le décès d'un client, il va te demander dans quelles circonstances puis il va te demander si tu penses que c'est normal, t'sais. Est-ce que c'est une mort normale, i' a eu un arrêt cardiaque sur le bord de l'escalier, puis i'est mort là ? Ou si tu penses que c'est un accident qui a été provoqué ? Si tu as le moindre doute, [...] ils vont déclencher le système du coroner ; ils vont faire l'enquête.

Heureusement, l'infirmière pouvait généralement intervenir à temps pour prévenir un décès, même dans les cas de problèmes sérieux dont certains, comme l'appendicite et les maladies cardiaques, étaient relativement fréquents. Plusieurs infirmières ont mentionné la fréquence des cas d'appendicite et le danger de péritonite qui y est associé. Mary Leblanc se rappelle que « Les gens se plaignaient beaucoup de ça dans ce temps-là ». Marie-Hélène Gagné-Roy et l'infirmière Iles-Mad (1940-1942) soulignent aussi la fréquence de ce problème qu'elles expliquent par la rareté des fruits et légumes frais en hiver ; selon la deuxième infirmière, les vieux médecins des Îles-de-la-Madeleine étaient incapables de diagnostiquer les appendicites, ce qui entraînait des péritonites. En raison de ce risque de complication bien réel, les infirmières avaient l'habitude de faire transférer les patients pour une chirurgie dès les premiers symptômes d'appendicite: vomissements, «ventre de bois» et chute soudaine de la température corporelle après une fièvre. Annette Bélanger-Beaupré se rappelle avoir conduit à l'hôpital une personne présentant tous ces symptômes et qui avait été opérée d'urgence.

Les maladies cardiovasculaires, l'infarctus en tête, viennent ensuite comme problèmes graves rencontrés. Bérangère Martel-Méthot raconte que deux hommes s'étaient présentés au dispensaire avec un troisième qui faisait un infarctus; elle a administré une injection de morphine à ce dernier et l'a transféré immédiatement à l'hôpital, où il est décédé deux jours plus tard. L'infirmière Iles-Mad (1940-1942) dit qu'aux Îles-de-la-Madeleine, il y avait beaucoup de tuberculose, qu'elle attribue notamment à la consommation de lait provenant de vaches tuberculeuses; elle raconte le cas d'un enfant qui a failli mourir parce qu'il consommait du lait contaminé: «le lait était rempli de pus», affirme-t-elle. Parmi les autres problèmes graves, différents types de cancer prennent une place importante; Thérèse Mercier mentionne des chocs anaphylactiques et Alexandra Lavallée-Desbiens raconte que le curé de sa paroisse s'était intoxiqué en consommant des graines de semence qu'il croyait être un laxatif; elle avait dû le conduire d'urgence à l'hôpital de Chicoutimi. D'autres infirmières ont dû conduire à l'hôpital un enfant en convulsions, une femme présentant une hémorragie à la suite de l'extraction d'une dent ou un diabétique en coma hypoglycémique.

D'autres problèmes, sans nécessiter une hospitalisation, étaient assez sérieux pour exiger une intervention urgente et un suivi; parmi ceux-ci, les cas de pneumonie viennent en tête de liste. Par exemple, dès le lendemain de l'arrivée de Jeanne d'Arc Chabot au Canton Villemontel le 15 décembre 1935, le Dr Lessard adresse au Dr Martel un télégramme lui demandant de dépêcher cette infirmière ou, si celle-ci n'est pas disponible, un médecin aux frais du ministère de la Colonisation, auprès d'un colon gravement atteint de pneumonie[17]. Plusieurs autres infirmières ont eu à intervenir auprès de personnes souffrant de pneumonie dont certaines, comme Anita Dionne-Ott et Alexandra Lavallée-Desbiens, avant l'arrivée des antibiotiques. Certaines infirmières ont diagnostiqué et traité elles-mêmes d'autres problèmes sérieux: l'infirmière Gasp (1936-1976) a administré de la morphine à des personnes présentant «une pierre sur le rein»; l'infirmière C-N (1941-1948) a pris l'initiative d'administrer «un médicament assez

17. ANQ (SMC) B2 D4, télégramme du Dr Alphonse Lessard, directeur du SPH, au Dr Émile Martel, médecin-hygiéniste régional à Amos, 16 décembre 1935.

difficile, assez sévère » à une « petite fille qui faisait de la méningite ». Dans ce dernier cas, l'infirmière avait dû, en plus de poser un diagnostic juste, interpréter et suivre correctement les indications écrites jointes au médicament et non pas simplement exécuter une prescription faite par un médecin ; l'enfant a guéri. Deux autres infirmières ont mentionné chacune un cas de méningite.

Peu d'infirmières parlent de problèmes dus à la consommation excessive d'alcool, mais Irène Bergeron-Dupont a observé les effets ravageurs sur les autochtones de l'assouplissement introduit par le gouvernement de Jean Lesage selon lequel l'accès aux bars ne leur était plus interdit. Bérangère Martel-Méthot décrit comment elle était intervenue auprès d'un alcoolique dont l'état d'intoxication était tel qu'il n'était « pas transportable à l'hôpital » : « il était bleu, bleu, en tout cas ; c'était épouvantable [...]. C'était quasiment la mort pour lui ; c'était effrayant », raconte-t-elle. Selon Rita Viau, l'alcoolisme n'était pas plus important dans les villages de la Basse-Côte-Nord qu'ailleurs, mais elle a été témoin de l'introduction, après son départ, de drogues illicites dans cette région, un problème qu'elle attribue à la présence du crime organisé jusque dans ces territoires éloignés des villes.

À part ces cas relativement rares de problèmes graves ou sérieux, les infirmières décrivent une grande variété de raisons qui amenaient les gens à requérir leurs services. Monique Lachance les résume ainsi : « [...] n'importe quoi qu'on peut imaginer : mal dans le dos, mal à la tête, les cheveux qui tombent, des éruptions, des varices, mal aux pieds, mal aux orteils, mal à une hanche, digère pas, de la misère à respirer. Tout ce qu'on peut imaginer ».

Plusieurs autres infirmières tracent un portrait d'ensemble semblable énumérant abcès, panaris, « rhumatismes », coupures, grippes, mal de dents, etc. Mary Leblanc mentionne que, dans une population à l'hygiène parfois déficiente, les gens avaient peur que les abcès purulents ne dégénèrent en « empoisonnement du sang ». Marie-Hélène Gagné-Roy dit à propos des abcès : « [...] j'étais obligée de les crever b'en des fois. [...] je mettais des pansements, mais je les suivais de près ». Les mentions assez nombreuses de cas de suicide laissent soupçonner la présence de problèmes de santé mentale plus ou moins sérieux, mais les infirmières en ont peu parlé ; Alexandra Lavallée-Desbiens se souvient d'un seul cas de « maladie psychique », une femme qui « ne voulait pas dire un mot ». Nous verrons ailleurs que plusieurs personnes, surtout des femmes, avaient besoin de la présence et de l'écoute de 'leur' infirmière, sans toutefois avoir un diagnostic de maladie mentale.

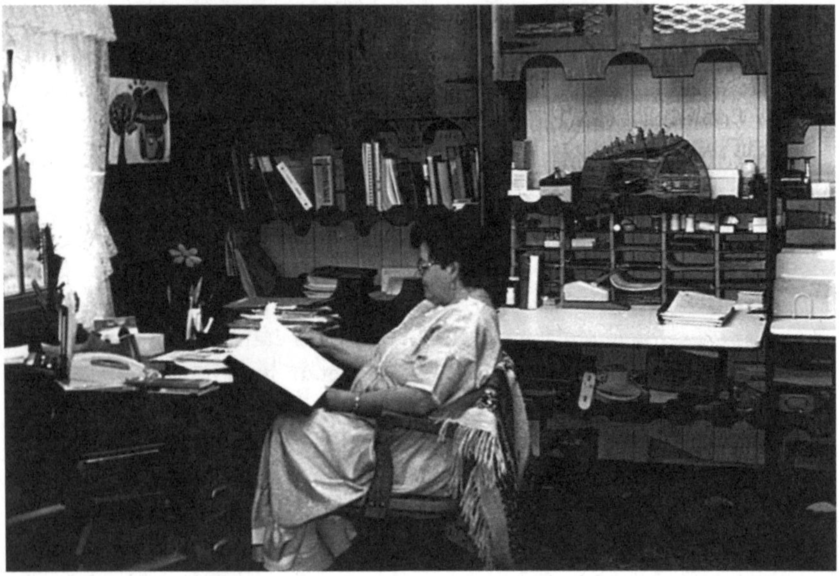

L'infirmière Monique Lachance dans son dispensaire de Rochebeaucourt, encore en activité en 1992. Collection : Nicole Rousseau

Tant dans les documents d'archives que dans les témoignages des infirmières, les maladies contagieuses de la petite enfance occupent une place importante. Si les infirmières ont été marquées par de rares cas de maladies graves comme la diphtérie (deux cas rapportés par elles) ou la fièvre typhoïde (un seul cas), elles semblent avoir considéré comme faisant partie du développement normal de l'enfant les nombreux cas de rougeole, de scarlatine, de varicelle et de coqueluche. En parlant de la prévalence dans sa population de ces maladies et des « crises de faux-croup », Jovite Langis-Côté explique : « [...] les maisons étaient froides ; ce sont les enfants qui étaient le plus malades. [...] Quand il y avait des grosses familles, s'il y avait de la contagion, s'il y en avait un qui l'avait, toute la famille y passait ». De toutes les raisons de consultation des infirmières, les infections des voies respiratoires supérieures (IVRS) incluant les otites étaient, et de loin, les plus fréquentes : rhumes, grippes, amygdalites et autres maux de gorge sont en effet omniprésents tant dans les témoignages des infirmières que dans les documents d'archives.

Les accidents mortels ou graves, mais le plus souvent bénins, ont également tenu les infirmières occupées. Les accidents du travail étaient plus fréquents que les autres, notamment, que les accidents de véhicules automobiles, mais ils étaient moins souvent mortels. Quatre infirmières se rappellent être intervenues à la suite d'accidents routiers mortels, dont

Hénédine Gendron-Beaupré, qui a dû constater le décès de trois personnes tuées dans un même accident d'auto dans sa petite colonie de la Gaspésie, et qui a souvent été appelée sur les lieux d'accidents fatals sur la Côte-Nord. Georgette Soumis raconte avec émotion le décès d'une écolière de première année tuée accidentellement en revenant de l'école et dont la mère, en état de choc, demandait à l'infirmière : « Ressuscitez-la, garde. »

Parmi les très nombreux accidents du travail, certains étaient mortels. Louisette Beaudoin-Mercier se rappelle les accidents typiques de bûcherons tués par la chute d'un arbre : « [...] souvent j'suis allée en forêt, dit-elle ; [...] le patient était mort, (mais) ils venaient me chercher quand même ». Exerçant à proximité d'une mine, Georgette Soumis a plutôt été appelée pour des mineurs morts au travail ; dans ces cas, elle devait faire intervenir le coroner. D'autres accidents mortels plus rares ont aussi été relatés : Bibiane Trottier-Dumont dit que le seul décès qu'elle a eu est celui d'un homme frappé par la foudre, et Georgette Soumis a été appelée pour un enfant vraisemblablement décédé du syndrome de mort subite du nouveau-né.

Parmi les accidents non fatals, ceux de l'industrie forestière étaient les plus fréquents. Plusieurs infirmières, ayant eu sur leur territoire des chantiers de coupe de bois ou des moulins à scie, ont mentionné avoir eu des blessés graves ; les accidents étaient causés principalement par les scies mécaniques, les coups de hache ou les chutes d'arbres. Jovite Langis-Côté dit qu'il y avait « quatre gros moulins à scie » dans sa colonie de Val Paradis, et elle se rappelle deux « gros accidents » de chantier : un homme qui avait eu « une fracture de la colonne vertébrale » et un autre qui avait reçu « une dent de scie [à chaîne] dans l'œil ». Dans les deux cas, on avait transporté les blessés au dispensaire et l'infirmière les avait transférés à l'hôpital de La Sarre, où un médecin les avait envoyés à Montréal ; madame Côté disposait alors de morphine pour soulager les victimes pendant leur transport à l'hôpital. Mary Leblanc dit avoir conduit à l'hôpital dans sa voiture personnelle un homme qui « avait toute sa jambe tranchée » et à qui elle avait fait des pansements. Irène Bergeron-Dupont se rappelle d'un bûcheron qui « avait toute la hanche [...] toute brisée parce qu'il avait reçu un arbre complètement sur lui » ; Louisette Beaudoin-Mercier et l'infirmière Gasp (1950-1974) parlent de jambes, de mains et de bras coupés par des scies mécaniques. Dans les chantiers forestiers, les accidents n'arrivaient pas qu'aux hommes, puisque des femmes étaient embauchées comme cuisinières, un travail dur qui entraînait parfois des fausses couches ; la situation pouvait s'aggraver à cause de la difficulté pour l'infirmière d'arriver à temps sur les lieux pour pouvoir maîtriser l'hémorragie.

Les accidents d'automobile suivent en importance ceux des chantiers forestiers; plusieurs infirmières en ont relaté au moins un avec blessés graves. Thérèse Mercier se rappelle de « beaucoup, beaucoup, beaucoup, beaucoup de gros, gros accidents avec jambes amputées, bras amputés »; « j'étais toujours demandée au moment où je m'y attendais le moins sur les lieux de l'accident, [...] surtout les derniers temps, les dernières années que j'ai été là », dit-elle. L'infirmière Bas-St-L (1960-1975) C-N (1983-1987) rappelle l'époque où la tolérance à l'alcool au volant entraînait de nombreux et graves accidents et en décrit un où elle est intervenue. Le travail dans les mines occasionnait aussi des blessures sérieuses; Georgette Soumis a souvent été appelée pour des accidents qui dépassaient les capacités d'intervention des « gens de premiers secours ».

On appelait aussi l'infirmière pour des accidents domestiques; parmi ceux-ci, les brûlures viennent en tête de liste. Louisette Beaudoin-Mercier explique que, comme les gens manquaient de bois sec pour allumer le poêle et qu'ils « s'éclairaient avec du naphta et des lampes à l'huile », ils se trompaient parfois de gallon et allumaient leur poêle avec du naphta plutôt que de l'huile; « ça faisait une explosion. J'ai eu plusieurs cas de graves brûlures », dit-elle. Souvent, les victimes étaient de jeunes enfants; Annette Bélanger-Beaupré et Anita Dionne-Ott racontent toutes deux un cas d'enfant tombé dans l'eau de lessive bouillante. L'infirmière A-T (1958-1962) se rappelle un enfant victime d'un incendie qu'elle a dû transporter à Amos et conduire ensuite à l'Hôpital Sainte-Justine de Montréal. L'infirmière Gasp (1950-1974) a gardé le souvenir d'un incendie qui avait rasé la maison d'une famille, faisant cinq morts.

Parmi les autres accidents graves domestiques, Jeannette Coulombe-Morneau redoutait les coupures profondes que les gens avaient tendance à négliger et qui pouvaient causer des hémorragies; lorsqu'on l'appelait, la personne blessée avait perdu tellement de sang qu'il fallait la conduire à l'hôpital. Alberte Labrie rapporte le cas d'un enfant, mordu à la tête par un chien, qu'elle avait conduit à l'hôpital. Marcelle Laliberté-Saint-Aubin met cependant l'accent sur la rareté des accidents graves et n'en raconte que deux: celui d'un jeune père de famille décédé après s'être infligé une « fracture de la base du crâne » en tombant d'un échafaudage et celui d'un homme qui « s'était coupé la jambe presque complètement en fauchant son foin ». Elle avait réussi à conduire ce dernier à l'hôpital à temps pour qu'il puisse conserver sa jambe. Ces deux accidents s'étaient produits alors qu'elle n'était en poste que depuis quelques semaines.

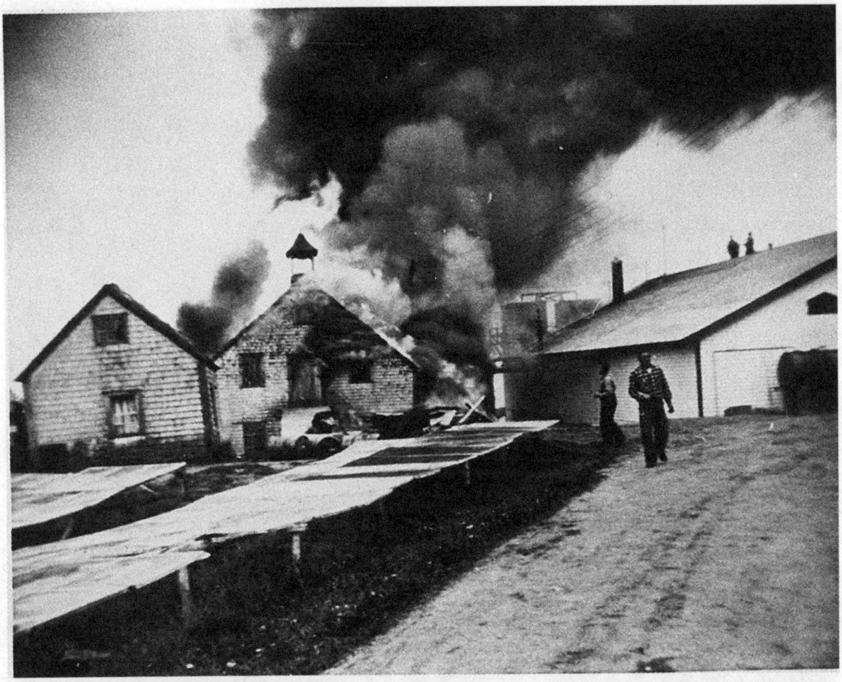

L'incendie d'une maison et de ses dépendances à Rivière-au-Tonnerre, dans la région de la Basse-Côte-Nord, dans les années 1920. Les incendies étaient des fléaux malheureusement fréquents dans les régions du Québec. BAnQ-Centre de Sept-Îles, Fonds Joseph-Émile Chabot : 09N_P61S1P221

Malgré la présence non négligeable d'accidents graves, ce sont surtout les blessures légères qui meublaient le quotidien des infirmières de colonie : éraflures, coupures, entorses et brûlures. Alberte Labrie en donne un exemple typique : « I'y avait des petits garçons qui allaient à la pêche [et] qui se lançaient des hameçons dans les doigts. [...] i' venaient me voir et puis il fallait que j'enlève ça avec de la Xylocaïne, avec mon anesthésique local. [...] Ça, c'est arrivé souvent. »

Il faut enfin souligner que les problèmes de santé auxquels les infirmières ont dû faire face étaient souvent davantage liés aux dures conditions de vie et à la misère de leurs pauvres gens, colons ou non, qu'à de véritables maladies ou à des accidents sérieux. Ainsi, Thérèse Mercier, postée pendant 20 ans dans un village pauvre de Chaudière-Appalaches, dit qu'il y avait de très nombreux cas « d'ulcères d'estomac, du duodénum », surtout chez les hommes qui pouvaient même en faire une hémorragie ; elle attribue ce problème au stress vécu par ces pères de famille qui ne gagnaient pas suffisamment pour faire face à leurs obligations, mais aussi à leur grande consommation de viande de gibier et d'aspirine. Jeannette Coulombe-Morneau attribue beaucoup des maladies contagieuses, grippes, maux de gorge et d'oreilles à la promiscuité et à l'insalubrité des maisons mal isolées et froides que les colons avaient tendance à surchauffer ; elle ajoute : « [...] les enfants travaillaient fort. Ça travaillait jeune ; avant de partir pour la classe, il fallait qu'ils aillent au train (traire les vaches), aider au père ou à la mère ».

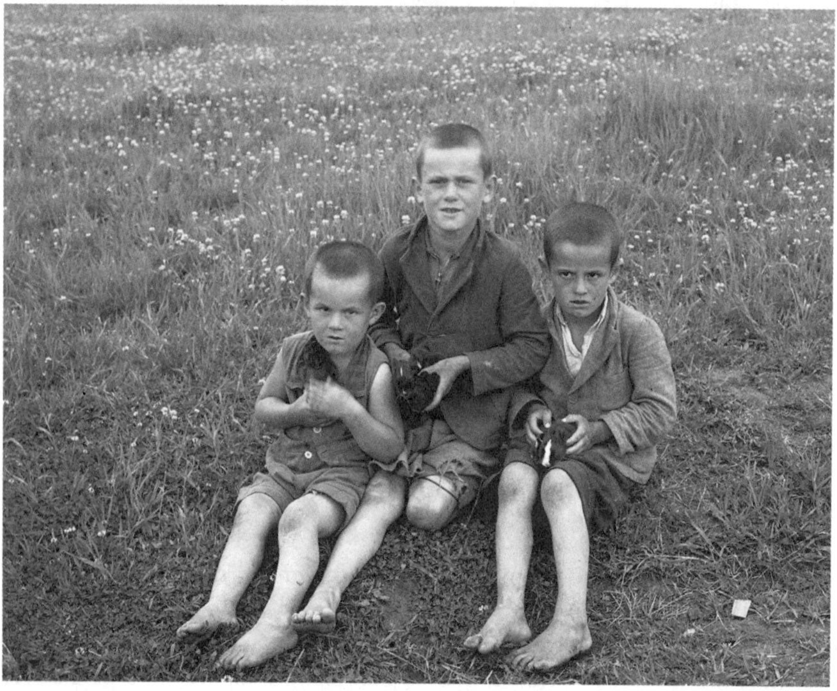

Les enfants profitaient également de leur environnement pour jouer, comme ces trois jeunes garçons s'amusant avec des lapins dans un champ, en Abitibi, en 1940. BAnQ-Centre de Rouyn, Fonds Canadien National : 08-Y,P213,P37

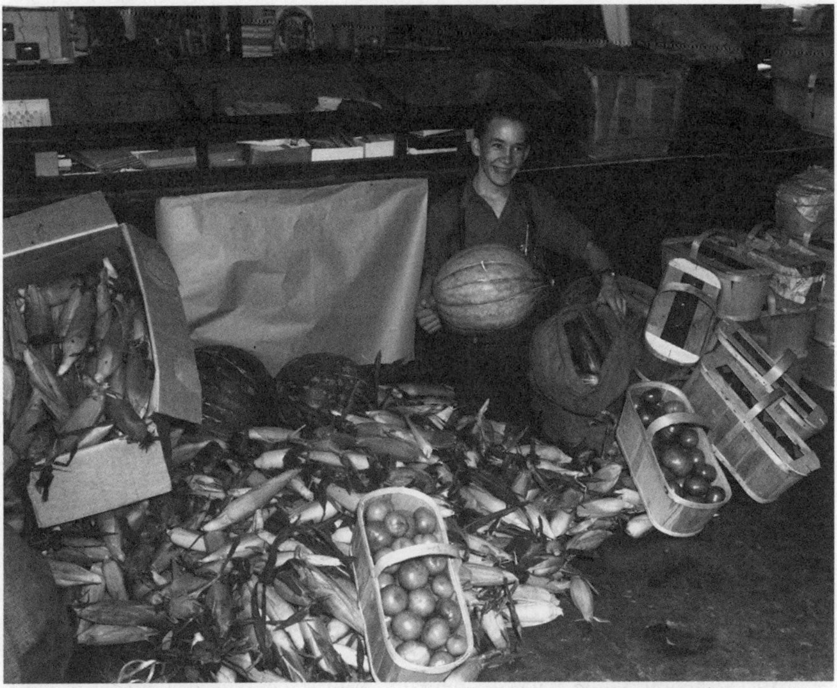

Un jeune homme posant fièrement devant un étalage de fruits et légumes dans un magasin général, en Abitibi, en 1943. BAnQ-Centre de Rouyn, Fonds Canadien National : 08-Y,P213,P77

Selon Hénédine Gendron-Beaupré, il y avait beaucoup plus de problèmes graves dans le village nord-côtier de Ragueneau que dans sa colonie gaspésienne ; « [...] sur la Côte-Nord, il y avait beaucoup plus de problèmes : problèmes de boisson, problèmes de drogues. Puis ça s'était marié entre eux autres ; les femmes avaient des enfants infirmes, beaucoup de paralysie cérébrale, des enfants mongols... ». Bérangère Martel-Méthot souligne l'épuisement des femmes aux multiples grossesses dont l'alimentation était souvent déficiente et qui ne pouvaient se payer le luxe de prendre du repos. Plusieurs infirmières ont affirmé que beaucoup de colons étaient sous-alimentés et n'avaient aucune résistance à la maladie, surtout lorsque la malnutrition s'ajoutait à un manque d'hygiène en partie attribuable à l'absence d'eau courante dans les maisons. Les colons satisfaisaient généralement leurs besoins naturels dans une petite cabane, appelée « les bécosses », située derrière la maison ; l'hiver, plusieurs préféraient plutôt se soulager dans un seau qu'ils vidaient sur la neige près de la porte. L'infirmière A-T (1954-1963) Bas-St-L (1963-1968) raconte qu'elle a dû conduire d'urgence à l'hôpital une fillette qui « urinait le sang » parce qu'elle « allait à la p'tite cabane ... nu pieds sur la neige » et qu'elle faisait une néphrite manifestement attribuable à cette situation. Nicole Dionne-de la Chevrotière parle des conséquences de la contamination de l'eau potable :

> Il y avait des épidémies au printemps ; il y avait de la grippe. Quand l'eau dégelait, il y avait de la diarrhée, des infections intestinales parce que c'était un manque d'hygiène là. Il y avait pas d'eau [courante] non plus ; ils avaient le grand tonneau [d'eau] dans la cuisine et puis i'y avait comme une épuisette [pour aller] chercher l'eau dans ça.

Cette infirmière parle d'une femme, mariée à 16 ans, qui avait perdu un de ses jumeaux ; elle explique : « [...] ces gens-là, qui avaient presque rien à manger, [...] avaient un bébé par année, des fois plus ». Mary Leblanc croit que les sages-femmes de sa colonie enveloppaient la tête des nouveau-nés avec un bandeau noir pour favoriser la fermeture des fontanelles qui, selon elle, tardaient à se fermer parce que les bébés manquaient de vitamines.

Une analyse sommaire du « cahier noir[18] » de Béatrice Hubert nous a permis de dresser la liste de toutes les raisons de consultation telles que notées par elle :

> Abcès (genou, voûte palatine, dentaire, sein), acc. tr. (accident de travail), accouchement (un total de 145 entre le 18 septembre 1944 et le 30 septembre 1948), asthme, avortement, brûlure, céphalée, constipation, congestion pulmonaire, convulsions, *corpora lutea*, dartres, décès, dents, diarrhée, diphtérie (un seul cas, enfant décédé), eczéma, entorse, épistaxis, éruptions, érysipèle, érythème, fracture, gale, gastrite, grippe, indigestion, infection au pied, involution utérine, mal de tête, masto probable (mastoïdite ou mastite ?), naevi, nervosité, névralgie épaule, œdème du genou, orgelet, phymosis (sic), pleurésie, pyélonéphrite, rhumatisme, rubéole, scarlatine, septicémie, TB (tuberculose), vieillesse, yeux.

Tout en déplorant « la pénurie de médecins, [et] le manque d'argent pour les payer », le médecin-hygiéniste Dumas résume ainsi les maux qui affligeaient les Québécois de l'époque : « le fléau de la tuberculose, la mortalité infantile et maternelle, la mauvaise qualité des habitations, l'alimentation abondante mais irrationnelle, le lait cru contaminé et l'eau dont la potabilité était souvent compromise par les égouts déversés près des puits et dans les rivières[19] ». Dans sa description de la pratique privée de l'infirmière terre-neuvienne Myra G. Bennett, Rutherdale rapporte que, à part les cas de maternité, cette infirmière était sollicitée pour des accidents,

---

18. Document que madame Béatrice Hubert appelait son « cahier noir » et qu'elle nous a gracieusement prêté.
19. Albert Dumas, md, « La médecine et mon temps », *op. cit.*, p. 22-23.

des blessures infectées et d'occasionnels cas de scorbut et de malnutrition[20].

Sans vouloir minimiser la gravité de certaines situations auxquelles presque toutes les infirmières de colonie ont dû faire face, nous retenons que plusieurs d'entre elles décrivent leur population comme jouissant d'une relative bonne santé. On pourrait croire que les infirmières restées en colonie très longtemps sont plus susceptibles de rapporter un plus grand nombre de maladies et d'accidents graves que celles qui n'y ont travaillé qu'un an ou deux. Pourtant, si l'on compare les témoignages des premières à ceux des secondes, on constate peu de différences dans leurs impressions d'ensemble de l'état de santé de leur population ; souvent, l'infirmière s'estime « chanceuse » ou « protégée par Dieu » du fait d'avoir rencontré peu de problèmes sérieux. Comme pour les accouchements cependant, il faut dire que certaines infirmières avaient un seuil de tolérance élevé à la gravité !

Parmi les témoignages des infirmières qui ont cinq ans ou moins d'expérience en colonie, nous retenons celui de Bibiane Trottier-Dumont comme assez typique : « Je peux pas dire que j'ai eu des grands malades parce que j'ai pas eu à les envoyer à l'hôpital, dit-elle. Ç'a été des accouchements, des petites choses b'en ordinaires, des rhumes, des grippes, peut-être un peu de maladies contagieuses. » Après 22 ans à Vassan, Georgette Soumis dit que, « dans l'ensemble », les gens de cette colonie étaient « assez en bonne santé ». Justine Guy-Goulet, qui a passé 32 ans dans deux postes différents, ne se rappelait pas avoir eu des cas graves, à part la mort d'une fillette victime d'un accident d'auto ; elle parle de « coupures et de fractures » et conclut : « c'était plus des soins que des urgences ». L'infirmière Gasp (1936-1976) résume comme suit ses 40 ans de pratique : « Il y a eu des petites choses, oui, mais pas des graves, là, pas pour me marquer ». Cette infirmière a pourtant soigné elle-même, sans traitements médicaux, deux enfants atteints de poliomyélite qu'elle avait elle-même diagnostiquée.

Selon plusieurs infirmières, les gens, souvent des femmes ou des assistés sociaux, exprimaient un besoin de présence et de rassurance par le biais de leurs diverses plaintes. En soulignant qu'elle ne demandait rien pour les consultations au dispensaire, l'infirmière A-T (1958-1962) décrit ainsi ses « clients réguliers » : « Il y avait des madames qui se plaignaient, comme encore maintenant là, qui ont toujours mal partout, qui digèrent mal, qui ont toujours mal à la tête. » Une simple visite à domicile pouvait

---

20. Linda Kealey, « On the Edge of Empire : The Working Life of Myra (Grimsley) Bennett » dans Myra Rutherdale (dir.), *Caregiving on the Periphery. Historical Perspectives on Nursing and Midwifery in Canada* (Montreal and Kingston, London, Ithaca : McGill-Queen's University Press, 2010), p. 95.

prévenir bien des problèmes: « [...] c'était des gens, raconte Louisette Beaudoin-Mercier, quand ils voyaient arriver l'infirmière, ils étaient tellement heureux; [...] ils [n']étaient plus inquiets, les inquiétudes s'envolaient ». De son côté, l'infirmière A-T (1950-1952+1962-1978) a vu une augmentation des consultations après l'introduction du bien-être social, qu'elle attribue à une certaine oisiveté; n'étant plus obligés de travailler, les gens étaient davantage portés à se découvrir des problèmes de santé.

L'angoisse liée à l'isolement, surtout l'hiver, pousse encore maintenant les gens à consulter; trois infirmières ont remarqué dans leur population une anxiété plus grande lors des tempêtes de neige. Marie-Hélène Girard, en poste au dispensaire d'Aylmer Sound en Basse-Côte-Nord, décrit les effets de l'isolement:

> Ça crée de la frustration parce que les gens ne peuvent pas sortir, ne peuvent pas voyager, ne peuvent pas se changer les idées. [...] C'est pas du tout la même chose qu'en ville; ils ont des stress aussi grands pour des raisons différentes. Être emprisonnés dans des villages pendant quatre semaines, six semaines, vivre les conflits du village, que t'as pas de porte de sortie pour t'en sauver. On vit des fois des choses critiques.

De ce tableau, nous concluons que les populations bénéficiant du SMC variaient beaucoup quant à leur état de santé, allant des colonies réputées comme particulièrement misérables avec une plus forte présence de maux attribuables à des conditions de vie très éprouvantes, parfois inhumaines, jusqu'à la petite municipalité organisée pauvre, dont les résidents ne consultaient que rarement. Nous constatons aussi que les demandes ont augmenté avec une plus grande couverture des services sociomédicaux. Nous retenons enfin que, malgré la présence de maladies et d'accidents graves, les infirmières étaient généralement sollicitées pour des maux courants et des accidents bénins, ce qui a conduit le Dr Quimper à parler de « servitudes d'urgence souvent irritantes par leur bénignité » dans son mémoire de 1971 sur les dispensaires de colonie et l'accessibilité aux services médicaux[21]. Il est donc permis de se demander si les victimes de la crise économique établies en colonie ou dans les autres territoires pauvres avaient plus besoin d'un service <u>médical</u> que d'une assistance gouvernementale pour les aider à satisfaire leurs besoins essentiels. La question nous semble d'autant plus pertinente que, comme dans le cas des accouchements, ces gens n'étaient pas totalement démunis pour faire face aux maux courants qui les affligeaient.

---

21. ANQ (SMC), B8-D4, Dr Alfred Quimper, mémoire intitulé « Les dispensaires de colonies en fonction de l'accessibilité aux soins médicaux », Québec, 10 mars 1971.

3.1.3 Les savoirs traditionnels de soins en colonie

Les arguments invoqués par le Dr Lessard pour justifier l'envoi d'infirmières dans les territoires de colonisation portent à croire que les colons étaient totalement démunis en matière de santé. Beaucoup d'infirmières partageaient cette opinion ; Jeannette Coulombe-Morneau, par exemple, se consolait de son manque de préparation en se disant : « [...] ça pouvait pas être pire ; i'y avait rien quand on est arrivé. On est arrivé avec un peu plus de connaissances, de la médication puis on communiquait plus facilement avec le médecin ». De plus, l'attitude des autorités médicales par rapport aux savoirs traditionnels de soins portait à croire qu'il s'agissait de superstitions attribuables à l'ignorance et à la pauvreté. Pourtant, de nombreuses femmes ont été reconnues, non seulement comme sages-femmes habiles, mais aussi pour leurs savoirs en matière de soins et d'herboristerie, et elles avaient la confiance des médecins locaux. Ainsi, on dit de Camélia Lavoie-Lamontagne, décédée en 1960 dans le comté de Roberval, qu'elle « [...] avait le secret de remèdes inédits pour à peu près toutes les espèces de maux ». Suzanne Martin-Lessard, une veuve avec neuf enfants née en 1878, arrivait à se faire un revenu mensuel d'environ 100 $ en soignant les malades. Elizabeth Beads-Spence, née d'une mère métisse, est demeurée une soignante réputée et active jusqu'à sa mort en 1932, à l'âge de 85 ans[22]. Les témoignages de nos narratrices confirment cette réalité oubliée et révèlent la présence persistante, quoique très fragmentaire, de savoirs en matière de santé qui prennent trois formes : recettes de remèdes maison, pratiques de soins, principes sous-jacents aux pratiques de soins.

3.1.3.1 Les remèdes

Par « remèdes », nous entendons des produits de la cuisine ou du potager (par exemple : huile d'olive, pommes de terre, oignons), des plantes des champs ou des bois utilisés à des fins thérapeutiques, tels quels (par exemple : applications de lycopode) ou en préparations (par exemple : infusion d'achillée millefeuille, communément appelée « herbe à dindes »).

L'huile d'olive, seule ou mélangée avec d'autres ingrédients (souvent du camphre), était utilisée pour soulager une variété de maux. L'huile d'olive camphrée pour frictionner le dos ou la poitrine en cas de grippe

---

22. *Dans l'histoire... Des femmes aussi ... au Saguenay-Lac-Saint-Jean*, (Chicoutimi : Éditions Science moderne), 1978, 3 tomes. Tome 1, p. 63 sur madame Lamontagne et p. 66 sur madame Lessard ; sur Elizabeth Beads-Spence, voir tome 2.

était fréquemment utilisée. Une narratrice a rapporté deux autres usages de l'huile d'olive; mélangée à de la gomme d'épinette et à de l'aloès, son ingestion soulageait des problèmes digestifs: « Quand ton estomac marche pas, tu prends ça une fois par mois[23]. » Elle attribuait aussi sa guérison d'une déchirure de ligaments d'un genou à des frictions à l'huile camphrée. Le récit de cette guérison mérite qu'on s'y attarde, car il illustre non seulement l'efficacité des soins domestiques, mais aussi un échec de la médecine. Il montre aussi l'importance de la continuité et du temps dans le processus de guérison soutenu par des soins. À la suite d'une vilaine chute dans un escalier alors qu'elle était jeune fille, cette femme s'était « déchiré le genou, le ménisque du genou ». Après trois mois de traitements à l'hôpital qui consistaient à ponctionner le liquide de son genou, les médecins décident de la transférer à Amos pour l'opérer, mais elle préfère retourner chez elle et entreprend alors de se soigner à l'huile camphrée: « Ça m'a pris un an ! De l'huile d'olive p'is du camphre, tous les soirs. J'me frottais une heure et demie, p'is après ça, je (inaudible) dans l'eau pour faire travailler ma jambe, une heure par soir, p'is j'ai guéri[24]. »

Sept de nos narratrices ont mentionné les propriétés antipyrétiques de l'achillée millefeuille qu'elles donnaient en infusion à un enfant fiévreux, et certaines connaissaient les vertus de plantes forestières comme le lycopode, dont il existe plusieurs espèces en abondance dans les forêts du Québec[25]:

> Nous autres, les femmes, ici, on s'transmet ça… on s'soigne assez souvent avec des choses qu'on trouve, comme du lycopode… […]. C'est une plante qui rampe; on s'applique ça quand on a des douleurs (rhumatisme ou arthrite). Ça réchauffe p'is ça fait du bien ! […] … i'y'a b'en du monde, icitte, qui l'ont fait… Encore aujourd'hui. […] Ça coûte rien[26].

Souvent, les femmes préparaient des cataplasmes, pommades, tisanes ou sirops à partir d'ingrédients culinaires ou de plantes ou parties de plantes (feuilles, tiges, écorces, racines, etc.). Le cataplasme le plus répandu était sans doute la « mouche de moutarde », appliquée sur le dos dans les cas de grippe; neuf narratrices l'ont mentionnée. On préparait aussi des cataplasmes pour faire « aboutir » les furoncles, alors fréquents surtout chez les enfants, en mélangeant, par exemple, de la graine de lin, du pain et du lait. Des pommades de graisse et de soufre ou de graisse et d'acide borique étaient utilisées contre les démangeaisons causées par les érup-

---

23. Entrevue avec la narratrice AD-1941, réalisée le 29 août 1995.
24. Entrevue avec la narratrice AD-1941, réalisée le 29 août 1995.
25. Frère Marie-Victorin. *Flore laurentienne*, deuxième édition (Montréal, Les Presses de l'Université de Montréal), 1964, 925 p.
26. Entrevue avec la narratrice TM-1924, réalisée le 1er septembre 1995.

tions cutanées de certaines maladies contagieuses. Outre l'achillée mille-feuille, de nombreuses plantes servaient à préparer des tisanes utilisées à diverses fins : tisane d'aubépine ou d'écorce d'épinette rouge contre l'hypertension artérielle, de buis ou de racines de chiendent contre l'arthrite, d'écorce d'épinette rouge contre les « ulcères d'estomac ». On se servait aussi de la racine de chiendent comme diurétique et contre la jaunisse des bébés ; une femme raconte comment elle aurait perdu un de ses jumeaux des suites d'une jaunisse à 14 jours faute de chiendent, alors que ce remède avait auparavant permis de sauver un autre de ses enfants. Notons que l'infirmière avait, dans ce cas, fait preuve d'indifférence autant que d'ignorance :

> À 14 jours… i' est mort (un de ses fils jumeaux) d'la jaunisse. I'a fait une grosse jaunisse. […] André l'avait eue, lui. […] On avait fait demander la garde-malade. Elle dit : « Oh ! Vous en avez assez ! » En voulant quasiment dire que… (ce ne serait pas un si grand malheur d'en perdre un). Et puis, on avait du chiendent ! D'la racine de chiendent… […] … mon mari, avait fait bouillir d'la racine de chiendent, p'is i' lui donnait ça. […] i' lui mettait ça dans la bouche, p'is ça coulait, ça coulait… (le bébé avait de la difficulté à avaler) […] Tout d'un coup, ça a débloqué, ça ! […] C'était couleur de brique (l'urine), … comme d'la brique hachée, fin, fin, fin, fin… Oui, i' avait uriné comme ça, […] i' avait passé ça dans l'urine. […] Pour le jumeau de Laurent, on en n'avait pas (de racine de chiendent), p'is […] on n'y a pas pensé ! […] lui, la première chose qu'on a sue, le matin, i' avait pas d'connaissance, i' était tout le bas du corps enflé, … bleui. […] I' s'est mis à renvoyer (vomir), p'is renvoyer, p'is renvoyer…, p'is, i' s'est en allé comme ça !
>
> […] J'prends du chiendent…, encore […] faut l'faire bouillir rien qu'un peu, là, cinq, six minutes, là… j'bois l'eau de ça, moi… C'est bon pour quand on a d'la misère à uriner. […] du chiendent, i' y en a partout, dans l'Abitibi, de ça. […] L'automne, j'm'en fais ramasser (pour) en avoir pour l'hiver[27].

Les narratrices ont mentionné une variété de sirops contre la toux, souvent à base de gomme de sapin ou d'épinette, cueillie à la pleine lune, et d'alcool, mais aussi préparés avec une variété d'autres ingrédients : oignons, ail, lait, miel, vinaigrier, betteraves, pelures de bananes, jus de citron, glycérine, beurre, écorce de cerisier, écorce de merisier. La plupart ne se rappelaient que vaguement les recettes de leur mère, mais une avait conservé précieusement dans un cahier celle du sirop de vinaigrier ; notons que les gens ne se formalisaient pas de faire consommer à leurs enfants une quantité minime d'alcool :

> Huit à dix cocottes (de vinaigrier) avec une pinte d'eau. Tremper… fallait le faire tremper (plus loin, elle précise pendant une nuit puis couler et conserver

27. Entrevue avec la narratrice BP-1905, réalisée le 28 août 1995.

le jus). Ensuite, bouillir avec quatre tasses de sucre, pour une pinte de jus. On l'coulait là, p'is on mettait quatre tasses de sucre pour une pinte de jus. [...] on mettait d'la boisson, là-dedans. (Elle continue à lire) Ajoutez une quantité de gin, pour... quand c'tait pour les bronches. [...] Quelqu'un qui avait les bronches [congestionnées], i' mettaient d'la boisson (de l'alcool), un quart de tasse. [...] P'is, ça dégageait ! ... je l'ai fait souvent, moi. J'en avais presque toujours[28].

Ensemble, nos 15 narratrices ont mentionné 59 remèdes ; ajoutons que certains produits commerciaux étaient parfois utilisés en combinaison ou en remplacement de remèdes maison tels le « Painkiller », un sirop du commerce contre la toux ou le « Wampole » pris comme substitut de l'huile de foie de morue.

Le rhume, la grippe et les symptômes qui leur sont associés (toux, fièvre) constituent de loin les principaux maux pour lesquels on avait recours à des remèdes, mais on utilisait aussi ces derniers pour des problèmes de santé moins fréquents et plus sérieux : blessures et brûlures plus ou moins importantes, problèmes digestifs, problèmes de peau, maux de tête, problèmes d'élimination de selles ou d'urine, pneumonie, montées de lait, hypertension artérielle, jaunisse du bébé, arthrite et rhumatisme. On faisait aussi un usage préventif de certains remèdes tels que l'infusion d'écorce d'aulne pour prévenir les phlébites chez la nouvelle accouchée.

Ces remèdes étaient utilisés sous 13 formes différentes : cataplasme (par exemple : mouche de moutarde), infusion/tisane (tisane d'aubépine), bain (bain de pied à l'eau moutardée), friction (friction à l'huile camphrée), solution (crème de tartre dissoute dans de l'eau), pastilles de préparation domestique (pastilles de tire à la mélasse et au poivre), sirop (sirop de gomme d'épinette), application directe (application de feuilles de plantain sur des blessures à la peau), simple ingestion ou mastication (ingestion d'huile de ricin, mastication de racines de savoyane), émulsion (émulsion de gomme d'épinette, d'huile d'olive et d'aloès), pommade (pommade de graisse et de soufre), décoction (décoction de racines de chiendent). Il n'est pas étonnant de trouver en tête de liste les mouches de moutarde et l'infusion d'herbe à dindes (achillée millefeuille), si répandues à l'époque. L'usage du « soda » (bicarbonate de soude) dans l'eau pour des bains contre les démangeaisons ou en ingestion, pour faciliter la digestion, de même que celui de l'huile camphrée suit de près. On trouve un total de 11 recettes différentes de sirops contre la toux.

Pour préparer ces remèdes, on se servait d'une grande variété d'ingrédients. Ainsi, les femmes utilisaient des légumes, fruits ou autres aliments

28. Entrevue avec la narratrice CH-1911, réalisée le 8 juin 1995.

et produits utilisés dans la cuisine (ail, alcool, bananes, betteraves, beurre, bicarbonate de soude, citron, couenne de lard, crème de tartre, farine, fécule de maïs, gingembre, graines ou huile de lin, graisse, huile d'olive, lait et crème, mélasse, miel, moutarde, œufs, oignons, pain, pommes de terre, poivre, rhubarbe, riz, sel, sucre). Les herbes, plantes sauvages et arbustes (achillée millefeuille, communément appelée « herbe à dindes », aloès, aubépine, buis, chiendent, framboisiers, lycopode, menthe, plantain, savoyane) pouvaient servir seuls ou en combinaison, tels quels ou préparés. Différentes parties (racines, écorce, fruits, etc.) d'une variété d'arbres (aulne, cerisier, épinette, merisier, sapin, tremble, vinaigrier) étaient aussi utilisées pour préparer des remèdes. D'autres produits ou matières (acide borique, alun, camphre[29], chaux, glycérine, huile de « castor », plomb, salive, soufre, suie), souvent achetés dans le commerce, servaient aussi pour soigner, tels quels ou en préparation.

Parmi les plantes utilisées, il est étonnant de trouver l'aloès, une plante tropicale d'importation relativement récente, de même que « le sirop de sœur Angèle », dont la recette a été diffusée dans le cadre d'émissions de télévision mettant en vedette la célèbre chef culinaire religieuse. Ceci nous indique que les savoirs populaires évoluent en tirant parti de nouvelles connaissances et de nouveaux produits disponibles. L'usage de remèdes s'insérait souvent dans des pratiques de soins quotidiennes, saisonnières, occasionnelles ou liées à la maternité.

3.1.3.2 Les pratiques de soins

Par « pratiques de soins », nous entendons les actions ou gestes posés pour prévenir la maladie (par exemple : prendre de l'huile de foie de morue à l'automne pour se renforcer) ou soulager de maux courants (par exemple : en cas de mal de gorge, frictionner la gorge à l'huile camphrée pour diminuer la douleur). Elles comprennent aussi les habitudes adoptées avant la grossesse pour contrôler les naissances (par exemple : la méthode Ogino), pendant la grossesse pour prévenir les fausses couches et les complications, après la grossesse pour aider la mère à récupérer ses forces après l'accouchement de même que celles pour favoriser le développement de l'enfant (par exemple, soins du nombril). La distinction entre pratique et remède n'est pas toujours évidente, puisque le recours à un remède s'accompagnait souvent d'une action telle qu'un enveloppement, une friction

29. L'infirmière Marcelle Laliberté-Saint-Aubin raconte que l'hiver, les enfants de sa famille portaient sur eux un carré de camphre « pour la prévention », une pratique très répandue à l'époque, mais non mentionnée par nos narratrices.

ou un massage, par exemple les frictions à l'huile camphrée dans les cas de grippe. Nous avons considéré comme « pratique » plutôt que comme « remède » les actions posées sans recours à un remède, tel que défini précédemment (par exemple, l'application de chaleur) et celles accompagnées d'un remède, mais posées à répétition et à intervalles plus ou moins réguliers (par exemple, la purgation automnale à l'huile de « castor »).

Au-delà des pratiques de soins liées à la maternité que nous avons décrites au chapitre précédent, deux types de pratiques dominent : celles pour se protéger du froid et se renforcer pour mieux affronter l'hiver, et celles ayant pour but de purifier l'organisme, ces dernières visant particulièrement la santé du foie, organe vital dont le mauvais fonctionnement se manifeste notamment par une humeur maussade.

L'huile de foie de morue, graduellement remplacée par son substitut commercial, « le Wampole », était le produit préféré pour se renforcer : « [...] Dans c'temps-là... l'automne, on prenait un peu d'huile de foie de morue, c'qui donnait des vitamines. I' paraît que pour l'hiver, si on pouvait en prendre le plus longtemps possible, ça faisait beaucoup de bien ! L'huile de foie de morue, des fois, du Wampole[30]. »

La purgation automnale faisait aussi partie des préparatifs pour l'hiver : « Oh ! Oui, tous les automnes, là, tout l'monde y passait. On commençait avec d'l'huile de foie d'morue, le blanc, là. Ah ! Oui, ça, [il] fallait ! P'is, à tous les mois, elle (sa mère) nous purgeait ! [...] ... elle disait : "Vous êtes marabouts ? C'est correct !" Tous les mois, l'huile de castor, tout l'monde y passait[31]. »

Le tableau ci-dessous présente les 22 pratiques mentionnées avec le nombre de mentions pour chacune.

30. Entrevue avec la narratrice AM-1919, réalisée le 9 juin 1995.
31. Entrevue avec la narratrice AD-1941, réalisée le 29 août 1995.

TABLEAU 2

Pratiques de soins mentionnées par les 15 narratrices et nombre de mentions

Pratiques de soins (total 22)	Nombre de mentions
Allaiter son bébé (durée entre 2 et 15 mois)	8
Se brosser les dents au bicarbonate de soude ou avec dentifrice, le dimanche ou « 2 à 3 fois par semaine »	7
Prendre soin du nombril du bébé jusqu'à ce qu'il tombe (5 à 7 jours)	6
Appliquer une bande abdominale au nouveau-né pendant 2, 3 ou 6 mois	5
Prendre de l'huile de foie de morue à l'automne pour se renforcer en vue de l'hiver	4
Garder le lit après l'accouchement (durée de 7 à 9 jours)	3
Suivre la méthode Ogino de contrôle des naissances	3
Manger des pommes ou des carottes crues pour garder ses dents saines	2
Allaitement comme contrôle des naissances	1
Toilette du bébé et de la mère après l'accouchement	1
Observer les signes du développement normal d'un bébé	1
Appliquer du « corn starch » sur les fesses du bébé pour prévenir l'irritation	1
Donner du lait de vache « coupé » (dilué avec de l'eau) à un bébé qu'on ne peut pas allaiter	1
Donner « du lait Borden sucré » à un bébé prématuré	1
Laver bébé avec de l'eau et du soda pour diminuer les démangeaisons causées par des maladies contagieuses	1
Pendant la grossesse, éviter de baisser la tête plus bas que le milieu du corps pour prévenir les circulaires du cordon	1
Toilette quotidienne à l'huile du nouveau-né (jusqu'à 2 mois pour un prématuré)	1
Garder bébé au chaud jusqu'à ce qu'il ait percé toutes ses dents	1
Se purger à l'huile de « castor » (huile de ricin) à chaque mois, à chaque saison, lors d'une grippe ou contre la mauvaise humeur	1
Nettoyer son foie 3 fois par année avec une tisane de racines de rhubarbe	1
Donner un bain à la moutarde sèche à un enfant en cas de grippe ou d'une « inflammation de poumons »	1
Frictionner la gorge à l'huile camphrée contre le mal de gorge	1
Se frictionner à l'huile camphrée pour diminuer la douleur	1
Placer une gousse d'ail pendant 3 minutes dans l'oreille d'un enfant qui fait une otite	1

Tout comme la prise de remèdes s'insérait souvent dans des pratiques de soins, les pratiques découlaient elles-mêmes de principes qui traduisent une compréhension générale du fonctionnement de l'organisme différente de celle de la médecine scientifique.

3.1.3.3 Les principes sous-jacents aux pratiques de soins

Par « principes », nous entendons les croyances relatives au fonctionnement de l'organisme humain en lien avec l'environnement au sens très large qui sous-tendent les pratiques de soins (par exemple : Il faut laisser « sortir » la rougeole.).

L'extrait suivant illustre bien l'intégration à la fois d'un principe (un foie bien « nettoyé » protège de la maladie), d'une pratique de soins (trois fois par année, consommer une infusion, pendant trois ou quatre jours consécutifs) et d'un remède (infusion de racines de rhubarbe séchées et coupées en petits morceaux) :

> L'automne, je sépare ma rhubarbe, j'ramasse les racines p'is j'coupe ça tout en p'tits morceaux, p'is j'fais une infusion avec ça (plus loin, elle précise « une cuillérée à soupe par tasse d'eau bouillante »)... on prend ça le matin, (une tasse par jour) pendant mettons, trois ou quatre jours.... J'crois qu'i' y a rien de bon comme ça, pour le foie ! ... Ça nettoie le foie. ... C'est pas méchant à prendre. [...] D'habitude, trois fois par année. [...] Ça, en ayant le foie nettoyé, b'en, i' y a pas d'maladies qui prennent sur nous autres, b'en souvent, hein[32].

On trouve 12 principes, croyances ou lignes de conduite dans le discours de nos narratrices : 1) l'inquiétude et le froid peuvent causer des maladies ; 2) il faut surveiller l'évolution d'une fièvre, en particulier l'augmentation vers 4 heures p.m. ; 3) il faut garder bébé au chaud ; 4) il faut éviter de prendre froid, surtout à l'apparition des éruptions lors d'une maladie contagieuse (rougeurs de la rubéole par exemple) ; 5) il faut éviter de manger de la viande rouge quand on fait de la fièvre ; 6) il faut laisser « sortir » la rougeole ; 7) chaque personne constitue son propre médecin ; 8) chacun est responsable de sa santé ; 9) un bébé qui perce ses dents est à risque de congestion pulmonaire, de diarrhée ou de convulsions (appris d'une infirmière de colonie) ; 10) il est important d'avoir une alimentation variée ; 11) « de temps en temps, une bonne purgation, ça fait du bien » et, enfin, 12) il faut « nettoyer » le foie périodiquement.

Pour mieux comprendre comment ces principes pouvaient heurter ceux de la médecine scientifique, considérons celui à l'effet qu'il faut laisser

32. Entrevue avec la narratrice AM-1919, réalisée le 9 juin 1995.

« sortir » la rougeole, un principe qui s'apparente à la conviction qu'il faut laisser le temps faire son œuvre. Les médecins, surtout ceux des US, cherchaient à contrôler les maladies contagieuses par différentes mesures : mise en quarantaine, vaccination, « placardage » des maisons où se trouvaient des malades contagieux, exclusion des écoles des élèves souffrant de maladies contagieuses, etc. Toutes ces mesures ont fait l'objet de controverses, même parmi les épidémiologistes, en particulier la mise en quarantaine et le placardage des maisons[33]. Desrosiers s'étonne que ces deux dernières mesures aient été maintenues jusqu'au début des années 1950 puisque, selon lui, « la découverte des antibiotiques telle (sic) la pénicilline aurait dû lever les dernières inhibitions[34] ». En effet, la pénicilline devenant disponible en pharmacies en 1945[35], les médecins ont commencé à administrer très largement ce médicament, notamment dans les cas de maladies contagieuses et les infirmières de colonie les ont imités, comme nous le montrerons. Or, une infirmière ayant occupé successivement deux postes de colonie en Gaspésie pendant 40 ans nous a raconté un fait assez troublant qui révèle les conséquences néfastes de cette approche médicale des maladies contagieuses, auparavant considérées comme presque normales chez un jeune enfant. Elle nous a rapporté qu'au milieu des années 1940, à la suite d'une épidémie, non pas de rougeole, mais de complications de cette maladie infantile, les médecins-hygiénistes régionaux s'étaient réunis à Québec pour en discuter. Ils avaient alors découvert que cette épidémie avait été provoquée par l'administration de pénicilline à des enfants souffrant d'un <u>début</u> de rougeole[36]. Une de nos narratrices a également témoigné qu'un de ses fils avait dû être hospitalisé et placé sous la tente d'oxygène pendant 15 jours après que l'infirmière lui eût administré un antibiotique par injection au début de sa rougeole[37]. Ainsi, l'enthousiasme suscité par une découverte médicale majeure, et sans doute aussi l'appât du gain de l'industrie pharmaceutique qui en faisait la promotion, avaient conduit plusieurs médecins et infirmières à administrer ce nouvel antibiotique sans réserves contre toute infection ou maladie contagieuse. En conséquence de ce « progrès de la médecine », certains enfants ont dû être hospitalisés jusqu'à un an pour ce qui aurait dû être une simple rougeole. Pourtant, Albert Dumas, médecin-hygiéniste régional pendant ces années,

---

33. Georges Desrosiers, Benoît Gaumer et Othmar Keel. *La santé publique au Québec. Histoire des unités sanitaires de comté 1926-1975* (Montréal, Presses de l'Université de Montréal, 1998), 187 p.
34. Georges Desrosiers, 1998, *op. cit.*, p. 114.
35. Albert Dumas, md, « La médecine et mon temps », *Recherches sociographiques*, vol. XVI, n° 1 (janvier-avril 1975), p. 21-41.
36. Entrevue avec l'infirmière de colonie Gasp (1936-1976), réalisée le 24 novembre 1992.
37. Entrevue avec la narratrice AD-1941, réalisée le 29 août 1995.

ne mentionne aucunement dans sa description de son travail, ces effets indésirables de l'introduction de la pénicilline qu'il a sûrement pu observer de par ses fonctions[38].

Ces données confirment les résultats de recherches ethnologiques ayant déjà fait l'objet d'une exposition sur les remèdes de la médecine populaire québécoise et révélant que :

> Entre 1950 et 1980, les ethnologues québécois ont recueilli plus de 4000 recettes de médecine populaire, conservées aux Archives de folklore de l'Université Laval. On trouve, dans ces recettes, 750 ingrédients pour au moins 150 problèmes de santé. Les ingrédients sont souvent préparés en association, par exemple une décoction de plantes avec du vin rouge et du sirop d'érable[39].

Presque tous les arbres, arbustes et autres plantes nommés par nos narratrices font partie du répertoire constitué par l'équipe de recherche de l'anthropologue Francine Saillant, notamment l'achillée millefeuille (herbe à dindes), le vinaigrier, l'aulne, l'épinette et le chiendent. Il est même étonnant de constater à quel point certains savoirs très précis étaient connus aux quatre coins du Québec, par exemple celui concernant l'usage de l'écorce d'aulne par les mères qui voulaient cesser d'allaiter leur bébé et prévenir les phlébites. Une de nos narratrices a en effet expliqué qu'il était important de « pleumer » (enlever l'écorce) l'aulne en descendant et non en montant, un détail confirmé par les chercheurs : « Au mois d'août, il faut découper l'écorce d'aulne toujours en descendant, c'est très important. C'est un remède qui a pour but de diminuer la lactation. Si on pleume l'aulne en montant, la tisane d'écorce stimule la lactation[40]. » Notre narratrice précisait également qu'il fallait prendre cette tisane pendant sept jours consécutifs et, surtout, éviter de redonner le sein au bébé par la suite « parce qu'on aurait pu l'empoisonner avec ça[41] ».

Les pratiques de soins, notamment celles consistant à réchauffer le corps de diverses manières, ont aussi été décrites par Saillant ; elle explique que ces soins s'appuyaient sur « un modèle explicatif des maladies dont l'origine est attribuée au froid[42] ». L'importance de laisser le temps faire son œuvre est aussi relevée. À cet égard, notons que certains experts médicaux mettent la population en garde contre un recours prématuré aux médecins,

---

38. Albert Dumas, md, 1975, *op. cit.*
39. Diane Bélanger et Francine Saillant. *Aux grands maux, les grands remèdes. La médecine populaire au Québec*, Texte de l'exposition sur la médecine populaire, Musée des arts et traditions populaires du Québec, Trois-Rivières, 3 juin 1997-22 mars 1998, p. 35.
40. Bélanger et Saillant, *op. cit.*, p. 41.
41. Entrevue avec la narratrice AM-1919, réalisée le 9 juin 1995.
42. Francine Saillant. « Femmes, soins domestiques et espace thérapeutique », *Anthropologie et Sociétés*, vol. 23, n° 2, 1999, p. 24.

trop souvent enclins à prescrire des médicaments pour divers maux courants qui disparaissent la plupart du temps d'eux-mêmes[43]. Les maladies n'étaient pas toutes attribuées au froid, comme en témoignent les pratiques préventives telles que fortifier et nettoyer le corps au moyen de purgations. Saillant décrit aussi l'introduction graduelle de produits du commerce (*painkiller*, antiphlogistine, aspirine, etc.) seuls ou en association avec des remèdes domestiques, et elle qualifie ce phénomène de métissage.

On croit généralement que le recours aux remèdes « de bonne femme » était le fait de personnes pauvres et ignorantes, mais nos données ne vont pas dans ce sens. En comparant les caractéristiques des cinq narratrices possédant le plus de connaissances à celles des cinq en possédant le moins, nous avons découvert que, dans ce groupe, ni la faible scolarité, ni le statut de colon (donc par définition de pauvre) n'étaient associés à ce trait culturel. Nous constatons également que ni l'année d'arrivée en colonie, ni l'année de naissance de la narratrice ne semblent avoir joué à cet égard. La seule caractéristique commune à toutes les femmes plus « connaissantes » est que leur mère ou leurs deux parents avaient été leur principale source d'information ; chez les moins « connaissantes », c'est plutôt l'infirmière qui a constitué la première référence. Ceci porte à croire que l'infirmière n'a été qu'une source négligeable en matière de savoirs traditionnels concernant les soins de santé. Nous reviendrons sur ce sujet dans le chapitre 5.

Notons que la mère de la narratrice AD-1941 était une Micmaque originaire de la Gaspésie ; elle et son mari non autochtone étaient arrivés en Abitibi comme pionniers. Dans quatre cas seulement, l'infirmière de colonie est la première ou seule source de savoirs, et le nombre de mentions se limite à une ou deux, à l'exception du cas de la narratrice RAL-1917, qui rapporte cinq exemples de savoirs appris de deux infirmières de sa colonie : Irène Adam et Murielle Lemieux. Il faut préciser ici qu'il s'agit de deux pionnières arrivées au Témiscamingue avant les premiers plans de colonisation provinciaux en vertu desquels on a commencé à fournir certains

---

43. Nortin M. Hadler. *The Last Well Person. How to Stay Well Despite the Health-Care System* (Montréal and Kingston : McGill-Queen's University Press), 313 p., 2004. Voir en particulier la 2e partie, où l'auteur explique que tout le monde éprouve des malaises petits ou grands à un moment ou l'autre qui finissent par disparaître par eux-mêmes, sauf si on a recours à la médecine. Hadler est Professor of Medicine and Microbiology/Immunology à University of North Carolina, Chapel Hill, et Attending Rheumatologist, UNC Hospitals ; ce médecin décrit les multiples stratégies utilisées par l'industrie biomédicale pour inciter les gens à se faire examiner puis traiter inutilement, s'exposant ainsi à des effets secondaires parfois graves. Il s'appuie sur les conclusions tirées d'analyses faites par un groupe d'experts internationaux (the Cochrane Collaboration), dont les travaux sont financés par des fonds publics, non par l'industrie pharmaceutique. Il existe une traduction française de ce volume : *Le dernier des bien portants. Comment mettre son bien-être à l'abri des services de santé*, traduction de Fernand Turcotte, m.d., (Québec : Les Presses de l'Université Laval), 2008.

médicaments et instruments médicaux aux infirmières: Irène Adam en janvier 1928 et Murielle Lemieux en juin 1932, selon la Société d'histoire d'Amos. Sans médicaments fournis par le gouvernement, on peut penser que ces deux infirmières ont mis à profit leurs savoirs traditionnels en matière de remèdes pour soulager les colons de leurs maux courants plus que celles qui sont arrivées en colonie sous le Plan Vautrin ou après.

Les remèdes et pratiques de soins traditionnels étaient efficaces pour prévenir la maladie et pour guérir des maux courants; de plus, ils ne coûtaient rien ou presque. Pourquoi, alors, les a-t-on abandonnés au profit de produits commerciaux ou pour recourir à des services professionnels? Les témoignages de nos narratrices offrent quelques pistes de réponses à cette question, mais avant de les aborder, il n'est pas inutile de revenir sur leur efficacité.

Toutes nos narratrices qui avaient elles-mêmes utilisé les remèdes ou pratiques de soins qu'elles décrivaient ont témoigné de leur efficacité: de l'huile camphrée pour guérir d'une déchirure des ligaments d'un genou; du lycopode contre les douleurs rhumatismales; de la tisane de chiendent pour guérir un nouveau-né d'une jaunisse, à titre d'exemple. L'achillée millefeuille était même considérée comme supérieure à l'aspirine contre la fièvre: « On ébouillantait d'l'herbe à dinde. [...] Pour faire baisser la fièvre. [...] Ah, oui! Ça, c'était fameux, ça. I'y'a pas une pilule qui peut imiter ça[44]. » On avait donc très peu recours au médecin: « On allait jamais chez l'médecin, jamais! », nous affirmait une des pionnières en parlant de son enfance[45]. Des raisons autres que le manque d'efficacité des soins traditionnels ont poussé les gens à les abandonner.

Le mauvais goût de certains remèdes semble avoir joué en faveur des produits du commerce; qu'on pense seulement à celui de l'huile de foie de morue nature comparé au goût sucré du Wampole. Pour les purgations, on a vite préféré le « sel à médecine » ou le « lait de magnésie » à l'huile de ricin, qui « goûtait trop mauvais », et les enfants souffrant de vers intestinaux n'ont pas tardé à réclamer « les remèdes de la garde-malade » plutôt que la tisane à l'écorce de tremble, au goût très amer. Par contre, les sirops de fabrication domestique, contenant une bonne quantité de sucre, ont continué d'être consommés; ainsi, notre narratrice ajoute, à propos de son sirop de vinaigrier: « I' était tellement bon! [...] Les enfants le prenaient bien[46]. » L'industrie a vite compris l'importance du goût dans l'adoption ou non d'un médicament et s'est mise à offrir des produits sucrés et à saveur

44. Entrevue avec la narratrice RAR-1911, réalisée le 25 août 1995.
45. Entrevue avec la narratrice BP-1905, réalisée le 28 août 1995.
46. Entrevue avec la narratrice CH-1911, réalisée le 8 juin 1995.

de fruits ou de menthe. Le goût n'a cependant pas été le seul élément responsable de l'abandon des remèdes domestiques, puisque la plupart des sirops maison et bien des tisanes avaient bon goût.

La préparation de remèdes domestiques exigeait une certaine planification. Il fallait penser à cueillir les plantes et autres ingrédients nécessaires, par exemple la cueillette de racines de rhubarbe ou de chiendent et de l'achillée millefeuille ; l'automne était la saison de prédilection pour ce faire. Si on avait oublié de procéder à cette cueillette, on ne disposait pas des ingrédients essentiels à la recette ; il fallait alors se tourner vers les médicaments, toujours disponibles, eux. La disponibilité des médicaments au « dispensaire de la garde » a sûrement contribué à leur adoption graduelle ; nous y reviendrons.

Il ne faut pas non plus sous-estimer le facteur temps dans le passage de la tradition à la consommation. D'abord, le temps qu'il fallait pour cueillir et faire sécher les plantes, laver et couper les racines, etc., et pour préparer le remède, un élément dont les femmes des colonies disposaient de moins en moins au fur et à mesure de l'accroissement de leur famille. Ensuite, le temps nécessaire pour que le processus de guérison puisse suivre son cours ; ainsi, notre narratrice, qui a préféré se soigner à l'huile camphrée plutôt que de subir une chirurgie pour une déchirure de ligaments, a dû persévérer pendant un an avant d'obtenir une guérison. La médecine scientifique offre d'éliminer le mal rapidement par des traitements de chirurgie ou autres et, quand on a mal, il peut être tentant d'opter pour ce type de solutions, même lorsque le traitement entraîne des effets secondaires et que le mal risque de revenir.

À force de remplacer les remèdes maison par des médicaments et de recourir aux services de professionnels, on a fini par oublier les recettes et les pratiques de soins ; la perte des savoirs d'autrefois est évidente chez toutes nos narratrices. Dans ce groupe particulier, le fait pour certaines femmes d'avoir dû s'éloigner de leur mère et de leur grand-mère pour aller s'établir en colonie où elles ont vécu leurs maternités sans l'assistance de ces dernières a probablement contribué à cette perte de savoirs. Ainsi, chez nos cinq narratrices ayant mentionné le moins de remèdes, pratiques et principes de soins, quatre avaient eu et élevé leurs enfants loin de leur mère. Chez les cinq qui détenaient le plus de savoirs traditionnels, une seule avait été orpheline de mère à l'adolescence et était arrivée jeune adulte en Abitibi ; les quatre autres avaient pu bénéficier, du moins pour leurs premiers bébés, de la présence de leur mère, dont une était une sage-femme souvent consultée dans son voisinage pour différents problèmes de santé. Cette constatation va dans le sens de celle de Saillant : « Il existait bien des remèdes appréciés et connus de tous, mais tout se passait finalement comme si chaque femme était renvoyée au savoir hérité de la lignée familiale, sans que se dégage de véritable consensus sur ce qu'il est bon de faire en toute circonstance[47] ». Le départ en colonie à une époque où les moyens de communication étaient très limités créait une rupture dans le mode traditionnel de transmission des savoirs, un vide que les infirmières de colonie n'ont pas tardé à combler, mais avec un tout autre bagage de connaissances.

Un autre facteur, peu évident mais non négligeable selon nous, a probablement contribué à l'abandon des soins traditionnels : la recherche de conformité sociale. Les colons de la crise économique des années 1930 étaient en quelque sorte, au regard des autorités politiques, des assistés sociaux avant la lettre avec tout ce que cela implique de marginalisation sociale. Il est possible que, pour ces gens qui ont eu l'électricité un demi-siècle après ceux des villes, l'adoption de médicaments au détriment des « remèdes de bonne femme » ait constitué un moyen de montrer qu'en dépit de leur pauvreté et de leur éloignement, ils pouvaient faire comme le monde 'civilisé'. L'infirmière Georgette Soumis confirme cette préoccupation des colons de ne pas paraître arriérés : « Il y a eu une propagande de faite là, que les femmes qui accouchaient à domicile, c'était "colon" ; faut dire le mot, c'était ça. [...] comme c'était des gens qui se comptaient pas plus arriérés que les autres, i'ont dit : " on va aller à l'hôpital ". » Enfin, le discours hygiéniste de la médecine scientifique avait déjà érigé la propreté en culte et non seulement la préparation et l'utilisation de certains remèdes impliquaient de se salir au moins les mains, mais certaines pratiques heurtaient de front ce discours. Pensons, par exemple, à l'usage de la salive tel que décrit ci-dessous :

> Vous savez, les enfants viennent tous les yeux « postumés » (irrités), les p'tits bébés naissants, là. Ça arrive souvent, vous savez... B'en, ça, maman... Je l'ai fait, moi, à jeun : on crachait dans les yeux du bébé, [...] d'la salive du matin, là, à jeun. [...] Maman, elle, elle a appris ça d'sa mère, p'is la grand-mère de Pépé Delisle, c'était une sauvagesse[48].

Il ne fallait pas craindre de se salir pour appliquer la pommade contre les hémorroïdes, dont voici la recette : « une cuillerée à thé de sel, une cuillerée à thé de saindoux, et p'is, une cuillerée à thé de suie de poêle[49] ».

47. Francine Saillant, *op. cit.*, 1999, p. 22.
48. Entrevue avec la narratrice RAR-1911, réalisée le 25 août 1995.
49. Entrevue avec la narratrice AM-1919, réalisée le 9 juin 1995

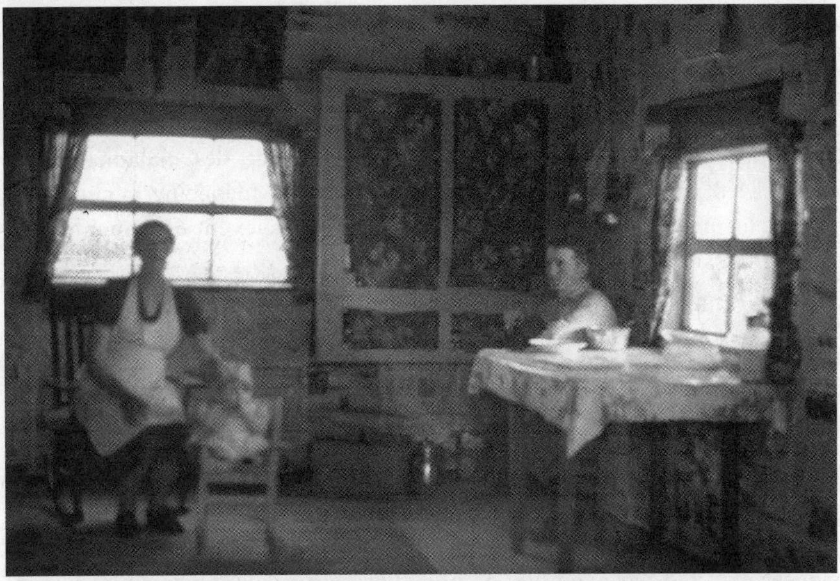

L'intérieur d'une maison à Saint-Octave de l'Avenir, en Gaspésie, en 1938. Bien que la photo soit floue, on reconnaît un couple avec un jeune enfant dans une petite chaise berçante. Société historique de la Côte-du-Sud, Fonds Maurice Proulx, F104-7-5-4-4

Avant l'étatisation des services médicaux, les gens possédaient donc certaines connaissances pour prévenir la maladie et pour faire face plus ou moins efficacement aux problèmes de santé et aux accidents courants sans médecin. L'établissement du Service médical aux colons instituait un système qui allait faire fi de ces savoirs et pratiques de soins, les remplaçant par une forme d'assistance médicale prise en charge localement par des infirmières.

3.2 LE SERVICE MÉDICAL D'HYGIÈNE PUBLIQUE DE L'INFIRMIÈRE

Comme nous l'avons mentionné en introduction, le SMC offrait une gamme de services comportant deux volets : hygiène publique et médecine générale, le premier visant à répandre le discours hygiéniste de l'époque et à promouvoir la vaccination, le second permettant à des gens trop pauvres pour se payer un médecin d'accéder, au besoin, à des traitements médicaux en passant par leur infirmière de colonie. Dans un souci d'économie, cette dernière avait par ailleurs comme consigne de limiter le plus possible les consultations médicales et les hospitalisations. Comme le révèle le Dr Martel dans son Rapport annuel de 1949 : « Le Service médical aux colons, en plus de donner des soins à la population, tient lieu d'Unités sanitaires dans les régions économiquement défavorisées et assure aux familles indigentes de la périphérie de la province les soins médicaux et hygiéniques indispensables. » Il donne un aperçu de la lourdeur de cette double tâche des infirmières de colonie : « La surveillance des maladies infectieuses, les vaccinations et les immunisations, la médecine générale, la petite chirurgie, l'hygiène dentaire, l'obstétrique relèvent également, dans ces régions, du Service médical aux colons[50]. »

Pour mieux apprécier l'ampleur de ce service, il faut aussi considérer la taille des populations couvertes. Dans la lettre qu'il joint à son premier Rapport annuel, le Dr Martel écrit que « [...] la moyenne de population de chaque poste est d'environ 750 âmes... », mais la taille d'une colonie donnée pouvait alors varier entre 425 et 1 200 habitants, comme le révèlent les données qu'il transmettait au ministre de la Santé à la suite de sa tournée d'inspection de tous les postes d'Abitibi-Témiscamingue faite pendant l'année 1936-1937[51]. Certains postes avaient une population bien plus élevée ; en 1948 par exemple, Sainte-Thérèse-du-Colombier au Saguenay comptait « 218 familles et 1342 âmes[52] ». En août 1950, lorsque Louise Morissette, sixième infirmière de Cloridorme, quitte ce village, le conseil municipal demande aussitôt une remplaçante, invoquant la taille de la population : 1 800 habitants[53]. Le Dr Martel tenait compte de ces disparités. Ainsi, l'infirmière A-T (1940-1968), dont la colonie comptait 1 500 personnes, raconte que le Dr Martel lui avait dit : « Si ça te fatigue, tu le diras. » Plus globalement, on peut lire dans le rapport de la Commission royale d'enquête sur les problèmes constitutionnels à propos du nombre de personnes bénéficiant du SMC : « Une estimation très grossière des personnes ainsi couvertes pourrait aller à 75,000[54]. »

Certaines des infirmières que nous avons interviewées ont estimé la taille de leur population en nombre de familles de leur territoire : entre 80

---

50. Dr Émile Martel, Rapport des activités de la Division du Service médical aux colons pour l'année 1949 dans Sixième Rapport du ministère de la Santé pour l'année 1949, Province de Québec, Ministère de la Santé, p. 101-102.

51. ANQ (SMC) B1-D1, Lettre de 4 pages jointe par le Dr Émile Martel, directeur du SMC, à son premier rapport annuel adressé au Dr Jean Grégoire, sous-ministre de la Santé, Québec, 17 décembre 1945. Voir aussi Appendice 4 « Tableau descriptif de l'état des nouvelles colonies en vue de l'aménagement des infirmières en 1936-1937 » dans Claire Martin, *L'infirmière de colonie en Abitibi-Témiscamingue. Récit historique*, présenté au ministère des Affaires culturelles du Québec, Direction de l'Abitibi-Témiscamingue, automne 1992.

52. ANQ (SMC) B3-D6, Lettre du père Gallant, curé de Sainte-Thérèse, au Dr Jean Grégoire, sous-ministre de la Santé, 11 novembre 1948.

53. ANQ (SMC) Cloridorme, Conseil municipal au ministère de la Santé, 7 août 1950.

54. François-Albert Angers, *La sécurité sociale et les problèmes constitutionnels*, Commission royale d'enquête sur les problèmes constitutionnels, vol. II, Annexe 3, 1955, p. 122.

pour Jeanne Lussier-Gosselin et 200 pour l'infirmière Bas-St-L (1947-1950). La plupart ont cependant donné un nombre approximatif d'habitants compris entre 750 et 2 000. Thérèse Mercier apporte cependant une précision qui nous apparaît importante ; elle souligne que son village de Sainte-Lucie comptait environ 750 habitants, mais comme elle était souvent consultée par les gens des huit villages environnants, elle estime qu'elle répondait à une population totale d'au moins 8 000 personnes. Il faut enfin préciser qu'avec les années, la taille des populations couvertes a évolué. Les colonies des hautes terres de la Gaspésie, par exemple, ont perdu des résidants ; l'infirmière Gasp (1950-1974) mentionne qu'il y avait 110 familles à son arrivée, mais que cette population a décliné tranquillement. Par contre, lorsqu'on a fermé plusieurs dispensaires à la fin des années 1960, les infirmières demeurées en poste ont dû couvrir les populations des colonies ayant perdu la leur ; cela a eu pour effet non seulement d'augmenter le nombre de personnes à desservir, mais aussi d'agrandir le territoire à couvrir. Il faut garder à l'esprit cette réalité de la taille de la population et du territoire couverts en examinant les statistiques officielles que nous présenterons.

Dans la présente section, nous donnons une vue d'ensemble du travail reconnu des infirmières de colonie en matière d'hygiène publique à partir des rapports annuels de leurs activités. Pour ce faire, nous utilisons les mêmes rubriques que celles retenues dans ces rapports. Pour chaque rubrique, nous rapportons d'abord les données sous forme de tableau, comme dans les rapports annuels, puis nous complétons cette version officielle par des témoignages d'infirmières qui permettent de mieux comprendre ces chiffres et de les mettre en perspective. Afin de pouvoir présenter la moyenne annuelle des activités des infirmières sous chaque rubrique, nous n'avons retenu que les rapports qui précisaient le nombre de postes actifs dans l'année. Les cinq rubriques du formulaire SMC 3 relatives à l'hygiène publique s'intitulaient « hygiène maternelle », « hygiène de la première enfance », « hygiène scolaire », « maladies contagieuses » et « vaccinations et immunisations ».

Après le départ du Dr Martel, c'est le Dr Laberge qui rédige les rapports annuels d'activités des infirmières de colonie. Dans son premier, celui pour l'année 1951, il décrit les dispensaires comme « de petites Unités Sanitaires… » ; pour la première fois, il appelle les infirmières de colonie « infirmières hygiénistes »[55]. Ce nouveau patron des infirmières a tendance

55. Dr Armand Laberge, Rapport des activités de la Division du Service médical aux colons pour l'année 1951 dans Huitième Rapport du ministère de la Santé pour l'année 1951, Province de Québec, Ministère de la Santé, p. 111-112. Jusqu'en 1961, ce médecin, qui succède au

à réduire leurs interventions à du travail d'hygiène publique, allant même jusqu'à écrire qu'en 1953, les infirmières de colonie avaient « consacré tout leur temps à l'administration de l'hygiène publique et de la médecine préventive[56] ». Pourtant, nous le montrerons dans le prochain chapitre, l'ensemble des activités qu'il rapporte dépasse largement le seul volet « hygiène publique » de la mission du SMC. Il ignore manifestement ou choisit d'ignorer la réalité du terrain, puisqu'il souhaite que les infirmières s'abstiennent le plus possible d'offrir des services qu'on veut réserver aux médecins. Telles que présentées par leurs supérieurs médecins, les activités que les infirmières de colonie considéraient comme faisant partie de leur rôle de sage-femme (surveillance de la mère avant et après l'accouchement de même que celle de son bébé) sont traduites en interventions d' « hygiène maternelle et d'hygiène de la première enfance ».

3.2.1 Hygiène maternelle

Sous cette rubrique, on trouve le nombre de visites pré et postnatales (renommées « consultations ») faites par les infirmières, le nombre d'analyses d'urine effectuées et, jusqu'en 1947, le nombre de médicaments donnés. Les conseils en matière d'alimentation deviennent des « régimes prescrits » et sont comptabilisés. Cette comptabilisation des interventions de l'infirmière n'est pas étrangère à la logique de rémunération à l'acte des services des médecins. Le tableau ci-dessous présente ces données.

Dr Martel, signera ses rapports annuels à titre de « Ass.-Sous-Ministre Suppléant », puis, en 1962, il devient « sous-inistre (sic) adjoint ».

56. Dr Armand Laberge, Rapport des activités de la Division du Service médical aux colons pour l'année 1953 dans Dixième Rapport du ministère de la Santé pour l'année 1953, Province de Québec, Ministère de la Santé, p. 119.

TABLEAU 3

Évolution du nombre moyen d'activités d'hygiène maternelle par poste d'infirmière de colonie de 1944 à 1971 (moyenne)

Année visée	1944	1945	1947	1953	1955	1956	1957	1958	1961	1962	1967	1971
Nombre de postes	90	95	100	119	119	117	114	109	109	110	91	61
Consultations prénatales	12 940 **(143,7)**	17 431 **(183,4)**	16 643 **(166,4)**	13 744 **(115,4)**	15 489 **(130,1)**	14 702 **(125,6)**	13 615 **(119,4)**	12 403 **(113,7)**	12 772 **(117,1)**	12 407 **(112,7)**	4 024[1] **(44,2)** 1 607[2] **(17,6)**	2 312[1] **(37,9)** 504[2] **(8,2)**
Analyses d'urine	4 890 **(54,3)**	7 437 **(78,2)**	7 605 **(76,0)**	6 088 **(51,1)**	5 976 **(50,2)**	5 913 **(50,5)**	5 061 **(44,3)**	4 909 **(45,0)**	4 987 **(45,7)**	4 950 **(45,0)**	2 448 **(26,9)**	1 462 **(23,9)**
Régimes prescrits	6 937 **(77,0)**	9 741 **(102,5)**	7 049 **(70,4)**	5 352 **(44,9)**	4 698 **(39,4)**	4 841 **(41,3)**	4 624 **(40,5)**	4 592 **(42,1)**	4 612 **(42,3)**	4 329 **(39,3)**	n.d.	n.d.
Médicaments donnés	8 556 **(95,0)**	16 155 **(170,0)**	8 335 **(83,3)**	n.d.	n.d.	n.d.	n.d.	n.d.	n.d.	n.d.	n.d.	n.d.
Visites postnatales	5 222 **(58,0)**	7 186 **(75,6)**	6 596 **(65,9)**	4 427 **(37,2)**	4 279 **(35,9)**	3 762 **(32,1)**	3 523 **(30,9)**	2 953 **(27,0)**	4 010 **(36,7)**	2 562 **(23,2)**	1 257 **(13,8)**	874 **(14,3)**

1 Consultations prénatales au bureau
2 Consultations prénatales à domicile
Source : Tableau réalisé à partir des rapports annuels d'activités des infirmières de colonie

Ces données montrent que, entre 1944 et 1962 inclusivement, le nombre moyen annuel de consultations prénatales s'est maintenu entre 112 et 143, à l'exception de deux pics en 1945 et 1947 ; on observe d'ailleurs pour ces deux années des augmentations des autres interventions que nous ne pouvons pas expliquer. Il est par ailleurs frappant de voir ces moyennes chuter de façon draconienne à partir de 1967 pour tomber à seulement 37,9 consultations données en 1971 par les infirmières à leur bureau. Le nombre d'analyses d'urine et de régimes prescrits baisse graduellement, et ces derniers cessent d'être comptabilisés après 1962. On ne rapporte pas non plus le nombre de médicaments donnés après 1947, puisque le ministère cesse de les payer ; sans être comparable à la consommation actuelle de produits pharmaceutiques, celle de 1947, avec 8 335 médicaments donnés aux indigents par les infirmières, indique déjà un abandon des remèdes traditionnels au profit de produits du commerce. Les visites postnatales passent d'une moyenne annuelle de 58,0 en 1944 à 13,8 en 1967, une chute semblable à celle des consultations prénatales. Il est vraisemblable que les changements importants observables en 1967 et 1971 dans le nombre d'activités sont attribuables aux transformations des services de santé survenues dans la foulée des travaux de la commission Castonguay-Nepveu, débutés en 1966. Ainsi, l'entrée en vigueur, le 1er avril 1966, de la Loi d'assistance médicale et chirurgicale n'est pas étrangère à la baisse draconienne des visites postnatales effectuées par les infirmières. En effet, cette loi couvre les honoraires des médecins et les coûts des examens diagnostiques pour les assistés sociaux ; ces derniers, dorénavant munis d'une « Carte d'assistance sociale », constituent une fraction non négligeable des populations en colonie.

3.2.2 Hygiène de la première enfance

Cette rubrique concerne le nombre de bébés et d'enfants préscolaires examinés, de même que le nombre de régimes prescrits. Ce n'est qu'à partir de 1967 qu'on précise que les bébés sont des enfants de moins de deux ans ; l'examen fait par l'infirmière n'est pas décrit, ni pour les bébés, ni pour les préscolaires.

TABLEAU 4

Évolution du nombre moyen d'activités d'hygiène de la première enfance par poste d'infirmière de colonie de 1944 à 1971 (moyenne)

Année visée	1944	1945	1947	1953	1955	1956	1957	1958	1961	1962	1967	1971
Nombre de postes	90	95	100	119	119	117	114	109	109	110	91	61
Bébés examinés	11 694 **(129,9)**	14 163 **(149,0)**	13 673 **(136,7)**	15 749 **(134,0)**	15 701 **(131,9)**	16 686 **(142,6)**	15 942 **(139,8)**	13 668 **(125,3)**	15 211 **(139,5)**	14 428 **(131,1)**	11 824* **(129,9)**	9 189* **(150,6)**
Enfants préscolaires examinés	8 673 **(96,3)**	10 820 **(113,8)**	10 492 **(104,9)**	10 763 **(90,4)**	11 272 **(94,7)**	11 848 **(101,2)**	14 004 **(122,8)**	12 794 **(117,3)**	11 563 **(106,0)**	12 557 **(114,1)**	10 365 **(113,9)**	8 204 **(134,4)**
Régimes prescrits	8 520 **(94,6)**	11 200 **(117,8)**	11 086 **(110,8)**	10 096 **(84,8)**	9 863 **(82,8)**	10 240 **(87,5)**	10 080 **(88,4)**	9 264 **(84,9)**	8 709 **(79,8)**	7 852 **(71,3)**	n.d.	n.d.

*Précision : il s'agit de bébés de moins de deux ans.

Source : Tableau réalisé à partir des rapports annuels d'activités des infirmières de colonie

On voit que le nombre moyen de bébés examinés évolue en dents de scie entre 125,3 et 150,6 par année. Le nombre d'enfants d'âge préscolaire examinés présente une tendance à l'augmentation, bien que de façon irrégulière, avec les années, et celui des régimes prescrits baisse tranquillement avant que ces données cessent d'être disponibles après 1962. On peut voir une augmentation sensible du nombre d'enfants examinés en 1971, qui traduit une modification des fonctions des infirmières de colonie sur laquelle nous reviendrons.

3.2.3 Hygiène scolaire

Les activités d'hygiène scolaire des infirmières de colonie ne sont décrites dans aucun rapport annuel du SMC autrement que par les catégories regroupées sous cette rubrique dans le formulaire SMC 3, catégories qui se précisent avec le temps et réfèrent essentiellement à un travail d'éducation sanitaire et de dépistage. Un échange de lettres entre le secrétaire-trésorier de la commission scolaire de Destor en Abitibi, l'infirmière de Destor, Valentine Lupien, le sous-ministre de la Santé et le directeur du SMC nous apprend que, jusqu'en 1941 du moins, la surveillance de la santé des enfants en milieu scolaire relevait de l'initiative des commissions scolaires plutôt que du ministère de la Santé. En effet, une demande de l'infirmière Lupien, qui réclame le remboursement de frais de transport encourus pour avoir effectué une visite d'écoles à la demande de la commission scolaire, incite le Dr Martel à inclure dorénavant la surveillance des écoliers dans les tâches des infirmières de colonie. Le directeur du SMC veut ainsi éviter que cette surveillance échappe « au contrôle du ministère de la Santé » si elle dépend de « la demande d'un secrétaire trésorier quelconque d'une municipalité scolaire ». Le sous-ministre Grégoire appuie cette position et demande au Dr Martel d'informer « ses » infirmières de colonie qu'elles doivent obtenir l'accord du médecin-hygiéniste régional avant de procéder à de telles visites[57].

57. ANQ (SMC) B2 D5, Paul Boisvert, secrétaire-trésorier de la commission scolaire de Destor, à l'assistant-secrétaire de la province, 2 janvier 1941 ; Dr Jean Grégoire, sous-ministre de la Santé, à Paul Boisvert, 8 janvier 1941 ; Dr Émile Martel, médecin-hygiéniste régional à Amos, au Dr Grégoire, 10 janvier 1941 ; Grégoire à Martel, 20 janvier 1941.

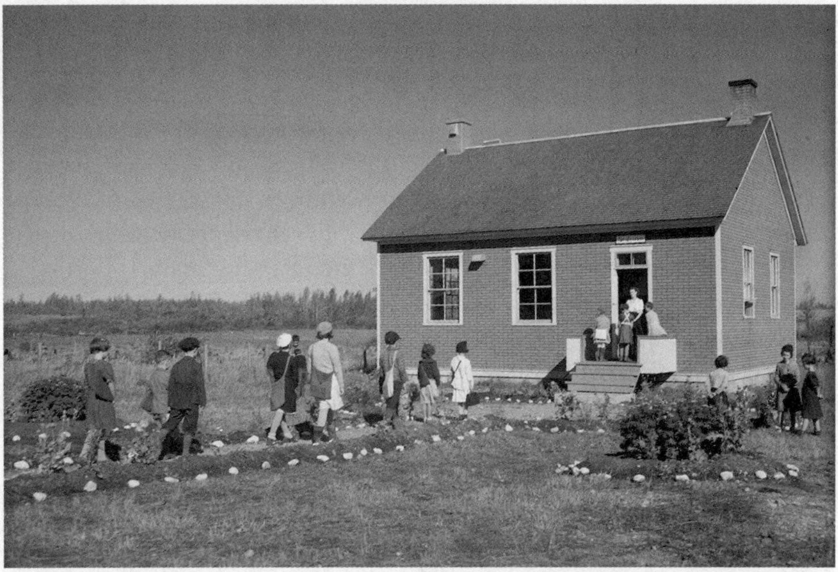

Des enfants entrant à l'École Saint-Joseph, située à la jonction des paroisses de Palmarolle et de Sainte-Germaine-Boulé, en Abitibi, en 1942. BAnQ-Centre de Québec, Fonds Donat-C. Noiseux E6,S7,SS1,P9166

Cette rubrique disparaît des rapports annuels de 1960 à 1966 pour revenir en force en 1967, après que les infirmières de colonie eurent été intégrées aux US. Dans les années 1960, les activités d'hygiène scolaire et l'existence même des US faisaient l'objet de controverses au ministère de la Santé, comme le révèle Jean-Marc Fredette, médecin-hygiéniste durant cette période. Ce médecin avait pris l'initiative de faire la tournée des écoles de son territoire pour y examiner les élèves après avoir demandé à la « maîtresse d'école » de lui diriger les enfants qui, au jugement de cette dernière, pouvaient présenter un problème requérant une attention médicale. Fredette souhaitait que son initiative soit adoptée, mais il déplore le manque d'enthousiasme de ses collègues désabusés :

> Ils (les médecins-hygiénistes) sentaient probablement, de par l'expérience des promesses et des revers vécus, que dix ans plus tard les Unités sanitaires seraient remises en question pour de vrai. Ils avaient vu le régime de l'éducation subir les foudres des progressistes. Ils imaginaient probablement qu'un vent, soit disant (sic) de renouveau, leur passerait dessus bientôt. Ils ne sentaient pas tellement que leurs points de vue locaux et régionaux pèseraient lourd dans les décisions qui s'en venaient[58].

58. Jean-Marc Fredette. *Souvenirs dispersés parmi ce qui n'existe plus. Un regard personnel sur une cinquantaine d'années 1935-1985* (Québec, publié à compte d'auteur, 2001), p. 294.

Nous présentons donc les données concernant l'hygiène scolaire en deux tableaux séparés pour montrer le changement d'approche entre la période d'avant 1963 et celle d'après 1966.

On voit que le nombre de « conférences » données par les infirmières décline constamment entre 1944 et 1958; l'assistance à ces activités mesurée par le nombre d'enfants présents chute en conséquence. Aucune information n'est fournie pour expliquer la différence considérable entre le nombre d'enfants examinés et celui des enfants « normaux » portant à croire qu'une importante partie des écoliers étaient « anormaux ». Nous croyons plutôt qu'il s'agit, dans le premier cas, de tous les élèves vus par l'infirmière et, dans le deuxième, de ceux qui ont été jugés « normaux » par un médecin à qui elle avait confié les cas douteux; cela indiquerait que les infirmières préféraient faire preuve d'excès de prudence que de risquer d'échapper un cas. Le nombre moyen d'enfants « infirmes » repérés annuellement en milieu scolaire passe de 2,6 à 0,6 entre 1944 et 1953; cette baisse traduit peut-être une chute réelle du nombre d'infirmités, mais elle peut également être attribuable à un dépistage des problèmes ailleurs qu'à l'école.

Le tableau 6 présente le nombre d'activités d'hygiène scolaire des infirmières de colonie pour les seules années 1967 et 1971. On constate qu'en comparaison avec le tableau précédent, le nombre de catégories d'activités est beaucoup plus élevé et donne un meilleur aperçu du travail que la fonction de dépistage représentait pour les infirmières de colonie. On voit également qu'aux tâches de dépistage s'ajoute celle du suivi des cas référés avec la rubrique « Visites à domicile (correction de défauts physiques) ».

TABLEAU 5

Évolution du nombre moyen d'activités d'hygiène scolaire par poste d'infirmière de colonie de 1944 à 1962 (moyenne)

Année visée	1944	1945	1947	1953	1955	1956	1957	1958	1961	1962
Nombre de postes	90	95	100	119	119	117	114	109	109	110
Conférences	211 **(2,3)**	275 **(2,8)**	255 **(2,5)**	467 **(3,9)**	339 **(2,8)**	115 **(0,9)**	376 **(3,2)**	60 **(0,5)**	n.d.	n.d.
Assistance	3 420 **(38)**	5 412 **(56,9)**	3 635 **(36,3)**	3 693 **(31,0)**	980 **(8,2)**	870 **(7,4)**	644 **(5,6)**	712 **(6,5)**	n.d.	n.d.
Enfants examinés	3 034 **(33,7)**	6 292 **(66,2)**	4 711 **(47,1)**	2 260 **(18,9)**	1 095 **(9,2)**	912 **(7,7)**	960 **(8,4)**	304 **(2,7)**	n.d.	n.d.
Enfants normaux	402 **(4,4)**	2 776 **(29,2)**	2 159 **(21,5)**	1 442 **(12,1)**	n.d.	n.d.	n.d.	n.d.	n.d.	n.d.
Enfants infirmes	242 **(2,6)**	546 **(5,7)**	171 **(1,7)**	82 **(0,6)**	n.d.	n.d.	n.d.	n.d.	n.d.	n.d.

Source : Tableau réalisé à partir des rapports annuels d'activités des infirmières de colonie

TABLEAU 6

Évolution du nombre moyen d'activités d'hygiène scolaire par poste d'infirmière de colonie en 1967 et 1971 (moyenne)

Année visée	1967	1971
Nombre de postes	91	61
Classes visitées	2 643 **(29,0)**	1 685 **(27,6)**
Examens faits par l'infirmière	11 358 **(124,8)**	9 333 **(153)**
Examens faits par le médecin	901 **(9,9)**	431 **(7,0)**
Examens de contrôle (relance)	2 314 **(25,4)**	1 138 **(18,6)**
Examens spéciaux : vue	6 299 **(69,2)**	5 679 **(93,0)**
Examens spéciaux : ouïe	1 637 **(17,9)**	1 779 **(29,1)**
Entrevues avec titulaires	1 474 **(16,1)**	1 763 **(28,9)**
Visites à domicile (correction de défauts physiques)	782 **(8,5)**	775 **(12,7)**
Visites à l'école pour maladies contagieuses	800 **(8,7)**	307 **(5,0)**
Enfants exclus	816 **(8,9)**	530 **(8,6)**
Causeries	609 **(6,6)**	361 **(5,9)**
Assistance	8 822 **(96,9)**	10 034 **(164,4)**

Source : Tableau réalisé à partir des rapports annuels d'activités des infirmières de colonie

La chute du tiers du nombre de postes d'infirmières entre 1967 et 1971 est plus visible dans ce tableau. On constate aussi une augmentation considérable du nombre moyen annuel d'examens faits par l'infirmière, comparé aux années d'avant 1960. Les données de ce tableau nous permettent de nous représenter l'ensemble de la fonction dépistage et suivi des problèmes en milieu scolaire : en collaboration avec les titulaires de classe, l'infirmière planifiait et exécutait les examens de dépistage (principalement visuels et auditifs) ; elle informait les parents des enfants présentant des problèmes et effectuait des visites à domicile pour assurer le suivi. L'infirmière faisait aussi des visites dans les écoles pour y détecter des cas de maladies contagieuses et voir à l'exclusion des enfants contagieux.

La description que les infirmières font de leur travail en milieu scolaire varie substantiellement selon la période concernée et selon le territoire couvert. Jusqu'au début des années 1950, les examens faits par les infirmières semblaient porter autant sur la propreté et les signes de pauvreté des élèves que sur le repérage de problèmes physiques alors qu'à partir de la fin des années 1960, elles décrivent plutôt un travail systématique de dépistage visuel et auditif avec constitution d'un dossier standardisé par écolier examiné. Ainsi, entre 1949 et 1952, Juliette Jourdain-Dumont a visité les huit écoles de son territoire une fois par mois pour faire de l'éducation sanitaire : « [...] on parlait de propreté, d'hygiène, dit-elle, on parlait de nourriture... ». Elle examinait aussi les écoliers, notamment pour dépister les cas de pédiculose, et passait par eux pour informer les mères de se présenter au dispensaire lorsqu'elle jugeait qu'il y avait lieu d'intervenir. Nicole Dionne-de la Chevrotière raconte que les parents d'une « grosse famille » d'enfants qui étaient infestés à répétition de poux s'étaient plaints aux autorités parce qu'elle avait décidé en dernier recours de leur couper les cheveux et que les enfants s'étaient fait ridiculiser à l'école en conséquence de cette intervention ; les autorités avaient pris la part de l'infirmière et la famille avait quitté la colonie peu de temps après.

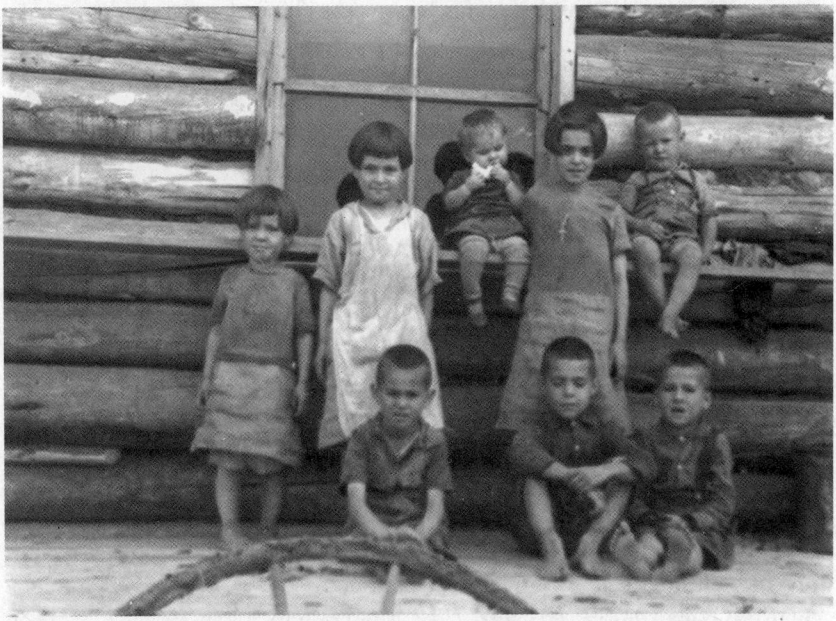

Les huit enfants d'une famille de colons pauvres posant devant leur maison en Abitibi, vers 1936. Société historique de la Côte-du-Sud, Fonds Maurice Proulx, F104-7-2-3-15

L'infirmière Angéline Hudon-Langlois a vécu, à la fin des années 1960, l'introduction du dépistage systématique des élèves dans ses tâches :

> Je me rappelle ; les premières fois, j'ai été très surprise de trouver des cas vraiment très importants de troubles de vue, [...] une petite fille, elle était presque aveugle ; ils s'en étaient pas rendu compte ! Tout ce qu'elle voyait, c'était le gros « E » en haut sur la carte, là. Cette année-là, je pense que c'était 15 cas que j'avais trouvés d'enfants qui avaient besoin de lunettes.

Mais les infirmières de cette époque ne se contentaient pas de détecter les problèmes ; elles se chargeaient aussi souvent d'y trouver une solution abordable pour les parents. Par exemple, madame Hudon-Langlois explique qu'elle s'était « organisée » avec un optométriste de Jonquière qui avait accepté de faire « des prix de faveur » aux parents des enfants qu'elle lui référait : « Ça avait aidé beaucoup ça, dit-elle ; j'étais bien contente d'avoir pu aider ces gens-là de cette façon-là. »

Avec l'implantation de la réforme Castonguay-Nepveu, le dépistage et la constitution de dossiers prennent de l'ampleur dans une approche de médecine globale communautaire. Embauchée en 1972, Edna Lachance décrit l'introduction « d'un genre de dossier scolaire » que les infirmières devaient compléter pour chaque enfant d'âge préscolaire de son territoire :

> [C'était] une grande feuille, qui équivalait à trois pages 8 x 11, des deux côtés [...]. On avait besoin des détails concernant l'histoire familiale, les grands-parents, les parents et les grands-parents maternels, paternels [...]. Ils demandaient des informations aussi à savoir s'ils avaient l'eau courante ; i'y avait toute une foule d'informations. [...] Ensuite, on s'occupait de faire l'examen de l'enfant, tous les détails et certains tests même au point de vue habiletés manuelles et les développements neurosensoriels et tout ça ; on avait des tests spéciaux à faire.

Malgré le temps que cette approche exigeait, madame Lachance estime que cela lui permettait de « connaître à fond » les gens de son milieu ; elle effectuait ce travail de dépistage à domicile le soir, après avoir pris rendez-vous avec les parents. Elle ajoute que ceci l'aidait beaucoup à cerner les problèmes des gens lorsqu'ils la consultaient au dispensaire par la suite. Déjà, les activités d'hygiène scolaire de cette infirmière débordent des simples habitudes de propreté pour inclure de l'éducation sexuelle ; à cette fin, elle s'occupait de faire venir des films éducatifs de l'US de Sept-Îles. Pour répondre à ces nouvelles exigences de médecine préventive, il ne suffit bientôt plus aux infirmières de sacrifier quelques soirées ; elles doivent bientôt consacrer une journée entière de leur semaine à « l'hygiène scolaire ». Par exemple, en 1992, Monique Lachance passait ses mardis en milieu scolaire où elle faisait des examens de dépistage, « de la consultation » et « de l'enseignement ». Cette dernière activité consistait en une forme d'éducation sanitaire sur une variété de thèmes vraisemblablement déterminés par les autorités: puberté et sexualité, soins des dents, peur, substances dangereuses à la maison (explosifs, corrosifs, etc.), anatomie humaine. Nous sommes bien loin ici des préoccupations d'hygiène élémentaire des années 1950 et du dépistage systématique de handicaps visuels ou auditifs susceptibles de compromettre le développement d'un enfant, institué dans les années 1960.

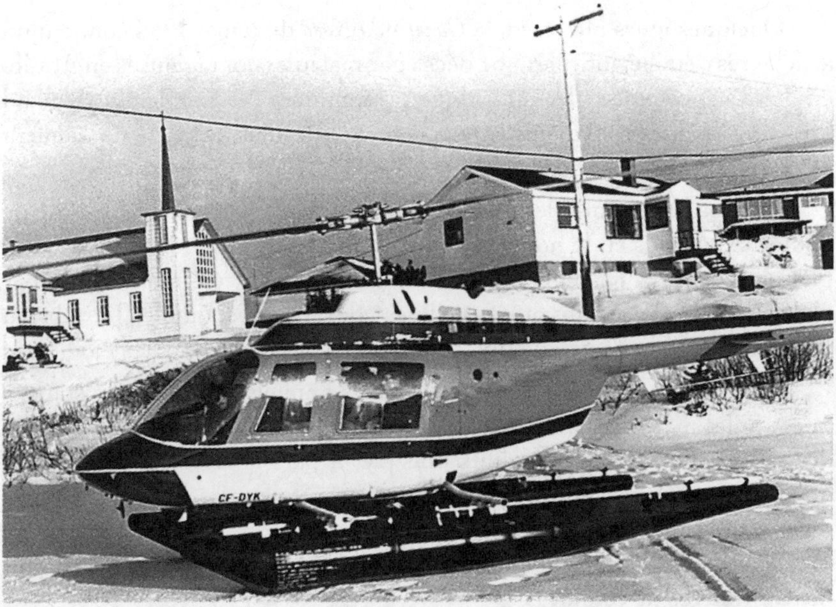

L'infirmière Edna Lachance se déplaçant en hélico-ambulance sur le Lac-à-l'eau, derrière le dispensaire qu'elle occupe à La Tabatière, sur la Basse-Côte-Nord, en 1973. Collection: Nicole Rousseau

Les maladies contagieuses, surtout celles de la petite enfance, faisaient l'objet d'une attention particulière du SMC.

3.2.4 Maladies contagieuses

Albert Dumas raconte que grâce à la vigilance de l'infirmière de La Sarre, une épidémie de typhoïde a pu être circonscrite à 10 familles durant l'hiver 1937; elle avait alerté l'US d'Amos à temps[59]. En avril 1944, le

59. Albert Dumas, m.d., « La médecine et mon temps », *op. cit.*

Dr Martel vient d'être promu « chef provincial du service médical aux colons »; le Dr Armand Laberge lui rend à cette occasion un vibrant hommage qui souligne notamment la contribution du jubilaire à la lutte contre les maladies contagieuses :

> [...] celui que nous fêtons ce soir a, pour ainsi dire, roganisé (sic) de toutes pièces dans le nord-ouest du Québec le front de la résistance contre la typhoïde, la diphtérie et toutes les maladies contagieuses contre lesquelles nous sommes maintenant plus que jamais en mesure de lutter avec un succès toujours croissant[60].

Quelques jours plus tard, la *Gazette du Nord* du 5 mai 1944 contient un article très détaillé, intitulé : « 61 décès par maladies contagieuses en Abitibi en 1943 », présentant les statistiques communiquées par le Dr Armand Laberge, « médecin-hygiéniste du comté » ; ce dernier rapporte notamment 393 cas déclarés de coqueluche[61].

Dans sa lutte contre les maladies contagieuses, la médecine dispose de nouveaux vaccins et de nouveaux médicaments : les sulfamidés et les antibiotiques dont la pénicilline qui, nous l'avons vu, a été administrée par plusieurs infirmières aussitôt qu'elle est devenue disponible. Le tableau ci-dessous résume l'introduction de ces nouvelles armes médicales.

Telles que présentées dans les rapports annuels du SMC, les statistiques sur les maladies contagieuses ne permettent pas de vérifier l'efficacité des nouveaux vaccins introduits puisque, à part la tuberculose, dont le nombre de cas est rapporté séparément, les autres maladies sont confondues dans une grande catégorie intitulée « Cas déclarés ». Le tableau présente ces statistiques compilées dans les rapports annuels d'activités des infirmières de colonie.

---

60. *La Gazette du Nord*, 28 avril 1944, p. 7-8.
61. *La Gazette du Nord*, 5 mai 1944, p. 2.

TABLEAU 7

Introduction des sulfamides, antibiotiques et vaccins[1]

Année d'introduction	Sulfamides et antibiotiques introduits	Vaccins introduits
1938	Sulfamide antibactérien (Dagenan) efficace, mais toxique	Les vaccins contre la diphtérie, la typhoïde, la variole et le tétanos existaient et étaient utilisés avant 1938
1941	Découverte de la pénicilline, efficace contre les maladies entériques (dont fièvre typhoïde), les infections pulmonaires aiguës, la syphilis et autres maladies infectieuses courantes, mais pas contre la tuberculose. La législature de Québec adopte une loi qui oblige tout malade vénérien à se faire traiter jusqu'à la guérison de sa maladie.	
1942	Pénicilline disponible pour les soldats seulement Sulfamides moins toxiques	
1945	Pénicilline disponible en pharmacie	Vaccin contre la coqueluche
1948-49	Streptomycine Chloramphénicol Tétracycline efficaces contre la tuberculose, la typhoïde, les infections entériques.	
1955-56		Vaccin Salk (contre la poliomyélite) Vaccins contre la rougeole, la rubéole, les oreillons

[1] Source : tableau constitué à partir de l'article d'Albert Dumas, md, « La médecine et mon temps », *Recherches sociographiques*, vol. XVI, nº 1, (janvier-avril 1975), p. 21-41.

TABLEAU 8

Évolution du nombre moyen d'activités liées aux maladies contagieuses par poste d'infirmière de colonie de 1944 à 1971 (moyenne)

Année visée	1944	1945	1947	1953	1955	1956	1957	1958	1961	1962	1967	1971
Nombre de postes	90	95	100	119	119	117	114	109	109	110	91	61
Cas déclarés (moyenne d'ensemble=13,35)	968 **(10,7)**	1 458 **(15,3)**	911 **(9,1)**	1 320 **(11,0)**	890 **(7,4)**	1 744 **(14,9)**	1 530 **(13,4)**	940 **(8,6)**	1 377 **(12,6)**	1 424 **(12,9)**	2 658 **(29,2)**	930 **(15,2)**
Médicaments donnés	373 **(4,1)**	739 **(7,7)**	417 **(4,1)**	n.d.	n.d.	n.d.	n.d.	n.d.	n.d.	n.d.	n.d.	n.d.
Maisons visitées	753 **(8,3)**	1 273 **(13,4)**	447 **(4,4)**	687 **(5,7)**	409 **(3,4)**	695 **(5,9)**	728 **(6,3)**	1 011 **(9,2)**	1 102 **(10,1)**	731 **(6,6)**	1 645 **(18,0)**	378 **(6,1)**
Cas suspects examines	1 202 **(13,3)**	2 091 **(22,0)**	841 **(8,4)**	647 **(5,4)**	643 **(5,4)**	1 919 **(16,4)**	1 093 **(9,5)**	884 **(8,1)**	207 **(1,8)**	1 175 **(10,6)**	2 313 **(25,4)**	543 **(8,9)**
Conférences scolaires	Inscrites sous la rubrique *Hygiène scolaire* avant et après 1962									621 **(5,6)**		
Exclusions des écoles	600 **(6,6)**	1 210 **(12,7)**	378 **(3,7)**	571 **(4,7)**	302 **(2,5)**	1 121 **(9,5)**	372 **(3,2)**	289 **(2,6)**	82 **(0,7)**	291 **(2,6)**	n.d.	n.d.
Enquêtes épidémiologiques	114 **(1,2)**	186 **(1,9)**	106 **(1,0)**	7 **(0,05)**	79 **(0,6)**	104 **(0,8)**	11 **(0,09)**	20 **(0,1)**	n.d.	28 **(0,2)**	106* **(1,1)**	79* **(1,2)**
Tuberculose : nombre de cas	803 **(8,9)**	1 160 **(12,2)**	341 **(3,4)**	136 **(1,1)**	135 **(1,1)**	237 **(2,0)**	197 **(1,7)**	236 **(2,1)**	137 **(1,2)**	461 **(4,1)**	n.d.	n.d.

* La mention « ensemble des recherches », sans autre explication, s'ajoute à cette rubrique en 1967 et 1971.

Source : Tableau réalisé à partir des rapports annuels d'activités des infirmières de colonie

Pour mieux apprécier les données sur les « cas déclarés », nous avons calculé la moyenne des moyennes annuelles de cas déclarés (13,35) par poste d'infirmière ; nous constatons que cette moyenne est dépassée pour les années 1945 et 1956, et plus que doublée en 1967. Les rapports annuels ne précisent pas si ces hausses sont attribuables à l'augmentation de cas d'une maladie particulière ou à une augmentation d'ensemble, et aucune explication n'est proposée. Dans son Rapport annuel 1956, le Dr Laberge se contente de noter : « L'hygiène de la première enfance a cependant reçu une attention toute spéciale, dû à un plus grand nombre de maladies contagieuses enregistrées : 16,686 bébés et 11,848 préscolaires ont été examinés en comparaison de 15,000 et 11,000 l'an dernier[62]. » Quant à la hausse substantielle de 1967, elle n'est pas soulignée, ce qui est d'autant plus étonnant qu'elle survient durant une année où les programmes préventifs, notamment la vaccination de masse, sont bien rodés. On constate que le Ministère cesse de donner des médicaments après 1947 ; c'est seulement par un échange de correspondance à ce sujet que nous apprenons de quels médicaments il s'agit. En mars 1940, Jeanne d'Arc Chabot reçoit gratuitement du ministère de la Santé de la Quintonine et de l'Anti-quinte. Il semble qu'elle en ait reçu au moins une autre fois puisqu'en juillet, elle adresse au Dr Grégoire une lettre de remerciements, dans laquelle elle rend compte de l'usage qu'elle en a fait :

> J'ai donné l'Anti-quinte à des enfants atteints de coqueluche. Ce sirop est un puissant sédatif; il calme les quintes de toux et diminue beaucoup les vomissements.
>
> Dans quelques cas de bronchites, il a été aussi efficace.
>
> La Quintonine donnée aux mamans après l'accouchement a été un très bon reconstituant, augmentant la sécrétion lactée, ceci leur permet d'allaiter leur bébé plus longtemps[63].

Ces deux médicaments semblent avoir été envoyés à plusieurs, sinon toutes, les infirmières de colonie en 1939 et à deux reprises en 1940, car Gertrude Duchemin remercie le Dr Grégoire de ces envois en 1940[64]. Il se peut qu'après 1945, la pénicilline ait aussi été administrée gratuitement dans certains cas, mais nous n'avons pas de données à cet effet.

---

62. Dr Armand Laberge, Rapport annuel de la Division du Service médical aux colons, année 1956, dans Treizième Rapport du Ministère de la Santé pour l'année 1956, Province de Québec, Ministère de la Santé, p. 137.
63. ANQ (SMC) B2 D4, Jeanne d'Arc Chabot, infirmière à d'Alembert, au Dr Jean Grégoire, sous-ministre de la Santé, 16 juillet 1940.
64. ANQ (SMC), B2 D9, Gertrude Duchemin, infirmière de La Corne et Vassan, au Dr Jean Grégoire, sous-ministre de la Santé, 18 mars et 25 novembre 1940.

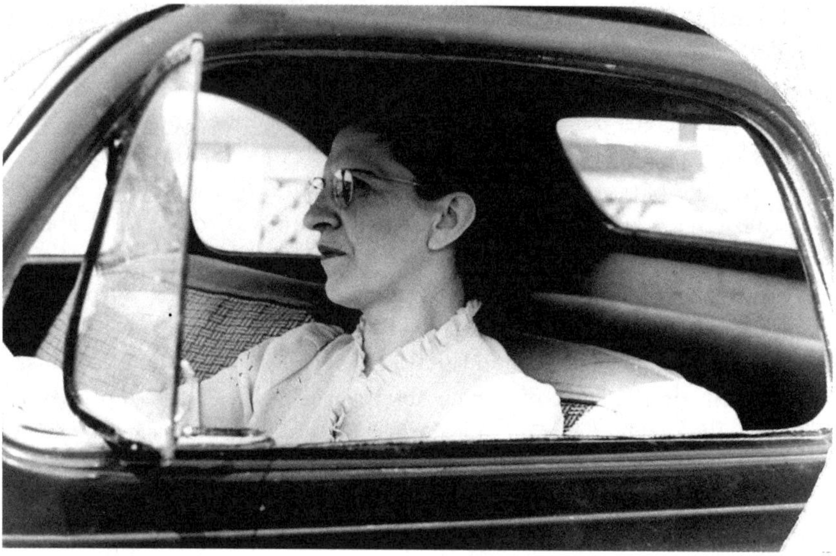

L'infirmière Gertrude Duchemin voyageant en automobile dans sa colonie de La Corne, en Abitibi. Collection: Dispensaire de La Garde à La Corne, site historique national

Le nombre de maisons visitées et de cas suspects examinés évolue logiquement de la même manière que celui des cas déclarés; celui des exclusions des écoles chute de 12,7 en 1945 à 3,7 en 1947, puis décline irrégulièrement jusqu'à 2,6 en 1962, dernière année où cette donnée est disponible. Le nombre moyen annuel d'enquêtes épidémiologiques se situe autour d'une enquête par poste. Quant au nombre moyen de cas de tuberculose, il chute de 12,2 en 1945 à 3,4 en 1947, puis décline jusqu'à 1,2 en 1961, avant de remonter à 4,1 en 1962; cette dernière augmentation n'est ni expliquée ni même soulignée dans les rapports annuels.

Les témoignages des infirmières confirment la présence de maladies contagieuses et fournissent quelques éléments d'information quant aux causes possibles de certaines d'entre elles. L'infirmière Gasp (1936-1976) se rappelle:

> [...] on avait toutes les maladies contagieuses; dans ce temps-là, i'y avait pas de vaccins. La rougeole, la scarlatine, la coqueluche; ça, c'était à répétition. Un, c'était tous les cinq ans; un autre, c'était tous les huit ans. [...] Je crois que la scarlatine, c'était tous les huit ans. Puis, à présent (maintenant), ils ont des vaccins, ils voient pas ça.

Cette infirmière décrit comment elle avait réussi à circonscrire la scarlatine à une seule enfant dans une maison qui en comptait 15 :

> I'y a eu un cas de scarlatine ; i'y avait 15 enfants dans la maison. Je l'ai isolée ; elle toute seule, elle a fait la scarlatine. Elle toute seule. Je l'ai mise dans un coin toute seule ; j'allais la voir p'is j'avais un sarrau, p'is la mère avait un sarrau spécial aussi pour eux, les enfants de la maison. Aussi, on prenait nos petits moyens de pauvres, là ; on réussissait.

Rougeole, scarlatine, coqueluche, rubéole sont mentionnées par de nombreuses infirmières et certaines, comme Nicole Dionne-de la Chevrotière, se rappelle avoir eu « des cas de méningite ».

Marguerite Pelletier-Martin, tout comme Georgette Soumis, garde un souvenir vivace de la « grippe de Hong Kong » aussi appelée « grippe asiatique ».

L'insalubrité de l'eau de consommation était responsable de nombreux cas de contagion. L'infirmière Bas-St-L (1936-1976) raconte qu'une collègue est décédée de la typhoïde après être intervenue dans une famille atteinte de cette maladie ; elle-même s'en est préservée en ayant la précaution de faire bouillir toute l'eau qu'elle a consommée pendant les trois jours qu'elle a passés dans cette maison pour y prendre soin des gens tous malades. L'infirmière A-T (1954-1963) Bas-St-L (1963-1968) raconte qu'elle avait observé qu'un ruisseau coulait à proximité des maisons dont les habitants vidaient leurs seaux d'excréments dans la neige en hiver. Soupçonnant que l'eau du ruisseau pouvait être contaminée et se retrouver ainsi dans les puits, elle signale ce problème à l'inspecteur de l'US locale qui, après analyse de prélèvements, confirme l'insalubrité de l'eau. Même au début des années 1970, ce problème persistait, comme en témoigne Edna Lachance : « s'il y avait quelqu'un, par exemple, dans le village qui commençait de la diarrhée, on leur parlait de l'importance de l'eau potable, à quel endroit ils prenaient leur eau ».

Quant à la tuberculose, elle semble avoir été inégalement répartie selon les localités. Toutes deux postées en Gaspésie, Lorraine et Mary Leblanc affirment qu'il n'y avait pas de tuberculose sur leur territoire. Cependant, l'infirmière Gasp (1950-1974) dit qu'il y avait « beaucoup de tuberculose » dans sa colonie de la Gaspésie, et c'est elle qui devait assurer le suivi de ces malades selon les directives de l'US du comté. Selon l'infirmière C-N (1941-1948), il y avait beaucoup plus de tuberculose à La Malbaie que dans le village où elle avait auparavant été infirmière de colonie, ce qu'elle attribue à un manque d'hygiène :

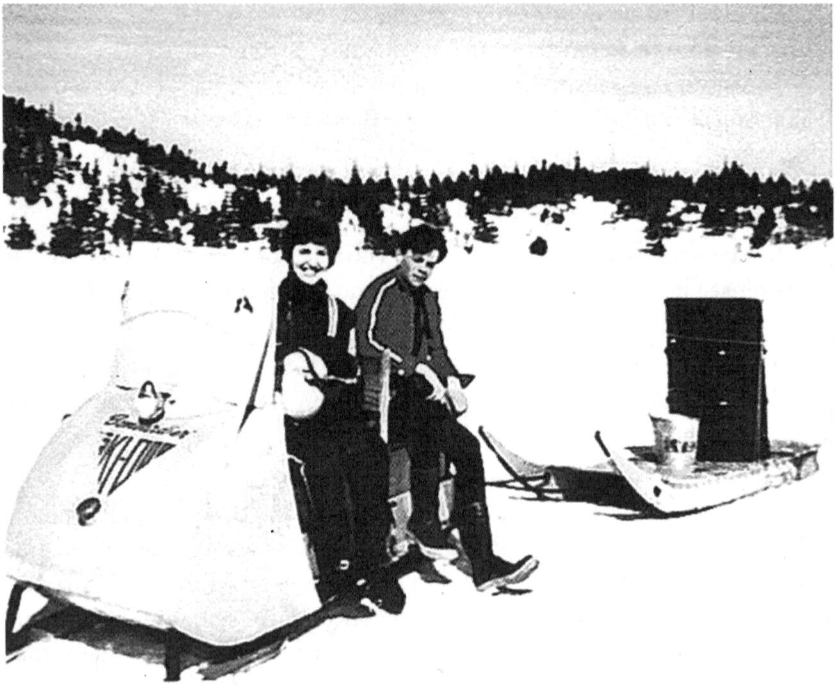

L'infirmière Edna Lachance transportant de l'eau puisée au Lac-à-l'eau, situé derrière le dispensaire de La Tabatière, sur la Basse-Côte-Nord, en 1972. Notons que la motoneige a remplacé les traditionnels attelages de chiens de traîneaux. Collection : Nicole Rousseau

> [...] i'y en avait beaucoup à La Malbaie ; ça mourait des fois deux par famille, pas régulièrement, mais c'est arrivé assez souvent que les gens mouraient. I'y avait de la tuberculose dans presque toutes les maisons. Ça n'avait pas de bon sens parce qu'ils se soignaient mal ; ils étaient tous ensemble p'is ça mangeait dans les mêmes assiettes...

Certains témoignages des infirmières établissent un lien entre la baisse des maladies contagieuses et la vaccination ; les données présentées ci-dessus ne permettent pas de confirmer ni d'infirmer une telle relation. Ce qui est certain cependant, c'est que les infirmières de colonie ont assumé une part de plus en plus importante du fardeau de la vaccination et des immunisations au fil du temps.

3.2.5 Vaccinations et immunisations

La vaccination à l'échelle de populations apparaît au début du XXe siècle ; les vaccins sont d'abord fournis gratuitement aux médecins, qui se font payer pour les administrer. Mais les gens résistent à la vaccination et ne sont surtout pas prêts à payer un médecin pour cette intervention. Le Service provincial d'hygiène décide donc de confier la vaccination aux médecins des US, créées en 1926, malgré les protestations des médecins de pratique privée, qui perdent ainsi une source de revenus[65]. Lorsqu'on regarde des photos de séances de vaccination des années 1930-1940, c'est un médecin qu'on voit en train de vacciner[66]. Mais les médecins des US se lassent vite de cette tâche routinière et sans prestige au rythme de « plus de 75 bras à l'heure[67] ». L'introduction de la vaccination antipoliomyélitique durant l'été 1955 conduira le Dr Claveau, directeur de la Division des unités sanitaires, à déplorer l'asservissement des médecins-hygiénistes « à ces tâches [de vaccination] qui ne manquent pas de grandeur, mais dont l'exécution exige semble-t-il une trop grande part de [leur] temps[68] ». Tranquillement, on refile donc cette tâche fastidieuse aux infirmières des US et aux infirmières de colonie puis, le 5 février 1958, une importante directive est émise conjointement par le directeur de la Division des unités sanitaires, le sous-ministre de la Santé, et l'épidémiologiste en chef du ministère de la Santé. Cette directive fait de la vaccination une tâche des infirmières de colonie[69]. Le 16 mai 1962, le Dr Claveau la renforce en rappelant à tous les médecins-hygiénistes régionaux :

> C'est le désir du Ministère que vous recouriez dans toute la mesure du possible aux infirmières de colonies qui sont sous votre juridiction pour assurer la protection de vos gens à l'égard des diverses maladies contagieuses contre lesquelles nos unités ont l'habitude de vacciner, soit la variole, la poliomyélite, la diphtérie, la coqueluche et le tétanos[70].

---

65. Georges Desrosiers, Benoît Gaumer et Othmar Keel. *La santé publique au Québec. Histoire des unités sanitaires de comté 1926-1975* (Montréal, Presses de l'Université de Montréal, 1998), 187 p.
66. Anctil et Bluteau, *La santé et l'assistance publique au Québec 1886-1986* (Santé Société, édition spéciale, ministère de la Santé et des Services sociaux, Gouvernement du Québec, 1986). Voir p. 82, pour les deux photos montrant un médecin en train de vacciner des écoliers.
67. Jean-Marc Fredette. *Souvenirs dispersés parmi ce qui n'existe plus. Un regard personnel sur une cinquantaine d'années 1935-1985* (Québec, publié à compte d'auteur, 2001), p. 285.
68. Dr Paul Claveau, Rapport annuel du directeur du Service des unités sanitaires, Treizième Rapport du ministère de la Santé pour l'année 1956, p. 7, dans Georges Desrosiers, Benoît Gaumer et Othmar Keel, *La santé publique au Québec. Histoire des unités sanitaires de comté 1926-1975* (Montréal, Les Presses de l'Université de Montréal, 1998), p. 118-119.
69. ANQ (SMC), B8-D4, Lettre des docteurs Paul Claveau, Jean Grégoire et A.R. Foley, aux médecins-hygiénistes et aux infirmières du SMC, Québec, le 5 février 1958.
70. ANQ (SMC), B8-D5, Lettre du Dr Paul Claveau, directeur du Service des unités sanitaires, au Dr Viateur Ratté, médecin-hygiéniste à l'US de Rivière-du-Loup, Québec, 16 mai 1962. Lettre semblable adressée à tous les médecins-hygiénistes régionaux.

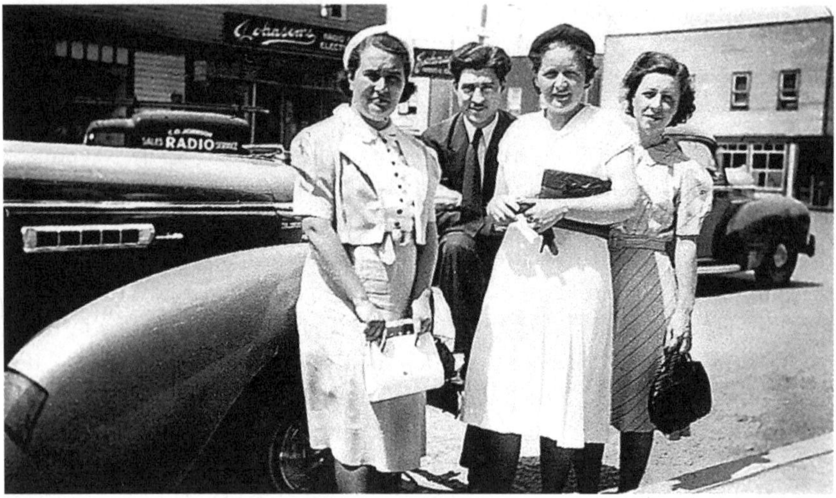

On voit ici le Dr Paul Claveau, en compagnie des infirmières Marcelle Gosselin (à sa droite) et Mathilde Beaumier (à sa gauche) et d'une personne non identifiée, à Montbeillard, en Abitibi. Collection : Nicole Rousseau, sans date.

Les deux tableaux ci-dessous présentent séparément les statistiques sur le nombre de vaccinations et d'immunisations exécutées par les infirmières de colonie pour les années de 1944 à 1962 inclusivement, puis pour les seules années de 1967 et 1971.

TABLEAU 9

Évolution du nombre moyen de vaccinations et immunisations par poste d'infirmière de colonie de 1944 à 1962 (moyenne)

Année visée	1944	1945	1947	1953	1955	1956	1957	1958	1961	1962
Nombre de postes	90	95	100	119	119	117	114	109	109	110
Variole	590 **(6,5)**	1 125 **(11,8)**	1 745 **(17,4)**	1 913 **(16,0)**	2 631 **(22,1)**	1 694 **(14,4)**	1 154 **(10,1)**	2 461 **(22,5)**	2 613 **(23,9)**	2 704 **(24,5)**
Typhoïde : (inj. données)	251 **(2,7)**	418 **(4,4)**	203 **(2,0)**	82 **(0,6)**	160 **(1,3)**	117 **(1,0)**	195 **(1,7)**	243 **(2,2)**	679 **(6,2)**	678 **(6,1)**
Typhoïde : (inj. complétées)	147 **(1,6)**	134 **(1,4)**	310 **(3,1)**	31 **(0,2)**	40 **(0,3)**	88 **(0,7)**	25 **(0,2)**	132 **(1,2)**	314 **(2,8)**	471 **(4,2)**
Typhoïde : (inj. de rappel)	n.d.	n.d.	317 **(3,1)**	12 **(0,1)**	54 **(0,4)**	108 **(0,9)**	41 **(0,3)**	20 **(0,1)**	327 **(3,0)**	414 **(3,7)**
Diphtérie-coqueluche (inj. données)	1 910 **(21,2)**	1 762 **(18,5)**	5 854 **(58,5)**	2 481 **(20,8)**	4 082 **(34,3)**	2 619 **(22,3)**	2 957 **(25,9)**	3 771 **(34,5)**	3 227 **(29,6)**	2 649 **(24,0)**
Diphtérie-coqueluche (inj. complétées)	570 **(6,3)**	838 **(8,8)**	3 709 **(37,0)**	588 **(4,9)**	798 **(6,7)**	963 **(8,2)**	872 **(7,6)**	1 317 **(12,0)**	1 241 **(11,3)**	903 **(8,2)**
Diphtérie-coqueluche (inj. de rappel)	n.d.	n.d.	2 436 **(24,3)**	807 **(6,7)**	1 358 **(11,4)**	784 **(6,7)**	748 **(6,5)**	793 **(7,2)**	842 **(7,7)**	1 138 **(10,3)**
Total	3 468 **(38,5)**	4 277 **(45,0)**	14 574 **(145,7)**	5 914 **(49,6)**	9 123 **(76,6)**	6 373 **(54,4)**	5 992 **(52,5)**	8 737 **(80,1)**	9 243 **(84,7)**	8 957 **(81,4)**

Source : Tableau réalisé à partir des rapports annuels d'activités des infirmières de colonie

TABLEAU 10
Comparaison du nombre moyen de vaccinations et immunisations par poste d'infirmière de colonie en 1967 et 1971 (moyenne)

Année visée	1967	1971
Nombre de postes	91	61
Variole	3 252 **(35,7)**	1 223 **(20,0)**
Diphtérie-coqueluche-tétanos-rougeole (complétées)	1 910 **(20,9)**	816 **(13,3)**
Diphtérie-coqueluche-tétanos-rougeole (de rappel)	1 724 **(18,9)**	2 979 **(48,8)**
Sabin : (complétées)	2 071 **(22,7)**	721 **(11,8)**
Sabin : (de rappel)	1 930 **(21,2)**	951 **(15,5)**
BCG	1 789 **(19,6)**	294 **(4,8)**
Autres : (complétées)	526 **(5,7)**	3 292 **(53,9)**
Total	13 202 **(145,0)**	10 276 **(168,4)**

Source : Tableau réalisé à partir des rapports annuels d'activités des infirmières de colonie

Ces deux tableaux montrent une augmentation graduelle presque constante du nombre moyen de vaccinations et d'immunisations exécutées par les infirmières de colonie avec des variations importantes selon le type de vaccin ; le vaccin contre la variole et le BCG, par exemple, sont moins administrés après 1967. L'usage clinique du BCG au Québec commence à Montréal en 1925, et la vaccination systématique des élèves débute en 1948 ; le vaccin est abandonné au milieu des années 1970 chez les élèves et, plus récemment, chez les étudiants du domaine de la santé[71]. Dès les années 1950, le BCG est administré par les infirmières de colonie dans les premiers jours suivant la naissance du bébé à l'occasion d'une visite postnatale à domicile ou par les infirmières des US avec l'aide des premières, lors de cliniques de vaccination dans les écoles[72]. Pourtant, les statistiques à propos de ce vaccin n'apparaissent qu'en 1967 dans les rapports d'activités des infirmières de colonie.

71. « Utilisation du BCG au Canada-passé et présent », site Agence de la santé publique du Canada, <www.santepublique.gc.ca>, consulté le 20 juillet 2011.
72. Entrevues avec les infirmières Marguerite Pelletier-Martin et Marcelle Laliberté-Saint-Aubin pour la vaccination des nouveau-nés à domicile et avec Jeanne Lussier-Gosselin, de même qu'avec l'infirmière Bas-St-L (1947-1950) pour celle faite avec les infirmières des US.

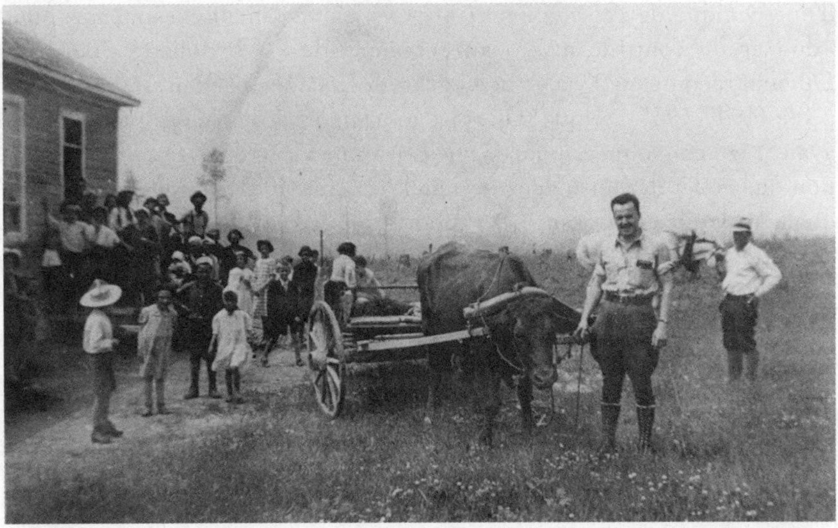

Le docteur Gravel, tenant l'attelage d'un bœuf, en compagnie du Dr André Bigué lors d'une tournée de vaccination à l'école de Mont-Brun, en Abitibi, en 1941. Société d'histoire et de généalogie de Val-d'Or, Collection Société d'histoire de Val-d'Or, Fonds Jeanne Lalancette-Bigué, P63_0011

L'augmentation générale du nombre moyen de vaccinations n'est pas survenue uniformément pour toutes les infirmières. Pour huit des infirmières que nous avons interviewées, la vaccination ne faisait pas partie de leurs tâches ; une seule d'entre elles, l'infirmière A-T (1940-1968), avait exercé après 1958 et se rappelait que c'est le personnel de l'US d'Amos qui allait dans sa colonie une fois par année « dans le temps des immunisations » ou quand il y avait « une maladie contagieuse ». Deux ont affirmé que la vaccination était faite l'été par des étudiants en médecine, et Lorraine Leblanc dit que c'est le Dr MacDonald, un médecin recevant une allocation du ministère de la Santé en échange de certains services, qui allait à Saint-Fidèle-de-Restigouche pour vacciner les élèves : « Je ne me rappelle pas avoir vacciné », dit-elle. Marguerite Pelletier-Martin dit que le Dr Quimper de l'US de Rimouski allait dans sa colonie avec les infirmières de son service pour faire la vaccination. Selon l'infirmière C-N (1941-1948), il n'était pas question de vacciner pour les infirmières de colonie des années 1940 : « D'ailleurs, on n'avait pas le temps », dit-elle ; c'était aussi la réalité de Mary Leblanc.

Bien que la vaccination n'ait pas fait partie de leurs tâches habituelles, plusieurs infirmières y ont cependant collaboré de diverses manières en préparant les fiches de vaccination, en trouvant un local (le plus souvent une école), en faisant en sorte que la population soit informée de la tenue d'une clinique de vaccination et, parfois, en vaccinant elles-mêmes pour « donner un coup de main » au personnel de l'US. Juliette Jourdain-Dumont raconte qu'il y a eu une « grosse » épidémie pendant ses années en poste (1949-1953), et que toutes les infirmières des colonies près d'Amos avaient été convoquées pour participer à une vaste opération de vaccination qui s'était déroulée dans un hôtel de cette ville, mais elle a oublié de quelle maladie il s'agissait. Les rapports annuels du SMC ne font pas état de cette épidémie, mais il s'agit vraisemblablement d'une vaccination massive contre la coqueluche ; le vaccin était disponible depuis 1945.

Qu'elles vaccinent elles-mêmes ou pas, les infirmières doivent s'assurer que les vaccins soient conservés dans des conditions appropriées de manière à ce qu'ils ne s'altèrent pas, une responsabilité non négligeable, surtout en l'absence d'électricité. Ainsi, en février 1933, Luce Thibault demande une petite glacière pour le dispensaire avec force arguments : « pour y garder nos médicaments, sirops, extraits fluides qui se conserveraient infiniment mieux et sans danger d'altération dans ces grandes chaleurs de l'été. Sans songer que nous avons besoin de garder des vaccins ou du sérum pour les séances de vaccination lors de la visite du Médecin de l'Unité Sanitaire[73] ». Marcelle Laliberté-Saint-Aubin, postée dans un village de l'Abitibi pas encore électrifié en 1950, n'avait pas de réfrigérateur et devait faire venir les vaccins contre la variole de même que le BCG « au fur et à mesure » des naissances ; « ça venait d'Amos, dit-elle, [...] ils nous envoyaient ça sur autobus dans des enveloppes isolantes ». L'infirmière A-T (1954-1963) Bas-St-L (1963-1968) explique que le médecin de l'US locale refusait de lui fournir le vaccin DCT, car il le trouvait « trop difficile de conservation ». En juillet 1971, la docteur Vécès fait une tournée des postes de la Côte-Nord et termine son rapport en notant qu'elle a rencontré le docteur Pierre Beaulieu de l'Hôpital de Baie-Comeau à propos du « cas des complications (convulsions) survenu apparemment après une injection de DCT (rappel de 5 ans) », mais elle n'élabore pas sur ce sujet[74]. Comme en témoigne Edna Lachance, la conservation des vaccins demeurait une préoccupation, même dans les années 1970. Cette infirmière dit qu'elle faisait toujours sa clinique de vaccination « le troisième jeudi après-midi du mois » et elle explique pourquoi : « si on ouvrait par exemple un vial pour le vaccin contre la polio, il était pas bon pour bien, bien longtemps ; on était obligé de le jeter et on avait de la difficulté à avoir notre

73. Fonds Léo-Pierre Bernier, Luce Thibault, infirmière de Biencourt au Témiscouata, à Léo-Pierre Bernier, missionnaire-colonisateur, 6 février 1933.

74. ANQ (SMC), B5-D6, Dr Hanna Vécès, direction de la médecine préventive, ministère des Affaires sociales, au Dr Paul Claveau, directeur du Service des US, notes de voyages sur la Côte-Nord, 5 juillet 1971. Cette femme médecin était directrice du Bureau de l'éducation sanitaire.

provision de vaccins. Fallait que ça vienne de Sept-Îles, fallait pas que tout gèle et dégèle en cours de route ; alors fallait s'organiser, c'était pas facile ».

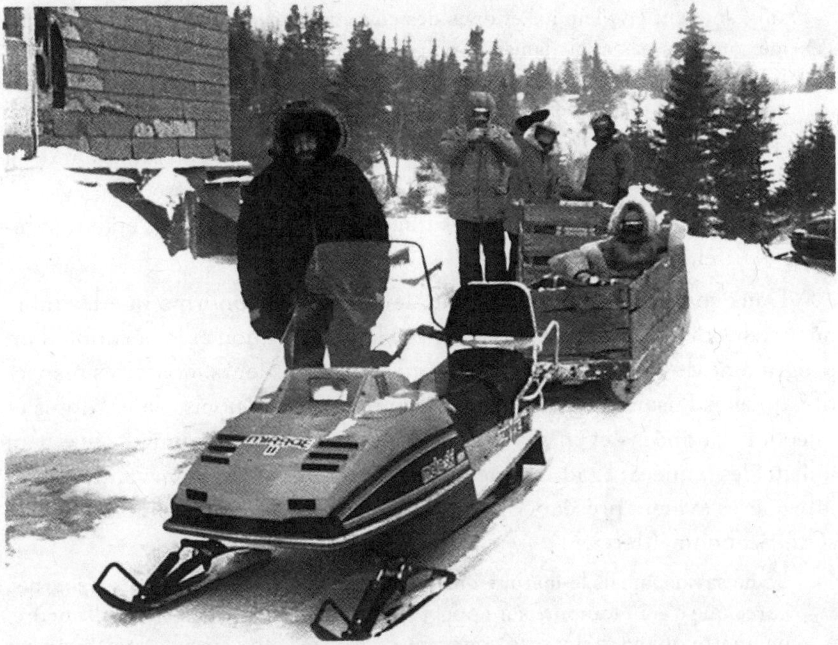

L'infirmière Edna Lachance accompagnant l'ophtalmologiste Rollande Michaud, assise dans un cométique, lors d'une tournée à Tête-à-la-Baleine, une petite localité de la Basse-Côte-Nord, en 1982. Collection : Nicole Rousseau

La description que Marcelle Laliberté-Saint-Aubin fait de l'organisation et de la tenue d'une clinique de vaccination donne un aperçu de la lourdeur assez typique de cette tâche :

> J'étais arrivée le 14 juillet, donc au beau milieu de l'été. L'infirmière qui m'avait précédée était déjà partie depuis quelque temps et il me fallait voir à la vaccination puisque ça se faisait seulement l'été. Les chemins des rangs étant fermés durant l'hiver. Aussi les gens n'avaient pas de voiture, il n'était donc pas question de les faire venir au dispensaire. En compagnie d'une infirmière d'une colonie voisine, nous louions une voiture au village et faisions le tour des écoles. J'avais 10 écoles de rang dans Saint-Vital. Le jour et l'heure de la vaccination dans chaque école étaient annoncés le dimanche en chaire car à ce moment-là, tout le monde venait à la messe. C'était donc la meilleure publicité.
>
> Mais n'oubliez pas que c'était l'été, c'est-à-dire les vacances, donc les écoles étaient fermées. Le commissaire concerné devait voir à ce que l'école soit ouverte et disponible à notre arrivée. Malheureusement, il y avait souvent des

HIC et je me souviens plus d'une fois m'être installée sur le perron de l'école, directement par terre, pour vacciner. Il n'y avait alors aucun matériel préstérilisé et jetable comme aujourd'hui. Nous faisions tremper seringues et aiguilles dans une solution alcool-éther pour désinfecter un peu et procédions ainsi souvent en plein air et dans des conditions plutôt primaires, mais je ne me souviens pas avoir jamais eu un seul cas d'infection ou de complication. Les gens étaient plus résistants qu'aujourd'hui, n'ayant pas été élevés aux antibiotiques et aux petits soins, au moindre bobo[75].

Jeannette Coulombe-Morneau a préféré démissionner quand, à 62 ans, on lui a demandé de faire des vaccinations en masse à un rythme qu'elle jugeait effréné ; « je trouvais que ça allait trop vite et c'était dangereux », dit-elle.

Dans son Rapport annuel 1946, le Dr Martel confirme que les infirmières de colonie avaient pris en charge la planification et l'exécution d'un programme de vaccination et d'immunisation dans leurs territoires respectifs, qu'elles faisaient également « la compilation des noms, dates, doses et injections données » et en envoyaient une copie à l'US de comté[76]. Jusqu'au milieu des années 1950, les accouchements et autres interventions des infirmières avaient préséance sur la vaccination, comme en témoigne Louisette Beaudoin-Mercier :

Je ne savais jamais le matin en me levant ce que je ferais pendant la journée parce que c'était toujours sur appel [...]. Ça arrivait à n'importe quelle heure, n'importe quand, n'importe comment pour venir aux consultations, pour un accouchement, [...] quand c'était le temps des immunisations pour tel jour [...], souvent j'pouvais pas me rendre ; j'étais partie faire un accouchement.

Elle explique qu'elle prenait ses vacances l'été entre les immunisations « qu'il fallait faire porte par porte le plus souvent ». Mais avec leur transfert aux US, les infirmières de colonie ont dû accorder la priorité aux vaccinations/immunisations et à la tenue des dossiers scolaires ; madame Beaudoin-Mercier a vécu ce changement :

Les dossiers scolaires, je les ai changés trois fois dans le temps que j'ai travaillé. Ils changeaient ça à tout bout de champ. [...] Moi, j'allais dans d'autres colonies ; à Normétal, [...] j'avais trois gros collèges. Donc, il fallait que je m'occupe de ces élèves-là. Puis première maternelle, première, troisième et sixième année à chaque année.

---

75. Marcelle St-Aubin. *75e anniversaire de La Sarre. Les infirmières de colonie*, texte non publié du témoignage de Marcelle Laliberté-Saint-Aubin sur les infirmières de colonie livré à l'occasion du 75e anniversaire de fondation de La Sarre, 13 février 1992.

76. Dr Émile Martel, Service médical aux colons, Rapport annuel 1946, dans Troisième Rapport du ministère de la Santé pour les années 1944, 1945 et 1946, Province de Québec, Ministère de la Santé et du Bien-être social, p. 279.

Certaines infirmières de colonie ont résisté à l'envahissement de leur travail par les vaccinations et immunisations. Cependant, elles ne résistaient pas parce qu'elles considéraient que ces interventions ne constituaient pas des soins proprement dits, mais plutôt parce que les vaccinations/immunisations interféraient avec leurs activités qu'elles jugeaient plus pertinentes, telles les accouchements par exemple. De façon générale, en effet, les infirmières appuyaient pratiquement sans réserve les mesures d'hygiène publique décidées par leurs supérieurs médecins incluant les vaccinations/immunisations. Ainsi, Justine Guy-Goulet dit que, lorsqu'elle est arrivée en colonie en 1955, les immunisations des bébés ne se faisaient que durant les mois de mai, juin et juillet ; ayant eu plusieurs cas de coqueluche cette année-là, elle a proposé au médecin-hygiéniste d'administrer toute l'année le vaccin approprié pour que les bébés soient immunisés dès qu'ils atteignaient l'âge requis, et c'est évidemment elle qui s'est chargée de le faire. Seulement deux des infirmières interviewées se sont montrées critiques par rapport à la vaccination. En s'appuyant sur son expérience d'administration du vaccin antidiphtérique, Béatrice Hubert dit que « ça a aggravé la situation » ; « les vaccins, ça amplifiait les microbes », soutient-elle. L'infirmière Bas-St-L (1960-1975) C-N (1983-1987) dit à propos du DCT et de la vaccination en général qu'elle se montrerait moins enthousiaste maintenant qu'elle ne l'était à l'époque ; elle ajoute qu'elle devait « faire signer un papier » aux parents qui refusaient la vaccination pour leurs enfants.

D'autres recherches portant sur des services infirmiers analogues ailleurs au Canada révèlent la même attitude généralement positive, voire enthousiaste, des infirmières par rapport à la vaccination. L'historienne Myra Rutherdale décrit par exemple l'intervention d'Amy Wilson auprès d'autochtones du nord de l'Alberta. Lorsque l'infirmière Wilson a vu les premiers cas de diphtérie en décembre 1949 affecter la communauté Tsattine de Mosquito Flats avec quatre décès, elle s'est empressée de se rendre sur les lieux avec autant de doses d'antitoxines diphtériques que possible et d'autres fournitures médicales, incluant un tube de trachéotomie qu'elle était prête à utiliser au besoin, mais qui s'est avéré inutile, et elle a procédé à la vaccination de cette population travaillant nuit et jour. Elle et sa collègue infirmière, Aileen Bond, ont reçu une reconnaissance officielle du gouvernement fédéral pour « Distinguished Service », soulignant leur intervention préventive, et leur exploit a été rapporté dans les médias de l'époque dont le magazine *Time*, qui a présenté Wilson comme une apôtre de la modernité dans un monde barbare[77].

---

77. Myra Rutherdale, « Nursing in the North and Writing for the South : The Work and Travels of Amy Wilson », dans Myra Rutherdale (dir.), *Caregiving on the Periphery. Historical Perspectives on*

Considérant les pénibles conditions de vie des colons et des autres habitants pauvres des territoires sous la responsabilité du SMC, notamment la malnutrition, l'insalubrité des maisons et la contamination de l'eau de consommation, il y a lieu de se questionner sur l'efficacité des mesures d'hygiène publique décidées par les autorités médicales et presque entièrement appliquées par les infirmières de colonie, telles que la prescription de régimes alimentaires, les conférences dans les écoles et les vaccinations/immunisations de masse. Selon le témoignage de certaines infirmières, le dépistage systématique des problèmes visuels et auditifs dans les écoles semble par contre avoir valu le coût à une époque où la population n'était pas inondée par les médias d'information en matière de santé, comme c'est le cas aujourd'hui. Le tableau ci-dessous présente le taux de mortalité infantile par 1 000 naissances vivantes dans neuf comtés pourvus de postes d'infirmières de colonie, comparé à celui de l'ensemble du Québec entre 1944 et 1948 inclusivement.

TABLEAU 11

Taux de mortalité infantile par 1 000 naissances vivantes au Québec et dans neuf comtés pourvus de postes d'infirmières de colonie, 1944-1948[78]

Années	1948	1947	1946	1945	1944
Province	54,1	57,0	54,9	62,0	67,6
Comtés municipaux					
Abitibi	65,1	57,7	54,9	60,0	65,8
Charlevoix-Saguenay	65,7	70,9	71,7	74,4	88,9
Gaspé Est	79,9	70,2	99,1	65,1	75,0
Gaspé Ouest	63,3	69,3	66,6	96,2	66,8
Lac-Saint-Jean	67,7	52,3	54,7	57,3	59,1
Matane	64,3	93,7	78,3	74,9	64,8
Matapédia	67,1	79,8	75,1	69,9	89,0
Témiscamingue	45,1	51,7	54,2	51,3	64,6
Témiscouata	58,2	43,4	66,1	60,2	90,5

Nursing and Midwifery in Canada (Montreal and Kingston, London, Ithaca: McGill-Queen's University Press, 2010), p. 158-178.

78. Tableau constitué à partir du tableau 30, intitulé « Taux de mortalité infantile dans les comtés, depuis 1926 (cités et villes incluses) », dans Rapport annuel 1949, Division de la Démographie, Sixième Rapport du ministère de la Santé pour l'année 1949, Province de Québec, Ministère de la Santé, p. 207.

Alors que le nombre de décès par 1 000 naissances a diminué de façon presque constante de 1944 à 1948 dans l'ensemble de la province, celui des enfants nés en régions éloignées a fluctué de manière irrégulière et inégale selon les régions. Par exemple, le taux de mortalité en Abitibi, parti de 65,8 décès par 1 000 naissances vivantes en 1944, a à peine baissé à 65,1 en 1948, après avoir descendu jusqu'à 54,9 en 1946. On peut voir que les régions de Charlevoix-Saguenay, Matapédia et Témiscouata ont par contre connu une baisse importante, sinon constante, de mortalité infantile pendant ces années. Nous n'avons pas de données comparables pour les années postérieures à 1948. Indépendamment des résultats des mesures d'hygiène publique, ces dernières ne constituaient qu'une partie, presque négligeable dans les premières années, du travail des infirmières de colonie. Nous montrerons dans le prochain chapitre que ces infirmières, d'abord embauchées principalement pour « faire les accouchements », assuraient, en plus de leur mission d'hygiène publique, un service médical qu'on pourrait qualifier aujourd'hui de « première ligne ».

CHAPITRE 4

« Aucun médecin ne fera tout à tous comme elle le fait »

Lorsque l'infirmière de Petit-Cap, Agathe Beaudoin-Francœur, fut remerciée de ses services pour ne pas nuire au médecin installé dans un village voisin, parmi les très nombreux télégrammes et lettres adressés aux politiciens, on trouve celle d'une dame Cloutier, qui souligne la générosité de l'infirmière et sa polyvalence : « nous sommes incapables de nous payer le luxe d'un médecin pour soigner nos bobos et ceux de nos enfants [...]. Aucun médecin ne fera tout à tous comme elle le fait », plaide-t-elle[1]. Ce témoignage nous paraît assez typique de ceux, innombrables, que nous avons lus ou entendus ; il évoque non seulement la bénignité des problèmes pour lesquels l'infirmière était souvent sollicitée et qui ne requéraient pas les services d'un médecin, mais aussi la flexibilité de cette dernière.

Avant de décrire la variété des interventions posées par les infirmières de colonie qui ne figurent pas dans les rapports officiels, nous devons présenter la dimension considérée comme proprement médicale de leur travail, celle que le Collège des médecins les autorisait à exercer « temporairement » et bien à contrecœur. Pour décrire cet aspect du rôle de l'infirmière de colonie, nous présentons d'abord les données tirées des rapports annuels du SMC et, comme nous l'avons fait dans le chapitre précédent, nous complétons cette version officielle par des témoignages qui nous

1. ANQ (SMC) B7-D8, Petit-Cap, curé Raoul Vaillancourt à Dr Albiny Paquette, ministre de la Santé, 7 mai 1950 et madame Oralda Cloutier au Dr Émile Martel, directeur du SMC, 10 mai 1950.

permettent un certain regard critique. Nous montrons également que les infirmières de colonie ont pu et dû faire preuve de jugement clinique et parfois poser certains diagnostics médicaux pour exercer leur rôle, presque sans supervision médicale, contrairement à ce que les autorités prétendaient. Enfin, nous décrivons les nombreux services rendus et interventions posées par les infirmières de colonie que les rapports du SMC ne permettaient pas de documenter et qui faisaient d'elles une ressource polyvalente, facilement accessible et disponible en tout temps.

4.1 UN SERVICE MÉDICAL DE PREMIÈRE LIGNE

Nous regroupons sous le volet « service médical » les statistiques présentées sous les six rubriques suivantes des rapports annuels d'activités des infirmières de colonie : « Médecine générale », « Petite chirurgie », « Soins dentaires », « Obstétrique », « Visites du médecin » et « Hospitalisations ». Même deux ans après l'abolition du SMC et après le transfert administratif de ses infirmières aux US, le Dr Claveau, directeur général du Service des unités sanitaires, reconnaissait que leur rôle dépassait celui d'une « infirmière-hygiéniste » : « Elles font, dit-il, en plus de la prévention, du traitement. Elles font aussi les accouchements. Leur "pharmacie" est contrôlée par le directeur général des Unités sanitaires[2]. » C'est la dimension « traitement » de ce travail que nous décrivons maintenant en commençant par la « médecine générale ».

4.1.1 Médecine générale

Dans son Rapport annuel 1945, le Dr Martel ajoute à son tableau de statistiques habituel un commentaire à propos des 159 299 consultations générales des infirmières de colonie, dont 38 710 (environ le quart) s'étaient déroulées à domicile, et les autres au bureau de l'infirmière : « C'est dire que nos gardes-malades de colonies ne se contentent pas de rester au bureau pour attendre les cas[3]. » Le tableau ci-dessous présente l'évolution du nombre moyen de consultations et d'examens par poste d'infirmière de colonie de 1944 à 1971 avec, pour les années 1967 et 1971, le nombre moyen de médicaments distribués.

---

2. Dr Paul Claveau, directeur général, Service des unités sanitaires, Rapport annuel 1964, Service des Unités sanitaires, Rapport du ministère de la Santé pour l'année 1964, Province de Québec, Ministère de la Santé, p. 6.
3. Dr Émile Martel, Rapport annuel de la Division du Service médical aux colons, année 1945, dans Troisième Rapport du ministère de la Santé pour les années 1944, 1945 et 1946, Province de Québec, Ministère de la Santé et du Bien-être social, p. 275.

TABLEAU 12

Évolution du nombre moyen d'activités de médecine générale par poste d'infirmière de colonie de 1944 à 1971 (moyenne)

Année visée	1944	1945	1947	1953	1955	1956	1957	1958	1961	1962	1967	1971
Nombre de postes	90	95	100	119	119	117	114	109	109	110	91	61
Consultations	120 919 **(1,343,5)**	159 299 **(1,676)**	149 407 **(1,494)**	156 321 **(1,313,6)**	161 894 **(1,360,4)**	164 181 **(1,403)**	161 427 **(1,416)**	153 329 **(1,406,6)**	171 232 **(1,570,9)**	172 942 **(1,572.2)**	115 687[1] **(1,271,2)** 32 234[2] **(354,2)**	115 966[1] **(1901)** 18 068[2] **(296,1)**
Médicaments distribués : Nombre de personnes	Rubrique apparue en 1967										94 907 **(1,042,9)**	77 238 **(1,266,1)**
Examens	24 540 **(272,6)**	28 439 **(299,3)**	31 006 **(310)**	41 240 **(346,5)**	39 858 **(334,9)**	42 948 **(367)**	44 833 **(393,2)**	38 306 **(351,4)**	44 217 **(405,6)**	42 260 **(384,1)**	n.d.	n.d.

1 Consultations au bureau
2 Consultations à domicile
Source : Tableau réalisé à partir des rapports annuels d'activités des infirmières de colonie

Ce tableau montre que le nombre moyen annuel de consultations a évolué à la hausse de façon irrégulière entre 1944 et 1971, pour dépasser 2 000 par infirmière en 1971 ; on constate également que la hausse la plus importante se produit entre 1967 et 1971, soit après l'entrée en vigueur de la Loi d'assistance médicale et chirurgicale, alors que les consultations médicales étaient devenues gratuites pour les assistés sociaux en avril 1966. La gratuité des consultations médicales ne garantissait cependant pas l'accès à un médecin, comme le constate le Dr Ratté en 1969 : « Un peu partout, écrit-il, c'est la même situation : le poste de secours ou le dispensaire ferme tout à coup et l'on constate qu'il y a de moins en moins de médecins valides qui veulent recevoir des patients ou les visiter à domicile[4]. »

Le tableau montre aussi que la proportion de consultations faites au domicile des gens plutôt qu'au bureau est passée d'environ un quart qu'elle était en 1945 à un septième en 1971 ; ceci révèle une perte de services, puisqu'on doit se déplacer beaucoup plus souvent pour consulter l'infirmière après 1967 qu'auparavant, et ceci dans des régions dépourvues de transport en commun. Le nombre moyen d'examens faits par infirmière évolue de manière analogue à celui des consultations, mais cesse d'être rapporté après 1962.

Enfin, ce tableau illustre un autre effet de l'application de la Loi d'assistance médicale et chirurgicale qui couvre, jusqu'à concurrence de 75 $ par mois et par personne, les médicaments pour les assistés sociaux, puisqu'on voit apparaître en 1967 la catégorie « médicaments distribués ». On constate que le nombre moyen annuel par infirmière de personnes ayant reçu gratuitement leurs médicaments au dispensaire de l'infirmière est passé de 1 042,9 en 1967 à 1 266,1 en 1971 ; il ne s'agit probablement pas de personnes différentes, mais de la fréquence de distribution de médicaments aux personnes éligibles et on constate encore ici une augmentation d'interventions médicales.

Nous avons mentionné dans le chapitre précédent que les infirmières étaient consultées pour des abcès ou des blessures, le plus souvent mineures, survenues au travail ou ailleurs ; elles avaient donc appris à faire de petites incisions, des pansements et des points de suture. Ces interventions sont regroupées dans les rapports annuels sous le titre de « petite chirurgie ».

---

4. ANQ (SMC) B5 D8, Les Étroits, Dr Viateur Ratté, médecin-hygiéniste à l'US de Rivière-du-Loup, à Dr Paul Claveau, directeur du Service des US, 30 décembre 1969.

4.1.2 Petite chirurgie

Le Dr Martel décrit comme suit les activités de « petite chirurgie » des infirmières de colonie :

> [...] Dans toute agglomération où la population vit une existence normale, il arrive de petits accidents plus ou moins sérieux qui demandent des soins d'urgence et des pansements subséquents. Nos gardes-malades du SMC sont donc appelées assez souvent à donner des premiers soins à certaines personnes et à suivre l'évolution de la blessure plus ou moins grave. Elles ont donc fait, au cours de 1944, 14,780 actes de petite chirurgie, soit une moyenne de 164 par année pour chacune ou une moyenne de près de 1 pansement tous les deux jours[5].

Le tableau ci-dessous montre l'évolution du nombre moyen de petites chirurgies par poste d'infirmière de colonie de 1944 à 1971, à partir des rapports annuels d'activités des infirmières de colonie.

TABLEAU 13

Évolution du nombre moyen de petites chirurgies par poste d'infirmière de colonie de 1944 à 1971 (moyenne)

Année visée	1944	1945	1947	1953	1955	1956	1957	1958	1961	1962	1967	1971
Nombre de postes	90	95	100	119	119	117	114	109	109	110	91	61
Petite chirurgie	2 180 **(24,2)**	20 227 **(212,9)**	13 037 **(130,3)**	6 475 **(54,4)**	7 821 **(65,7)**	7 353 **(62,8)**	6 870 **(60,2)**	6 499 **(59,6)**	5 182 **(47,5)**	6 237 **(56,7)**	n.d.	n.d.

Source : Tableau réalisé à partir des rapports annuels d'activités des infirmières de colonie

La première chose qui frappe à l'examen de ce tableau est la différence considérable entre le nombre de petites chirurgies mentionné dans le texte du rapport annuel de 1944 cité plus haut (14 780), et celui rapporté dans le tableau (2 180), inclus dans ce rapport. Nous croyons que le Dr Martel incluait les pansements dans le premier cas, mais les excluait dans le second ; si cette hypothèse est juste, elle explique les nombres considérablement plus élevés pour les années 1945 et 1947 que pour les années subséquentes. En suivant ce raisonnement, nous croyons que le nombre d'interventions rapportées à partir de 1953 exclut les pansements ; on constate que ces statistiques ont peu évolué entre 1953 et 1962, se maintenant entre 47,5 et 65,7 petites chirurgies en moyenne par infirmière et par

5. Dr Émile Martel, Rapport annuel de la Division du Service médical aux colons, année 1944, dans Troisième Rapport du ministère de la Santé pour les années 1944, 1945 et 1946, Province de Québec, Ministère de la Santé et du Bien-être social, p. 272.

année. Le nombre de ces interventions cesse d'être rapporté après 1962; les infirmières continuent pourtant de faire des petites chirurgies, comme le révèlent leurs témoignages, mais les autorités ont visiblement choisi de ne plus prendre en compte cette réalité.

L'infirmière C-N (1941-1948) mentionne que les femmes autochtones, qui nourrissaient toutes leurs bébés, souffraient souvent d'abcès aux seins, et elle raconte avoir déjà « fait une ouverture d'abcès » : « ça avait pas été trop, trop difficile, dit-elle, parce que l'abcès était rendu prêt à ouvrir, [...] un petit coup de bistouri... [a suffi] ». Marcelle Laliberté-Saint-Aubin se rappelle aussi avoir fait des « ouvertures d'abcès » en plus de nombreux points de suture et d'avoir enlevé des hameçons : « C'était vraiment le système " D ", la chirurgie mineure, dit-elle, [...] mais i'y a jamais personne qui m'avait montré ça. » Dans les premières années, beaucoup d'infirmières comme Jeanne d'Arc Breton-Boissineault et l'infirmière A-T (1936-1943) ont utilisé des agrafes Michel et un pansement pour fermer une plaie, notamment les coupures causées par des coups de hache. Louisette Beaudoin-Mercier explique qu'elle conduisait à l'hôpital uniquement les accidentés du travail en forêt qui avaient de « grosses blessures » : « [...] une coupure ordinaire, dit-elle, on faisait les points et on faisait nos rapports aux accidents de travail. [...] quand le bras était coupé ou la main était coupée là, [...] on allait les conduire avec une voiture, en taxi. On n'avait pas d'ambulance... ».

Hénédine Gendron-Beaupré, postée sur la Côte-Nord de 1965 à 1974, témoigne que les infirmières ont continué ces activités de petite chirurgie bien après 1962; avec trois bars à proximité de son dispensaire et les fréquentes batailles entre hommes ivres, elle devait souvent recoudre des arcades sourcilières. Pour Edna Lachance, postée sur la Basse-Côte-Nord de 1972 à 1974, ce sont surtout les blessures dans les usines de traitement du poisson qui requéraient ce type d'interventions : « Dans le milieu où j'étais il y avait beaucoup de sutures à faire parce que [chez] les gens qui travaillaient à l'usine où s'apprêtaient les poissons à La Tabatière, il y avait beaucoup des coupures qui nécessitaient vraiment des sutures. [...] il y avait de très bonnes coupures. » Devant ce constat, lorsque ses supérieurs lui ont demandé de retourner « le matériel » encore disponible dans son dispensaire, madame Lachance a décidé de conserver « au moins deux cabarets à points de suture ». Monique Lachance, arrivée en Abitibi en 1972 et encore en poste en 1992, dit aussi avoir fait des points de suture « deux ou trois fois ».

4.1.3 Soins dentaires

Tout comme leurs contemporains médecins de campagne, les infirmières de colonie devaient souvent extraire des dents. Voici ce qu'en dit le Dr Martel dans son Rapport annuel 1944 :

> Dans nos colonies comme ailleurs, nos gens souffrent de leurs dents. La cause est probablement due au manque d'hygiène dentaire et ce, dans la plupart des cas. L'éducation améliorera certainement cette situation. Nous constatons tout de même qu'en 1944, 7,662 personnes se sont présentées chez la garde-malade pour se faire extraire des dents, pour un total de 11,761 dents. Cela sans compter les patients que les infirmières orientent vers le dentiste lorsque celui-ci se trouve à une distance raisonnable ou encore lorsque l'un d'eux se permet une tournée en province tout en prenant ses vacances[6].

Le tableau ci-dessous montre l'évolution du nombre moyen d'activités dites de « soins dentaires », en réalité des extractions de dents, par poste d'infirmière de colonie de 1944 à 1971, à partir des rapports annuels d'activités des infirmières de colonie.

TABLEAU 14

Évolution du nombre moyen d'activités de soins dentaires par poste d'infirmière de colonie de 1944 à 1971 (moyenne)

Année visée	1944	1945	1947	1953	1955	1956	1957	1958	1961	1962	1967	1971
Nombre de postes	90	95	100	119	119	117	114	109	109	110	91	61
Dents enlevées	11 761 **(130,6)**	15 183 **(159,8)**	12 251 **(122,5)**	11 557 **(97,1)**	10 142 **(85,2)**	8 397 **(71,7)**	9 754 **(85,5)**	8 010 **(73,4)**	8 326 **(76,3)**	8 383 **(76,2)**	4 715 **(51,8)**	2 230 **(36,5)**
Nombre de personnes	7 662 **(85,1)**	8 783 **(92,4)**	6 637 **(66,3)**	6 398 **(53,7)**	5 272 **(44,3)**	4 341 **(37,1)**	4 927 **(43,2)**	4 280 **(39,2)**	4 412 **(40,4)**	4 440 **(40,3)**	3 148 **(34,5)**	1 427 **(23,3)**

Source : Tableau réalisé à partir des rapports annuels d'activités des infirmières de colonie

Le tableau montre que tant le nombre de dents enlevées que le nombre de personnes ayant eu recours aux services de l'infirmière pour une ou des extractions dentaires diminue de manière constante entre 1944 et 1971. Cette diminution est d'abord attribuable à un effort soutenu du Service des unités sanitaires pour promouvoir l'hygiène dentaire, mais aussi à un

6. Dr Émile Martel, Rapport annuel de la Division du Service médical aux colons, année 1944, dans Troisième Rapport du ministère de la Santé pour les années 1944, 1945 et 1946, Province de Québec, Ministère de la Santé et du Bien-être social, p. 272.

meilleur accès aux dentistes et à une aversion avouée des infirmières de colonie pour ce type d'interventions.

Dans son Rapport annuel 1962, année de l'intégration des infirmières de colonie aux US, le Dr Claveau évoque les efforts déployés pour améliorer les habitudes d'hygiène dentaire des gens :

> Par ailleurs, à l'hygiène dentaire on a commencé à ressentir nettement les effets de la réorganisation à laquelle on travaille depuis la fin de 1960.
>
> Ce ne sont pas seulement les chiffres qui témoignent ici d'un progrès, mais ce serait, surtout la mentalité, qui rejoint de plus en plus les soucis d'éducation, de prévention, de conservation…[7].

Presque toutes nos narratrices témoignent du manque d'hygiène dentaire des Québécois de l'époque qui, associé à une consommation excessive de sucreries, se soldait en un taux élevé de caries dentaires. Notre narratrice BM-1914 résume bien la norme d'hygiène dentaire de l'époque : « Dans c'temps-là, on s'brossait nos dents, c'est quand on allait à la messe ! » ; « c'était pas la mode, dans l'temps, hein », confirme madame AMG-1922. Madame PSA-1931 se rappelle que lorsqu'elle était enfant, elle se brossait occasionnellement les dents avec « du soda à pâte », puisqu'il n'y avait pas de pâte dentifrice chez elle, ce qui était alors assez typique. Ces mères de famille reconnaissent que les enfants ont commencé à se brosser les dents « quand les gardes-malades (infirmières de colonie) ont commencé à aller dans les écoles » et à donner des brosses à dents aux enfants qui n'en avaient pas, comme l'atteste notre narratrice CH-1911 ; madame TM-1924 confirme que le brossage quotidien des dents n'a commencé que dans les années 1960, avec la sensibilisation faite dans les écoles. Enfin, les gens enlevaient souvent eux-mêmes les dents de lait et ne conduisaient leurs enfants chez un dentiste que lorsque ceux-ci avaient mal aux dents. Notre narratrice AM-1919 dit que c'est un voisin qui possédait un davier, et non l'infirmière, qui arrachait les dents des membres de sa famille à froid : « J'aimais mieux ça, dit-elle, parce que j'avais déjà été chez le dentiste, p'is j'sais pas, l'injection qu'i' nous mettait, là, après ça, c'tait pire qu'un gros mal de dents. »

Dans un tel contexte, il est facile d'imaginer que les infirmières ont souvent été appelées à faire des extractions de dents cariées, tant chez des adultes que chez des enfants. Alexandra Lavallée-Desbiens affirme avoir extrait 600 dents pendant ses cinq années à l'Anse-Saint-Jean. Jeanne-d'Arc Breton-Boissineault dit que les extractions se faisaient sans aucune

---

7. Dr Paul Claveau, directeur général, Service des unités sanitaires, Rapport annuel 1962, Service des Unités sanitaires, Rapport du ministère de la Santé pour l'année 1962, Province de Québec, Ministère de la Santé, p. 7.

anesthésie tant chez les adultes que chez les enfants, parce que les infirmières n'avaient pas la permission d'administrer un anesthésiant par injection et qu'elle n'avait pas appris à le faire non plus, mais ceci n'était pas le cas de plusieurs infirmières. L'infirmière Bas-St-L (1947-1950), qui n'avait jamais arraché de dents avant d'arriver en poste, avait fait venir un dentiste dans son village pour y tenir une clinique ; ce dernier lui avait appris à se servir d'un davier et elle a fini par faire elle-même, seule, des extractions. L'infirmière Gasp (1950-1974), quant à elle, a profité du passage d'une équipe de la Croix-Rouge pour apprendre à administrer un anesthésique local pour « geler » les dents.

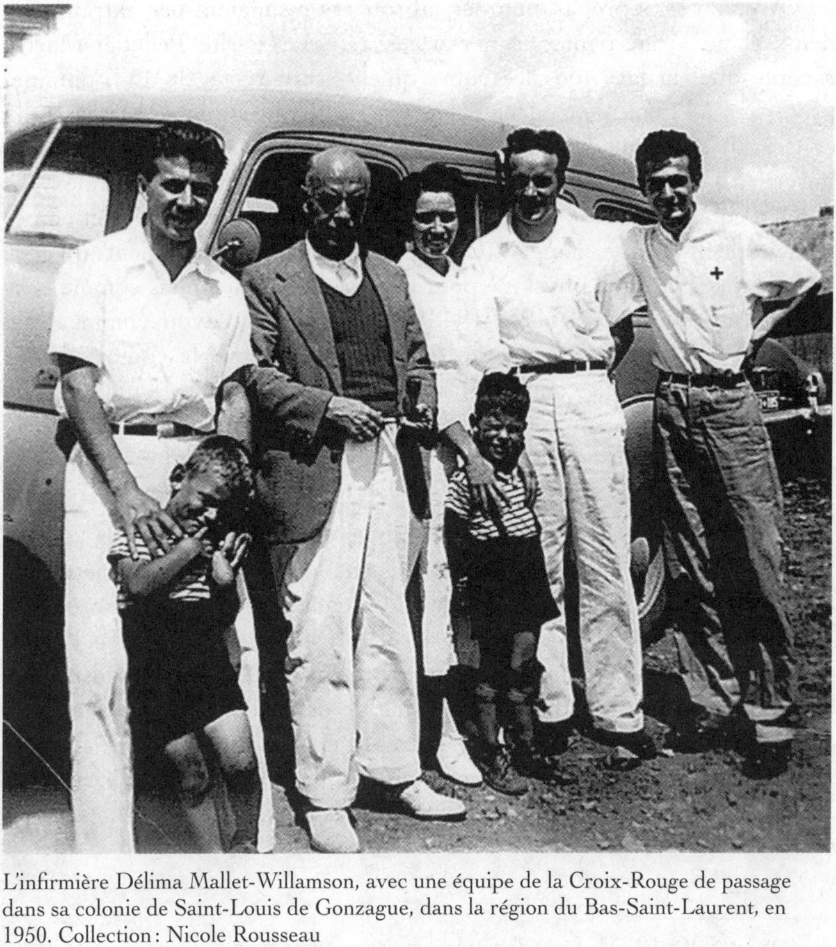

L'infirmière Délima Mallet-Willamson, avec une équipe de la Croix-Rouge de passage dans sa colonie de Saint-Louis de Gonzague, dans la région du Bas-Saint-Laurent, en 1950. Collection : Nicole Rousseau

Comme d'autres infirmières, Marcelle Laliberté-Saint-Aubin avait appris de dentistes qu'elle connaissait comment injecter les médicaments anesthésiques. L'infirmière C-N (1941-1948), qui avait deux oncles et trois frères dentistes, avait appris d'eux à faire des extractions dentaires sans utiliser une grande force physique ; elle raconte comment elle aidait sa collègue postée à Portneuf, qui en était incapable : « [...] quand je voyais que je pouvais laisser aux Escoumins, j'allais passer l'après-midi avec elle ; là, j'enlevais les dents ». Encore en 1972, Edna Lachance avait jugé important d'apprendre à faire les anesthésies locales pour les extractions et les obturations temporaires pour permettre aux gens d'attendre la visite du dentiste.

Avec ou sans préparation, les infirmières n'aimaient pas extraire des dents et ne le faisaient que par nécessité. Marguerite Pelletier-Martin raconte que, malgré tous les cours qu'elle avait reçus du Dr Fontaine, professeur à l'École de médecine dentaire de l'Université de Montréal, elle conservait une peur de cette tâche : « je les arrachais, mais de peine et de misère ». Il lui est arrivé d'extraire, sous « petite anesthésie générale », les dents d'enfants de deux ans parce qu'elles étaient toutes cariées et empêchaient l'enfant de manger. Certaines infirmières trouvaient qu'elles n'avaient pas la force physique pour extraire des dents, mais comme l'explique l'infirmière C-N (1941-1948), il s'agissait de savoir comment s'y prendre ; elle utilisait un coussin épais en partie pour le confort de ses clients, en partie pour compenser sa petite taille : « Mais i'y a un tour, dit-elle ; c'est pas tellement la force pour enlever la dent, [...] si vous avez le tour de l'enlever du bon côté, on enlève comme ça. La petite racine, elle vient. »

Qu'elles aient été préparées et habiles ou non à le faire, la grande majorité des infirmières que nous avons rencontrées ont exprimé leur réticence, voire leur aversion, à extraire des dents, sauf celles de la première dentition chez les enfants. En février 1941, l'infirmière Thérèse Fortin, postée à Montreuil, adresse une lettre de remerciements à l'administrateur Quévillon qui traduit son enthousiasme de départ, sauf pour les extractions dentaires : « Ici, les gens sont très sympathiques. [...] Quant à la besogne tout va bon train. Je crois que ce qui est le pire c'est l'extraction des dents, car entre nous, des dents de colons c'est dures (sic)[8] ».

---

8. ANQ (SMC) B4 D7, Sarto Plamondon, ingénieur sanitaire du ministère de la Santé, au Dr Émile Martel, médecin-hygiéniste régional à Amos, 3 février 1941 et Thérèse Fortin, infirmière à Montreuil, à J.-Armand Quévillon, administrateur au ministère de la Santé, 13 mars 1941.

Nicole Dionne-de la Chevrotière acceptait volontiers d'enlever gratuitement les dents de lait des enfants qui se présentaient à son dispensaire en allant à l'école, mais elle cherchait des excuses pour éviter les extractions chez les adultes. Hénédine Gendron-Beaupré se rappelle que lorsqu'elle a été mutée à Ragueneau, on lui a dit de ne plus faire d'extractions dentaires, mais cela ne l'a pas du tout contrariée : « j'étais contente ; j'aimais pas ça, enlever les dents ». Béatrice Hubert acceptait de faire des extractions parce qu'il n'y avait pas de dentiste à Havre-aux-Maisons, mais c'est ce qu'elle aimait le moins dans son travail. Juliette Jourdain-Dumont n'a enlevé que trois dents en trois ans parce qu'elle détestait ça et, après sa première extraction, elle a tremblé pendant trois jours ! Angéline Hudon-Langlois n'a jamais arraché de dents, même si elle avait les instruments nécessaires. Justine Guy-Goulet a réussi à éviter les extractions dentaires, sauf deux chez des hommes dont un « qui était b'en chaud », en disant aux gens qu'elle n'en avait jamais fait.

Pour éviter d'avoir à extraire des dents, Anita Dionne-Ott prêtait un davier à la personne concernée et, chaque fois que cela était possible, la référait à son voisin, monsieur Boudreau, qui faisait le travail à sa place ! L'infirmière Gasp (1936-1976) exprime bien l'aversion que suscitait cette tâche : « Quand je partais faire un accouchement, dit-elle, je partais en riant p'is en sautant ; j'aimais ça. Mais quand je les voyais venir se faire enlever les dents, j'aurais voulu me voir dans un trou de souris. Que je détestais ça ! », dit-elle. Pour Alberte Labrie, le rôle de l'infirmière en matière de dentisterie se limitait à « [...] donner les analgésiques quand ils (les patients) avaient des douleurs intenables, en attendant de pouvoir consulter un dentiste ».

Il est évident que cette aversion des extractions dentaires a contribué à l'enthousiasme des infirmières pour les cliniques de la Croix-Rouge, comme l'atteste Louisette Beaudoin-Mercier : « [...] on avait les cliniques de la Croix-Rouge qui venaient ; ils étaient (restaient) quinze jours p'is ils enlevaient les amygdales, ils enlevaient les dents. [...] Ça, ç'a été un précieux secours en colonie ». Hénédine Gendron-Beaupré parle aussi d'une équipe de six ou sept médecins et étudiants qui s'installaient dans l'école et le presbytère de la colonie pour deux ou trois jours : « [...] on avait toujours une clinique dentaire qui venait tous les étés à peu près dans le mois de juillet avec deux médecins, deux vrais médecins, avec des étudiants de l'université pour faire des amygdales, l'opération de l'amygdale, puis les dents. Ça i' fallait que je prépare ça ». Elle ajoute qu'elle devait quand même faire des extractions au besoin.

Inutile de préciser que, pour les infirmières, les extractions dentaires passaient après les accouchements ; « l'obstétrique » faisait en effet encore partie de leurs activités en 1971.

4.1.4 Obstétrique

Puisque nous avons consacré le chapitre 2 au rôle de sage-femme des infirmières de colonie, nous ne reviendrons pas sur ce sujet ici. Il nous apparaît tout de même important de préciser que seulement six des 48 infirmières que nous avons interviewées n'avaient fait aucun accouchement ; toutes avaient été embauchées au milieu des années 1960 ou après : Alberte Labrie (1965-1967), sœur Armandine Jean (en poste depuis 1967), Rita Viau (1968-1971), l'infirmière Nord (1978-1979), Marie-Hélène Girard (en poste depuis 1986) et Maryse Beaulieu (en poste depuis 1988).

Nous avons vu dans le chapitre 2 que, jusqu'à l'entrée en vigueur de la Loi de l'Assurance-hospitalisation, les infirmières pouvaient faire appel à l'aide d'un médecin dans les cas d'accouchement difficile. En fait, des médecins étaient rémunérés pour répondre à leurs appels pour tous les types de problèmes et pour effectuer des visites régulières des dispensaires.

4.1.5 Visites du médecin

Avant même la création du SMC, il était prévu que chaque infirmière de colonie travaillerait sous l'autorité et la supervision d'un médecin rattaché ou non à une US. Le 2 octobre 1934, un mémoire non signé est présenté au gouvernement pour justifier l'ouverture d'une US en Abitibi ; l'un des arguments invoqués est que « Le nouveau régime ne coûtera pas beaucoup plus cher que l'ancien, attendu que l'officier médical nommé, le docteur Martel, était déjà depuis plus d'un an à l'emploi du Service provincial d'hygiène comme médecin chargé de la surveillance des infirmières dans toutes les régions de colonisation[9]. » Avec l'apparition du SMC, on prend l'habitude de préciser à l'infirmière, dans son contrat d'embauche ou autrement, le nom et la localisation du médecin chargé de l'assister au besoin et de superviser son travail. Par exemple, le 6 août 1940, le Dr Grégoire informe l'infirmière de Grande-Vallée qu'elle pourra bientôt

9. ANQ (US), B1-D1, Abitibi 1936-1938. Mémoire non signé, Québec, 2 octobre 1934.

compter sur la présence d'un médecin à Rivière-Madeleine qui reçoit une allocation en conséquence :

> Vers le milieu d'août, le Dr. Donald MacDonald, actuellement à Mont-Louis, ira s'établir à Rivière-Madeleine. Nous lui accorderons une allocation pour donner des soins médicaux à la population de cette localité et des environs. Nous avons également convenu que vous pourrez faire parfois appel à ses services pour le traitement de certains cas spéciaux et urgents qui se présenteront dans votre district. Vous pourrez donc vous entendre avec lui à ce sujet[10].

C'est sous la rubrique « visites du médecin » que l'on trouve dans les rapports annuels des activités des infirmières de colonie les statistiques relatives à cet arrangement. Le tableau montre l'évolution du nombre moyen annuel de visites régulières et sur appel du médecin par poste d'infirmière de colonie de 1944 à 1971.

TABLEAU 15

Évolution du nombre moyen annuel de visites du médecin par poste d'infirmière de colonie de 1944 à 1971 (moyenne)

Année visée	1944	1945	1947	1953	1955	1956	1957	1958	1961	1962	1967	1971
Nombre de postes	90	95	100	119	119	117	114	109	109	110	91	61
Visites régulières	406 **(4,5)**	582 **(6,1)**	135 **(1,3)**	210 **(1,7)**	349 **(2,9)**	328 **(2,8)**	225 **(1,9)**	188 **(1,7)**	47 **(0,4)**	108 **(0,9)**	n.d.	n.d.
Visites sur appel	453 **(5,0)**	376 **(3,9)**	309 **(3,0)**	274 **(2,3)**	608 **(5,1)**	658 **(5,6)**	531 **(4,6)**	284 **(2,6)**	272 **(2,4)**	283 **(2,5)**	n.d.	n.d.

Source : Tableau réalisé à partir des rapports annuels d'activités des infirmières de colonie

On constate d'abord que le nombre de visites cesse d'être rapporté après 1962. On voit également dans ce tableau que le nombre moyen annuel de visites régulières a décliné constamment avec les années, et qu'il n'a jamais dépassé 6,1 visites. Ce tableau révèle enfin que le nombre moyen annuel de visites sur appel n'a même pas atteint six, et qu'il n'était plus que de 2,5 en 1962. Cependant, les rapports d'enquête qui ont traité le sujet de la supervision des infirmières de colonie par les médecins ont toujours laissé entendre que les médecins étaient beaucoup plus présents que ce que les chiffres réels révèlent.

10. ANQ (SMC) B7 D6, Grande-Vallée, Dr Jean Grégoire, sous-ministre de la Santé, à Berthe-Alice Beaulieu, infirmière, 6 août 1940.

Selon le Rapport de la Commission Sylvestre, il y aurait eu « un médecin en charge » dans 89 localités pour un total de 125 infirmières en poste le 12 décembre 1949[11]. En 1955, la Commission royale d'enquête sur les problèmes constitutionnels écrivait :

> Pour tout ce qui regarde la pratique médicale, les infirmières sont sous la direction d'un médecin praticien des environs. Celui-ci travaille à temps partiel pour la Division. On compte plus d'une centaine de médecins employés sur cette base. Un système de communications téléphoniques relie toujours le dispensaire en colonie avec le bureau du médecin responsable qui réside ordinairement dans un centre voisin[12].

Les témoignages d'infirmières que nous avons recueillis nous permettent cependant de douter de cette affirmation. Lorraine Leblanc ne disposait pas d'un téléphone dans son dispensaire et devait utiliser celui de l'inspecteur de la colonisation, qui habitait tout près. Sa sœur Mary, postée à Saint-Jogues en Gaspésie, n'avait pas le téléphone non plus et devait utiliser celui du marchand du village. Jeanne Lussier-Gosselin devait parcourir cinq milles pour accéder au téléphone le plus près et l'infirmière Gasp (1950-1974) précise que le téléphone de son dispensaire « était défectueux plus souvent qu'à son tour ».

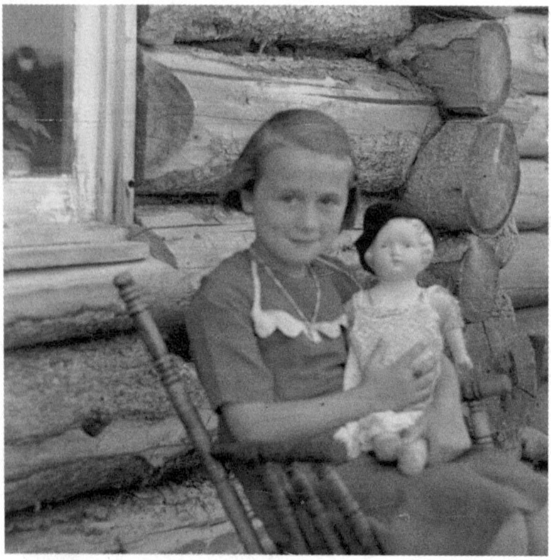

Une fillette sur la galerie de sa maison en bois rond à Saint-Octave de l'Avenir, en Gaspésie, en 1938. Société historique de la Côte-du-Sud, Fonds Maurice Proulx, F104-7-5-4-1

11. Enquête sur les Services de Santé 1948, Province de Québec, Tome IV Services de santé municipaux, p. 233.
12. François-Albert Angers, *La sécurité sociale et les problèmes constitutionnels*, Commission royale d'enquête sur les problèmes constitutionnels, vol. II, Annexe 3, 1955, p. 122. Sur la Basse-Côte-Nord et dans le Grand Nord, c'est par radio-téléphone que les infirmières pouvaient communiquer avec l'extérieur. (Source : Edna Lachance, 14 octobre 1999.)

Bérangère Martel-Méthot trouvait stressant de devoir suivre les directives de médecins données par téléphone lorsqu'il n'était pas possible d'envoyer un malade à l'hôpital en raison des mauvaises conditions routières. Cependant, la possibilité de consulter un médecin par téléphone permettait souvent à l'infirmière d'éviter une hospitalisation. Edna Lachance, par exemple, explique que, malgré le mot d'ordre « in case of doubt, ship out » (en cas de doute, évacuez), elle ne recommandait un malade à l'hôpital que lorsqu'elle n'avait pas pu consulter un médecin par téléphone.

À propos des visites régulières, dans l'un des rapports de la Commission Castonguay-Nepveu, on retrouve l'affirmation suivante : « Parmi les services rendus par les médecins ainsi subventionnés, signalons outre la surveillance d'un ou de plusieurs postes d'infirmières, le devoir de faire une visite mensuelle aux dispensaires-résidences de celles-ci et d'y tenir une séance de consultation [...][13] ». Si les médecins « subventionnés » avaient accompli leur « devoir », le tableau indiquerait un nombre moyen annuel de 12 visites régulières par poste d'infirmière, ce qui est loin d'être le cas. Encore en 1971, le Dr Quimper écrivait ce qui suit sur « l'organisation d'autrefois » :

> [cette organisation] consistait dans la localisation, en des endroits stratégiques, d'un médecin dont une des tâches, contre salaire mensuel, était de contrôler la qualité des soins fournis par les infirmières traitantes, de les secourir en cas de difficultés majeures et de visiter régulièrement les dispensaires pour bien établir les diagnostics difficiles, en vue d'un traitement adéquat[14].

C'est sans doute en prêtant foi à tous ces écrits officiels que le Dr Albert Dumas affirme : « Les médecins étaient payés $50 par mois pour aller de temps à autre visiter l'infirmière et voir les cas sérieux que celle-ci leur réservait. En fait, ils y allaient une fois par mois[15]. »

Cependant, aucun contrat ou lettre d'embauche n'avance une telle promesse de supervision ou de visite médicale mensuelle, pour la simple raison qu'elle aurait été impossible à tenir en raison des distances à couvrir, de l'absence de routes carrossables à longueur d'année et du nombre insuffisant de médecins pour assurer cette assistance. Certains rapports annuels du directeur du SMC admettent même cette réalité. Par exemple, dans son

---

13. Jean-Yves Rivard, Gilbert Blain, Jean-Claude Martin et Yolande Taylor, *L'évolution des services de santé et des modes de distribution des soins au Québec*, Commission d'enquête sur la santé et le bien-être social, Gouvernement du Québec, septembre 1970, Annexe 2, p. 61-62. Le souligné est ajouté.
14. ANQ (SMC), B8-D4, Dr Alfred Quimper, Mémoire intitulé « Les dispensaires de colonies en fonction de l'accessibilité aux soins médicaux », Québec, le 10 mars 1971.
15. Albert Dumas, m.d., « La médecine et mon temps », *Recherches sociographiques*, vol. XVI, nº 1, (janvier-avril 1975), p. 23.

Rapport annuel 1947, le Dr Martel avoue que « Même lorsqu'une colonie est située dans les limites d'une unité sanitaire de comté, la garde-malade demeure encore éloignée du médecin-hygiéniste. Ce dernier, pris par ses nombreuses occupations, ayant en plus la responsabilité de son propre personnel, ne peut facilement consacrer beaucoup de temps à nos gardes-malades du SMC[16] ».

Encore en 1963, une paroissienne de Petite-Rivière-Saint-François, constatant que le médecin promis par le ministère de la Santé n'est toujours pas en poste plusieurs mois après l'annonce de son arrivée, se plaint ainsi : « [...] la population attend toujours le médecin promis, qui est venu une seule fois, et qui doit toucher son salaire quand même...[17] ». Une lettre du Dr Claveau écrite cette même année à un dirigeant de la compagnie L'Islet Métal révèle que le ministère de la Santé paie encore quelques médecins pour s'occuper des colons, mais dans de rares occasions et pas dans le comté de l'Islet[18]. Tout indique que les allocations ont été abolies avec l'entrée en vigueur, le 1er avril 1966, de la Loi d'assistance médicale et chirurgicale, qui assurait la gratuité des services médicaux aux assistés sociaux. Dans un bref historique du SMC, le Dr Ratté écrivait, vraisemblablement en février 1969 : « Le ministère a cessé de rémunérer les médecins pour le travail en colonie, car, ces derniers ne voyaient plus l'utilité de cliniques périodiques et n'avaient plus à diriger l'infirmière pour des gestes qu'elle ne posait plus ou très rarement[19]. »

Comme le révèle le tableau, les visites du médecin sur appel de l'infirmière étaient aussi relativement rares même si, là encore, cette assistance était en principe disponible. Le Dr Martel ne manque jamais de préciser à

16. Dr Émile Martel, Rapport annuel de la Division du Service médical aux colons, année 1947, dans Quatrième Rapport du ministère de la Santé pour l'année 1947, Province de Québec, Ministère de la Santé, p. 112.
17. ANQ (SMC), B8-D15, Lettre de mad. F.X. Lavoie au Dr Paul Claveau, directeur du Service des unités sanitaires, 29 mai 1963. À cette accusation, le Dr Claveau se contente de répondre que le médecin promis est malade et qu'il s'installera à Petite-Rivière-Saint-François dès qu'il sera rétabli.
18. ANQ (SMC), B8-D5, R. Boulanger, l'Islet Métal, à Alphonse Couturier, ministre de la Santé, 15 février 1963 ; ANQ (SMC), B8-D5, Dr Paul Claveau, directeur du Service des unités sanitaires, à R. Boulanger, 20 février 1963.
19. ANQ (SMC), B9-D3, Dr Viateur Ratté, médecin-hygiéniste régional de Rivière-du-Loup, à destinataire non précisé mais vraisemblablement le Dr Claveau, non daté mais probablement en février 1969. Les ratures et ajouts manuscrits montrent le caractère préliminaire du document qui commence par une note manuscrite portant les initiales V. R. « Il aurait [été] plus décent de faire reprendre ce travail mais c'aurait été un autre délai, car, je signe et malle fréquemment ma correspondance le soir en l'absence de la secrétaire » et qui se termine par une référence (CJPH Novembre 1968 Changing the front line in Community health, H.J. Warrick) avec une autre note manuscrite : « Touchant l'opportunité de la prestation de services médicaux élémentaires de première ligne par des personnes qui ne sont pas des médecins (démonstration déjà faite chez nous par les infirmières de colonie) ». CJPH est la revue médicale *Canadian Journal of Public Health*.

toute nouvelle embauchée comment elle peut avoir recours à un médecin en cas de besoin, mais ce dernier exerce et habite le plus souvent dans une ville située à des dizaines de kilomètres du poste de l'infirmière. Ainsi, en 1945, il écrit à Yvonne Martin-Gagné, qui vient d'obtenir le poste de Cap-aux-Os en Gaspésie, qu'elle pourra s'adresser à l'Hôtel-Dieu de Gaspé en cas de besoin, et il informe Gertrude Desmeules, nouvellement arrivée à Rapide-Danseur en Abitibi, que « les médecins désignés officiellement » pour l'aider « sont les docteurs Rheault et Bernier, de La Sarre[20] ». Il faut avoir voyagé dans ces régions pour réaliser, même encore aujourd'hui, l'éloignement pourtant bien typique de ces deux postes de colonie ; il n'est donc pas étonnant de constater que les infirmières faisaient rarement appel aux médecins. Ainsi, dans son Rapport annuel 1949, le Dr Martel indique que les infirmières de colonie ont adressé 1 402 « demandes d'instructions relatives au traitement des patients » aux médecins payés pour leur porter assistance, et que ces derniers ont « donné 1,643 consultations », des nombres presque insignifiants lorsque l'on considère que, cette année-là, les infirmières avaient donné 152 434 « consultations »[21].

Dans un tel contexte, beaucoup d'infirmières se sont senties oubliées, voire abandonnées, mais certaines ont apprécié la liberté que cette absence de supervision leur laissait. Embauchée en janvier 1932, Anita Dionne-Ott se rappelle vaguement de rares visites d'un médecin et d'infirmières du « service sanitaire de Chicoutimi », et elle avait l'impression d'être laissée à elle-même ; c'est le curé de l'Anse-Saint-Jean qui lui a expliqué le travail qu'elle aurait à faire. Marie-Hélène Gagné-Roy, qui a été un an à Saint-Jogues, affirme qu'elle n'a jamais vu le médecin de Rimouski qui était « responsable » d'elle, et la seule fois qu'elle a appelé le Dr Langevin de Paspébiac, ce dernier lui aurait répondu : « [...] garde, vous en savez autant que moi ; arrangez-vous ». Jeanne Lussier-Gosselin, qui a obtenu son poste en répondant à une annonce du curé de Saint-Mathias parue dans le journal *La Tribune*, dit qu'elle n'a reçu aucune directive ni information lorsqu'elle est arrivée dans cette colonie ; on lui avait seulement dit qu'il y aurait une trousse pour elle au presbytère.

---

20. ANQ (SMC) B7 D3, Cap-aux-Os, Dr Émile Martel, directeur du SMC, à Yvonne Martin-Gagné, infirmière, 23 mars 1945. ANQ-AT, Dr Émile Martel, directeur du Service médical aux colons, à Gertrude Desmeules, G.M.G., Hôpital Saint-Sacrement, Québec, 28 août 1945.
21. Dr Émile Martel, Rapport annuel de la Division du Service médical aux colons, année 1949, dans Sixième Rapport du ministère de la Santé pour l'année 1949, Province de Québec, Ministère de la Santé, p. 103-104.

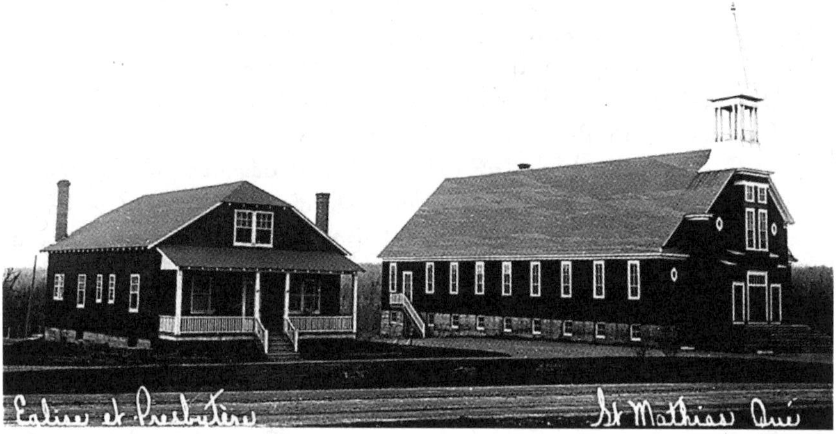

L'église et le presbytère de Saint-Mathias-de-Bonneterre, une ancienne colonie située dans la région actuelle de l'Estrie, où fut postée l'infirmière Jeanne Lussier-Gosselin. Collection : Nicole Rousseau

L'infirmière A-T (1958-1962) n'aurait jamais vu un médecin dans sa colonie. Il n'y avait que deux médecins à La Sarre lorsque Marcelle Laliberté-Saint-Aubin est arrivée en poste en 1950 et, alors qu'elle recevait plusieurs fois par année des représentants pharmaceutiques, les visites du médecin de l'US dont elle relevait étaient rares.

À son arrivée à Bégin en 1966, Angéline Hudon-Langlois aurait aimé recevoir quelques conseils du médecin en charge de son dispensaire pour choisir les médicaments de sa pharmacie, mais elle a plutôt dû se fier aux représentants des compagnies pharmaceutiques, dont l'aide était forcément intéressée. L'infirmière Sag-LSJ (1952-1957) qui relevait de l'US locale mentionne que les seuls contacts professionnels qu'elle avait avec l'extérieur étaient lorsqu'une équipe de jeunes médecins venaient l'été pour faire des amygdalectomies en série ; elle ajoute : « nous autres après, on restait avec les complications p'is les soins à donner ». Nous pourrions citer de nombreux autres témoignages analogues pour montrer qu'il n'y avait pas de visites mensuelles régulières des postes de colonie. Nicole Dionne-de la Chevrotière appréciait cet éloignement des médecins pour la liberté qu'il offrait : « [...] ça arrivait qu'on recevait la visite comme ça d'un médecin mais pas souvent, souvent ; p'is l'été autant que possible. [...] l'hiver, on était bien oublié, mais on s'en plaignait pas. C'était bien ».

Comme le montrent les données officielles, les infirmières faisaient également peu appel aux médecins pour des problèmes particuliers. Mary

Leblanc dit n'avoir fait venir le médecin dans sa colonie qu'une seule fois en cinq ans d'exercice pour un cas d'accouchement d'un bébé mort-né et Marguerite Pelletier-Martin qu'une seule fois, entre 1952 et 1958, soit en six ans de pratique. Après le transfert des infirmières de colonie aux US, la « supervision » médicale est réduite à sa plus simple expression, voire nulle. Selon Alberte Labrie (1965-1967), il arrivait qu'un médecin se rende à son village, mais « c'était rare, fallait que ce soit grave », dit-elle. Elle donne comme exemple le cas d'un accident d'automobile dans lequel une femme avait été blessée et conduite au dispensaire. Un médecin était venu et avait prescrit « des injections et des comprimés » à administrer à la blessée, qui avait passé plusieurs heures sous surveillance de madame Labrie. Rita Viau, à l'emploi de l'US de Sept-Îles mais postée à Rivière-Saint-Paul de 1968 à 1971, affirme : « j'ai été trois ans sans voir un médecin ; je trouvais ça lourd en dernier ». Son témoignage est cohérent avec les données des rapports annuels de 1967 et de 1971 présentées plus haut ; la pensée magique semble animer les autorités, qui se comportent comme si la réforme du système de santé avait réglé les problèmes d'accessibilité aux services médicaux.

Madame Viau ne manque pas de comparer ses années à Rivière-Saint-Paul à l'expérience qu'elle a connue ensuite à l'emploi de la Consolidated Bathurst pour le dispensaire de l'île d'Anticosti, où elle recevait chaque mois la visite d'un médecin. L'infirmière Bas-St-L (1960-1975) C-N (1983-1987) n'a jamais vu de médecin à Saint-Nil, ni à Trinité-des-Monts pendant ses années dans ces deux colonies ; elle dit qu'ils ne sont arrivés qu'avec les CLSC, et encore, qu'ils n'étaient pas disponibles les fins de semaine. En principe, dans les années 1960, la vaccination constituait un acte médical et devait donc être exécutée sous la supervision d'un médecin, parfois très distante, comme le révèle Irène Bergeron-Dupont : « [...] ce [la vaccination] n'était pas bien fatigant pour [...] le médecin ! Pendant que l'infirmière donnait les vaccins, lui, il passait sa journée à l'hôtel...[22] ». Paradoxalement, c'est lorsqu'on a réduit considérablement l'aspect médical du rôle de l'infirmière que les médecins ont commencé à augmenter la fréquence de leurs visites. Ainsi, Edna Lachance dit qu'ils venaient aux trois ou quatre mois en 1972, mais aux deux mois l'année suivante.

Ces données nous autorisent à conclure que, contrairement à ce que le discours officiel a laissé entendre et même faussement affirmé, les infirmières de colonie ont en réalité exercé sans supervision médicale. Les études qui décrivent des services analogues au SMC confirment cette

---

22. Annie Maurais. *Vers ma destinée. Irène Bergeron-Dupont. Biographie* (Québec, Marquis imprimeur inc., 2006), p. 177.

absence de supervision. En Ontario, les infirmières des dispensaires de la Croix-Rouge étaient sous la supervision distante d'infirmières-cadres de Toronto, qui les visitaient au moins une fois par année ; à Terre-Neuve, celles de la Grenfell Mission étaient laissées à elles-mêmes, mais relevaient d'administrateurs médecins[23].

C'est donc essentiellement en s'appuyant sur son jugement que l'infirmière de colonie décidait de référer ou non à l'hôpital une personne malade.

4.1.6 Hospitalisation

Une des caractéristiques les plus marquantes du SMC est que ses infirmières pouvaient référer une personne malade directement à l'hôpital, sans avoir à passer par un médecin. Pour que la personne indigente ainsi référée puisse bénéficier de la gratuité de l'hospitalisation en vertu de la Loi de l'Assistance publique, l'infirmière devait justifier sa décision de l'avoir envoyée à l'hôpital en donnant suffisamment de détails, sans toutefois avancer un diagnostic ; il s'agissait là d'un art subtil sur lequel nous reviendrons dans le chapitre 6. Ainsi, en février 1936, le Dr Lessard, toujours soucieux de limiter le plus possible les coûts du système, écrit à Gertrude Lamy, nouvellement arrivée à Canton Béarn :

> Au sujet du cas de tuberculose pulmonaire décédé le 18 courant et du cas de maladie de cœur envoyé à l'hôpital d'Amos, je vous serais bien obligé de me faire parvenir un rapport aussi complet que possible et procéder de la même manière à l'avenir pour les cas semblables qui pourraient survenir[24].

Quelques mois plus tard, il écrit au Dr Martel pour lui demander d'avertir les infirmières d'être plus explicites lorsqu'elles remplissent la formule SMC 1 :

> Comme mademoiselle Gagnon ne nous donne aucun détail, vous comprenez que nous trouvons singulier qu'on se permette de diriger vers l'hôpital des gens qui souffrent tout simplement de dérangement intestinal.
>
> Vous voudrez bien avertir toutes les infirmières qui font du service médical en Abitibi et au Témiscamingue, de bien vouloir nous donner plus de détails au verso de la formule SMC 1 lorsqu'elles jugent à propos d'envoyer à l'hôpital un de leurs patients[25].

---

23. Myra Rutherdale (dir.), *Caregiving on the Periphery. Historical Perspectives on Nursing and Midwifery in Canada* (Montreal and Kingston, London, Ithaca : McGill-Queen's University Press, 2010), chap. 9 pour la Croix-Rouge et 8 pour la Grenfell Mission.
24. ANQ (A-T), Dr Alphonse Lessard, directeur du SAP et du SPH, à Germaine Lamy, 1er février 1936. Cette infirmière était postée à Canton Béarn en Abitibi depuis le 10 décembre 1935.
25. ANQ (SMC) B4 D9, Dr. Alphonse Lessard, directeur du SAP et du SPH, au Dr Émile Martel, médecin-hygiéniste régional à Amos, 9 avril 1936.

Le 1er juin 1938, c'est au tour du Dr Grégoire de demander au directeur du SMC de faire une enquête auprès de Marie-Louise Gagnon, infirmière à Beaucanton, car cette infirmière a envoyé à l'hôpital huit patients en deux semaines sans donner suffisamment de détails au goût du sous-ministre de la Santé pour que ce dernier puisse juger de la pertinence des hospitalisations[26]. Dans la version de 1956 des Règlements et directives à l'usage des employés du Service médical aux colons, l'article 61 va même jusqu'à exiger de l'infirmière qu'elle écrive « un diagnostic préalable » au verso du formulaire SMC 1[27].

Cette façon de faire est maintenue jusqu'à l'entrée en vigueur de la Loi sur les services de santé et les services sociaux (Loi 65). Il n'est donc pas étonnant de trouver dans les rapports annuels d'activités des infirmières de colonie, jusqu'en 1971 inclusivement, le nombre de « cas envoyés à l'hôpital » et le nombre de « cas revenus de l'hôpital »; le tableau suivant présente ces données pour les années 1944 à 1971.

TABLEAU 16

Évolution du nombre moyen d'hospitalisations par poste d'infirmière de colonie de 1944 à 1971 (moyenne)

Année visée	1944	1945	1947	1953	1955	1956	1957	1958	1961	1962	1967	1971
Nombre de postes	90	95	100	119	119	117	114	109	109	110	91	61
Cas envoyés à l'hôpital	1 669 **(18,5)**	2 282 **(24,0)**	1 725 **(17,2)**	2 298 **(19,3)**	3 207 **(26,9)**	3 197 **(27,3)**	3 145 **(27,5)**	3 486 **(31,9)**	5 541 **(50,8)**	3 227 **(29,3)**	3 559 **(39,1)**	4 442 **(72,8)**
Cas revenus de l'hôpital	939 **(10,4)**	1 473 **(15,5)**	1 040 **(10,4)**	n.d.	n.d.	n.d.	n.d.	n.d.	n.d.	2 011 **(18,2)**	2 066 **(22,7)**	2 334 **(38,2)**

Source : Tableau réalisé à partir des rapports annuels d'activités des infirmières de colonie

Ce tableau montre que le nombre moyen annuel par infirmière de cas envoyés à l'hôpital a varié très irrégulièrement entre 1944 et 1971, pour atteindre un maximum de 72,8 en 1971, alors qu'il n'avait été que de 17,2 en 1947. Même si l'on constate une tendance à la hausse des références à

26. ANQ (SMC) B4 D9, Dr Jean Grégoire, sous-ministre de la Santé, au Dr Émile Martel, médecin-hygiéniste régional à Amos, 1er juin 1938.
27. Troisième et dernière édition (1956) des *Règlements et directives à l'usage des employés du Service médical aux colons*, un document de 12 pages où le Dr Armand Laberge est identifié comme « Directeur par intérim ». Il comprend six chapitres : I Directives générales ; II Des médecins du S.M.C. ; III Des infirmières du S.M.C. ; IV Hospitalisation ; V Transport des malades ; VI Vacances et absences.

l'hôpital provenant des infirmières, cette augmentation est loin d'être de l'ampleur de ce que la Commission royale d'enquête sur les problèmes constitutionnels avait constaté en 1955: « Les problèmes de l'hospitalisation y [au Québec] ont pris aussi une importance qu'on ne retrouve à aucune autre période de notre histoire. Le nombre de patients admis dans les hôpitaux a augmenté de 183 % de 1934 à 1951, alors que la population de la province avait augmenté de 101,2 % durant la même période[28]. »

C'est surtout en examinant le nombre moyen annuel de cas revenus de l'hôpital qu'on peut apprécier la valeur du jugement clinique des infirmières; il est en effet raisonnable de penser que la différence entre le nombre de cas envoyés et celui des cas revenus correspond au nombre de personnes qui sont décédées à l'hôpital tellement elles étaient malades. Lorsqu'on voit que seulement 2 334 (52,5 %) des 4 442 personnes référées à l'hôpital en 1972 sont retournées à la maison, on constate que les infirmières de colonie ne les avaient pas fait hospitaliser pour rien.

Les témoignages des infirmières révèlent à quel point il pouvait être difficile de faire admettre gratuitement une personne à l'hôpital, et ces dernières ont parfois dû faire preuve de ruse pour parvenir à leurs fins. Marcelle Laliberté-Saint-Aubin est arrivée en 1950 à Saint-Vital-de-Clermont, une municipalité organisée depuis 1936, mais pauvre; elle explique que les hospitalisations des gens du village devaient y être autorisées par le conseil municipal, qui examinait les demandes avec sévérité. Madame Saint-Aubin décrit les conséquences de cette situation pour une famille pauvre dont la mère devait être hospitalisée. L'hôpital exigeait la somme de 50 $ pour admettre la femme, ce que le mari, connu pour ses problèmes d'alcool, était incapable de payer. Lorsque ce dernier s'est présenté chez un marchand du village pour lui emprunter l'argent requis, le commerçant a exigé que l'homme lui laisse son unique cheval en garantie tant qu'il n'aurait pas remboursé la somme prêtée.

Selon Marguerite Pelletier-Martin, on ne voulait pas que les gens aillent mourir à l'hôpital, si bien que ceux qui étaient en phase terminale étaient retournés chez eux pour y décéder. Elle raconte le cas d'une dame souffrant d'hydropésie qui vivait seule avec sa fille de 13 ans, incapable de donner tous les soins qu'exigeait l'état de sa mère; madame Martin avait conduit une première fois la malade à l'hôpital, mais on avait refusé de garder la dame. L'infirmière est alors retournée à l'hôpital avec sa patiente et s'est enfuie pour éviter d'avoir à la ramener; la femme est morte cinq

28. Gonzalve Poulin, *L'assistance sociale dans la province de Québec 1608-1951*, Annexe 2 du Rapport de la Commission royale d'enquête sur les problèmes constitutionnels, Québec, Éditeur officiel, 1955, p. 129.

jours plus tard. Georgette Soumis raconte une anecdote semblable à propos d'un homme décédé chez lui trois jours après qu'on l'eût refusé à l'hôpital, et Louisette Beaudoin-Mercier parle de patients « morts sur le train » parce que les hôpitaux ne voulaient pas accepter « des trop grands malades » et qu'on les renvoyait chez eux peu importe leur état.

L'infirmière A-T (1954-1963) Bas-St-L (1963-1968) se rappelle avoir rempli des formulaires pour les détenteurs de « carte de colonisation » qui devaient être hospitalisés. Elle dit n'avoir rencontré que très peu de problèmes à cet égard, mais se souvient d'un cas particulier où elle s'était présentée à l'hôpital avec une adolescente enceinte sur le point d'accoucher et la mère de cette dernière. La religieuse directrice de l'institution refusait d'admettre la jeune fille; comme l'infirmière ne voulait pas se rendre à Rimouski avec sa patiente, elle a insisté et la religieuse a finalement cédé. Par contre, l'infirmière Sag-LSJ (1952-1957) dit qu'elle a toujours été « bien reçue » lorsqu'elle s'est présentée à l'hôpital avec une personne malade ou blessée ou avec une femme enceinte dont l'accouchement lui paraissait à risque de complications. Elle attribue ceci au fait qu'elle avait suivi son cours d'infirmière dans le même hôpital et qu'elle l'avait commencé à l'âge de 28 ans, donc avec une maturité que la plupart des autres étudiantes n'avaient pas.

Après l'instauration du régime d'assurance-santé universel, les infirmières sont devenues beaucoup moins hésitantes à référer des malades ou des blessés en cas de doute. Ainsi, l'infirmière C-N (1988+), toujours en poste au moment de l'entrevue, explique qu'elle préfère manifester un excès qu'un manque de prudence; avec les gens qui se montrent réticents à quitter le village, elle met l'accent sur les risques qu'ils courent en refusant d'aller à l'extérieur. Cette infirmière se montre particulièrement prudente avec les personnes présentant des douleurs thoraciques et n'hésite pas à appeler un médecin pour lui décrire ses observations.

Considérant le rôle crucial des infirmières de colonie dans la décision d'hospitaliser ou non une personne malade aux frais de l'Assistance publique, il n'est pas étonnant de constater que les rares plaintes formulées contre elles par les colons portent souvent sur ce sujet. Les données que nous avons indiquent que ces plaintes n'étaient pas prises à la légère par les autorités et faisaient l'objet d'une enquête plus ou moins poussée selon la gravité du cas. Parmi les cas graves, nous retenons le décès d'une dame Ingram survenu le 10 août 1938, quelques mois après son arrivée à Saint-Gérard de Berry, dont l'infirmière était alors Eustelle Langlais. En février 1939, l'avocat Maurice Demers envoie au ministère de la Colonisation, à la « Commission du chômage », à l'Hôpital d'Amos, au docteur Martel, au docteur Bourgeault (plutôt Bourgault), au Service du Retour à la terre, au Département de la santé, à monsieur Duchemin, agent, et à Mlle E. Langlois (plutôt Langlais) « garde », une lettre dans laquelle il prétend que toutes ces instances et personnes partagent la responsabilité de la mort de madame Ingram. Selon cet avocat, « M. Ingram était malade et on l'a quand même envoyé comme colon » et « Dame Ingram était malade et sans s'occuper de son état, le département responsable l'a envoyée de la même façon que son mari, tout comme si elle était en santé ». Il reproche à l'infirmière de ne pas avoir été disponible à son dispensaire lorsqu'on a tenté une première fois, le 6 août, de la joindre pour se rendre au domicile des Ingram et d'avoir jugé plus tard que l'état de la dame n'était pas suffisamment grave pour demander un médecin; en conséquence de cette erreur, la malade aurait été hospitalisée trop tard et en serait morte. L'infirmière aurait de plus omis de fournir à l'hôpital les renseignements permettant d'identifier la morte et n'aurait pas informé le mari du décès de son épouse. L'avocat blâme également l'hôpital d'Amos pour avoir « refusé d'opérer Dame Ingram vu que c'était pendant les fêtes d'Amos et que les médecins, les Sœurs, les gardes-malades et tout le personnel ne travaillaient pas » durant ces célébrations[29].

Le dossier ne contient aucune pièce provenant de la Colonisation, de l'Hôpital d'Amos ou d'instances autres que de représentants du ministère de la Santé, ce qui porte à croire que c'est ce dernier qui est chargé de réagir à la plainte, par l'entremise du sous-ministre Grégoire et celle du médecin-hygiéniste régional, le Dr Martel. Le Dr Grégoire demande sans tarder au Dr Martel de « faire un rapport sur la véracité des faits rapportés ». Le Dr Martel confirme, deux jours plus tard, avoir reçu la lettre de l'avocat et assure qu'il a « commencé immédiatement à ramasser les documents nécessaires afin d'éclaircir cette affaire complètement ». Le même jour, il écrit à Eustelle Langlais pour lui demander sa « version de l'affaire » et « de faire assermenter ce document sous forme d'affidavit ». L'infirmière ne lui répond que le 16 mars 1939, pour la simple raison qu'elle n'avait pas reçu la lettre de l'avocat et qu'elle a dû « faire des démarches pour être au courant de ce dont il s'agissait ». Elle joint à sa lettre sa version des faits sous forme d'un affidavit tel que demandé[30]. Le 20 mars suivant, le

29. ANQ-AT, maître Maurice Demers au ministère de la Colonisation, à la Commission du chomage (sic), à l'Hôpital d'Amos, au Dr Martel, au Dr Bourgeault (sic), au Service du Retour à la terre, au Département de la santé, à monsieur Duchemin, agent, et à Mlle E. Langlois (sic), garde, 20 février 1939.

30. ANQ-AT, Dr Jean Grégoire, sous-ministre de la Santé, au Dr Émile Martel, médecin-hygiéniste régional à Amos, 23 février 1939; Dr Martel au Dr Grégoire, 25 février 1939; Dr Martel à Eustelle Langlais, 25 février 1939; Eustelle Langlais au Dr Martel, lettre du 16 mars 1939 et

Dr Martel adresse au sous-ministre Grégoire un rapport en 4 points, dans lequel il répond aux « avancées » de maître Demers, et il endosse la version de l'infirmière en précisant qu'elle l'avait consulté par téléphone après avoir vu la patiente. Dans son premier point, concernant le fait que le ministère de la Colonisation aurait accepté un homme malade, il écrit : « le bruit court qu'il [monsieur Ingram] aurait demandé à un ami de subir à sa place l'examen [médical] requis ». Le reste de son rapport mérite d'être cité, puisqu'il décrit la dure réalité de la vie en colonie et qu'il met également en lumière le dévouement des différents intervenants impliqués dans cette triste histoire :

> 2° – [...] Le mardi 9 août au matin on est venu chercher la garde-malade pour Madame Ingram. La garde-malade s'est rendue immédiatement au domicile de la patiente à 4 milles (6,4 km) de chez elle. Revenue à son dispensaire, Mlle Langlais m'a téléphoné à Amos me disant l'état de la patiente. J'ai alors recommandé son hospitalisation immédiate. Comme Mlle Langlais me mettait au courant de la situation financière très précaire de M. Ingram, je pris sur moi de garantir les frais de transport de Berry à l'hôpital. J'ai payé de ce fait un montant de $15.00 à Mlle Langlais par un chèque en date du 22 août que je joins au dossier.
>
> Monsieur Ingram refuse de se rendre à l'hôpital et Mlle Langlais accompagne sa patiente jusqu'à l'hôpital, le soir du 9 août.
>
> Il est à remarquer que le voyage d'Amos à St-Gérard de Berry l'été dernier était loin d'un voyage de plaisir, car il fallait supplier les chauffeurs de taxi pour qu'ils consentent à s'y rendre même en mettant le prix.
>
> 3° – La patiente arrive donc à l'hôpital vers 10.30 le soir. Vous trouverez ci-joint un rapport du Dr Bourgault pour ce qui s'est passé à l'hôpital.
>
> 4° – Le jour de la mort de notre patiente, i.e. le 10 août (mercredi), la garde-malade était partie sur un cas à 12 milles (19,3 km) de chez elle et elle n'a pu avertir M. Ingram de ce décès. Elle a prévenu Monsieur le curé de St-Gérard d'avertir la famille.
>
> Il est à remarquer que M. Ingram demeure à environ 4 milles à l'ouest de la garde-malade, qu'il n'y a pas de téléphone dans cette direction et que la garde-malade n'a pas de moyen de transport à sa disposition. En revenant de son cas éloigné, il lui aurait fallu faire 8 milles à pied.
>
> J'espère avoir répondu à la lettre de Mtre Demers, et je ne crois pas que qui que ce soit (sic) à blâmer dans ce cas, si ce n'est la famille Ingram pour avoir tellement retardé à demander le Service Médical que le Ministère de la Santé met à la disposition des colons[31].

---

affidavit sous assermentation devant Armand Chevrette, commissaire de la Cour supérieure, 16 mars 1939.

31. ANQ-AT, Dr Martel au Dr Grégoire, 20 mars 1939.

L'infirmière n'avait cependant pas attendu cette conclusion pour démissionner. En effet, dans les mois qui suivirent le décès de madame Ingram, l'infirmière Langlais a d'abord demandé à être mutée dans une autre colonie puis, après avoir rencontré le Dr Grégoire à Québec en novembre 1938, elle a plutôt décidé de donner sa démission effective le 1er décembre suivant.

Plus typiquement, le ministère de la Santé n'était pas informé des enquêtes faites à la suite de plaintes pour refus de l'infirmière de référer une personne malade à l'hôpital. Par exemple, à l'été 1970, l'infirmière de Destor, Noémie Carrier, fait l'objet d'une plainte de la part d'une résidante, Mme Philippe Côté, qui s'était présentée au dispensaire, le 30 juin vers 20h, avec son mari souffrant d'un saignement du nez. Cette dame prétend que son mari n'a reçu aucun traitement, alors que l'infirmière dit avoir fait un tamponnement. La plaignante reproche également à l'infirmière d'avoir refusé de conduire son mari à l'hôpital plus tard dans la soirée alors que le saignement ne s'arrêtait pas. Après avoir rencontré l'infirmière, la plaignante et d'autres résidants de Destor, le Dr Leblanc, supérieur immédiat de madame Carrier, conclut qu'il n'y a pas lieu de pousser plus loin cette affaire[32]. Quelques jours plus tard, l'adjoint du Dr Claveau met un point final à la plainte en écrivant à son supérieur : « Elle [la plainte] m'apparaît le résultat d'un mécontentement personnel sinon d'une rivalité entre deux personnes[33]. »

Avant de conclure cette section du présent chapitre, il faut ajouter que les données tirées des rapports annuels ne constituent pas un compte rendu tout à fait fiable, ni même complet, de l'ensemble du travail de ces infirmières. Nous montrerons en effet plus loin que leurs interventions ont souvent débordé ce qui pouvait être comptabilisé sous l'une ou l'autre des rubriques du formulaire SMC 3. Par ailleurs, il faut aussi mentionner un certain manque de fiabilité des rapports annuels préparés par le directeur du SMC à partir des rapports hebdomadaires des infirmières, lesquels pouvaient manquer de rigueur soit par manque de temps pour les produire, soit par pure aversion de cette tâche.

Alors que des infirmières omettaient régulièrement de produire leurs rapports hebdomadaires, d'autres accusaient souvent des retards dans leur transmission ; ces problèmes ont parfois conduit les autorités à exiger plus

---

32. ANQ (SMC) B8 D11. Dossier Destor, Dr J.A. Leblanc, médecin-hygiéniste régional à Rouyn, à Dr Paul Claveau, directeur du Service des unités sanitaires, le 23 octobre 1970.
33. ANQ (SMC) B8 D11. Dossier Destor, Dr Alfred Quimper, directeur adjoint du Service des unités sanitaires, à Dr Paul Claveau, directeur du Service des unités sanitaires, le 1er novembre 1970.

de rigueur de leur part et même à mettre en doute la valeur des données fournies par certaines d'entre elles. Le médecin-hygiéniste Quimper attribuait cette négligence de plusieurs infirmières à un manque d'intérêt de leur part pour cette tâche[34]. Le problème a même conduit les autorités à imposer des sanctions financières aux récalcitrantes. Jovite Langis-Côté, par exemple, avoue qu'elle n'était pas « une faiseuse de rapports », et elle admet que les infirmières n'étaient « pas toujours régulières pour envoyer les rapports » ; après avoir reçu un avertissement à ce sujet, elle a subi une coupure de salaire de 15 jours parce qu'elle avait été un mois sans se conformer à cette exigence, mais cette sanction ne l'avait pas ébranlée : « C'était pas pire, dit-elle ; j'avais un mari qui travaillait. » Ces faits nous incitent à considérer avec circonspection les rapports annuels du SMC malgré leur caractère officiel et leur apparence de rigueur. Certaines données paraissent par contre plus fiables : celles que les infirmières avaient intérêt à noter correctement parce qu'elles espéraient pouvoir se faire payer les interventions rémunérées à l'acte (administration de médicaments, accouchements, petites chirurgies, consultations à domicile). Le nombre des vaccinations/immunisations nous paraît aussi fiable en raison des contrôles dont elles faisaient l'objet.

Il faut enfin considérer que les infirmières de colonie travaillaient en étroite collaboration avec celles des US, avec le personnel de la Croix-Rouge et avec les médecins locaux ; le partage des tâches sur le terrain entre ces divers intervenants était assez flou et impossible à départager exactement dans un formulaire tel que le SMC 3. Ainsi, le rapport de la Commission royale d'enquête sur les problèmes constitutionnels souligne, sans toutefois la décrire, la collaboration des infirmières du SMC avec la Croix-Rouge : « La Division du service médical aux colons collabore avec la Société Canadienne de la Croix Rouge dans l'organisation de cliniques mobiles médicales et dentaires pour les territoires non-organisés (sic). Ces équipes voyagent dans les colonies de juin à septembre[35]. »

Malgré leurs lacunes, ces données tirées des rapports annuels d'activités et complétées par des documents d'archives et des témoignages montrent que les infirmières de colonie ont effectivement fourni à leur population « un service médical aussi complet que possible ». Cela, dans des conditions souvent pénibles et presque sans supervision médicale.

---

34. ANQ (SMC), B8-D5, Dr Alfred Quimper, médecin-hygiéniste régional, US de Rimouski, à destinataire non précisé mais vraisemblablement le Dr Paul Claveau à cause du titre de ce document « Quelques idées qui me sont venues à la lecture de vos directives transmises par le docteur Ratté », Rimouski, 6 février 1964.
35. François-Albert Angers, *La sécurité sociale et les problèmes constitutionnels*, Commission royale d'enquête sur les problèmes constitutionnels, vol. II, Annexe 3, 1955, p. 122.

Globalement, on peut résumer comme suit l'approche de l'infirmière de colonie comme intervenante de première ligne : distinguer les cas sérieux des autres sans nécessairement poser un diagnostic médical ; stabiliser une blessure ; soulager le blessé ou le malade ; assurer au besoin le transport d'une personne à l'hôpital, le plus souvent en l'accompagnant. D'autres études nous permettent d'affirmer que les activités de « médecine générale » des infirmières de colonie ressemblent à celles des infirmières de la Grenfell Mission, à celles des dispensaires de la Croix-Rouge existant dans d'autres provinces canadiennes et à celles des dispensaires en territoires autochtones sous la responsabilité du gouvernement fédéral[36].

La description que nous avons faite jusqu'ici des services rendus par les infirmières de colonie est impressionnante, surtout si l'on tient compte de leurs conditions d'exercice ; elle serait cependant bien incomplète si elle s'arrêtait maintenant. Le travail de ces intervenantes a en effet dépassé largement les tâches prescrites dans leur contrat d'embauche pour inclure à peu près tout ce qu'il leur paraissait pertinent de faire pour soulager leurs gens des souffrances et misères qui les affligeaient. C'est un aspect du SMC qui n'a jamais été documenté dans les rapports officiels ; nous tentons de combler cette lacune dans la suite du présent chapitre.

4.2 TOUT FAIRE À TOUS

Aubergiste improvisée, ambulancière, gestionnaire de transport de malades, gestionnaire de crise, l'infirmière de colonie a joué tous ces rôles selon les besoins et sans réclamer de frais autres que le remboursement de ceux qu'elle avait elle-même encourus, lesquels d'ailleurs ne lui étaient pas toujours payés. À cette polyvalence, il faut ajouter une disponibilité et une accessibilité constantes garantes de la continuité des soins. En se mettant à la portée de ses gens et par sa capacité d'écoute et d'observation, elle a assuré une présence réconfortante bien avant l'apparition de psychologues dans le réseau des services de santé. Croyante, l'infirmière de colonie a souvent pratiqué la charité chrétienne et mobilisé diverses ressources pour venir au secours des démunis, à défaut de travailleurs sociaux.

36. Myra Rutherdale (dir)., *Caregiving on the Periphery. Historical Perspectives on Nursing and Midwifery in Canada* (Montreal and Kingston, London, Ithaca : McGill-Queen's University Press, 2010). Voir en particulier les chapitres 6, 8, 9 et 10.

4.2.1 Une ressource polyvalente locale

Les petites localités où les infirmières étaient postées étaient évidemment dépourvues de services d'hôtellerie et même de restauration. Ce sont elles qui servaient le dîner aux médecins lorsque ces derniers faisaient leurs visites régulières, en principe mensuelles, elles aussi qui accueillaient le personnel de la Croix-Rouge lors de ses tournées et même les fonctionnaires de passage. Jeanne-d'Arc Breton-Boissineault raconte qu'une équipe de la Croix-Rouge, composée de trois médecins, d'une infirmière et du conducteur du camion, avait logé pendant une semaine dans son dispensaire; toutes ces personnes prenaient tous leurs repas chez elle. Louisette Beaudoin-Mercier utilisait une des trois chambres du dispensaire pour loger une bonne; il lui en restait une pour accommoder tout un chacun: « souvent des employés du gouvernement ou des mesureurs, dit-elle, [...] c'était quasiment un hôtel. [Il] fallait les garder à manger, les garder à coucher; i'y avait pas d'autre place pour aller. [...] j'ai jamais chargé rien », dit-elle. Encore au début des années 1970, Edna Lachance hébergeait au dispensaire les médecins de passage à La Tabatière: « C'était nos invités; quand ils arrivaient, c'était nous autres (les infirmières) qui les nourrissaient; jamais qu'on a pensé de demander un sou pour ça. »

Anita Dionne-Ott n'a jamais eu d'automobile parce qu'on l'avait prévenue que, si elle en achetait une, elle serait constamment demandée à domicile pour des riens; elle n'a donc pas eu non plus à conduire de malades à l'hôpital. Cependant, la majorité des infirmières possédaient une voiture et s'en servait pour transporter, souvent seule et dans des conditions périlleuses, des blessés ou des malades. Marcelle Laliberté-Saint-Aubin a acheté une automobile un an après son arrivée dans sa colonie, située à 65 milles (120,7 km) de Rouyn-Noranda et à 75 milles (120,7 km) d'Amos; elle l'a souvent utilisée pour conduire des gens à l'hôpital: « Je partais en pleine nuit, dit-elle, toute seule avec une patiente, [...] en grossesse ectopique ou en urgence, [...] en plein hiver, [...]. Je partais avec ma patiente couchée en arrière de ma voiture p'is on montait directement à l'hôpital. J'arrivais en pleine nuit à l'hôpital. » Nicole Dionne-de la Chevrotière raconte avoir dû conduire d'urgence à l'hôpital dans sa propre voiture une femme qui était en hémorragie à la suite d'un avortement; le chauffeur de taxi avait refusé de faire le voyage en raison de l'état impraticable des routes glacées. Madame Nicole Dionne-de la Chevrotière s'était rendue à l'hôpital sans problème, mais elle avait fait une sortie de route accidentelle sur le chemin du retour, heureusement sans conséquences graves. Il avait fallu les efforts conjugués d'une douzaine d'hommes pour sortir sa voiture du fossé.

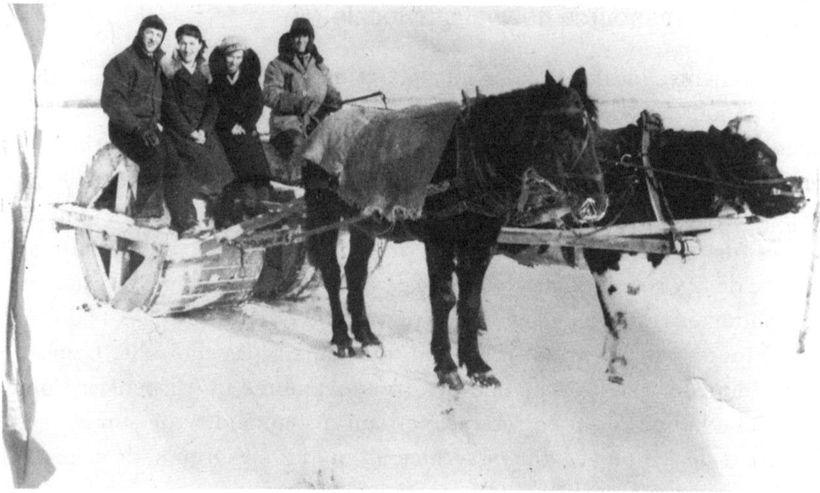

L'opération du « roulage » des chemins d'hiver à Barraute, en Abitibi, en 1932. On y voit Sylvio Lefebvre, Mlle Leblanc et Mme et M. Théodule Piché. Notons l'attelage inhabituel, sans être exceptionnel, d'un bœuf et d'un cheval tirant ensemble le véhicule. Société d'histoire et de généalogie de Val-d'Or, collection Victorien Naud, P257_0001

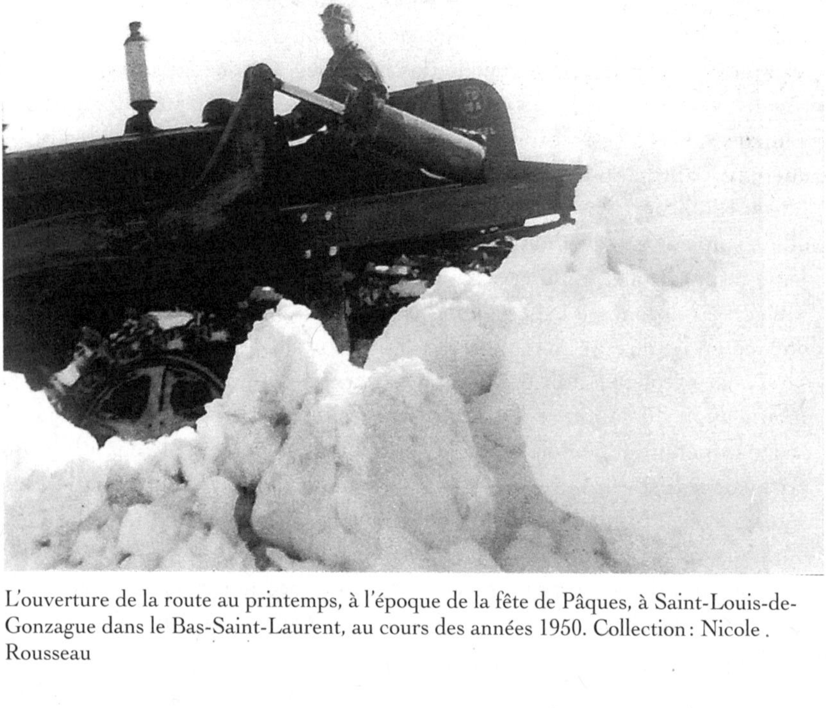

L'ouverture de la route au printemps, à l'époque de la fête de Pâques, à Saint-Louis-de-Gonzague dans le Bas-Saint-Laurent, au cours des années 1950. Collection : Nicole Rousseau

Jeannette Coulombe-Morneau a conduit avec son mari des malades dans des hôpitaux de Québec ou de Montréal et des enfants qui devaient être placés temporairement, donnés en adoption ou hospitalisés ; sur le chemin du retour, ils pouvaient amener des « poupons qui partaient de [l'Hôpital de] La Miséricorde à Montréal pour venir à Amos », où leur famille d'adoption les attendait. Ces longs voyages impliquaient les soins à donner aux enfants, et madame Morneau se demande comment elle aurait fait sans l'aide de son mari pour prendre soin de bébés pendant d'aussi longs voyages. Juliette Jourdain-Dumont raconte le cas particulièrement pénible d'un homme qu'elle ne voulait pas prendre parce qu'il « était mourant ». Devant l'insistance de la religieuse hospitalière, elle finit par accepter et le malade décède effectivement en cours de route : « Quand on est arrivé à Montréal à trois heures du matin, j'ai pas été capable de débarquer mon monsieur de l'auto », dit-elle. Accompagnée du fils du défunt, elle décide de conduire ce dernier « chez un entrepreneur de pompes funèbres », où le coroner a pu faire les constats d'usage. Annette Bélanger-Beaupré raconte avoir conduit à l'hôpital, depuis Les Étroits jusqu'à Québec, « des cancéreux [...], des cas de péritonite, d'appendicite » sans autre rémunération que l'allocation de deux sous du « mille » payée par le gouvernement au début des années 1950. Cette allocation, confirmée par de nombreuses autres infirmières, atteste que la fonction d'ambulancière improvisée faisait partie du travail des infirmières de colonie. Jovite Langis-Côté n'a pas été la seule infirmière à avoir régulièrement conduit dans sa propre voiture des groupes de femmes pour qu'elles puissent consulter un médecin en ville ; c'est elle qui se chargeait de prendre rendez-vous préalablement et elle amenait cinq femmes à la fois. Marcelle Laliberté-Saint-Aubin déplore l'interdiction pour les infirmières d'aujourd'hui, exerçant dans « des places où i'y a pas de taxis », de transporter des malades dans leur voiture personnelle : « je me rappelle un cas d'infarctus, dit-elle ; j'avais même pas le droit de l'embarquer dans mon char (l'automobile) p'is d'aller le reconduire ».

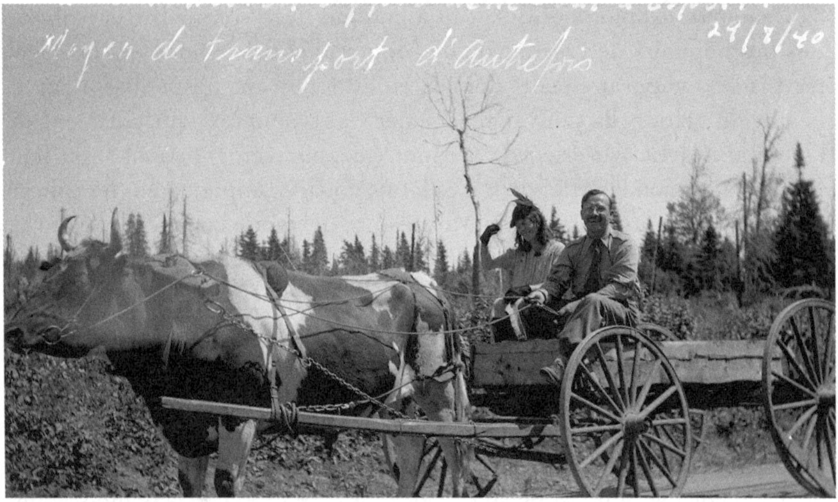

La charrette tirée par un bœuf était couramment utilisée pour se déplacer en Gaspésie, comme sur cette photo à Val-d'Espoir, en 1941. Photo : Eugène Gagné. BAnQ – Centre de Québec, Fonds ministère de la Culture et des Communications, Office du film du Québec, E6,S7,SS1,P2206

Lorsqu'elles ne conduisaient pas elles-mêmes les patients à l'hôpital, les infirmières devaient organiser leur transport et elles les accompagnaient souvent ; les moyens utilisés vont du traîneau à neige à l'avion, en passant par le train ou le bateau. Lors de l'évacuation de blessés ou de malades résidant dans des îles, l'infirmière devait tenir compte des marées et l'hiver rendait l'entreprise périlleuse. Thérèse Mercier a déjà dû se contenter d'une « barge à pitoune » pour évacuer d'urgence de l'Île-aux-Grues un enfant blessé, parce que le bateau qui faisait la navette était déjà parti et qu'il « fallait se dépêcher parce que la marée était en baissant » ; elle n'avait pu retourner par le même moyen qu'à minuit « à cause de la marée ». Elle raconte aussi comment, pendant une tempête, elle a évacué en canot de l'Île-aux-Oies une femme enceinte de son treizième enfant avec une présentation de placenta praevia qui faisait un début d'hémorragie : « Quand j'suis arrivée à l'Anse St-Gilles, j'étais un bloc de glace. Alors on m'a assise sur la fournaise pour [me] faire dégeler, parce que je pouvais même pas me déshabiller », se rappelle-t-elle. La traversée avait duré quatre heures et la femme avait été ensuite conduite en ambulance à l'hôpital ; madame Mercier était allée la voir pour s'assurer qu'elle était sauve avant de retourner à son poste. Elle conclut : « Ça avait quand même bien été, mais j'pense bien que j'étais assise sur la Sainte-Vierge. »

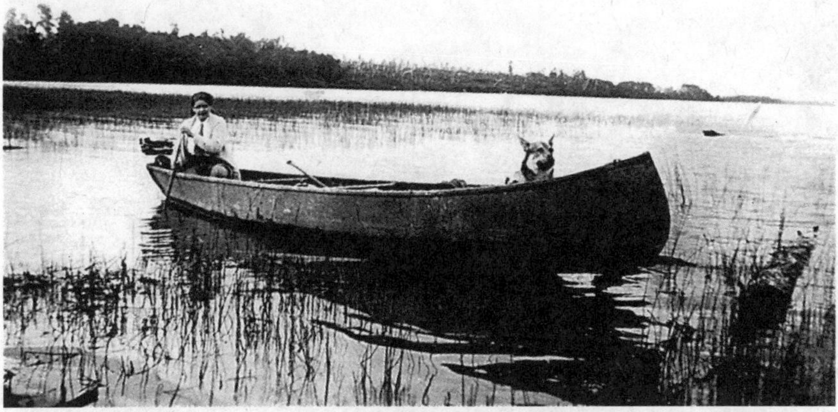

L'infirmière Mathilde Beaumier-Meunier voyageant en canot avec son chien, probablement entre les colonies de Montbeillard et Cloutier qu'elle desservait en Abitibi, à la fin des années 1930. Collection : Nicole Rousseau

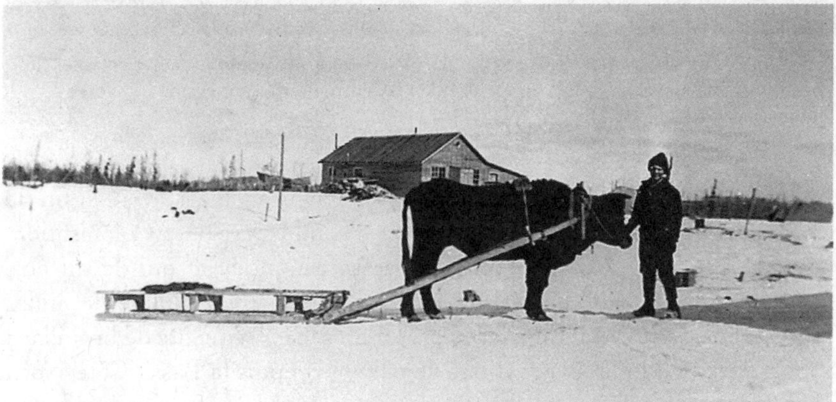

L'infirmière Mathilde Beaumier-Meunier pouvait parfois voyager dans le territoire qui lui était assigné en traîneau tiré par un bœuf, comme on le voit sur cette photo prise à la fin années 1930. Collection : Nicole Rousseau

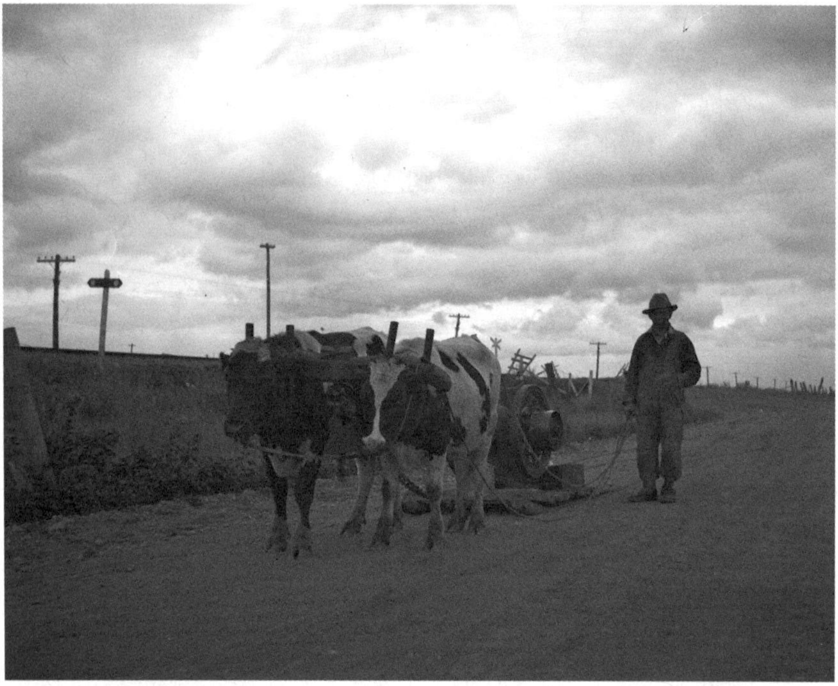

L'oxomobile (un attelage de bovins) était fréquemment utilisé dans certaines colonies de l'Abitibi, comme ici à La Reine, en 1940. BAnQ-Centre de Rouyn, Fonds Canadien National : 08-Y,P213,P270

Marcelle Laliberté-Saint-Aubin raconte avoir évacué, « vers la fin de mars » en 1952, dans « un tout petit avion » du ministère de la Colonisation, une jeune femme présentant une grossesse ectopique et qui devait être conduite d'urgence à l'hôpital de Rouyn, situé à une centaine de milles (160 km) de Saint-Vital-de-Clermont. La présence fréquente de brouillard a longtemps rendu les évacuations de patients depuis la Basse-Côte-Nord plus compliquées. Edna Lachance décrit l'amélioration permise par l'usage de l'hélicoptère dans cette région à partir de 1972. Il s'agissait d'un appareil qui avait été modifié pour y placer deux civières superposées, et les évacués y étaient normalement transportés seuls avec le pilote, mais s'ils risquaient de présenter une complication en cours de route, l'infirmière faisait le voyage avec eux pour pouvoir intervenir au besoin. C'est, bien sûr, cette dernière qui devait évaluer le risque.

En Abitibi-Témiscamingue, le train constituait le moyen de transport le plus utilisé entre cette région et les grandes villes ; plusieurs infirmières ont décrit des situations mémorables. Louisette Beaudoin-Mercier allait conduire en train un malade ou un blessé dans un hôpital de Québec ou de

Montréal environ une fois par mois durant ses premières années en colonie ; la gare la plus proche se trouvait à Taschereau, où elle devait parfois coucher à l'hôtel « avec des cas d'appendicite aigue (sic) » : « on pouvait pas avoir de glace, on pouvait pas avoir rien. Les patients mouraient pas ; je ne sais pas pourquoi. Le bon Dieu était pour nous autres », conclut-elle. Mais les voyages qu'elle a trouvés les plus pénibles sont ceux qu'elle faisait parfois « avec cinq, six bébés aux couches p'is à la bouteille », des enfants malades qui s'ajoutaient lors des arrêts du train à La Sarre et à Amos : « on prenait une chambrette, l'infirmière seule avec ces enfants-là », se rappelle-t-elle. Elle dit que ce système a fonctionné tant qu'il n'y a pas eu d'hôpital à La Sarre, c'est-à-dire jusqu'à la fin des années 1950.

Les conditions hivernales rendaient le transport des patients particulièrement périlleux, même pour les infirmières ; plusieurs en ont donné des exemples. Hénédine Gendron-Beaupré raconte avoir dû accompagner en autoneige une femme en hémorragie qui devait être conduite à l'hôpital en pleine tempête de neige ; partis à une heure de la nuit, elles étaient arrivées seulement à six heures parce que le chauffeur s'était perdu à cause de la mauvaise visibilité. Le territoire de Lorraine Leblanc était divisé en trois paroisses séparées par des montagnes et les chemins n'étaient pas ouverts en hiver ; elle raconte comment elle a conduit à l'hôpital une femme enceinte « en crise d'éclampsie » : « j'ai demandé à son mari de préparer un traîneau, dit-elle, p'is on l'a mise sur un matelas. On l'a descendue jusqu'à Pointe-à-la-Croix ». À partir de cette localité, le mari de la dame et elle avaient pu prendre une camionnette dans laquelle ils avaient installé la patiente sur un matelas pour la conduire à l'hôpital ; cette dernière avait accouché de jumeaux le lendemain. L'infirmière C-N (1941-1948) raconte les péripéties qu'elle a vécues pour conduire, en hiver, à la crèche de l'Hôpital de la Miséricorde de Québec (une institution recueillant, pour adoption, les enfants nés de mères célibataires), une « petite fille » aveugle qui était enceinte de son frère : petit avion de brousse de Les Bergeronnes jusqu'à un lac près de La Malbaie, perte des valises lors de l'atterrissage sur le lac glacé, train de La Malbaie à Québec et finalement taxi pour arriver à minuit à l'hôpital et essuyer les reproches de la religieuse en raison de l'heure tardive ! La jeune fille avait accouché le lendemain, à l'abri des commérages de son patelin. L'infirmière Bas-St-L (1960-1975) C-N (1983-1987) raconte que l'Hôtel-Dieu de Québec avait retourné chez lui, dans la colonie d'Esprit-Saint, un homme en phase terminale de cancer ; peu après, elle avait dû l'évacuer en hiver alors que les routes étaient « sur la glace bleue » et qu'aucun ambulancier de Rimouski, ni même la Sûreté du Québec ne voulaient aller chercher ce mourant. Elle avait dû se rendre au domicile de cet homme par ses propres moyens, à ses risques et périls, et elle avait réussi à obtenir les services d'un ambulancier de Trois-Pistoles pour le conduire à l'hôpital, où il était décédé trois jours plus tard. Jeanne-d'Arc Breton-Boissineault raconte avoir dû conduire en « cabouze[37] » à l'hôpital « en pleine nuit » un homme qui était tombé dans un puits. Quand, dans les années 1960, les autorités ont déconseillé aux infirmières de faire des accouchements à la maison, ce sont elles qui ont souvent dû conduire à l'hôpital des femmes enceintes, le moment venu ; Nicole Dionne-de la Chevrotière se rappelle : « [...] je me demandais si i'y en a une qui accoucherait pas avant d'arriver [à l'hôpital], p'is comment je me placerais pour l'accoucher dans le char ».

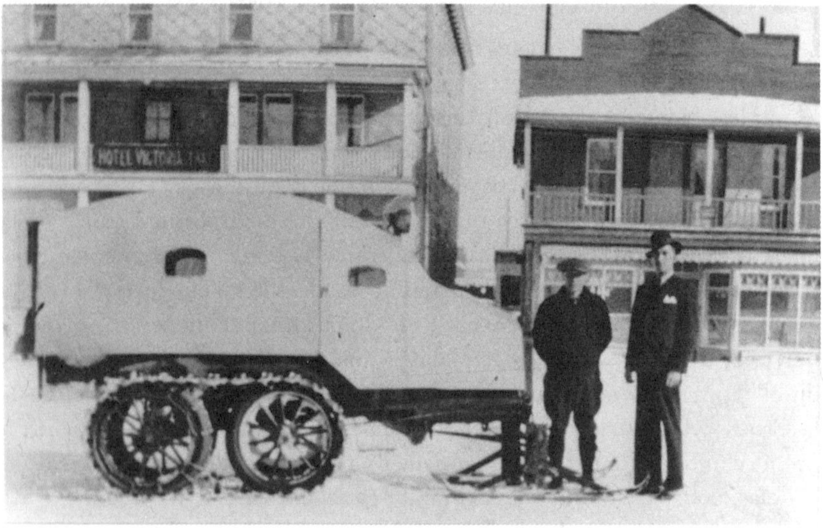

Une cabouze munie de roues à chenilles et de skis utilisée pour le service de taxi hivernal de La Sarre, devant l'Hôtel Victoria, à la fin des années 1930. Société d'histoire et de généalogie de Val-d'Or, Collection Ville de La Sarre, Fonds Léopold Lebœuf, P_0009

37. « Cabouze » est vraisemblablement une déformation de l'anglais « cab house » ; il s'agissait d'une petite cabane avec poêle à bois installée sur un traîneau.

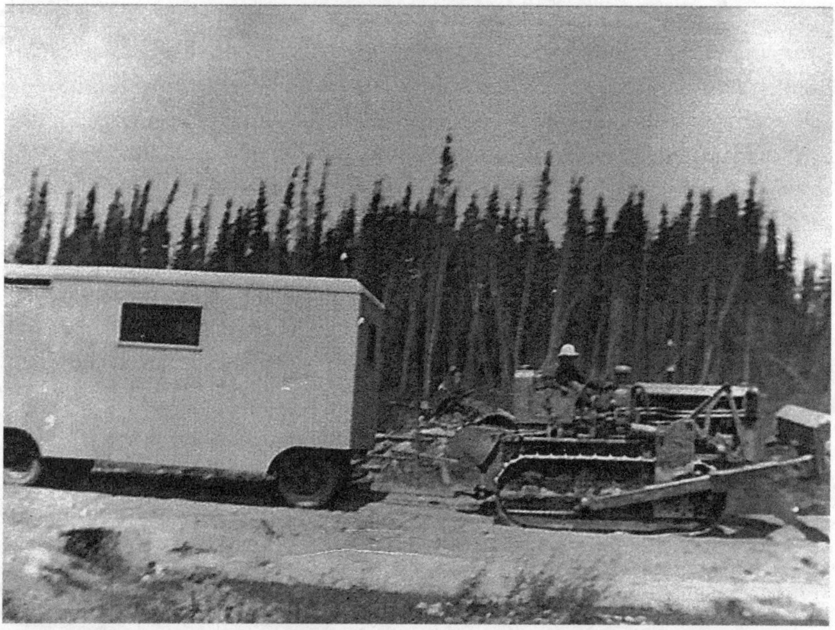

Une cabouze à Vassan, en Abitibi, dans les années 1940. Collection : Johanne Daigle

Sauf exception, l'infirmière de colonie était la première appelée à la suite d'un crime violent car ni les colonies, ni les petites municipalités pauvres ne possédaient de service de police. Juliette Jourdain-Dumont raconte qu'on est déjà venu la chercher pour un cas de meurtre suivi d'une tentative de suicide, en insistant pour que ce soit elle, plutôt que le curé, qui se rende sur place. Elle constate rapidement que le meurtrier est gravement blessé et doit être conduit d'urgence à l'hôpital, mais personne ne veut s'impliquer, de peur des suites judiciaires, et il n'y a pas de service d'ambulance. L'infirmière A-T (1954-1963) Bas-St-L (1963-1968) raconte qu'un 24 décembre, « tard dans la soirée », un homme s'était présenté en état de choc au dispensaire, pour lui demander de retourner avec lui dans une maison en répétant : « Si vous voulez pas venir, vous savez, on vous force pas parce que c'est trop laid. » Arrivée au domicile en question, l'infirmière découvre une scène de tentative de meurtre par arme à feu d'un père sur son fils suivie d'une tentative de suicide du père. Le père est défiguré et le fils, « un garçon de dix-huit ans » que l'infirmière décrit comme dur, grand et costaud, est aussi sévèrement blessé à l'abdomen et agité. L'infirmière doit alors faire transporter les deux blessés d'urgence à l'hôpital et informer la police. L'infirmière Bas-St-L (1947-1950) décrit deux cas où elle a trouvé suspecte la mort d'un bébé; dans le premier cas, elle avait constaté deux ou trois jours avant son décès que « le bébé [...] avait des marques bleues au siège p'is dans le dos, [mais] i' en avait pas ailleurs » et elle n'avait pas osé donner suite à ses soupçons, faute de preuves. Dans le second cas, il s'agissait d'un bébé qui, selon elle, « avait les deux sexes » et qui est mort sans raison apparente peu après sa naissance; elle avait alors partagé ses soupçons avec le curé de la paroisse, qui lui aurait répondu : « Qu'est-ce que tu veux qu'on fasse ? Ces gens-là, si i' acceptaient pas que l'enfant soit comme ça... ».

Son travail amenait aussi souvent l'infirmière de colonie à détecter des cas d'inceste; plusieurs d'entre elles en ont décrit. Hénédine Gendron-Beaupré raconte comment elle est intervenue dans une famille, dont le père ivrogne avait mis cinq de ses six filles enceintes, pour persuader la mère de recourir aux services sociaux. L'infirmière A-T (1954-1963) Bas-St-L (1963-1968) se rappelle deux cas d'inceste dont un entre frère et sœur; elle avait été appelée au domicile parce que l'adolescente de 15 ans de la famille avait « le feu d'urine ». À l'examen, l'infirmière constate que la jeune fille est enceinte et qu'elle couchait avec son frère, son aîné d'environ un an. L'infirmière C-N (1941-1948) raconte avoir accouché une adolescente de 14 ans qui avait été violée par son père : « [...] le bébé a été adopté par quelqu'un de la parenté, c'est moi qui a été marraine, on m'a demandé si j'acceptais d'être marraine, je ne pouvais pas dire non, dans ce temps-là, on ne savait pas dire non », ajoute-t-elle. Encore au début des années 1990 et malgré l'existence de la Direction de la protection de la jeunesse (DPJ), l'infirmière de dispensaire demeurait la seule intervenante professionnelle disponible à certains moments de l'année. Ainsi, Marie-Hélène Girard raconte avoir eu « un gros problème » avec la DPJ dans un cas d'enfant agressé sexuellement, deux années consécutives pendant la période de « freeze up » : « L'agresseur est dans le village, c'est un autre adolescent, explique-t-elle. Je ne peux pas le sortir; la police ne peut pas venir. Tu peux rien régler; la Protection de la jeunesse ne peut pas venir. Là, tout le monde vit dans ce petit milieu-là; ils sont parents. [...] T'es le seul intervenant qui agit dans tous les domaines », explique-t-elle. Si on recourait à l'infirmière de colonie pour tout, c'est en partie en raison de sa grande disponibilité.

4.2.2 Une ressource disponible et facilement accessible

Comme les autorités le leur avaient conseillé, la plupart des infirmières ont fonctionné avec un horaire souple et demeuraient disponibles 24 heures sur 24, sept jours sur sept ; celles qui ont tenté d'imposer un horaire ont rapidement dû y renoncer. Certaines n'ont même pas pris les vacances annuelles auxquelles elles avaient droit.

Conscientes que les déplacements en colonie étaient longs et difficiles, surtout en hiver, les infirmières ont rapidement pris l'habitude d'offrir leurs services le dimanche, jour où les colons se rendaient pour la messe à l'église, située près du dispensaire. La disponibilité que décrit Louisette Beaudoin-Mercier nous semble assez typique ; elle faisait « du bureau » jusqu'à 22 h, surtout le soir où les gens se rendaient au centre de la paroisse pour aller chercher leur courrier, et le dimanche après la messe : « La grand-messe était à 9 heures et demie, explique-t-elle ; ça finissait à 11 heures moins quart. Je faisais du bureau souvent jusqu'à 2 heures (pm) ; je ne pouvais pas dîner avant ça ».

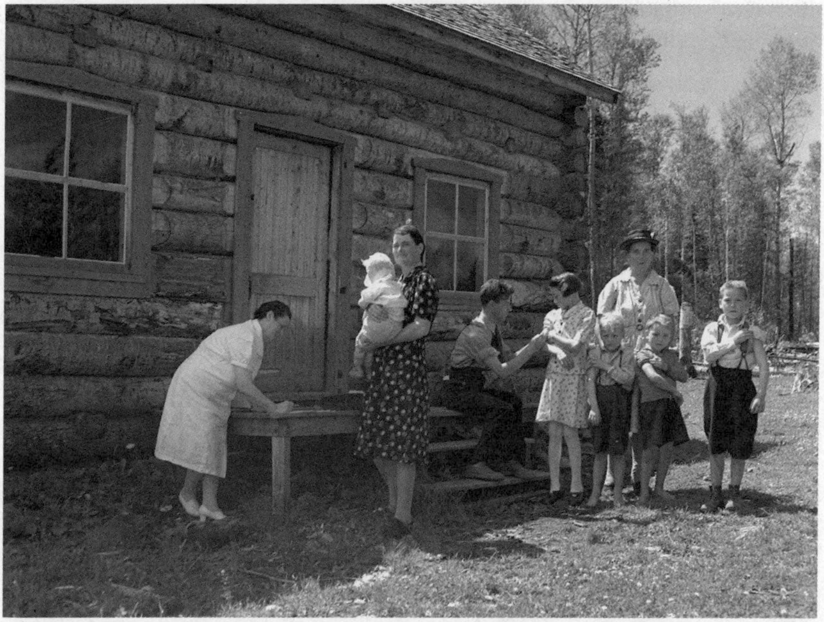

L'unité sanitaire ambulante, avec l'infirmière Gilberte Jérôme, de passage à l'île Népawa, en 1943. Photo : Donat C. Noiseux, BAnQ-Centre de Québec, Fonds ministère de la Culture et des Communications, Office du film du Québec, E6,S7,SS1,P13643

Lorsqu'elle a dû quitter son poste pour céder la place à un médecin, l'infirmière C-N (1941-1948), qui n'avait pas d'heures de bureau, dit que ce dernier avait été très contrarié de se faire déranger « à toute heure du jour et de la nuit ». Toutes les infirmières qui ont exercé en colonie avant leur syndicalisation ont affirmé avoir été disponibles nuit et jour et, comme leur résidence était aussi leur lieu de travail, cela signifiait accepter de se laisser envahir jusque dans son intimité. Angéline Hudon-Langlois raconte qu'il est arrivé que son mari et elle se fassent intercepter en voiture pour une urgence; une autre fois, il a fallu que ce dernier se fâche lorsque quelqu'un s'est présenté au dispensaire pour obtenir un médicament, en insistant, alors que l'infirmière était sur son départ pour aller accoucher de son deuxième enfant. Nicole Dionne-de la Chevrotière décrit jusqu'où cela pouvait aller: « Les gens venaient à n'importe quelle heure; ils savaient qu'ils allaient être bien accueillis. S'ils étaient à jeûn (sic), souvent ils mangeaient avec nous autres; c'était ouvert, c'était une maison ouverte », dit-elle. Elle raconte que même lorsque sa famille a eu un chalet où elle espérait trouver un peu de repos, les gens s'y présentaient pour obtenir des soins. Elle n'avait même pas pu avoir de répit après son premier accouchement dans son propre dispensaire: « il y en a une qui faisait une grippe; elle était venue pour prendre une injection de pénicilline. Je l'avais fait coucher en travers sur le lit, au pied du lit, p'is j'avais demandé à mon mari: "apporte-moi ma seringue et la fiole de pénicilline". Je lui avais donné son injection [...] dans ma chambre à coucher », raconte-t-elle, et elle ajoute « Il fallait se sauver b'en loin pour quinze jours de vacances ». Ayant travaillé dans trois colonies, madame de la Chevrotière dit que c'est seulement dans son dernier poste à Cadillac, en réalité un village minier, qu'elle a pu faire respecter ses heures de bureau; cette situation peut s'expliquer par le fait qu'elle était la première infirmière de cette municipalité organisée, auparavant desservie par un médecin embauché par la mine.

Comme plusieurs de ses consœurs, l'infirmière Gasp (1950-1974) dit qu'elle n'a jamais pris de vacances; elle n'a demandé un congé qu'une seule fois lorsqu'une de ses sœurs est décédée. Celles qui sont demeurées en poste après leurs accouchements n'ont pas pris de congé de maternité non plus. L'introduction des antibiotiques a exigé une disponibilité continue des infirmières car, une fois commencée, l'administration du médicament devait se poursuivre sans interruption jusqu'à la fin du traitement. Jeannette Coulombe-Morneau en témoigne: « [...] quand la Pénicilline est arrivée, en injections, c'était aux trois heures; ça voulait dire qu'en voiture, tu faisais du millage. Tu passais des grandes journées sur la route ». Puis la pénicilline à action prolongée, administrable aux 24 heures, est arrivée. Marcelle Laliberté-Saint-Aubin, qui a accouché de ses enfants à la maison, n'a pas connu les congés de maternité et se rappelle avoir donné des injections de pénicilline dans sa chambre à coucher pour ne pas interrompre un traitement.

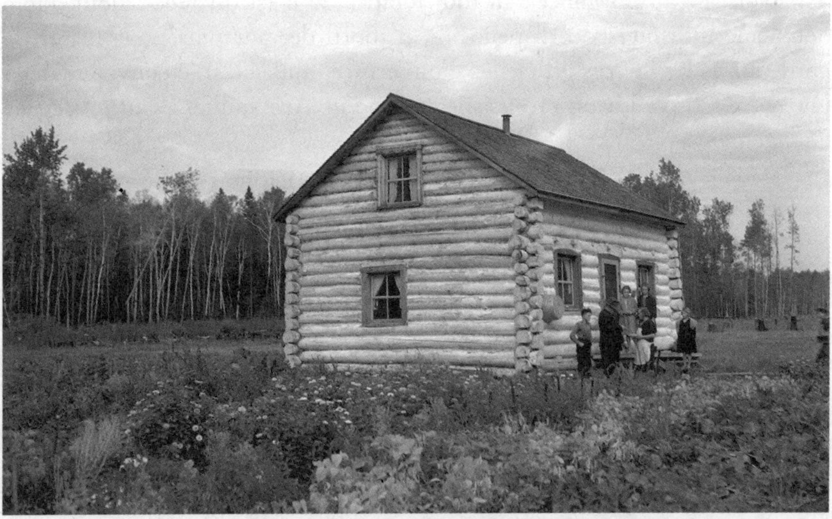

Les familles pouvaient compter sur la disponibilité constante des infirmières en cas de besoin, en particulier lors des premières années de leur établissement sur une terre de colonisation. On voit sur la photo la famille d'Albert Poirier, à l'île Népawa en Abitibi, en 1942. Photo : Donat-C. Noiseux, BAnQ-Centre de Québec, Fonds ministère de la Culture et des Communications, Office du film du Québec, E6,S7,SS1,P8982

Cette disponibilité exceptionnelle a prévalu jusqu'au 24 novembre 1966, date de la signature d'une convention collective conçue pour les infirmières exerçant en milieu hospitalier, mais qui s'appliquait aussi à celles encore postées en colonie, puisqu'elles avaient été rattachées aux US. Cette convention restreignait, en principe du moins, la durée d'une semaine de travail à 36,5 heures[38], mais plusieurs infirmières ont continué d'offrir leurs services au-delà des 36,5 heures convenues malgré les pressions exercées sur elles par les autorités. Ainsi, Edna Lachance travaillait en principe « 36 heures et quart » par semaine, faisant normalement de la « clinique générale » quatre après-midis par semaine et réservant ses mercredis pour visiter à domicile les personnes incapables de se rendre au dispensaire, par exemple pour un contrôle de la tension artérielle et le renouvellement des médicaments prescrits ; les avant-midis étaient réservés

38. Robert Germain, *Le mouvement infirmier au Québec, 50 ans d'histoire* (Montréal : Éditions Bellarmin), 1985, p. 281-287.

aux personnes qui avaient besoin d'être revues pour vérifier l'efficacité de l'intervention posée. Cependant, il lui arrivait souvent de faire des prises de sang entre 5 h et 6 h du matin pour accommoder les employés de l'industrie de la pêche, qui travaillaient de 7 h à 18 h en saison, et elle répondait bien sûr aux urgences en tout temps. Ce n'est qu'avec l'ajout d'une deuxième infirmière au dispensaire, d'abord de jour puis pour rester de garde après les heures officielles d'ouverture, que la durée convenue de la journée de travail a pu être respectée. Sœur Armandine Jean a vécu ce changement :

> présentement, [...] je commence à 8 heures (am), je finis à 4 heures (pm) ; i'y en a une de garde. Mais autrefois non, ce n'était pas ça ; on travaillait tant qu'il y avait de l'ouvrage. [...] J'ai vu avec les médecins qui venaient [faire leurs consultations périodiques] [...], souvent commencer le matin à 8 heures, p'is les médecins se rendaient jusqu'à 9 heures (pm) eux autres mêmes. Quand le médecin était parti, nous autres on avait toute la papeterie (paperasse administrative) à remplir, toutes les affaires à remettre à l'ordre, pour recommencer le lendemain matin là.

En plus d'être disponible, l'infirmière de colonie était facilement accessible : son dispensaire était situé près des lieux régulièrement fréquentés par les colons ; elle se rendait au besoin à domicile ; elle assurait une continuité des soins par sa présence constante ; elle connaissait intimement ses gens et savait se mettre à leur portée. À propos de l'importance de la proximité, l'infirmière Gasp (1936-1976) explique qu'elle n'aurait pas pu aller soigner à domicile et « réchapper » un bébé prématuré si la famille de cet enfant n'avait pas habité tout près de chez elle, puisqu'elle allait donner des soins au bébé d'abord toutes les deux heures, puis aux trois heures : « J'aurais pas pu faire ça à un mille (1,6 km) », précise-t-elle. Marcelle Laliberté-Saint-Aubin souligne le fait que les infirmières de colonie allaient à domicile : « Quand les CLSC disent "on va faire des points de service", [...] les gens pensent toujours [...], qu'il va y avoir une infirmière. Nous autres, c'était 24 heures par jour qu'on allait à domicile ; aujourd'hui les médecins ne vont pas à domicile. » Elle décrit l'évolution des besoins avec le vieillissement des populations de colons ; pendant ses 10 premières années d'exercice à Saint-Vital-de-Clermont, ce sont surtout les accouchements qui l'occupaient 24 heures sur 24, mais lorsqu'elle a repris le travail en 1971 dans le village de Duparquet, après une interruption de onze ans, ce sont les personnes âgées qui la sollicitaient. Georgette Soumis donne aussi comme exemple typique l'administration à domicile, par injection aux quatre heures, d'un « calmant » à une personne, souvent âgée, en phase terminale de cancer.

Il ne faut pas sous-estimer les avantages que cette présence continue pouvait procurer pour résoudre les problèmes de santé. L'infirmière C-N (1941-1948), par exemple, raconte comment elle avait insisté auprès d'un médecin pour qu'il accepte d'admettre à l'hôpital une femme qui en était à sa troisième « crise du foie », alors qu'il avait retourné la patiente chez elle sans intervention : « il l'a opérée d'urgence à minuit ; elle a fait une crise en arrivant, p'is il l'a opérée. [...]. C'est parce que je connaissais les gens », conclut-elle. Monique Lachance raconte qu'un soir de veille de Noël, elle reçoit un appel d'une jeune fille lui disant que sa mère venait de tomber et qu'elle était morte. Dans son énervement, la fille oublie de se nommer, mais l'infirmière réussit à trouver d'où provient l'appel car elle reconnaît la voix. Il n'est donc pas étonnant de constater que l'infirmière de colonie constituait une présence réconfortante pour sa population.

4.2.3 Une présence réconfortante

Le besoin d'écoute, que nous avons déjà signalé, pouvait se manifester d'une multitude de façons. Plusieurs infirmières étaient conscientes que la visite au dispensaire pouvait représenter pour bien des gens une activité sociale, une occasion de voir un visage différent de ceux du quotidien et peut-être un peu plus ! À cet égard, en l'absence de moyens de communication modernes, le style de vie même modeste de l'infirmière pouvait constituer une distraction pour les gens, raison de plus si cette dernière voyageait et entretenait des liens avec l'extérieur. Cependant, c'est d'abord comme confidente que l'infirmière était appréciée parce qu'elle était bien intégrée dans son milieu et que les gens lui faisaient confiance. Conscientes de l'importance de l'écoute dans leur travail, plusieurs infirmières ont cherché à améliorer leur compétence en relation d'aide psychologique par des lectures ou en suivant des cours, mais l'ampleur des problèmes rencontrés a parfois dépassé leurs capacités. Enfin, l'infirmière de colonie a joué un rôle d'accompagnante pour diverses personnes qui avaient besoin d'une présence réconfortante.

En plus d'être disponible, l'infirmière de colonie était bien intégrée dans le milieu de vie des gens, de sorte qu'il pouvait s'établir entre la population locale et elle une collaboration fructueuse. Louisette Beaudoin-Mercier attribue en partie l'affection et le respect que les colons lui vouaient au fait qu'elle se mettait à leur portée : « Je me suis mise à leur égalité, dit-elle ; je les ai jamais snobés, p'is j'ai jamais essayé de leur en imposer. Je parlais comme eux, p'is je vivais pas mal comme eux aussi. » Annette Bélanger-Beaupré partageait la vie de ses villageois en participant à l'organisation de bingos ou de bazars et à la décoration de l'église pour Noël :

« j'étais une paroissienne comme les autres tout simplement. Alors, ma vie c'était ça : être avec les autres, tout en étant infirmière, faire comme les autres. [...] pour les gens c'est bien important », ajoute-t-elle. Parce que les gens la sentaient proche, ils n'hésitaient pas à partager leurs inquiétudes à propos d'un voisin, par exemple. Ainsi, Edna Lachance raconte comment elle a pu aider un homme veuf qui ne se remettait pas de la perte de sa fille : « des fois, les gens disaient " ça fait une journée qu'on l'a pas vu ". Ils m'appelaient, p'is moi, je m'en allais chez lui ; [...] je passais des fois mon dimanche après-midi avec lui ». Elle affirme avoir appris dans sa formation en « Outpost Nursing » l'importance de considérer l'être humain dans sa globalité, ce qui signifiait aussi tenir compte de l'environnement géographique de la personne. Elle raconte le cas d'un homme originaire de Blanc-Sablon qui habitait temporairement La Tabatière, où il travaillait à la construction d'un bateau. Cet homme était allé la consulter parce qu'il ne dormait pas et qu' « il voulait des pilules pour les nerfs », mais en parlant avec lui, elle a découvert qu'il logeait dans un bâtiment situé derrière une montagne qui lui cachait la mer alors qu'à Blanc-Sablon, la mer est omniprésente. Peut-être aussi que sa femme lui manquait. Madame Lachance l'a donc persuadé de profiter d'un congé pour retourner chez lui, tout en lui précisant qu'il pourrait toujours, au besoin, consulter un médecin à Blanc-Sablon et elle lui demanda de revenir la voir à son retour. Lorsque cet homme est revenu, non seulement était-il en pleine forme, mais il connaissait la solution à ses problèmes d'insomnie ; madame Lachance conclut : « [...] des pilules pour dormir, pas besoin de ça ! ».

La raison de consultation avouée peut n'être qu'un prétexte dissimulant un problème moins visible qu'une infirmière proche de son monde sait détecter. Par exemple, l'infirmière C-N (1988+) parle de ses « abonnés », qu'elle décrit comme des personnes seules et fragiles. Elle raconte le cas d'une jeune mère qui la consulte à la veille du carnaval de Kégaska parce que ses enfants « toussent un petit peu depuis deux jours ». L'infirmière comprend que cette femme a en réalité besoin d'une approbation pour s'évader de sa routine, et elle conclut : « Ça, c'est du maternage. [...] Quand tu as besoin de faire ça, [...] c'est que, au niveau psychologique, elle est probablement dans une période où elle a besoin de se faire materner un p'tit peu. »

Monique Lachance parle de son côté des gens qui la consultent après avoir été chez le médecin, soit pour se faire confirmer le diagnostic posé, soit pour se le faire expliquer « en mots ordinaires » ; elle effectue de la même manière le travail des pharmaciens, dont les explications sont parfois insuffisantes ou difficiles à comprendre. Elle raconte également comment elle a apprivoisé en quelque sorte un étranger du village simplement en allant le voir à domicile et en faisant un effort pour comprendre son mauvais français ; il s'agissait vraisemblablement d'un Polonais venu s'établir dans la région plusieurs années auparavant pour y travailler comme mineur.

Le fait de connaître les familles aidait à construire cette confiance. À cet égard, Hénédine Gendron-Beaupré explique que, dans son premier poste (une colonie d'au plus 2 000 habitants), elle connaissait « les familles par cœur… le nom de tous les enfants » alors que dans le deuxième, elle desservait 6 000 personnes ; cette familiarité avec les gens n'était plus possible. Plusieurs infirmières ont révélé avoir agi comme confidente dans leur milieu et expliquaient que ce fait était lié à leur connaissance intime des familles et à leur grande discrétion, secret professionnel oblige : « […] les gens qui avaient besoin de se défouler, dit Justine Guy-Goulet, venaient se défouler p'is ils savaient que ça restait là ». Jovite Langis-Côté explique que, dans ses premières années en colonie, c'est le curé que les gens consultaient pour leurs problèmes d'ordre psychologique, mais lorsque les prêtres sont devenus moins disponibles, c'est vers elle que les gens se sont tournés, et elle ajoute avec ironie : « il y avait des petites confessions, [mais] je donnais pas l'absolution hein ».

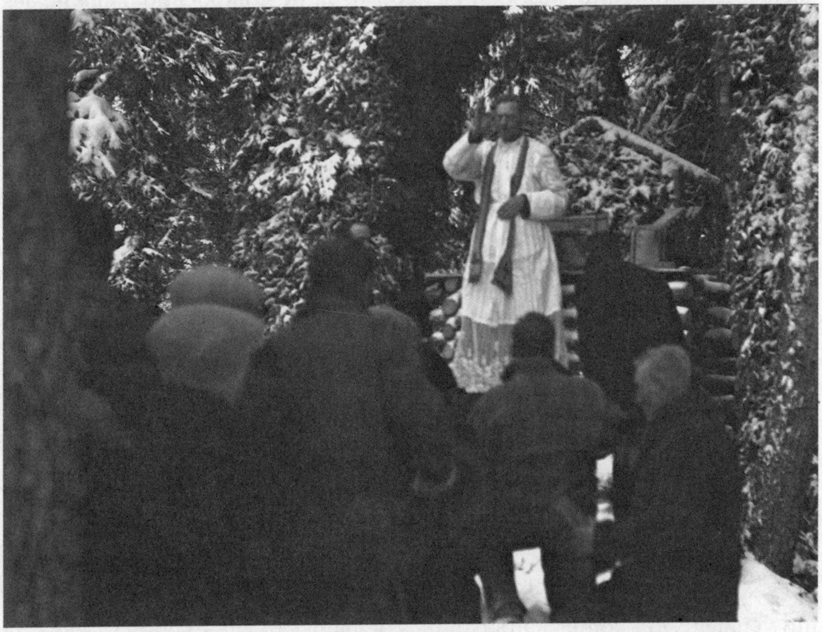

Le prêtre est toujours présent lors de l'ouverture de colonies. Ici, une célébration de la messe en plein air durant l'hiver à Laferté, en Abitibi, en 1933. BAnQ-Centre de Rouyn, Fonds Canadien National : 08-Y,P213,P236

C'est souvent à l'infirmière que les grossesses hors mariage étaient révélées ; Mary Leblanc, par exemple, raconte qu'une jeune fille était venue lui confier qu'elle était enceinte de son futur mari et elle craignait qu'il en soit « fâché ». Alberte Labrie a pris l'initiative de donner le soir, après sa journée de travail, « une série de cours » comprenant des notions d'éducation sexuelle : « [...] je sentais qu'il y avait des femmes qui savaient pas comment dire ça (la puberté et la sexualité), p'is qui étaient inquiètes de leurs filles adolescentes », dit-elle. Les infirmières qui étaient aussi mères de famille se sentaient plus à l'aise dans ce rôle de confidente, surtout pour tout ce qui découlait de la condition féminine. L'infirmière A-T (1950-1952+1962-1978), elle-même mère de cinq garçons et d'une fille, rapporte avec humour que le mari d'une femme de sa colonie lui a déjà dit : « Garde, je vous trouve tellement patiente ! Moi, je viens vous conduire ma femme à toutes les semaines ; elle arrive ici en pleurant, p'is elle sort d'ici en riant ! C'est une vraie maladie, il faut qu'elle vienne vous voir. » L'infirmière ajoute : « Je les faisais parler, je les faisais [se] vider. » Thérèse Mercier confirme l'importance de ce rôle de confidente et estime qu'il constituait « quasiment 30 à 35 % » de son « traitement » : « Dieu sait si j'étais à l'écoute des problèmes de couple, même de tous les âges. Du côté sexualité, on en parle pas, tout ce qui pouvait se véhiculer ». Elle parle de certains accouchements rendus difficiles, non pas en raison de complications médicales mais plutôt du fait de l'immaturité de mères adolescentes qui, même mariées, « allaient se cacher en dessous du lit » le moment venu et qui refusaient de se laisser examiner. Elle témoigne aussi des nombreux cas de grossesse chez des jeunes filles qui ne voulaient pas avouer leur état à leurs parents. L'une d'entre elles était allée jusqu'à nier son état de grossesse, même après le début du travail ; madame Mercier avait réussi à la persuader de se laisser conduire « à la crèche » pour y accoucher et elle avait fait croire aux parents que leur fille avait été malade.

Comme plusieurs de ses consœurs, Nicole Dionne-de la Chevrotière est convaincue que « c'est finalement les émotions qui rendent les gens malades » et elle déplore que la médecine soit devenue « inhumaine », faute de temps pour écouter : « c'est que les gens voudraient parler, voudraient se raconter », explique-t-elle en précisant que les infirmières avaient « du temps pour ça ». Des infirmières auraient parfois préféré que certains problèmes soient confiés au curé ou à un psychiatre, car elles ne se sentaient pas préparées pour aider les gens à les résoudre. Juliette Jourdain-Dumont, par exemple, trouve qu'elle manquait d'expérience pour aider les couples qui venaient lui « conter leurs troubles de ménage » car, explique-t-elle, « je n'étais pas mariée ; j'avais jamais couché avec un homme ». Aussi, même si les gens lui faisaient davantage confiance qu'à leur curé pour leurs problèmes intimes, cette infirmière les encourageait à consulter ailleurs. L'infirmière A-T (1958-1962) regrette son manque d'expérience « parce que, explique-t-elle, la vie m'a appris des choses ; ça serait tellement plus facile [maintenant]. Il me semble que je les aiderais encore plus ces gens-là ».

Pour mieux faire face à ce type de problèmes, quelques infirmières ont suivi des formations à l'instar de Bérangère Martel-Méthot, qui avait « suivi un petit cours d'alcoolisme à Sherbrooke [...] deux étés de temps », et qui raconte comment elle a pu mettre à profit ses compétences pour aider un alcoolique de sa colonie. Parfois cependant, devant l'ampleur du problème, même une infirmière d'expérience comme Hénédine Gendron-Beaupré, elle-même veuve et mère de deux enfants, pouvait se sentir dépassée. Selon cette infirmière, qui avait occupé un dispensaire en Gaspésie avant d'être mutée sur la Côte-Nord, cette deuxième région présentait une proportion plus élevée de « problèmes de boisson, problèmes de drogues », d'enfants handicapés et de détresse sociale.

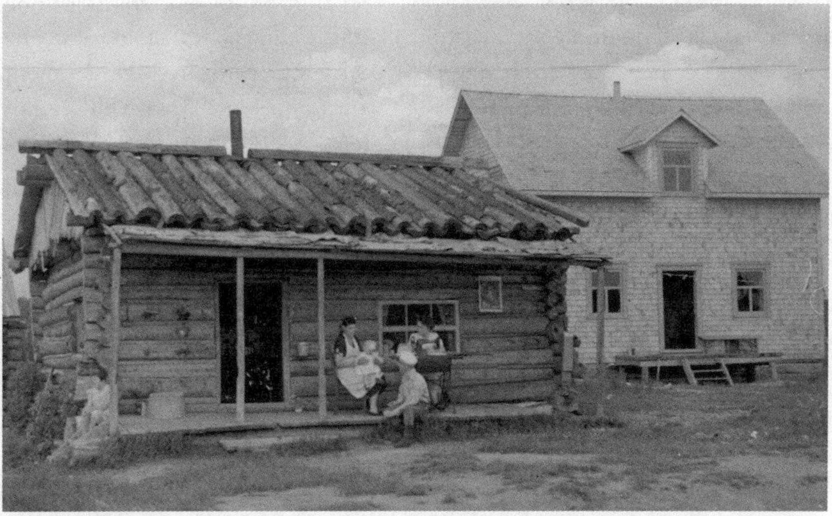

Une famille sur la galerie d'une maison de colonisation à Saint-Octave-de-l'Avenir, en Gaspésie, en 1938. Il n'était pas rare de construire la nouvelle maison à côté du premier camp en bois rond. Société historique de la Côte-du-Sud, Fonds Maurice Proulx, F104-7-5-4-2

Elle raconte le cas particulièrement tragique d'une femme qui s'était présentée à elle en disant qu'elle craignait de faire une dépression, et pour cause : le mari de cette femme était suivi en psychiatrie à la suite d'un accident ; elle avait un fils de 23 ans épileptique, sans travail, un autre garçon et une fille, tous deux handicapés mentaux, qui habitaient tous avec elle.

Madame Gendron-Beaupré explique qu'elle acceptait de suivre de tels cas, mais qu'elle leur demandait de consulter aussi un médecin. La dame durement éprouvée est effectivement allée voir un médecin qui lui a prescrit de l'Élavil, mais il est évident que ce médicament ne pouvait régler le problème de fond. Elle a donc continué de voir régulièrement l'infirmière qui, en plus de l'écouter, l'encourageait à sortir de chez elle pour voir des gens et se divertir un peu, en lui expliquant qu'il était normal qu'elle soit déprimée dans de telles circonstances.

Cette dernière situation montre que l'infirmière de colonie, par sa capacité d'écoute, pouvait constituer une part non négligeable du traitement médical d'une personne, surtout pour des problèmes de santé mentale. Ce n'est pourtant qu'après sa retraite que madame Gendron-Beaupré a suivi des cours de psychologie pour sa culture personnelle, et elle a alors déploré ne pas avoir bénéficié de ces connaissances plus tôt. L'infirmière C-N (1988+) donne aussi de nombreux exemples de cas où des personnes se sont présentées au dispensaire en utilisant un malaise physique quelconque comme prétexte, alors que le problème réel était plutôt leur solitude : une femme se plaint de douleurs à l'estomac, mais l'infirmière découvre qu'elle s'est disputée avec son mari ; une adolescente qui consulte régulièrement pour « des petits bobos » et qui cesse de voir l'infirmière dès qu'elle se fait « un petit copain » ; des personnes âgées « bien " plaignardes " [...] qui s'ennuyaient beaucoup » et qui cessaient de faire venir l'infirmière à domicile pour des riens après deux mois de visites assidues de cette dernière.

La proximité de l'infirmière lui permettait aussi d'accompagner les gens dans toutes sortes de circonstances éprouvantes. Annette Bélanger-Beaupré raconte comment elle a protégé une femme en fin de grossesse dont le mari venait de se faire tuer par un train. Sachant que la dame était suivie par un médecin de Québec où elle devait accoucher, l'infirmière a prétexté devoir se rendre dans cette ville et a offert à la dame de l'accompagner ; madame Bélanger-Beaupré voulait éloigner la femme de la colonie avant qu'elle n'apprenne le terrible accident, ce qui risquait de nuire à son accouchement. Ainsi protégée, la dame a pu accoucher sans problèmes à l'hôpital. L'infirmière A-T (1954-1963) Bas-St-L (1963-1968) raconte comment elle a accompagné chez lui un homme atteint d'un cancer jusqu'à ce que la famille de ce dernier, qui était originaire de Montréal, décide de le faire hospitaliser dans cette ville : « [...] il est tombé dans le coma presque tout de suite, raconte-t-elle. [...] on m'a raconté [...] [qu'il] m'a demandée jusqu'à la fin, il est mort cinq jours plus tard ». Elle parle de la complicité qui s'était installée entre elle et le mourant, qui lui avait révélé des aspects de sa vie qu'il n'avait jamais confiés, même pas à sa femme. Après le décès, l'infirmière compensait également l'absence de services funéraires et accompagnait les proches dans leur deuil. L'infirmière C-N (1941-1948) raconte que les gens allaient la chercher pour les aider à « préparer le mort, le laver p'is l'exposer » parce qu'ils savaient qu'elle l'avait connu. Elle ajoute que lorsque, le printemps venu, on pouvait enterrer les gens décédés durant l'hiver, les proches qui souhaitaient voir leur mort une dernière fois lui demandaient de le regarder et de leur dire si elle jugeait qu'ils pouvaient à leur tour le voir sans être trop perturbés ! L'infirmière Gasp (1950-1974) raconte que, dans sa colonie, les gens veillaient leurs morts à la maison pendant deux jours ; elle allait le soir réciter un chapelet pour les accompagner. Thérèse Mercier précise que cette veillée était abrégée l'été et elle raconte que les gens de l'Île-aux-Grues s'attendaient à ce qu'elle y participe, surtout le deuxième jour ; « des fois, [...] disons que je le faisais jusqu'à deux, trois heures du matin », dit-elle. Cette habitude de prier avec les gens s'ajoute à de nombreuses autres démonstrations de la foi chrétienne, avouée par presque toutes les infirmières que nous avons rencontrées.

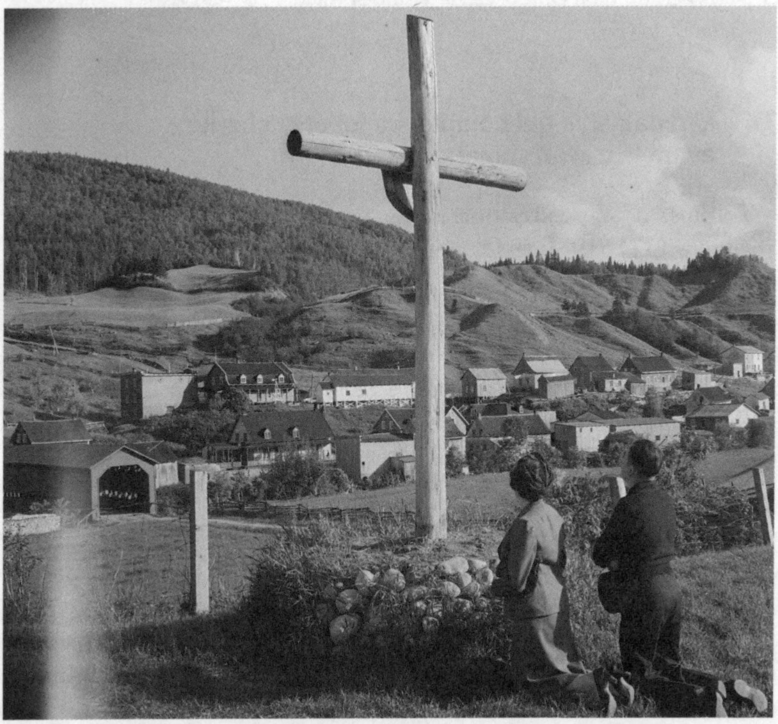

Un couple s'agenouillant devant la croix de chemin à l'Anse Saint-Jean, au Saguenay, en 1941. Photo : Herménégilde Lavoie, BAnQ-Centre de Québec, Fonds ministère de la Culture et des Communications, Office du film du Québec, E6,S7,SS1,P10194

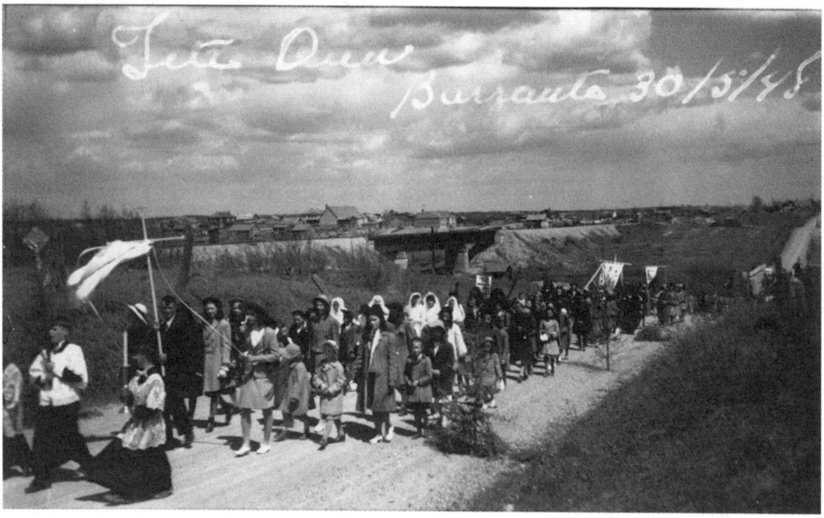

Une procession de la Fête-Dieu, à Barraute en Abitibi, le 30 mai 1948. Société d'histoire et de généalogie de Val-d'Or, Collection Victorien Naud, P257_0013

4.2.4 L'impalpable qui compte. La foi et la charité avant le travail social

Traduisant une conviction partagée par la plupart de ses consœurs, l'infirmière C-N (1941-1948) affirme avec modestie : « si j'ai réussi, c'est pas de ma faute ; le Seigneur m'a aidée énormément. Je plains ceux qui n'ont pas la foi parce que moi, ça m'a aidée beaucoup, beaucoup d'avoir la foi ; […] sans la foi, je ne sais pas ce que j'aurais fait ». Cette foi vécue au quotidien s'accompagnait d'une autre vertu chrétienne : la charité, laquelle a pallié le manque parfois tragique de ressources des colons bien avant l'instauration des services sociaux.

La foi des infirmières de colonie pouvait s'exprimer de diverses manières. Par exemple, l'infirmière Gasp (1950-1974) gardait dans sa trousse une petite statue de la Vierge, tandis que l'infirmière Bas-St-L (1960-1975) C-N (1983-1987) ne partait jamais pour un accouchement sans « une bouteille d'huile de Sainte-Anne », convaincue que « c'était plus important que les autres affaires » ! Au-delà de ces rituels, certaines infirmières avaient des convictions profondes qui les guidaient dans leur travail de soignantes. Ainsi, Annette Bélanger-Beaupré explique comment elle s'y prenait pour remonter le moral de ses pauvres gens qui se percevaient comme n'étant rien, « juste un colon » :

> « dites pas que vous n'êtes rien ; c'est faux. Vous êtes quelqu'un ; [...] si vous élevez votre esprit un petit peu plus haut, vous êtes un enfant de Dieu et ça, c'est le plus primordial », leur disait-elle. [...] Alors c'est un peu, moi, ma manière de comprendre le monde, c'est [...] de leur donner leur vraie valeur p'is de leur donner confiance en eux autres mêmes.

Il serait faux de prétendre que toutes les infirmières ont fait preuve d'abnégation et de charité dans l'exercice de leurs fonctions, mais la très grande majorité d'entre elles ont été sensibles à la misère qui les entourait. Les archives contiennent quelques exemples où des gens se sont plaints de ce qu'ils percevaient comme des tarifs excessifs chargés par leur infirmière ; la plupart du temps, ces critiques n'étaient pas justifiées, mais elles pouvaient parfois l'être. Ainsi, le 24 février 1964, une résidente de Duparquet se plaint des tarifs de l'infirmière Marie-Éva Côté, qu'elle juge plus chers que ceux du médecin : 5$ pour un examen de femme enceinte, « 2.50 $ du voyage (sic) » pour ses visites à domicile et « 2.00 $ pour prendre la pression (sic) »[39].

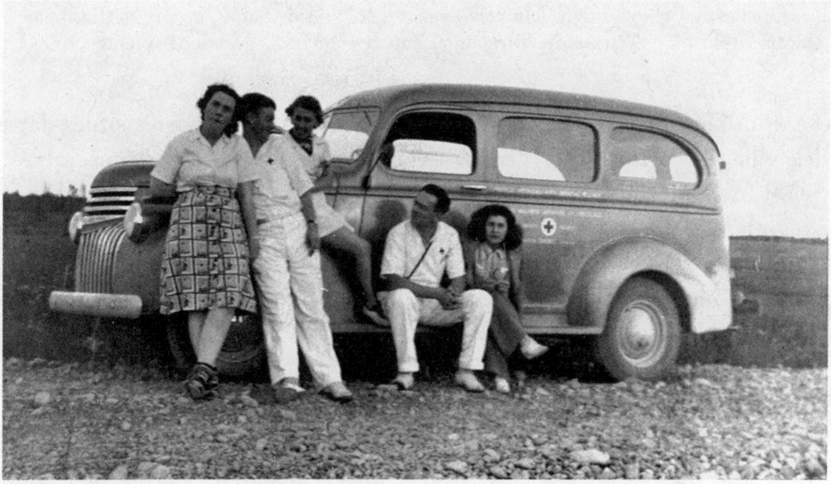

L'infirmière Éva Côté, avec le docteur Pagé et deux autres personnes, tous appuyés sur la voiture-ambulance de la Croix-Rouge, de passage dans la région d'Amos en Abitibi, en 1941.

Quelques infirmières ont dû composer avec la présence d'une réserve d'autochtones à proximité de leur dispensaire, avec ce que cela signifie de cas de misère que certaines ont parfois jugés assez sévèrement. Dans l'entretien qu'elle nous accordait, une infirmière avouait avoir gardé pendant

39. ANQ-AT, madame Normand Plante, résidente de Duparquet, « aux gérant », 24 février 1964.

un an une paire de bottines qu'une mère indienne lui avait laissée en garantie contre du lait Carnation pour son enfant.

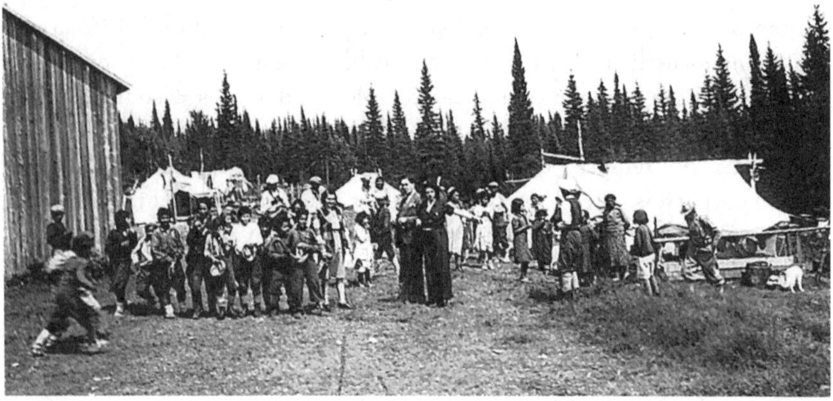

Des familles autochtones dans leur campement d'été près de Saint-Nazaire-de-Berry, en Abitibi. L'infirmière Marguerite Turgeon visitait ces familles logées sous la tente.

Plus subtilement, des infirmières recherchaient les postes situés dans des villages relativement prospères et fuyaient les colonies misérables. Selon Marcelle Laliberté-Saint-Aubin, la colonie de Val-Saint-Gilles, par exemple, ne gardait pas ses infirmières longtemps parce que les gens étaient pauvres et ne payaient pas les services de ces dernières. Elle-même postée à Saint-Vital-de-Clermont, un village minier pauvre, mais dont les résidents mineurs gagnaient de bons salaires et bénéficiaient d'une assurance, était en mesure d'apprécier la différence. Ainsi, même si elle gagnait comme infirmière de colonie la moitié de son salaire antérieur à l'hôpital, elle pouvait se reprendre avec la vente de médicaments, les extractions dentaires et ses honoraires pour les accouchements des femmes de mineurs. Georgette Soumis confirme cet avantage d'être postée dans un village situé à proximité d'une mine. L'infirmière A-T (1958-1962) dit qu'elle chargeait un dollar pour une visite à domicile, qu'elle vendait les médicaments plus cher que ce qu'elle les payait et qu'elle chargeait 20$ pour un accouchement. Elle s'était acheté « une grosse Pontiac coupé sport » et gagnait plus que son mari travailleur social.

Certaines infirmières se sont aussi un peu endurcies après avoir vécu des expériences qui ont mis leur esprit charitable à rude épreuve. L'infirmière A-T (1950-1952+1962-1978) nous en donne un exemple. La première colonie où elle a travaillé était en fait une municipalité organisée peuplée de familles qu'elle décrit comme « pauvres, des familles difficiles, très difficiles » qui se contentaient de vivre avec les 52 $ qu'elles recevaient mensuellement du gouvernement ; « je trouvais qu'ils étaient tous malades parce que invalides de tête », dit-elle en ajoutant que les infirmières ne restaient pas longtemps dans ce village, ce que nos données confirment. Elle raconte une anecdote où elle a cherché en vain à aider une famille particulièrement misérable dont elle avait conduit trois des enfants à l'hôpital parce qu'ils étaient couverts de piqûres de moustiques infectées en raison du fait qu'il n'y avait pas de vitres à trois fenêtres de la maison. Ayant fait des démarches auprès d'un marchand pour obtenir à rabais tout le nécessaire pour corriger le problème, cette infirmière décrit comment elle avait amené le père à faire les réparations nécessaires pour le voir ensuite casser une des vitres afin de pouvoir y passer le fil de la télévision ! Devant la colère de l'infirmière, l'homme lui réplique : « je pense que vous vous en faites b'en plus qu'on peut s'en faire nous autres, garde ; nous autres, on s'en fait pas avec ça ». Elle parle aussi d'autres familles très pauvres qui, malgré leurs efforts, n'arrivaient pas à s'en sortir parce qu'elles étaient souvent sous-alimentées. À l'opposé des cas désespérés, il y avait heureusement ceux où un coup de pouce pouvait faire la différence. L'infirmière A-T (1954-1963) Bas-St-L (1963-1968) raconte avoir aidé un jeune couple, arrivé en colonie avec deux enfants et seulement 50 livres de bagages, en donnant à la femme tous les sacs de retailles de tissu qu'elle avait accumulés en faisant sa propre couture. Elle a pu constater que la jeune femme avait fait très bon usage des retailles : « quand je suis allée mettre son bébé au monde, il y avait des rideaux dans toute la maison et il y avait des petites robes, se rappelle-t-elle ; elle avait fait des combinaisons de couleurs. C'était joli, vous en avez pas idée. Elle avait tout utilisé ».

Malgré ces quelques réserves qu'il fallait apporter, les très nombreux actes charitables posés par la grande majorité des infirmières de colonie méritent d'être soulignés comme une caractéristique de leurs services. S'il est vrai que la charité faisait partie des valeurs sociales de l'époque et que beaucoup de gens ont contribué à soulager la misère des colons, l'infirmière était appelée tout autant sinon plus que le curé à faire preuve de charité pour plusieurs raisons. Non seulement elle vivait dans la colonie, mais son travail l'obligeait aussi à aller dans les domiciles des colons et à être témoin de leur misère ; elle pouvait constater à quel point les privations étaient liées aux maladies et nécessitaient des interventions autres que médicales. La charité de l'infirmière a pris diverses formes : aider, mobiliser tout un chacun, s'impliquer personnellement, donner temps, énergie, argent et autres biens.

Entre l'assistance publique d'avant la Révolution tranquille et le bien-être social qui l'a suivie, l'infirmière de colonie a aidé de nombreuses personnes, parfois analphabètes, en téléphonant, écrivant des lettres, remplissant des formulaires pour que ces dernières obtiennent une variété de biens et services. Ainsi, Hénédine Gendron-Beaupré a aidé les gens à obtenir l'assurance-chômage et à faire reconnaître leurs droits en remplissant pour eux les formulaires requis; normalement, ce rôle revenait au curé de la paroisse, mais celui de sa colonie gaspésienne était d'origine tchèque et ne maîtrisait pas suffisamment le français ni l'anglais pour être utile à cet effet. Après avoir été transférée sur la Côte-Nord où elle devait couvrir une population de 6 000 habitants et où il se produisait au moins un accident par semaine, elle n'a plus été capable de répondre à toutes les demandes d'assistance de toutes sortes. Louisette Beaudoin-Mercier raconte même que ses colons allaient la voir parce qu'ils disaient qu'ils « ne savaient pas téléphoner »; en plus d'écrire des lettres pour eux, elle a aussi rédigé des testaments olographes. De nombreuses autres infirmières ont donné des exemples semblables d'assistance.

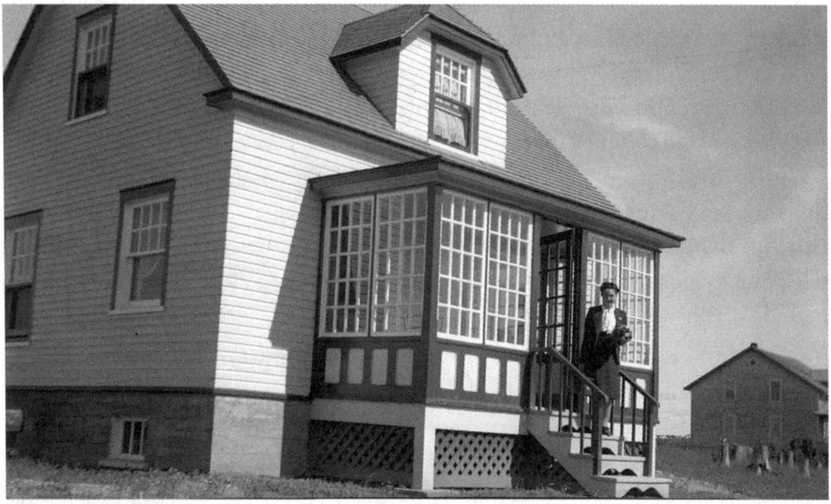

Une infirmière devant son dispensaire à l'Ascension-de-Patapédia, en Gaspésie, en 1943. Photo: Eugène Gagné, BAnQ-Centre de Québec, Fonds ministère de la Culture et des Communications, Office du film du Québec, E6,S7,SS1,P13069

Typiquement, l'infirmière a aussi mobilisé une variété de ressources pour venir en aide aux nécessiteux: sa propre famille, l'entourage des personnes dans le besoin, les marchands locaux, les organismes charitables et les programmes gouvernementaux. Marguerite Turgeon, par exemple, faisait des dons personnels, mais elle mobilisait aussi parents et amis. Elle raconte que son père lui envoyait des caisses de « bonbons durs » qu'elle distribuait aux enfants pour leur faire avaler l'huile de foie de morue et que sa mère lui donnait « des douzaines de serviettes p'is des draps » ; elle avait aussi une amie, membre de la Croix-Rouge d'Amos, qui réunissait des femmes pour leur faire « préparer du linge pour les bébés » et qui lui avait expédié quantité de mitaines, bonnets, bottines pour bébés, etc. Elle a de plus obtenu des caisses de fruits en conserve du ministère de la Santé.

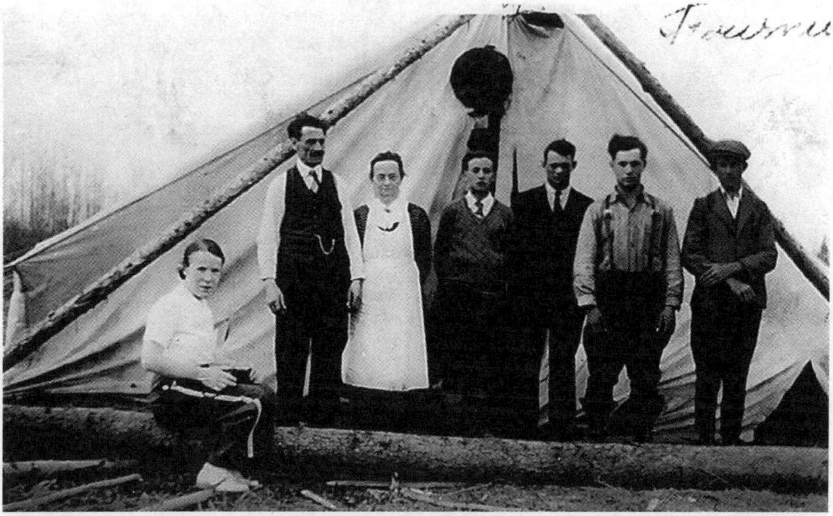

L'infirmière Marguerite Turgeon auprès de la famille Fournier posant devant leur tente à Saint-Nazaire-de-Berry, en Abitibi, au tout début de la colonie. Collection : Nicole Rousseau

Avec d'autres femmes du village, Annette Bélanger-Beaupré formait un groupe de couturières « pour faire du linge pour les gens » avec de la « flanelette » envoyée, à sa demande, par le ministère de la Colonisation ; elle organisait aussi « des équipes qui tricotaient ». Jeannette Coulombe-Morneau raconte comment elle a littéralement réquisitionné les services de l'institutrice d'une école pendant deux jours pour prendre soin d'une femme qui venait de faire une hémorragie postpartum et de ses deux enfants ; cela impliquait que l'école devait fermer pour la même durée, mais l'infirmière considérait que les écoliers pouvaient rester chez eux sans danger alors que la mère, elle, était en péril. Madame Morneau témoigne de la fierté de l'institutrice d'avoir pu contribuer à sauver une vie.

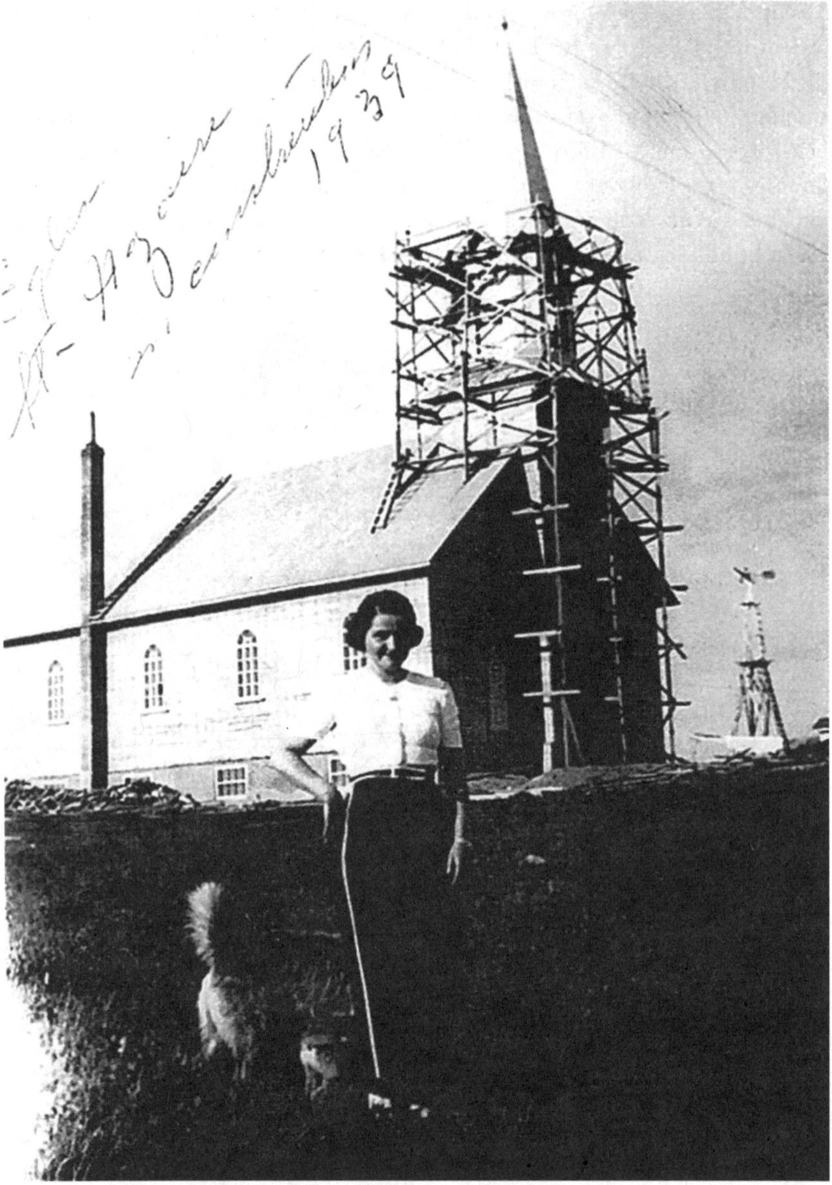

L'infirmière Marguerite Turgeon, posant ici devant l'église en construction de Saint-Nazaire de Berry, en Abitibi, en 1939. Collection : Nicole Rousseau

Les accouchements à domicile faisaient en sorte que les infirmières étaient souvent témoins de cas de pauvreté extrême ou de misère abjecte qui les incitaient souvent à pousser leurs interventions bien au-delà de ce qu'un médecin aurait fait, notamment en procédant à un nettoyage de la maison. Thérèse Mercier décrit une de ces situations où une femme souffrant de problèmes psychiatriques avait fait une fausse couche ; après avoir pris soin de la mère et porté la dépouille du bébé mort-né au curé, elle avait « aidé aux enfants à faire un peu de ménage » pour que la maison soit plus présentable, et elle avait prévenu les belles-sœurs de la dame afin qu'elles prennent la relève. Jeanne Lussier-Gosselin raconte qu'à la suite d'un incendie qui avait tout fait perdre à une famille, elle était allée quêter des vêtements auprès de marchands de Sherbrooke. Ces derniers ont pris l'habitude de lui envoyer leurs surplus d'inventaire et elle recevait tellement de vêtements qu'elle avait pu se constituer une réserve dans laquelle elle puisait au besoin. L'infirmière Angéline Hudon-Langlois trouvait que le dépistage systématique des élèves dans les écoles lui demandait beaucoup de temps ; malgré cela, elle s'est elle-même créé la responsabilité de négocier « des prix de faveur » avec un optométriste de Jonquière pour les parents des enfants qui avaient besoin de lunettes. L'infirmière Gasp (1936-1976) faisait pour les pauvres de son territoire des démarches analogues à du travail social : obtenir du gouvernement des sacs de semences d'avoine, des fournitures scolaires et de petits montants d'argent qu'elle allait déposer discrètement la nuit « sur la corde de bois avec une bûche de bois dessus dans une enveloppe ».

Les infirmières se sont aussi souvent engagées socialement, par exemple en dénonçant des cas de mauvais traitements d'enfants à la police ou en présidant des comités charitables. Annette Bélanger-Beaupré raconte avoir aidé une femme à dénoncer à la police son mari qui violait régulièrement leur fille, devenue enceinte de lui : « les gens comptaient beaucoup sur l'infirmière, dit-elle ; pour eux autres, l'infirmière était capable de tout. [...] alors, c'est pour ça qu'il fallait qu'on s'implique plus ». Bérangère Martel-Méthot était présidente du comité de la Croix-Rouge locale, ce qui impliquait notamment de passer annuellement dans tous les foyers de son territoire pour quêter le dollar demandé à chaque famille pour financer cette œuvre qui portait secours aux personnes éprouvées, par exemple par un incendie. Louisette Beaudoin-Mercier présidait un comité des femmes chrétiennes qui préparaient des paniers de Noël et qui donnaient de la nourriture aux écoliers dont la boîte à lunch était insuffisante : « On faisait des parties de cartes, des soirées pour ramasser de l'argent, des bingos ; moi, je m'occupais de tout ça », dit-elle.

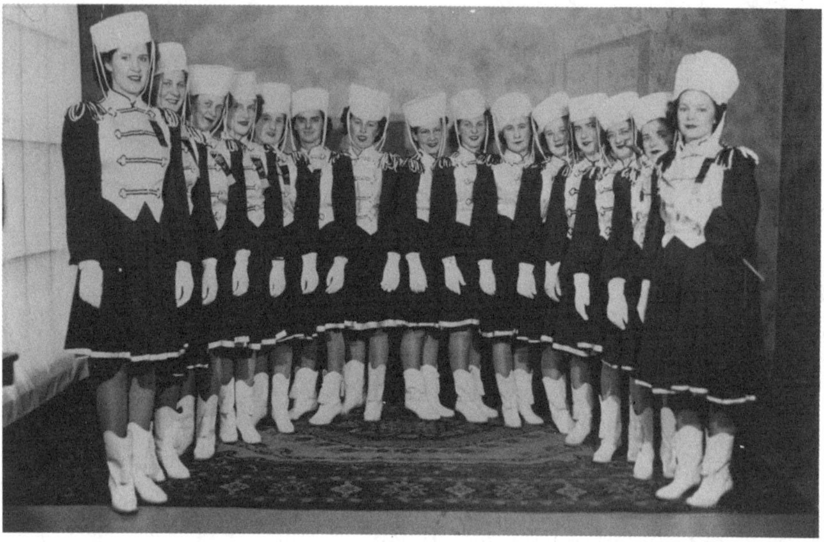

Les mouvements d'action catholique s'implantent rapidement dans les régions du Québec, comme l'Ordre des Filles d'Isabelle, une organisation de femmes catholiques ayant pour devise « l'unité, l'amitié et la charité ». La photo montre le Cercle d'Amos en Abitibi, en costume d'apparat, en 1942. De gauche à droite : Rita Guillemette, Aline Sirois, Aline Legault, Aline Veillette, Thérèse Dudemaine, Corona Simard, Jeanne Archambault ?, Marie-Laure Deschatelets, Olympe Trempe, Mlle Cinq-Mars, Giselle Lanouette, Alice Blain et Rita Albert. Société d'histoire et de généalogie de Val-d'Or, Collection Aline Rioux, P_0012

Souvent, la charité de l'infirmière se manifestait par le fait de ne rien charger pour ses services ; plusieurs, au moment de leur retraite, ont également détruit des comptes impayés dont la valeur totalisait des milliers de dollars. Les archives contiennent de très nombreux exemples de cas où une infirmière a absorbé les coûts de traitements médicaux. Ainsi, en 1965, en réponse à une lettre de l'officier médical de l'US de Baie-Comeau, l'adjoint au directeur du Service des US confirme les « très souvent coûteux actes de charité consentis librement [par les infirmières] en faveur des indigents[40] ». Le médecin de l'US avait rapporté à son directeur les doléances de Blandine Noël, infirmière pour Godbout et Baie-Trinité, qui se plaignait de n'être jamais payée pour les médicaments qu'elle vendait à crédit aux indigents. Presque toutes les infirmières que nous avons interviewées ont affirmé que non seulement elles n'avaient pas réclamé les honoraires auxquels elles avaient droit, mais qu'elles avaient aussi souvent donné des

40. ANQ (SMC), B5-D5, Dr Léopold Riverin, médecin-hygiéniste de l'US de Baie-Comeau, au Dr Alfred Quimper, 18 novembre 1965 et Dr Alfred Quimper, adjoint au directeur du Service des US, au Dr Riverin, 3 décembre 1965.

médicaments ou des fournitures médicales. Après avoir précisé qu'elle a gagné exactement 101 $ par mois pendant ses trois années en colonie, Jeanne Lussier-Gosselin ajoute qu'elle n'a jamais réclamé les honoraires qu'elle avait le droit de toucher pour les accouchements (5 $) et pour les visites à domicile (50 sous par visite et 10 sous du mille (1,6 km) parcouru). Pour les médicaments par contre, elle essayait de se faire payer, mais elle a « dû en donner assez souvent ». Elle explique : « i'y'en avait pas d'argent ; i'en avaient pas, ces pauvres gens. On entrait là à l'heure des repas, i'y'avait rien sur les tables ; les enfants venaient à l'école, maigres, maigres [...] on pouvait pas demander rien ». Louisette Beaudoin-Mercier dit avoir déchiré pour 10 000 $ de comptes impayés avant de prendre sa retraite. Pour Thérèse Mercier, le total s'élevait à 25 000 $ environ ; elle précise qu'après son rattachement à l'US, son salaire était identique à celui des infirmières des US, mais elle devait acheter les médicaments qu'elle n'arrivait pas toujours à se faire payer et se trouvait donc perdante. Monique Lachance rapporte les tarifs recommandés aux infirmières pour leurs services : « consultations au bureau gratuites, à domicile le jour 1 $ plus 10¢ du mille, à domicile la nuit 2 $ avec 10¢ du mille » et ajoute « ça, moi, je l'ai jamais chargé, je n'étais pas capable de faire ça, non ».

Certaines infirmières ont accepté d'être la marraine d'un enfant pauvre et d'ainsi s'engager à subvenir aux besoins de ce dernier. D'autres en ont adopté. Après avoir fait « pas moins de trente voyages à Rimouski » pour plaider la cause de sept orphelins, nés en Ontario de parents québécois, Marguerite Pelletier-Martin a finalement appris que les enfants n'étaient pas éligibles à l'assistance publique parce qu'ils étaient nés hors Québec. Elle a alors décidé d'adopter elle-même la petite fille dont aucun membre de la famille élargie ne voulait, car elle présentait de sérieux problèmes de comportement vraisemblablement liés au décès de sa mère et à ses conséquences. Madame Pelletier-Martin ajoute qu'une tante de ces enfants, accablée par le nouveau fardeau d'une adoption forcée, s'est suicidée, laissant elle-même six orphelins ! Monique Lachance, célibataire, a adopté cinq enfants nés en République dominicaine après être allée visiter quelqu'un dans ce pays où elle avait été touchée par la misère.

La charité de l'infirmière se manifestait souvent par des dons, en particulier dans le temps de Noël. L'infirmière Bas-St-L (1960-1975) C-N (1983-1987) dit qu'il lui arrivait de prêter son automobile pour les funérailles de personnes démunies ; dans sa première colonie, elle préparait à chaque Noël, pour « la famille la plus pauvre de l'année », une boîte pleine de nourriture et autres cadeaux qu'elle recevait en partie des marchands locaux, mais qu'elle donnait elle-même aussi, notamment des chaussettes et des mitaines qu'elle tricotait en quantité pour les enfants. Plusieurs autres infirmières ont fait de même.

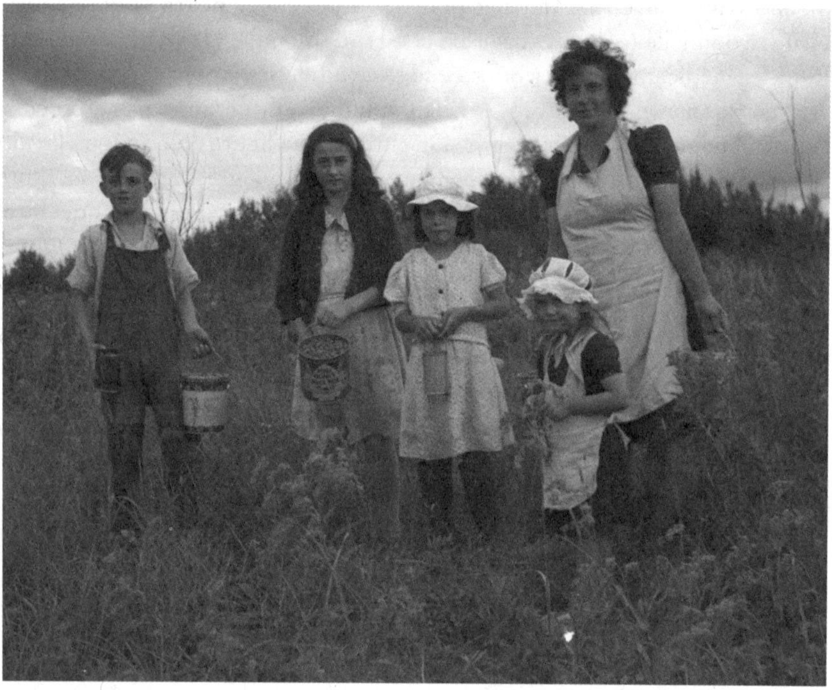

Une mère et ses quatre enfants posant avec leur récolte de bleuets, en Abitibi, en 1943. BAnQ-Centre de Rouyn, Fonds Canadien National : 08-Y,P213,P54

Avec la Révolution tranquille et l'embauche de travailleurs sociaux, l'infirmière a cédé la place à ces derniers et réduit considérablement, mais pas totalement, ses actes charitables et son engagement social. Jovite Langis-Côté a su profiter d'un programme du gouvernement fédéral appelé « Nouveaux horizons pour les aînés » pour obtenir de son député des budgets qui ont servi à acheter un métier à tisser et quelques appareils pour mettre en valeur l'expertise des personnes âgées, tout en les occupant. Monique Lachance disait avoir toujours « b'en des réserves », encore en 1992, dans ses deux congélateurs pour dépanner des gens mal pris ; elle racontait avoir déjà donné de la nourriture à une famille de quatre personnes, dont le père en grève ne recevait aucune allocation de grève et n'avait droit ni à l'assurance-chômage, ni à l'aide sociale du fait de son statut de gréviste. Avec le temps et l'arrivée des travailleurs sociaux, la profession infirmière a cherché à se débarrasser de l'image de vocation charitable qui lui était associée, et certaines infirmières embauchées plus récemment traduisent cette tendance. Par exemple, l'infirmière C-N (1988+), qui a travaillé pour l'Agence canadienne de développement international (ACDI) de 1971 à 1987, se défend bien d'avoir l'esprit missionnaire: « je n'étais pas partie pour la Tunisie avec un esprit missionnaire; [...] je voulais découvrir ce qui se passait ailleurs », dit-elle. Cette infirmière a pu observer la différence que fait la présence d'une travailleuse sociale dans le village; c'est cette dernière que les gens vont dorénavant voir quand ils sont « pris avec des papiers administratifs, comme renouveler la carte d'assurance-maladie ». Dans un village où il n'y avait pas de travailleuse sociale, c'est souvent à l'infirmière qu'on s'adressait pour ce type de requêtes.

Les infirmières de colonie n'ont pas été les seules à tout faire à tous; celles de la Grenfell Mission ont eu la même propension, comme l'a constaté l'historienne Heidi Coombs-Thorne: « [...] on s'attendait à ce que les infirmières accomplissent une variété de tâches incluant [...] agir comme travailleuses sociales en plus de quelques autres choses[41] ». L'esprit charitable non plus n'est pas unique aux infirmières de colonie et a été documenté par d'autres études de services infirmiers en régions isolées ailleurs au Canada. Lesley McBain décrit aussi la réticence des infirmières de dispensaire du nord de la Saskatchewan par rapport à la consigne des autorités d'exiger une forme quelconque de paiement pour les services fournis aux autochtones, dont la grande pauvreté les affligeait[42]. Linda Kealy souligne la charité de l'infirmière Myra Bennett auprès des populations pauvres de Terre-Neuve:

> À partir des dossiers de Bennett, nous savons aussi qu'elle n'a pas chargé d'honoraires dans 20 pour cent des cas. Dans une économie reposant sur le troc, l'argent comptant était rare et la pauvreté signifiait que certains ne pouvaient pas payer. Pour ceux qui le pouvaient, le tarif habituel était de cinquante sous pour une extraction dentaire ou les soins d'une plaie infectée

---

41. Heidi Coombs-Thorne, « Conflict and Resistance to Paternalism: Nursing with the Grenfell Mission Stations in Newfoundland and Labrador, 1939-81 », dans Myra Rutherdale (dir)., *Caregiving on the Periphery. Historical Perspectives on Nursing and Midwifery in Canada* (Montreal and Kingston, London, Ithaca: McGill-Queen's University Press, 2010), p. 217, traduction libre. Voir aussi Heidi Coombs-Thorne, « 'Such a Many-Purpose Job': Nursing, Identity, and Place with the Grenfell Mission, 1939-1960 », *Nursing History Review*, vol. 21, 2013, p. 89-96.
42. Lesley McBain, « Caring, Curing, and Socialization: The Ambiguities of Nursing in Northern Saskatchewan, 1944-57 », dans Myra Rutherdale (dir.), *Caregiving on the Periphery. Historical Perspectives on Nursing and Midwifery in Canada* (Montreal and Kingston, London, Ithaca: McGill-Queen's University Press, 2010), p. 178-308.

et de cinq à dix dollars pour un accouchement. Elle était parfois payée en espèces[43].

Au terme de cette description des services rendus par les infirmières du SMC, une question nous vient inévitablement à l'esprit : pourquoi n'a-t-on pas maintenu ce service ? Le SMC n'aurait-il pas pu et dû devenir un modèle d'accessibilité à des services de première ligne ? En acceptant de tout faire à tous pour pallier l'absence de services spécialisés, les infirmières auraient-elles contribué à leur propre disparition ? Ont-elles accepté cette polyvalence à défaut de pouvoir s'imposer dans un rôle professionnel bien défini ? Si tel est le cas, qu'aurait pu être un tel rôle ? C'est à ce questionnement que nous consacrons le prochain chapitre.

43. Linda Kealey, « On the Edge of Empire : The Working Life of Myra (Grimsley) Bennett », dans Myra Rutherdale (dir.), *Caregiving on the Periphery. Historical Perspectives on Nursing and Midwifery in Canada* (Montreal and Kingston, London, Ithaca : McGill-Queen's University Press, 2010), p. 95, traduction libre.

CHAPITRE 5

« Tout ce qui pouvait favoriser les gens, là, j'étais 100 % pour »

Les études portant sur des services analogues au SMC sont récentes et leurs auteures, toutes des femmes, ont tendance à reprocher aux infirmières d'avoir contribué à la médicalisation de la population. Sans rejeter cette interprétation du rôle joué par les infirmières dans les petites communautés éloignées des centres urbains, nous considérons comme important de souligner qu'aucune de ces études n'a expliqué clairement en quoi les interventions des infirmières étaient médicales ou non médicales. Comment, dans la vaste gamme des services rendus par les infirmières de colonie, départager ceux qui relevaient de la médecine des autres interventions, dont plusieurs pourraient appartenir à un autre ensemble cohérent ? Logiquement, cet autre ensemble devrait constituer le domaine des soins plutôt que celui des traitements médicaux. Nous avons tenté cet exercice en proposant quelques pistes de réflexion et balises pour distinguer l'approche médicale de ce que nous appelons l'approche soignante ou nursing en fondant essentiellement notre proposition sur la tradition, celle des médecins qui se sont toujours réclamés d'un savoir scientifique et celle des soignants, généralement des femmes, dont l'expertise est souvent difficile à décrire.

À la lumière des caractéristiques qui sont à notre avis typiques de l'une et l'autre approche, nous examinons ensuite la préparation que les infirmières de colonie avaient reçue ou non avant d'arriver en poste, de même que leur formation acquise par la suite, leurs connaissances en matière de savoirs traditionnels et leur attitude par rapport à ces savoirs. Nous décrivons aussi comment, à travers la pharmacie de leur dispensaire et leur instrumentation, elles ont contribué à la disparition des pratiques de soins et des remèdes traditionnels au profit des produits pharmaceutiques et des autres interventions médicales. Nous montrons également comment, en endossant presque sans réserve l'approche d'hygiène publique puis celle de la médecine dite préventive, elles ont participé au remplacement des rituels de soins par un dépistage systématique de maladies et apprivoisé la population aux interventions médicales.

5.1 SOIGNER LA PERSONNE OU TRAITER LA MALADIE ? APPROCHE SOIGNANTE ET APPROCHE MÉDICALE

Les historiennes qui ont tenté de décrire le travail accompli autrefois dans le domaine de la santé par les femmes laïques se heurtent toutes à l'absence de données précises sur la nature des interventions que ces dernières posaient. Qu'il s'agisse par exemple de l'œuvre de Jeanne Mance en Nouvelle-France, de la pratique de la sage-femme Martha Ballard dans la Nouvelle-Angleterre de la fin du XVIIIe siècle, de celle de Myra Bennett, sage-femme d'origine britannique émigrée à Terre-Neuve en 1921, ou du travail des infirmières de colonie, les seules traces que ces femmes ont laissées se résument au mieux à des notes succinctes écrites dans un journal ou cahier de travail[1]. Les notes de Myra Bennett sur ses cas de maternité sont qualifiées de « méticuleuses » par l'historienne Kealy, mais elles ne couvrent pas les interventions que cette sage-femme posait en plus du suivi des femmes enceintes et des accouchements.

On ne peut blâmer ces infirmières de ne pas avoir laissé d'écrits permettant de documenter les problèmes pour lesquels on les consultait et la nature de leurs interventions, puisqu'elles étaient avant tout des cliniciennes. Comme le fait remarquer l'historienne Thatcher-Ulric à propos du manque de précision du journal de Martha Ballard : « Que Martha Ballard ait tenu son journal est un petit miracle ; que ses descendants l'aient

1. Judith Young et Nicole Rousseau. « Le nursing laïque de l'époque de la Nouvelle-France à la fin du XIXe siècle (1608-1891) », dans Christina Bates, Dianne Dodd et Nicole Rousseau (dir.). *Sans frontières. Quatre siècles de soins infirmiers canadiens*, (Ottawa : Les Presses de l'Université d'Ottawa et Musée canadien des civilisations), 2005, p. 11-25 ; Laurel Thatcher Ulrich. *A Midwife's Tale. The Life of Martha Ballard, Based on Her Diary, 1785-1812* (New York : Vintage Books), 1991, 444 p. ; Linda Kealey. « On the Edge of Empire : The Working Life of Myra (Grimsley) Bennett », dans Myra Rutherdale (dir.), *Caregiving on the Periphery. Historical Perspectives on Nursing and Midwifery in Canada* (Montreal and Kingston, London, Ithaca : McGill-Queen's University Press, 2010), p. 84-105. Le « Cahier noir » de Béatrice Hubert, brièvement décrit dans le chapitre 3, constitue un exemple de notes écrites par les infirmières ayant travaillé en milieux éloignés des services médicaux.

conservé en est un autre[2]. » L'élite de la profession infirmière n'a pas non plus cherché à compiler, à conserver et à analyser les faits relatifs à la pratique de celles qui exerçaient dans un contexte leur donnant une autonomie exceptionnelle. C'est plutôt grâce aux travaux d'ethnologues, notamment ceux qui ont étudié les peuples autochtones à la fin du XIXe siècle et au début du XXe, qu'on découvre l'existence d'un savoir et de pratiques de soins efficaces avant que les médecins n'envahissent le champ de la santé, et ces recherches ne documentent pas le travail des soignantes d'origine européenne. L'étude de l'historienne Kristin Burnett sur l'évolution des services de santé aux membres des Premières Nations, installés dans sept réserves du sud de l'Alberta entre 1880 et 1930, témoigne de la présence de soignantes autochtones dans cette province canadienne. Elle atteste aussi de la persistance du recours aux soins de ces dernières jusqu'aux années 1930, même par les Blancs, surtout quand les traitements médicaux s'avéraient inefficaces[3].

À partir de ces réalités du passé, nous proposons d'esquisser ce qui caractérise l'approche médicale (médecine) et l'approche soignante (nursing) avant d'examiner le travail des infirmières de colonie sous ces deux angles. Il faut souligner ici le travail de pionnière à cet égard de Marie-Françoise Collière, qui a révélé aux infirmières les origines de ce qu'il reste de pratiques de soins en nursing[4].

5.1.1 Soigner ne veut pas dire tout faire à tous

Nous avons décrit dans les chapitres précédents l'extrême diversité des interventions posées par les infirmières de colonie, dont seulement celles documentées par les rapports annuels du SMC ont été officiellement retenues. Pour distinguer dans ce vaste ensemble ce qui appartient à la médecine de ce qui relève du nursing, nous utilisons quatre points de repère : 1) une aversion exprimée spontanément par les infirmières de colonie pour certaines fonctions comparée à leur enthousiasme pour

---

2. Laurel Thatcher Ulrich. *The Life of Martha Ballard, Based on Her Diary, 1785-1812*, *op. cit.*, p. 346, traduction libre.
3. Kristin Burnett. *Taking Medicine. Women's Healing Work and Colonial Contact in Southern Alberta, 1880-1930* (Vancouver, Toronto : UBC Press), 235 p., 2010, p. 174.
4. Marie-Françoise Collière, *Promouvoir la vie. De la pratique des femmes soignantes aux soins infirmiers*, (Paris : InterÉditions, 1982). Aussi : « Invisible Care and Invisible Women as Health Care Providers », *International Journal of Nursing Studies*, 23 (2), 1986 : 95-112. Voir également Judith Young et Nicole Rousseau, Le nursing laïc de l'époque de la Nouvelle-France à la fin du XIXe siècle (1608-1891), dans BATES, Christina, Dianne Dodd et Nicole Rousseau (dir.), *Sans frontières. Quatre siècles de soins infirmiers canadiens* (Ottawa : Les Presses de l'Université d'Ottawa et Musée canadien des civilisations), 2005.

d'autres ; 2) l'exigence d'une force musculaire pour certaines interventions comparée à une finesse des gestes pour d'autres ; 3) la tradition en matière de soins dispensés par les femmes telle que décrite par nos narratrices et telle que documentée par les recherches en histoire ; 4) la cohérence entre certaines interventions et une conception donnée de la maladie.

Nous avons décrit dans le chapitre 4 l'aversion avouée de la plupart des infirmières de colonie pour les extractions dentaires et les stratagèmes auxquels plusieurs ont eu recours pour éviter d'en faire ; nous classons donc les extractions dentaires dans le grand ensemble des interventions médicales, d'ailleurs maintenant enseignées dans les facultés de médecine dentaire. Par comparaison, nous avons souligné dans le chapitre 2 leur enthousiasme pour les accouchements en dépit de leur manque de formation comme sages-femmes et des conditions parfois extrêmement pénibles dans lesquelles elles les ont faits ; nous considérons donc que l'assistance aux femmes en couches fait partie du nursing plutôt que de la médecine. Louisette Beaudoin-Mercier résume, on ne peut mieux, l'attitude de ses consœurs à cet égard : « j'aimais mieux faire trois accouchements que d'extraire une dent », avoue-t-elle. L'infirmière A-T (1954-1963) Bas-St-L (1963-1968) explique :

> I' y avait une chose que j'ai eue en horreur, c'est extraire les dents. [...] j'ai pas été, peut-être, très habile dans ce domaine-là. Ce que j'aimais faire, j'aimais bien mettre des enfants au monde ; c'est peut-être la tâche... ce n'était pas une tâche, c'est peut-être l'événement qui me remuait le plus profondément et qui venait chercher toute mon énergie tant que je trouvais ça beau et important. Et chaque fois, je me disais : « Cette petite affaire-là, cette petite chose, toute petite, est appelée à jouer un rôle dans la vie, qu'est-ce que ça deviendra ? » Et le premier cri d'un enfant, ça ne peut pas s'oublier ; ça ne peut vraiment pas s'oublier.

Notre deuxième point de repère confirme cette classification des extractions dentaires et des accouchements. Il faut en effet une certaine force musculaire pour arracher une dent ; Marie-Hélène Gagné-Roy par exemple dit qu'en raison de sa petite taille, elle n'avait pas cette force et elle prêtait ses daviers au forgeron de la colonie ! Par contre, nous avons vu dans le chapitre 2 que les infirmières avaient plus de facilité à faire des versions ou à défaire des circulaires du cordon que leurs collègues médecins masculins ; nous attribuons en partie cette facilité à la petite taille relative de leurs mains qui favorise une certaine finesse des gestes.

Notre troisième point de repère s'appuie sur la tradition, c'est-à-dire sur la transmission par la parole ou l'exemple, au fil des siècles, de savoirs et de pratiques de soins ; l'expertise des soignantes a aussi été transmise dans le cadre d'un apprentissage suivant essentiellement le modèle du compagnonnage. Nous avons décrit dans le chapitre 3 ce qu'il persistait des savoirs, pratiques de soins et croyances relevant de la tradition chez nos narratrices. Par comparaison, les pratiques et savoirs introduits dans la population par le biais des deux volets d'intervention du SMC (hygiène publique et médecine générale) constituaient des connaissances nouvelles transmises par des professionnels qui affichaient un certain mépris pour la tradition. Nous associons donc au nursing le grand ensemble des savoirs traditionnels sur les remèdes, sur les pratiques (telles que les massages par exemple) et sur les principes sous-jacents aux soins. Par contraste, nous considérons comme faisant partie de la médecine le bagage de connaissances introduit par les sciences biomédicales sur la physiopathologie, sur les produits pharmaceutiques et sur les traitements médicaux. Par exemple, la connaissance de nos narratrices des propriétés antipyrétiques de l'achillée millefeuille, communément appelée « herbe à dindes », était transmise de mère en fille et constitue donc un savoir typique de l'approche soignante ; celle de cette même propriété de l'acide acétylsalicylique, communément appelée aspirine, découle de la médecine. Le même raisonnement s'applique à toutes les connaissances transmises à propos des remèdes maison et des diverses pratiques de soins transmises généralement par les femmes de génération en génération par comparaison à celles apprises dans les programmes d'études en médecine. La charité fait aussi partie de la tradition soignante tant chez les laïques que chez les religieuses, si l'on considère les nombreuses œuvres charitables fondées par des femmes laïques, notamment au XIXe siècle, et la propension de ces dernières à prodiguer gratuitement leurs soins même en pratique privée[5]. Nous avons vu dans les chapitres précédents que cette vertu s'est manifestée sous différentes formes en colonie soit chez les infirmières, soit chez les autres femmes.

Notre quatrième et dernier point de repère est plus difficile à illustrer, car il consiste en une distinction théorique fondamentale entre les deux approches : alors que la médecine oppose santé et maladie, le nursing voit plutôt une continuité entre les deux, la mort constituant la dernière étape de la vie et non un mal ultime à combattre. La soignante accompagne la personne mourante sans forcément chercher à prolonger la vie de cette dernière.

---

5. Judith Young et Nicole Rousseau, *Le nursing laïc de l'époque de la Nouvelle-France à la fin du XIXe siècle (1608-1891)*, *op. cit.* ; voir aussi Linda Kealey. « On the Edge of Empire : The Working Life of Myra (Grimsley) Bennett », *op. cit.*, et Kristin Burnett. *Taking Medicine. Women's Healing Work and Colonial Contact in Southern Alberta, 1880-1930*, *op. cit.*

5.1.2 Soins et traitements. Des distinctions fondamentales

Là où le médecin va choisir un traitement correspondant à une maladie spécifique, la soignante va plutôt chercher à renforcer l'organisme pour qu'il évite la maladie ou qu'il recouvre la santé en soulageant les symptômes et en mobilisant les forces de guérison. En d'autres mots, le médecin traite la maladie; la soignante prend soin de la personne. Par exemple, en faisant prendre chaque automne de l'huile de foie de morue à leurs enfants, nos arrière-grands-mères les préparaient à affronter les rigueurs de l'hiver; en les purgeant régulièrement, elles appliquaient un principe préventif traditionnel, à savoir qu'un foie bien « nettoyé » protège de la maladie. Alors qu'un diagnostic spécifique de maladie constitue la première étape de l'approche du médecin, il revêt une importance secondaire pour la soignante, qui considère plutôt les signes et symptômes comme des manifestations d'un processus en cours, processus qu'on ne doit pas forcément stopper. Par exemple, un des 12 principes, croyances ou lignes de conduite qui ressortent du discours de nos narratrices, il faut laisser « sortir » la rougeole, illustre bien cette conviction que certains signes et symptômes, ici des éruptions cutanées, ne constituent que des manifestations d'un processus de guérison en cours qu'il faut laisser évoluer. La soignante considère également la personne comme souffrante globalement, c'est-à-dire avec ses émotions et dans son environnement physique, familial et social; cette caractéristique s'exprime à travers une autre croyance: l'inquiétude et le froid peuvent causer des maladies. Contrairement à la médecine préventive, le discours préventif de la soignante ne cible pas une maladie particulière, mais formule plutôt des recommandations générales telles que: « il faut éviter de prendre froid, surtout à l'apparition des éruptions lors d'une maladie contagieuse » ou « il faut éviter de manger de la viande rouge quand on fait de la fièvre ».

Il existe, selon nous, une autre distinction fondamentale entre l'approche médicale et l'approche soignante: alors que la médecine propose une solution rapide à la maladie, les soins exigent du temps et de la continuité car, d'une part, ce sont des interventions relativement longues et, d'autre part, ils respectent le rythme de fonctionnement de l'organisme. À cet égard, la surveillance de l'évolution d'un symptôme s'avère capitale; une de nos narratrices par exemple affirmait qu'il faut surveiller l'évolution d'une fièvre, en particulier son augmentation vers 4 heures de l'après-midi. Le récit, rapporté dans le chapitre 3, d'une de nos narratrices, qui s'était guérie d'une déchirure des ligaments d'un genou, illustre le rôle crucial du temps dans les soins; alors que la médecine lui proposait une intervention chirurgicale, elle a plutôt choisi des massages à l'huile camphrée, mais ces soins ont mis un an avant de produire la guérison recherchée. Nous avons aussi souligné le temps nécessaire à la cueillette ou à la culture des plantes médicinales, à la préparation des remèdes et à leur usage, de même que le fait que la guérison survient souvent sans la moindre intervention et par le simple passage du temps.

On peut aussi constater que, de façon générale, les soins comportent peu de risques par comparaison avec les traitements médicaux ; nous illustrerons ceci plus loin en comparant le recours aux mouches de moutarde avec l'application de ventouses. L'historienne Laurel Thatcher-Ulric donne plusieurs exemples des risques que les médecins du XVIIIe siècle n'hésitaient pas à prendre en utilisant des produits toxiques et en posant des interventions dangereuses, alors que les sages-femmes s'en abstenaient ; elle croit que cette différence entre les deux groupes permettait aux médecins de réclamer des honoraires plus élevés[6].

Enfin, une dernière caractéristique permet de distinguer les traitements médicaux des soins : alors que la médecine exige des appareils de plus en plus coûteux et sophistiqués, les soins ne demandent que des remèdes maison ou d'autres produits domestiques et quelques objets familiers généralement disponibles à domicile, tels qu'un bassin, du tissu pour des pansements ou une lame tranchante. Nous incluons donc les petites chirurgies, comme elles sont décrites dans le chapitre 4, dans le grand ensemble des soins. Cette classification s'appuie en partie sur l'attitude généralement positive ou neutre des infirmières de colonie par rapport à ce type d'interventions et en partie sur les recherches en histoire des femmes soignantes.

Le tableau ci-dessous résume les distinctions que nous faisons entre nursing et médecine en comparant les buts et les modes d'intervention de chacune des deux approches.

---

6. Laurel Thatcher-Ulrich. *A Midwife's Tale, op. cit.*, p. 56-58.

TABLEAU 17

Comparaisons entre l'approche soignante et l'approche médicale

Approche soignante (nursing)		Approche médicale (médecine)	
Buts des interventions : entretenir la vie jusqu'à la mort, soulager la personne souffrante et soutenir le processus de guérison		Buts des interventions : prévenir les maladies, les dépister et les traiter ; soulager la personne souffrante et prolonger la vie en repoussant la mort	
Entretenir la vie (notamment par les soins de stimulation des sens)	**Soutenir le processus de guérison** (en misant sur les forces de guérison de l'organisme) **Intervention minimale**	**Prévenir ou dépister les maladies** (notamment en réduisant les facteurs de risque)	**Lutter contre les maladies** (tendance à l'acharnement thérapeutique)
Maïeutique-sage-femme (la grossesse et l'accouchement sont vus comme des événements normaux de la vie)	Soulager la personne de ses symptômes et l'accompagner (présence rassurante)	Obstétrique (la grossesse et l'accouchement sont vus comme des événements à risques potentiels)	Traitements médicaux (recours aux produits pharmaceutiques, à la radiothérapie, etc.)
Interventions de stimulation du développement (en particulier des enfants)	Assurer la satisfaction des besoins essentiels : sécurité physique, logement adéquat, alimentation saine, activité physique, etc.	Campagnes de dépistage systématique (en milieu scolaire, par exemple)	Traitements chirurgicaux faisant appel à de l'appareillage ultrasophistiqué
Hygiène au sens large (hygiène corporelle, alimentaire, mentale, etc.)	Recours aux remèdes domestiques plutôt qu'aux produits pharmaceutiques et recours à la petite chirurgie	Appareillage sophistiqué pour le diagnostic précoce de maladies prévalentes (ex. dépistage du cancer du sein, du VIH/SIDA)	L'hygiène est un ensemble de principes et de pratiques de médecine préventive
Prévention de LA maladie et non de maladies particulières par des soins de type rituels quotidiens, saisonniers ou de passage	Soins de stimulation des forces de guérison : repos, techniques de détente, massages, etc.	Mesures préventives contre des maladies ciblées	Traitement médical précoce
Favoriser la résistance aux microorganismes en renforçant le système immunitaire, notamment par la consommation d'herbes médicinales	Soins palliatifs : soutenir ce qu'il reste de vie jusqu'à la mort	Vaccination standardisée de masse	Médecine palliative : tolérance zéro pour toute forme d'inconfort par le traitement médical de tous les symptômes jusqu'à la mort

À partir des caractéristiques de l'approche soignante, on peut dégager la définition suivante du nursing : l'assistance apportée aux femmes lors des accouchements (maïeutique-sage-femme), l'utilisation d'herbes médicinales, la préparation et l'utilisation de remèdes domestiques, le recours aux massages thérapeutiques, l'exécution de petites interventions chirurgicales, l'accompagnement des mourants et l'assistance aux pauvres.

En considérant ces distinctions à faire entre traitements médicaux et soins, nous examinons maintenant l'attitude adoptée par les infirmières de colonie dans l'accomplissement de leurs fonctions afin de voir si elles ont contribué ou non à la médicalisation de la population et, si oui, de quelle manière.

5.2. L'INFIRMIÈRE ET LA MÉDICALISATION DE LA POPULATION

Il n'est pas inutile de rappeler ici la nature du contrat que les infirmières de colonie ont accepté d'honorer. Dès le début, les autorités tant gouvernementales que médicales ont souhaité que la création des premiers postes d'infirmières de colonie ne constitue qu'une phase de transition vers l'établissement de médecins partout sur le territoire québécois. Dans la poursuite de cet objectif, les premiers contrats d'embauche des infirmières leur demandaient donc de fournir temporairement un service médical, pas un service de soins ; les infirmières ont accepté ce mandat, parfois avec enthousiasme et une certaine fierté de pouvoir jouer un rôle nettement plus stimulant sur le plan professionnel que celui auquel elles pouvaient aspirer en milieu hospitalier. Le rapport hebdomadaire d'activités de Jeanne d'Arc Chabot, daté du 1er février 1936, illustre cette réalité. Cette infirmière avait, durant la semaine précédente, pansé 15 blessures (soins), extrait sept dents (traitements médicaux), donné 134 consultations et fait 18 visites à domicile, de même que cinq visites postnatales ; elle avait distribué 108 médicaments, ce qui, selon nous, indique une propension certaine à adopter le modèle médical d'intervention[7].

Plusieurs infirmières ont jugé que les connaissances en obstétrique, en physiopathologie et sur les médicaments usuels, acquises durant leur cours en milieu hospitalier, s'avéraient insuffisantes pour s'acquitter adéquatement de leurs tâches. Nous examinerons donc la préparation qu'elles s'étaient précisément donnée pour occuper leur poste et ce qu'elles ont fait pour tenir leurs connaissances à jour malgré leur éloignement des centres

---

7. ANQ (SMC) B2 D4, Jeanne d'Arc Chabot, infirmière au Canton Villemontel, au Dr Alphonse Lessard, directeur du SPH, 1er février 1936.

urbains. Puisque nous avons associé les savoirs traditionnels de soins de nos narratrices à l'approche soignante, il nous apparaît crucial de décrire ceux que les infirmières possédaient, de même que leur attitude à cet égard. Cela nous conduit à montrer la place qu'occupait dans leur travail le recours aux médicaments et à divers instruments et à examiner l'évolution de la pharmacie de l'infirmière. Enfin, nous montrons le rôle primordial qu'elles ont joué dans le dépistage systématique des maladies dans une approche de médecine préventive.

5.2.1 Se préparer au travail en colonie

L'expérience professionnelle et la préparation acquises par les infirmières pour occuper un poste en colonie varient beaucoup de l'une à l'autre, mais on peut dire que, de façon générale, les pionnières embauchées avant la Deuxième Guerre mondiale devenaient infirmières de colonie peu de temps après leur collation des grades. Anita Dionne-Ott, par exemple, a obtenu le poste de L'Anse-Saint-Jean moins d'un an après avoir obtenu son diplôme, en 1931. Celles embauchées dans les années 1950 ou après avaient souvent acquis plusieurs années d'expérience en milieu hospitalier auparavant; c'est le cas de Bérangère Martel-Méthot, qui avait travaillé pendant 13 ans dans différents hôpitaux, un sanatorium et pour l'Institut Armand-Frappier avant d'occuper le dispensaire de Godbout en 1959. Il est certain que ces dernières étaient familières avec les pathologies courantes et leurs traitements médicaux.

Certaines infirmières avaient été approchées pendant leurs études pour occuper un dispensaire après avoir obtenu leur diplôme, ou elles avaient décidé pendant leur cours d'exercer en colonie; elles ont alors obtenu de faire des stages ajustés à leurs besoins. Anita Dionne-Ott, ayant été demandée pour travailler en colonie pendant son cours d'infirmière, a obtenu la permission d'effectuer un stage à l'Hôpital de La Miséricorde à Québec, où elle a reçu les enseignements des médecins Fabien Gagnon et Fernando Hudon, « deux médecins qui étaient très réputés », dit-elle. L'infirmière Bas-St-L (1947-1950), ayant décidé d'aller travailler en colonie pendant son cours, demande dès qu'elle obtient son diplôme « un recyclage de quinze jours avec des médecins, des obstétriciens », un stage qu'elle fait à l'Hôpital de l'Enfant-Jésus, où elle retournera pendant ses vacances annuelles pendant trois ans pour se « rassurer » sur ses « diagnostics ». L'infirmière Sag-LSJ (1952-1957) raconte qu'après avoir été approchée pendant la dernière année de son cours d'infirmière par le curé d'une paroisse du Saguenay, elle a obtenu « la complicité des médecins, des professeurs p'is de la direction de l'École » pour faire des stages en obstétrique plus appropriés à son futur rôle que l'apprentissage normal des autres étudiantes en salle d'opération. On lui avait aussi permis de faire un stage en pharmacie pour apprendre « à manipuler des médicaments, à trouver les dosages p'is à rencontrer des représentants de compagnie [pharmaceutique] ».

D'autres ont consacré plusieurs mois à leur préparation en faisant, après avoir obtenu leur diplôme, des stages et en suivant des formations plus ou moins structurées ; elles le faisaient de leur propre initiative et souvent à leurs frais. Ce fut le cas de Marguerite Turgeon, qui a passé six mois à l'Institut Pasteur pour se préparer à partir en colonie, en plus d'un stage à Sainte-Justine pour s'initier à l'oto-rhino-laryngologie, à faire des accouchements et à arracher des dents.

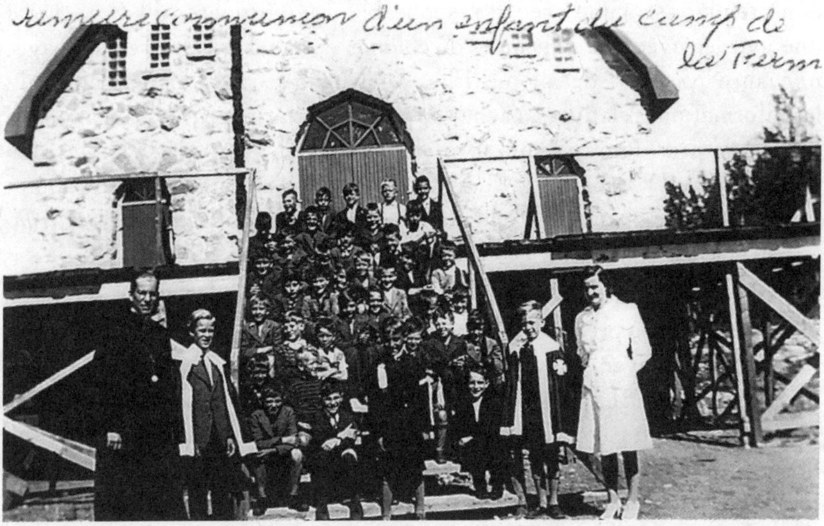

L'infirmière Marguerite Turgeon, alors qu'elle était à l'emploi de l'Unité sanitaire d'Amos, visitant un groupe d'enfants du camp de vacances La Ferme, près d'Amos, en Abitibi, en 1943. Collection : Nicole Rousseau

Juliette Jourdain-Dumont a mis un an à se préparer pour son travail en colonie après son cours d'infirmière. Pendant cette année-là, elle a travaillé à l'Hôpital du Saint-Sacrement, où elle avait fait son cours, et elle a profité de ses congés pour faire de brefs stages d'observation à l'urgence, à la pharmacie et au dispensaire de l'hôpital avec la collaboration des médecins. Son choix de l'Hôpital Saint-Sacrement pour sa formation était judicieux, puisque cet hôpital a pendant longtemps offert une formation additionnelle en obstétrique aux infirmières désireuses d'aller exercer en missions à l'étranger.

Certaines infirmières ont eu la chance d'être initiées à leur futur travail par une consœur en poste pendant quelques jours, mais rarement plus d'une semaine. Par exemple, Alberte Labrie a été initiée par Bérangère Martel, qui occupait le dispensaire de Sainte-Paule depuis 1960, en passant tous les après-midis d'une semaine avec elle et, avant de prendre son poste, Justine Guy-Goulet a passé une semaine avec l'infirmière d'une autre colonie. Paradoxalement, ce n'est qu'après 1970, alors que les infirmières ne faisaient presque plus d'accouchements, ni de visites à domicile, et ne donnaient à peu près plus de consultations au dispensaire, qu'on a commencé à les initier systématiquement à leur travail. Embauchée en 1972 pour le dispensaire de Rochebaucourt, Monique Lachance a bénéficié de deux semaines de formation à son travail, se déroulant comme suit : une première semaine avec la responsable des infirmières d'US, incluant une journée avec une infirmière de colonie, et une deuxième semaine avec une autre infirmière de colonie. Elle a également reçu un dossier contenant les informations relatives à l'achat de produits pharmaceutiques (catalogue et liste de prix, fournisseurs, formulaires de commande) et à l'obligation d'adresser au Dr Leblanc de l'US un rapport mensuel sur l'usage de narcotiques ; on lui avait aussi recommandé de se procurer un *Vademecum international* ou le *Merck Manual*, deux manuels de médecine clinique.

Plusieurs infirmières ont souligné l'aide qu'elles avaient reçue de médecins pour se préparer à partir. Mary Leblanc a été initiée aux extractions dentaires avec anesthésie au chloroforme par un médecin de Paspébiac et par d'autres infirmières de la région. Marie-Hélène Gagné-Roy mentionne qu'un certain Dr Georges lui a donné « six semaines de cours en obstétrique » ; « avec lui, [il] me semble que j'étais plus sûre de moi que lorsque j'avais fait mon cours », dit-elle. Alexandra Lavallée-Desbiens avait reçu quelques conseils d'un ami médecin qui lui avait recommandé des « volumes sur l'accouchement ». Forcément, cette aide les conduisait à adopter une approche médicale dans leur travail d'infirmière. Jeanne Lussier-Gosselin, par exemple, raconte que lorsqu'elle a annoncé son intention d'aller exercer en colonie, « certains médecins [...] qui ont été très sensibles à cette décision-là » l'ont aidée, notamment en la laissant faire des accouchements sous leur surveillance. Il n'est donc pas étonnant qu'une fois en colonie, elle ait eu tendance à administrer des médicaments pendant le travail et l'accouchement : « parfois, je donnais un petit peu de Pitocin et j'endormais au chloroforme-éther avec le mari. [...] j'avais continué à faire exactement comme on faisait à l'hôpital », dit-elle.

Dès la fin de son cours, Marcelle Laliberté-Saint-Aubin devient « en charge de la salle d'urgence à Sainte-Hyacinthe », ce qui était en soi « une bonne préparation », dit-elle. De plus, elle prend l'habitude d'assister aux autopsies et elle raconte que les médecins la laissaient parfois recoudre la dépouille. Sachant qu'elle aurait à faire des accouchements et des extractions dentaires, elle s'y initie avec la collaboration de médecins et de dentistes de son entourage. Elle se prépare ainsi pendant huit mois tout en travaillant à l'urgence avant de prendre le poste de Saint-Vital-de-Clermont en Abitibi, en juillet 1950, et des médecins lui recommandent alors d'acheter deux livres de référence médicaux. Elle témoigne également de « l'extraordinaire collaboration des médecins de ce temps-là » qui lui « prodiguaient conseils et consultations tout à fait gratuitement » et lui permettaient d'assister aux opérations des patients qu'elle conduisait à l'hôpital[8]. Thérèse Mercier a pris un « arrangement » avec un gynécologue qui était « le grand patron de la crèche Saint-Vincent de Paul » à Québec ; ce dernier l'appelait lorsqu'il y avait des accouchements les fins de semaine afin qu'elle puisse « parfaire » son éducation. De plus, tout en travaillant comme infirmière à l'Hôpital du Saint-Sacrement, cette infirmière a obtenu l'aide de médecins résidents avec lesquels elle se sentait « assez à l'aise » pour apprendre « des p'tits trucs, là, pour les réparations de plaies, pour les médicaments, [...] pour être capable d'agir en situations d'urgence ». Lorsqu'elle a obtenu son poste à Sainte-Lucie-de-Beauregard, ces mêmes médecins ont également informé les représentants itinérants des laboratoires pharmaceutiques pour qu'ils incluent madame Mercier dans leurs tournées. Cette collaboration des médecins et le désir des infirmières de tenir leurs connaissances médicales à jour se sont généralement maintenus pendant les années de ces dernières en colonie.

5.2.2 Tenir ses connaissances à jour en colonie

Souvent confrontées à de nouveaux problèmes, les infirmières devaient tenir leurs connaissances à jour, ce qu'elles ont fait en acquérant des volumes de médecine, en s'abonnant à des revues médicales, en assistant à des congrès médicaux et en échangeant avec des médecins.

Marcelle Laliberté-Saint-Aubin fait l'éloge du *Merck Manual*, dont elle appréciait la facilité d'utilisation. Les revues médicales constituaient une source de savoir pour plusieurs. L'infirmière Gasp (1936-1976), par

8. Voir son témoignage : Marcelle St-Aubin. *75e anniversaire de La Sarre. Les infirmières de colonie*, texte non publié sur les infirmières de colonie livré à l'occasion du 75e anniversaire de fondation de La Sarre, 13 février 1992.

exemple, recevait « la Presse médicale de Paris »; Thérèse Mercier était abonnée « aux mêmes revues que les médecins recevaient » et elle participait au congrès annuel des médecins de langue française pour y rencontrer les médecins exerçant en Abitibi et les représentants pharmaceutiques. Embauchée au milieu des années 1960, sœur Armandine Jean a plutôt choisi la formule plus moderne des « cassettes médicales », des outils didactiques préparés à l'intention des médecins par des professeurs d'université, tout en lisant des « livres de psychologie et de relations humaines » pour améliorer ses compétences en relation d'aide.

Les infirmières ont également beaucoup appris de certains médecins qu'elles consultaient régulièrement. L'infirmière A-T (1954-1963) Bas-St-L (1963-1968), par exemple, dit qu'un seul médecin a refusé de collaborer avec elle et elle témoigne de l'aide reçue de nombreux autres:

> J'avais un beau-frère qui était médecin [...] et il m'envoyait toutes ses revues médicales. Quand je venais en ville, [...] on parlait beaucoup, beaucoup. Lui, était gastro-entérologue; [...] il me parlait beaucoup de ça. [...] La première chose que je faisais quand j'arrivais dans un dispensaire nouveau là, j'allais voir le médecin le plus près et, comme il était très, très sympathique, [...] il m'enseignait des choses. Ah ! Ils m'ont fait mon éducation, ces médecins-là. Il y a eu en particulier le Dr Balthazar p'is le Dr Bertrand à Macamic, le Dr Piuze à Matane, le Dr Blouin à Amqui, qui m'ont tellement appris de choses, tellement, vous avez pas d'idées !

L'infirmière Sag-LSJ (1952-1957) explique qu'elle se sentait tout à fait à l'aise de demander conseil aux médecins de sa région, puisque ceux qui traitaient les gens de son village avaient tous été ses professeurs pendant son cours d'infirmière et certains l'avaient même aidée à se préparer pour son travail en dispensaire. Angéline Hudon-Langlois demandait des conseils à son propre médecin traitant ! Monique Lachance raconte que le bagage de connaissances médicales qu'elle avait acquis en milieu hospitalier « s'est effrité » peu à peu après un certain temps en colonie; au début, elle appelait des médecins de Loretteville qu'elle avait connus car elle n'osait pas consulter ceux de sa nouvelle région. Afin de tisser des liens de confiance avec ces derniers, elle a travaillé à temps partiel à l'urgence de l'Hôpital d'Amos jusqu'en 1980. Puis, elle a commencé à faire venir des médecins à son dispensaire pour des périodes de consultations aux deux semaines et se débattait encore en 1992 pour obtenir des autorités du temps de visites médicales pour sa localité.

Si les infirmières ont senti le besoin de se référer à des médecins ou à des ouvrages médicaux pour remplir leurs fonctions, c'est parce qu'elles jugeaient insuffisante ou peu pertinente la formation en cours d'emploi offerte par l'employeur. Dès les années 1940, les infirmières de colonie ont été invitées à des activités s'apparentant à de la formation en cours d'emploi. Ainsi, dans son premier rapport annuel, le Dr Martel mentionne la tenue, en 1943, de « deux séries de séances d'étude », comprenant chacune « trente heures de cours », la première à Val-d'Or pour le personnel du SMC et des US des comtés d'Abitibi et de Témiscamingue, et la seconde à Carleton-sur-Mer pour celui du comté de la Gaspésie. Ce personnel était constitué très majoritairement d'infirmières, mais les conférenciers invités étaient des médecins, « [...] les Chefs de Division au Ministère de la Santé de la Province, de même que le docteur Ernest Couture, d'Ottawa, et le docteur Herman Gauthier, du Sanatorium de Mont-Joli[9] ». L'année suivante, le directeur du SMC rapporte la tenue d'une « journée d'étude » à Matapédia et à Rouyn pour les mêmes personnes, et il termine en souhaitant qu'il soit « possible de les répéter annuellement dans le but de rendre encore plus efficace le travail de nos gardes-malades en pays de colonisation[10] ».

De nombreuses infirmières de colonie ayant exercé dans les années 1940 et 1950 ont confirmé la tenue de ces « séances d'études », mélange de formation et d'activités sociales, dont la fréquence n'a pas toujours été annuelle. Jeanne-d'Arc Breton-Boissineault décrit ces « conventions » annuelles comme des « gros partys » au cours desquels des médecins venus de Québec donnaient des conférences aux quelque 40 infirmières de l'Abitibi-Témiscamingue « sur les maladies vénériennes, sur un peu toutes sortes de sujets qui pouvaient être intéressants » et qui se terminaient par un banquet et une soirée dansante. Marcelle Laliberté Saint-Aubin confirme que « c'était un petit peu une vacance ». Selon Jeannette Coulombe-Morneau, ces « conventions » se tenaient aux deux ans et duraient trois jours. Marguerite Pelletier-Martin se montre plutôt critique à propos de ces rencontres annuelles : « C'était plutôt un meeting [...]. On parlait entre nous-autres ; on se renseignait toutes seules, mais eux autres, pour dire, ne nous donnaient pas grand-chose. C'était plutôt une fête pour eux autres. C'était encore le Gouvernement qui dépensait. »

---

9. Dr Émile Martel, Rapport des activités de la Division du Service médical aux colons pour l'année 1943 dans Deuxième Rapport du ministère de la Santé pour les années 1941, 1942 et 1943, Province de Québec, ministère de la Santé et du Bien-être social, p. 308.
10. Dr Émile Martel, Rapport des activités de la Division du Service médical aux colons pour l'année 1944 dans Troisième Rapport du ministère de la Santé pour les années 1944, 1945 et 1946, Province de Québec, ministère de la Santé et du Bien-être social, p. 272.

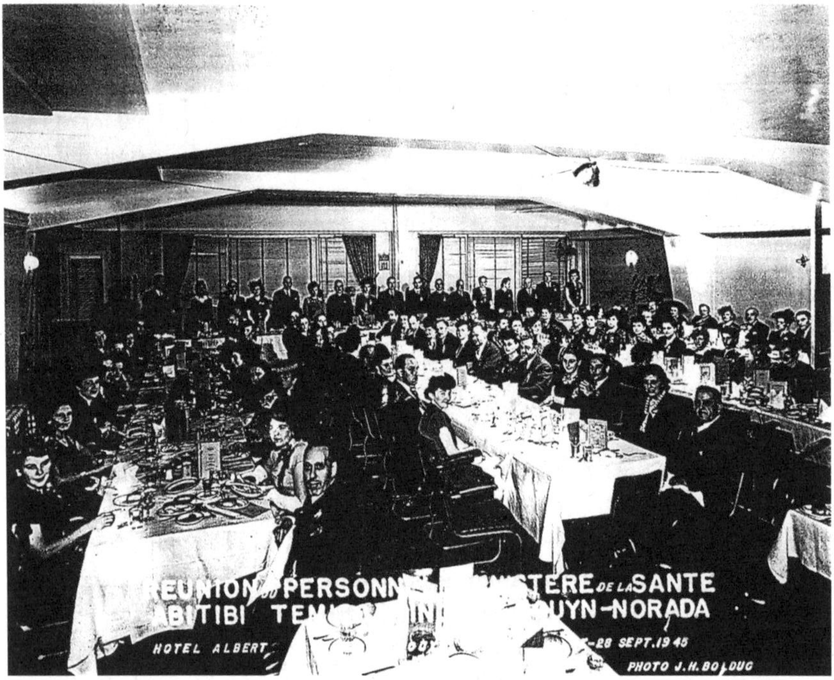

Une réunion du personnel du ministère de la Santé. Photocopie conservée par l'infirmière Jeannette Morneau, qui occupait le poste de Saint-Janvier Chazel, en Abitibi. Collection: Nicole Rousseau

À partir des années 1960, mais surtout pendant la décennie 1970, la nature des formations offertes par l'employeur a changé ; elles ont davantage ciblé les infirmières et ont porté principalement sur les nouvelles fonctions qu'on leur confiait dans une approche de médecine préventive : vaccination, examens systématiques des enfants dans les écoles, classes prénatales, etc. Marcelle Laliberté-Saint-Aubin a trouvé paradoxal que l'employeur se soucie de la formation des infirmières de colonie alors que leur rôle rétrécissait ; « on a commencé à me donner de la formation, dit-elle, alors qu'on (les infirmières de colonie) faisait pratiquement plus rien ».

Cette description de la préparation que les infirmières de colonie se sont donnée avant et pendant leur pratique en régions éloignées fait ressortir une grande absente : l'Association des infirmières de la province de Québec (AIPQ), pourtant l'association professionnelle regroupant toutes les infirmières du Québec. Elle nous porte aussi à conclure que c'est essentiellement une formation médicale plus ou moins élaborée que ces infirmières ont recherchée d'elles-mêmes ou reçue de leur employeur. Il faut cependant se demander si, en plus des connaissances médicales acquises, les infirmières de colonie possédaient aussi des savoirs traditionnels de soins et, si oui, comment elles ont concilié les deux ensembles.

5.2.3 Composer avec la tradition soignante

Nous avons questionné les infirmières que nous avons interviewées à propos de leurs savoirs traditionnels en matière de soins afin de les comparer à nos narratrices à cet égard et d'estimer l'importance relative que ces connaissances prenaient par rapport à leur bagage médical. Il est certain que les infirmières ne pouvaient pas utiliser des connaissances qu'elles ne possédaient pas et qu'elles aient pu recourir aux traitements médicaux par ignorance d'une alternative. Nous avons également considéré qu'elles ont dû composer avec la persistance dans leur population de savoirs et pratiques traditionnels de soins que nous avons décrits dans le chapitre 3. Ont-elles pu observer elles-mêmes ce phénomène ? Comment réagissaient-elles lorsqu'elles étaient témoins du recours à ces savoirs et pratiques ? S'y sont-elles intéressées ? Y ont-elles eu recours elles-mêmes ? Voilà autant de questions auxquelles il faut répondre pour juger de leur contribution à la médicalisation de la population.

Avant d'être exposées aux savoirs et aux pratiques traditionnels de soins en colonie, certaines infirmières parmi les plus âgées avaient vu leur mère, leurs grands-mères ou d'autres femmes de leur famille y avoir recours. Le récit ci-dessous de l'infirmière Gasp (1936-1976) traduit une perte de savoirs évidente entre une mère soignante traditionnelle et sa fille infirmière :

> Une fois, j'ai été à Québec p'is ma belle-sœur a fait une température élevée ; je crois qu'elle montait à 104-105 (il s'agit de degrés Fahrenheit). Je n'étais pas graduée. [...] ma mère est allée chercher, près du ruisseau, du baume, des feuilles de baume[11] ; elle a fait bouillir, p'is (inaudible) elle (la température) a descendu assez vite ! C'est pas possible ! Toutes sortes de remèdes comme ça. Pendant l'hiver, si les enfants [...] perdaient l'appétit, [les femmes] allaient chercher dans le bois du merisier rouge ; i' faisaient bouillir ça. Au bout de trois jours, les enfants voulaient se défoncer à manger ! Puis, beaucoup

11. Les effets thérapeutiques du baume, aussi appelé Menthe à épis, sont ainsi décrits par le frère Marie-Victorin : « La Menthe à épis est l'un des articles importants de la médecine populaire dans le Québec, où on la trouve le long des fossés. On l'emploie surtout sous forme d'infusion. Autrefois, chaque famille à la campagne, faisait en été sa provision de " baume ". Ses propriétés stomachiques et stimulantes sont bien connues. Elle renferme une huile, qui est le type des huiles essentielles dans la famille des Labiées, et qui est connue sous le nom d'huile de Menthe. L'effet physiologique de l'odeur menthacée est tout à fait particulier : une sensation rafraichissante occasionnée par une accélération de l'évaporation à la surface de la muqueuse respiratoire. » Frère Marie-Victorin. *Flore laurentienne*, deuxième édition (Montréal, Les Presses de l'Université de Montréal), 1964, p. 504-505.

d'arbres ; des fois j'y pense, p'is là je cherche les noms. [...] Ma mère, quand elle était jeune, l'automne, le petit grenier, c'était rempli d'herbages. Quand on était malade, elle nous donnait certaines choses. [...] i' y avait un coin du jardin [où] ils cultivaient des choses pour prévenir les maladies. Pas quand j'ai travaillé là [comme infirmière], mais quand j'étais jeune.

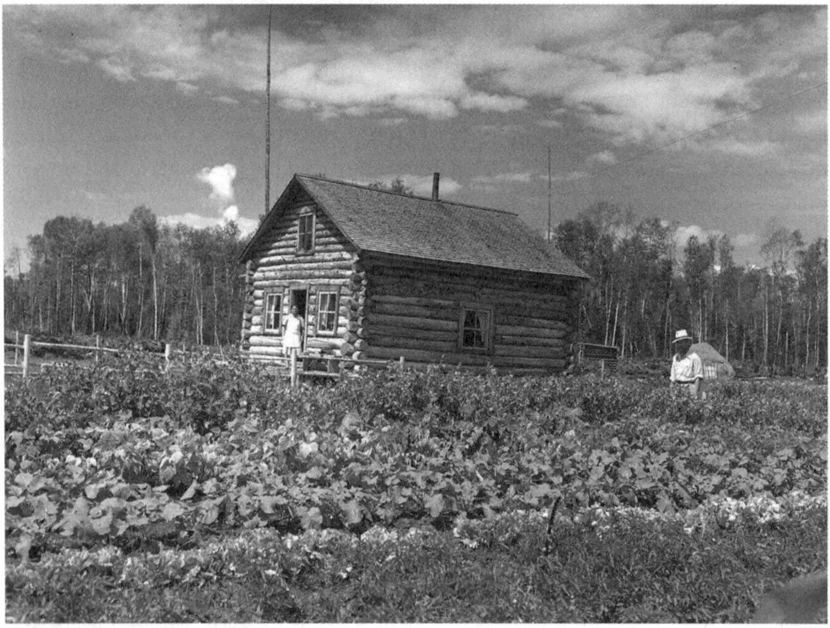

Jardin de la famille d'Aloysius Richard à l'île Népawa, en Abitibi, en 1943. Photo : Donat C. Noiseux, BAnQ-Centre de Québec, Fonds ministère de la Culture et des Communications, Office du film du Québec, E6,S7,SS1,P13636

Nous décrivons maintenant les savoirs traditionnels des infirmières interviewées en matière de remèdes, de pratiques et de principes de soins.

5.2.3.1 Les remèdes, pratiques et principes de soins des infirmières

On ne sera pas étonné de constater que le remède utilisé par le plus grand nombre d'infirmières est la mouche de moutarde ; nous discuterons ce fait plus loin. Douze infirmières ont dit avoir appliqué des mouches de moutarde (sinapismes) dans les cas de grippe, de bronchite et de début de pneumonie. Le lard salé, avec ou sans la couenne, en application pour une entorse de la cheville est le deuxième remède le plus fréquemment mentionné. Irène Bergeron-Dupont décrit comment elle l'utilisait :

> Pas la couenne, parce que la couenne, je trouvais qu'elle [de]venait dure, elle [de]venait raide. Alors, je prenais le gras, je tranchais ça mince, [j'ajoutais] du sel sur les deux côtés. [Si] il y avait une enflure, une entorse, j'enveloppais le pied avec ça et puis ça enflait pas. Je mettais ça 24 heures ; ensuite, je leur faisais un petit plâtre très mince pour huit jours à peu près et avec des béquilles. [...] Au bout de ce temps-là, j'enlevais le plâtre ; ils recommençaient à marcher, ils étaient corrects.

Cette infirmière raconte qu'elle avait ainsi enveloppé de lard salé la cheville fracturée d'une femme qui devait prendre le train pour venir consulter un médecin à Québec et qu'elle lui avait bien recommandé d'enlever le pansement avant de se présenter à l'hôpital « parce que j'ai dit "le médecin, il va rire de nous autres" », explique-t-elle.

Considérant qu'on enseigne aux infirmières de ne pas mettre de corps gras sur une brûlure, il est étonnant d'entendre le récit de quatre infirmières qui ont soigné, avec une huile comestible ou un remède à base de gras, des victimes de brûlures graves, souvent de jeunes enfants. Annette Bélanger-Beaupré raconte comment elle a pris soin d'un jeune enfant, gravement brûlé après être tombé accidentellement dans la cuve pleine d'eau javellisée bouillante que sa mère avait préparée pour la lessive. Après s'être procuré deux gallons (7,6 litres) d'huile d'olive au magasin du village, elle a procédé comme suit :

> J'ai vidé mon huile d'olive là-dedans (une cuve) p'is j'ai couché mon petit bonhomme là-dedans. Alors, l'huile d'olive, elle a fait son effet ; [...] elle a enlevé la brûlure et puis [...] ç'a gardé les tissus pas trop brisés là et je l'ai laissé là-dedans 24 heures. [...] Après ça, j'ai été le sortir ; je l'ai bien arrangé comme il faut p'is je lui mettais des pansements d'huile d'olive à tous les jours ; [...] ce qui était agréable, c'est que tu voyais, ça tombait là p'is la peau restait belle en-dessous.

Comparons le cas ci-dessus à celui d'un enfant de la colonie de Marguerite Turgeon, lui aussi tombé dans une cuve d'eau bouillante ; cette infirmière avait appliqué du bicarbonate de soude et des gazes humides sur la peau de l'enfant et l'avait dirigé à l'hôpital. L'enfant est mort après 48 heures. Hénédine Gendron-Beaupré appliquait du beurre, de la graisse ou de l'huile végétale sur une brûlure, « mais pas de l'Ozonol [...] ; ça, c'est collant [et] ça enlève pas le mal », dit-elle[12]. Elle raconte le cas particulièrement tragique d'une famille misérable dont trois enfants, âgés respectivement de deux, quatre et cinq ans, se sont gravement brûlés en faisant basculer sur eux le poêle avec les chaudrons d'eau bouillante dessus. Appelée d'urgence, l'infirmière se rend en vitesse au domicile avec « du

12. Monique Lachance déconseillait aux gens d'utiliser l'onguent Ozonol, pourtant inscrit sur la liste des produits que le ministère de la Santé conseillait aux infirmières de se procurer.

linge […] p'is de l'huile Crisco, […] une grosse boîte » et elle enveloppe les enfants avec ses draps propres, après les avoir arrosés d'huile. Conduits le plus rapidement possible à l'hôpital, les deux plus vieux enfants ont survécu, le petit garçon avec un bras « brûlé à l'os », mais la plus jeune est morte. Louisette Beaudoin-Mercier raconte qu'elle a eu plusieurs cas de brûlures graves parce que les gens « se trompaient de gallon p'is i' allumaient le poêle avec du naphta », ce qui provoquait une explosion. Au début de son travail en colonie, elle avait appris de colons originaires de la région de Charlevoix à utiliser un onguent fait de quenouilles « fleuries » (c'est-à-dire lorsque les fibres de la quenouille mûrie se détachent d'elles-mêmes) et de graisse de lard pour guérir les brûlures ; « ça guérissait très bien », dit-elle, mais cette constatation ne l'a pas empêchée de remplacer plus tard ce remède par les pansements Sofra-Tulle.

L'infirmière Gasp (1936-1976) décrit l'utilisation de deux remèdes pour soigner deux personnes affligées, l'une de psoriasis et l'autre des conséquences d'une brûlure grave à un bras. L'efficacité des interventions étonne dans les deux cas :

> Il y avait une femme qui faisait du psoriasis ; vous savez le psoriasis, c'est très difficile. J'avais lu dans la revue française [Plus loin, elle précise qu'elle était abonnée à la « Presse médicale de Paris »] que l'infusion d'épinette noire, faire prendre des bains dans l'eau, faire bouillir de l'épinette noire, mettre ça dans le bain, p'is prendre des bains à ça et en boire trois petits verres par jour… Savez-vous qu'il y en a une qui s'est guérie ? Elle vit encore ! […] P'is elle en avait, c'était pas possible !

Notons que l'infirmière n'affirme pas avoir guéri cette femme, mais plutôt que cette femme « s'est guérie ». Nous discuterons ailleurs cette propension des infirmières à dévaluer leur travail. Il faut cependant préciser que si cette infirmière avait découvert les vertus de l'épinette noire en lisant une revue, ces dernières étaient bien connues de la population locale, comme le révèle la suite de son récit, où elle explique qu'on utilisait les branches entières de l'épinette, pas seulement les aiguilles ou l'écorce : « C'est les hommes qui allaient chercher ça. I' mettaient ça dans une grande bouilloire là, p'is i' faisaient bouillir ça. » Nous avons nous-mêmes constaté l'efficacité de ce remède dans un cas de psoriasis.

Dans le récit suivant de cette même infirmière, il faut souligner la perte de savoir par rapport au remède en cause et l'importance de la continuité des soins sur une période suffisamment longue pour produire les résultats recherchés ; elle parle d'une préparation utilisée pour corriger les conséquences d'une brûlure :

> [...] c'était de l'huile de [inaudible] ; là, je ne peux pas me rappeler comment je faisais pour faire fleurir la chaux, j'ai perdu ça. [...] J'ai vu un petit bonhomme qui s'était brûlé, avant que j'arrive à Petit-Cap ; son bras avait ankylosé comme ça. [...] J'ai guéri ses plaies comme il faut [mais] son bras avait resté croche ; il y avait un gros nerf qui sortait. À force de faire des massages avec ça, son bras est revenu droit.

Elle termine ce récit en disant qu'elle avait revu, quelques jours avant l'entretien qu'elle nous accordait, ce « petit bonhomme » devenu adulte et qu'il n'avait même plus de cicatrice de cette blessure.

Parmi les autres remèdes utilisés par les infirmières, notons un gargarisme à l'huile de charbon et au cognac, lequel, selon Marguerite Turgeon, était plus efficace pour faire détacher les membranes obstruant la gorge dans les cas de diphtérie que le « sérum » envoyé par le médecin qui « ne faisait aucun effet ». Thérèse Mercier dit avoir utilisé avec succès un sirop aux « rognons » de « castor » pour « ceux qui avaient une faiblesse du côté pulmonaire », même de la tuberculose. Pour faire « aboutir » un panaris, un clou, un abcès ou un furoncle, Nicole Dionne-de la Chevrotière préférait l'argile à un onguent de pharmacie « qui coûtait b'en cher » et « qui pouvait causer des effets secondaires indésirables » parce que « de l'argile, ç'a jamais causé d'effets indésirables », explique-t-elle, et il y en avait plein les champs de sa colonie.

Le tableau ci-dessous présente la liste complète des 33 remèdes utilisés par 21 des 48 infirmières interviewées, et le nombre d'entre elles qui ont mentionné chacun des remèdes. Lorsqu'on compare ces données à celles recueillies auprès de nos 15 narratrices, on constate que non seulement ces dernières avaient mentionné plus de remèdes (59), mais que chacune des 15 en connaissait au moins un, alors que moins de la moitié des infirmières possédaient ce type de connaissances. Il faut aussi souligner que huit de ces infirmières n'utilisaient aucun remède autre que les mouches de moutarde, ce qui réduit à 13 le nombre de celles dont les connaissances en la matière dépassaient celles que beaucoup de mères de famille de l'époque possédaient. Le tableau montre également que 10 des 33 remèdes utilisés par nos infirmières étaient connus par nos narratrices pour les mêmes usages et cinq autres pour des usages différents.

TABLEAU 18
Remèdes utilisés par 21 des 48 infirmières interviewées

Remèdes (total 33)	Nombre de mentions
Mouches de moutarde *	12
Couenne de lard salé pour une entorse @	3
Huile d'olive ou autre huile végétale pour guérir de brûlures *	2
Onguent de quenouilles et graisse pour guérir de brûlures	2
« Eau de riz » contre la diarrhée *	2
Gargarisme à l'huile de charbon et au cognac	1
Sirop à base de résine d'épinette pour le rhume ou la grippe *	1
Sirop aux « rognons » de castor contre les problèmes pulmonaires	1
Sirop à l'ail et au miel contre la toux *	1
Oignon, persil et ail pour dégager les sinus en cas de grippe	1
Tisane de tilleul pour favoriser le sommeil	1
Lait chaud pour favoriser le sommeil @	1
Huile de ricin pour prévenir l'ictère du nouveau-né @	1
« Peau » de l'oignon ou de l'œuf pour « faire aboutir » un « retour d'ongle »	1
Argile pour « un panaris, un abcès, un clou, un furoncle… »	1
Cataplasmes à base de mie de pain pour les furoncles *	1
Infusion de gadelles noires pour la grippe	1
Tisane d'herbe à dinde pour faire baisser la fièvre *	1
Tisane autre qu'à l'herbe à dinde pour faire baisser la fièvre	1
Feuille de plantain appliquée sur une blessure [coupure] et contre le rhumatisme *	1
Tisane de queues de cerises sauvages comme diurétique	1
Graines de citrouille	1
Bouillon d'oignon contre la fatigue	1
Tisane désinfectante	1
Décoction d'ail et de gin contre l'arthrite	1
Infusion de gingembre pour se réchauffer après avoir pris froid @	1
Tisane de cotonniers de framboisiers contre la diarrhée de bébé *	1
Infusion d'épinette noire contre le psoriasis @	1
Préparation à base d'huile pour guérir un bras « ankylosé » à la suite d'une brûlure	1
Cassonade et pansement pour guérir une brûlure	1
Cataplasmes de graines de lin *	1
Massage des gencives avec une pâte de clou de girofle et d'huile d'amande pour aider la poussée dentaire	1
Application d'huile d'amande douce ou d'huile d'olive pour prévenir les vergetures	1

* L'astérisque à la suite du remède indique qu'il avait aussi été mentionné par l'une ou des narratrices ; l'@ signifie que la matière ou la préparation avait été mentionnée par une ou des narratrices, mais pour un usage différent.

Si le bagage de connaissances en matière de remèdes des infirmières est moins riche que celui de nos narratrices, celui de leurs pratiques est encore plus restreint. Nous avons relevé seulement quatre pratiques de soins dans le discours de nos infirmières ; ceci exclut cependant tout le domaine de l'accouchement et des soins au nouveau-né, dont nous avons discuté au chapitre 2. Une seule de ces pratiques, l'application de sacs de glace ou de sacs d'eau chaude selon la situation, avait été apprise durant le cours d'infirmière.

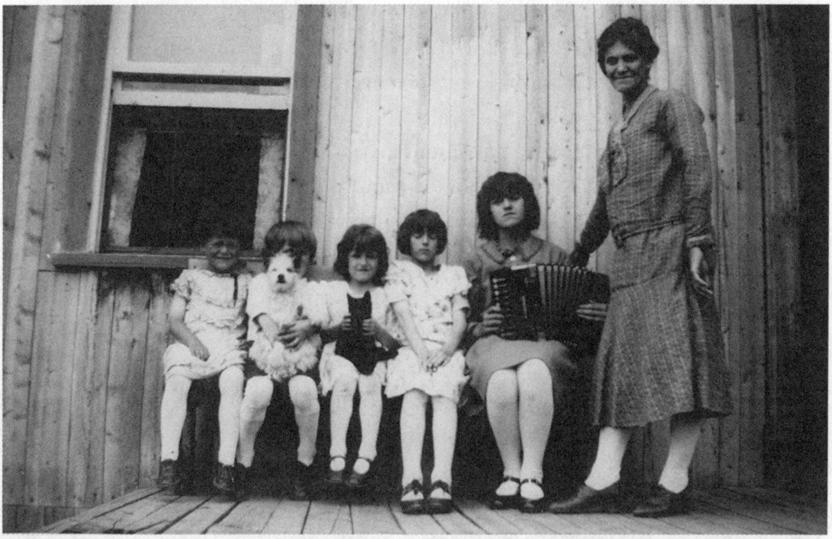

Une mère en compagnie de ses cinq filles sur le perron de la maison familiale, à Belcourt en Abitibi, dans les années 1930. Plusieurs mères de famille possédaient des connaissances étendues dans l'art de soigner les leurs. Société d'histoire et de généalogie de Val-d'Or, Fonds Raymond Duchesneau, P112_0002

Deux infirmières, ayant exercé avant l'introduction la pénicilline, ont utilisé des sacs de glace ou des enveloppements froids pour soigner des personnes atteintes de pneumonie. Avant d'être embauchée par le gouvernement, c'est-à-dire avant de disposer d'une pharmacie, l'infirmière Gasp (1936-1976) a tout de même soigné avec succès des personnes souffrant de pneumonie ; elle raconte le cas d'une femme enceinte de cinq mois « qui faisait une pneumonie ». Elle dit avoir passé un mois nuit et jour dans le « petit camp » où habitait cette femme, dormant dans une berceuse, pour faire « des enveloppements froids à la dame, pour baisser sa température » lui donnant « pour la remonter du gin, du cognac » ; la patiente a récupéré, mais l'enfant né prématurément est décédé quelques heures après sa naissance. Anita Dionne-Ott, dont les six années d'exercice en colonie se sont déroulées de 1932 à 1938, n'a pas eu accès aux antibiotiques ; pourtant, elle dit n'avoir jamais dirigé à l'hôpital les personnes souffrant de pneumonie qu'elle soignait à domicile par « de l'enveloppement froid, avec de la glace par exemple ou des choses comme ça là ».

Deux infirmières nous ont décrit deux techniques différentes pour « enlever une graine dans un œil ». Thérèse Mercier utilisait un jonc (alliance), en précisant : « Il faut qu'il soit uni par contre. Ça, c'est fameux ! Pour pas que la personne clignote (sic) de son œil quand tu lui enlèves [la graine], tu lui fais ouvrir la bouche ; elle arrête de clignoter. » Pour sa part, l'infirmière A-T (1950-1952+1962-1978) raconte comment elle a fait la leçon à un de ses fils et à l'ami de ce dernier, tous deux médecins. Lors d'une excursion de motoneige, son fils avait reçu « une graine dans l'œil » ; son ami médecin avait alors mis un pansement sur l'œil. L'infirmière a enlevé le pansement et extrait la graine sans difficulté après avoir déposé quelques gouttes d'huile végétale dans l'œil et n'a pas manqué de taquiner le médecin à propos du peu d'efficacité et même des risques de son intervention !

La dernière pratique décrite par une infirmière fait référence aux savoirs sur les propriétés curatives de l'eau de mer et des massages. L'infirmière Gasp (1936-1976) raconte en effet comment elle a soigné deux enfants affligés de « paralysie infantile » (poliomyélite) par des massages et des bains à l'eau de mer : sa propre fille et « un petit gars dans l'Anse-à-Valleau ». Notons d'abord que cette infirmière avait elle-même diagnostiqué la maladie chez les deux enfants par sa simple observation de leur démarche et de l'atrophie musculaire typique dans un contexte d'épidémie de paralysie infantile. Pour aider sa fille à recouvrer la santé, elle lui faisait des massages dans de l'eau de mer trois fois par jour à raison d'une heure par massage et elle l'a envoyée se baigner à la mer lorsque « le beau temps a pris ». Comme elle était enceinte, elle a dû se faire aider d'une jeune fille qu'elle payait pour les massages car « faire des massages, dit-elle, c'est terriblement fatigant, épuisant ». Quant au petit garçon, elle a expliqué à la mère de ce dernier les soins à donner ; dans ce cas, les bains se faisaient dans une cuve remplie d'eau « avec un petit peu de sel dedans ». Au mois de septembre de la même année, après avoir accouché, elle a conduit sa fille chez le « vieux docteur Samson de Cartierville » pour la faire examiner ; elle affirme que sa fille est restée avec la jambe atteinte plus étroite, mais pas plus courte que l'autre. Cette infirmière dit avoir acquis ses connaissances sur les propriétés curatives de l'eau de mer et des massages dans un livre écrit par une femme [nom inaudible] qui avait réussi à guérir ses enfants de cette manière. Dans ce dernier récit, notons encore l'importance de la continuité et de la durée des interventions qui se sont déroulées, ici visiblement, sur une période de plusieurs mois.

Alors que nos narratrices ont énoncé un total de 12 convictions ou principes sous-jacents à leurs pratiques de soins, les infirmières n'en ont formulé que cinq. Ces principes peuvent être énoncés comme suit : 1) la simple écoute d'une personne souffrante permet de régler bien des problèmes ; 2) la chaleur soulage des douleurs arthritiques ; 3) la pensée positive peut nous protéger des accidents ; 4) un peu de fièvre peut avoir un effet bénéfique et 5) il faut garder bébé au chaud, surtout un prématuré. Notons que les deux derniers principes avaient été énoncés aussi par des narratrices, bien que pas nécessairement en ces termes.

Par simple écoute, nous entendons l'action d'écouter une personne sans se référer à une théorie psychologique pour interpréter ce que dit cette personne. La simple écoute comme mode d'intervention a été décrite par 28 infirmières comme constituant une part importante, voire centrale, de leur travail. Cette constatation est vraie, même pour les plus âgées d'entre elles, qui avaient été formées bien avant la psychologisation des soins introduite dans la profession par les modèles conceptuels, notamment avec le mouvement associant le nursing au « caring ». L'infirmière A-T (1936-1943), par exemple, affirme avec conviction : « ce que ces gens-là avaient de besoin surtout, c'est quelqu'un pour les écouter. I'y avait pas de médicaments pour leurs besoins ; c'était rien que d'écouter ». Annette Bélanger-Beaupré était tellement convaincue que les gens avaient la plupart du temps surtout besoin d'être écoutés qu'elle n'hésitait pas à utiliser des placebos plutôt que des médicaments réels et elle donne de nombreux exemples des succès qu'elle a obtenus avec cette méthode en insistant sur l'importance de prendre le temps d'écouter pour développer la confiance. Georgette Soumis compare les intervenants d'aujourd'hui qui « tiennent presque la poignée de la porte pour nous mettre dehors » avec les infirmières de colonie : « dans les dispensaires, c'est ça qu'on avait, la différence d'avec à présent quand on va consulter : [...] écouter ». Chez les infirmières recrutées après les années 1960, cette dimension de leur travail pouvait même constituer leur motivation principale pour choisir ce type de poste. Certaines ont même renoncé à des conditions de travail plus avantageuses dans les hôpitaux pour un poste en dispensaire, où elles avaient le temps d'écouter leurs patients. Marie-Hélène Girard, par exemple, explique pourquoi elle a quitté son poste à Montréal, où elle avait de meilleures conditions de travail que sur la Côte-Nord :

> Des fois, à Montréal, t'as l'impression que les gens bouffent des pilules p'is il y a personne qui sait trop, trop pourquoi. Ici, ça ne se produit pas ; t'as le temps de t'asseoir avec [le patient], de jaser [...]. Tu peux les revoir à tous les

jours si tu veux ; c'est pas un problème. Souvent, c'est pas long que tu trouves la raison pour laquelle ils ont un problème p'is tu peux trouver une solution [...] au lieu de juste mettre un Band Aid dessus.

L'écoute constituait donc à la fois un principe d'intervention et une force des infirmières de colonie, une compétence qu'on peut attribuer à leur grande disponibilité, à leur désir d'aider et à leur capacité de s'ajuster aux gens et aux circonstances. À cet égard, plusieurs ont souligné l'importance de développer la confiance et de demeurer accessibles, non seulement en termes d'horaire de travail, mais aussi par une attitude simple et franche, comme nous avons montré dans le chapitre 4. Par comparaison, les autres principes évoqués paraissent secondaires dans le discours des infirmières.

Georgette Boutin-Turgeon recommandait et utilisait les frictions et des « sacs chauds » (bouillottes) aux personnes souffrant d'arthrite. Irène Bergeron-Dupont pratiquait une forme de pensée positive pour se protéger, ainsi que les siens contre des accidents ; elle disait qu'elle faisait des « cocons [...] pour envelopper l'auto, envelopper le train ou quoi que ce soit... », une technique qu'elle avait apprise d'un de ses fils qui avait donné pendant longtemps « des cours de relaxation ». Cette conviction pourrait être associée au mouvement des thérapies holistes auquel de nombreuses infirmières ont adhéré avec plus ou moins de conviction dans les années 1980[13]. Selon Monique Lachance, la fièvre est une réaction physiologique qui peut être bénéfique. Aussi, elle explique qu'elle tolère une température d'un peu plus de 39 Celsius, donc au-dessus du 38°Celsius recommandé, avant d'intervenir, sa logique étant que « les microbes sont comme nous autres ; i' aiment pas ça vivre à 104° (Fahrenheit) ». Enfin, le principe selon lequel il faut garder bébé au chaud, surtout un prématuré, relève du sens commun et a été énoncé par nos narratrices. Cependant, il ne faut pas sous-estimer ce que son application pouvait demander de créativité dans un contexte de grande pauvreté, où la plupart des maisons étaient froides et malsaines.

Enfin, il faut souligner les limites de cette recherche qui peuvent avoir causé une sous-estimation des savoirs traditionnels des infirmières rencontrées. Les données ayant été recueillies au cours d'un entretien unique abordant une grande variété de sujets, certaines infirmières n'ont pu qu'énumérer brièvement certains remèdes maison et leur usage. Un cas typique est celui de Thérèse Mercier, dont le témoignage a duré environ trois heures. En énumérant les plantes qu'elle utilisait à des fins thérapeu-

13. Nicole Rousseau, Francine Saillant et Danièle Desjardins (1991). « Profil socio-démographique et socio-professionnel des thérapeutes holistes au Québec », *Revue canadienne de santé publique*, vol. 82, septembre/octobre 1991, p. 335-340.

tiques, elle mentionne les graines de citrouille, mais l'entretien est interrompu par l'arrivée d'un visiteur avant qu'elle ait pu dire comment et pour quel problème elle s'en servait ; après cette interruption, le manque de temps ne permet pas de revenir sur ce sujet. Il faut aussi considérer que certaines d'entre elles aient pu être inhibées par le fait que la recherche était réalisée par des universitaires forcément associées au monde scientifique, plutôt enclin à ignorer, voire à mépriser les savoirs populaires. À cet égard, il faut souligner que, même lorsqu'elles y avaient recours elles-mêmes ou qu'elles les approuvaient, les infirmières avaient toutes tendance à dévaloriser les savoirs traditionnels, les décrivant comme « des p'tits moyens », « des p'tits trucs ». Thérèse Mercier, par exemple, parle de ses « recettes b'en niaiseuses ». En raison de ces deux limites, les savoirs des infirmières en matière de remèdes et de pratiques de soins traditionnels peuvent être sous-estimés par nos données.

5.2.3.2 *Apprendre ou non des colons*

Puisque la plupart des infirmières ont révélé moins de savoirs traditionnels que la majorité des autres femmes des colonies, on peut se demander si elles étaient conscientes de la présence de ces derniers et comment elles y ont réagi.

Seulement quatre des infirmières interviewées ont affirmé que la population de leur territoire n'utilisait pas de remèdes maison, que l'une d'entre elles confondait d'ailleurs avec « des médecines alternatives », tandis que 14 autres, postées dans une variété de régions du Québec, ont confirmé la présence encore vivante de la tradition soignante jusque vers 1970. Nos données provenant des entrevues avec les infirmières sous-estiment probablement ce phénomène, car il semble que les gens étaient plutôt réticents à leur en parler, de peur de passer pour « arriérés ». Par exemple, Marguerite Pelletier-Martin raconte que ses colons hésitaient à lui avouer qu'ils avaient essayé « des petites affaires » avant de la consulter et l'infirmière A-T (1940-1968) affirme que ses gens étaient « délurés pas mal » parce qu'ils n'avaient pas recours à des remèdes maison. L'infirmière Gasp (1936-1976) raconte cependant que « [...] dans ce temps-là, on voyait beaucoup de gens faire le bois, les sous-bois p'is le long des ruisseaux pour [cueillir des plantes afin de préparer] des tisanes, beaucoup ». Bérangère Martel-Méthot, ayant occupé un poste sur la Côte-Nord et un autre dans le Bas-Saint-Laurent dans les années 1960, abonde dans le même sens. L'infirmière Iles-Mad (1940-1942) témoigne des savoirs des insulaires des Îles-de-la-Madeleine : l'application de feuilles de géranium pour faire « aboutir » un panaris ou d'une couenne de lard sur une blessure (coupures fréquentes chez les pêcheurs), l'ingestion de graines de lin contre la constipation, la préparation d'un sirop contre la toux avec des tranches de carotte ou avec des graines de lin trempées et de la cassonade qu'on plaçait « sur le derrière du poêle ». Elle raconte aussi qu'à chaque printemps, les gens « faisaient des cures de désintoxication parce qu'ils avaient mangé beaucoup de gras et de lard pendant l'hiver [...] et de poisson salé » ; ils se purgeaient à cette fin en prenant une cuiller à thé de soufre mélangé à de la mélasse. Parmi les autres remèdes que les infirmières savaient être utilisés par les colons, notons l'application de feuilles de plantain ou de tabac sur une blessure pour prévenir l'infection et favoriser la cicatrisation, le blanc d'œuf pour faire aboutir un abcès, du séné comme laxatif naturel, de la graine de lin en cataplasme pour faire « aboutir » un panaris, du sirop aux oignons, de la tisane de « queue de renard » (une herbe sauvage) comme diurétique et, bien sûr, les mouches de moutarde.

Cependant, il est évident que de plus en plus de gens abandonnaient ces pratiques traditionnelles au profit des produits pharmaceutiques, dorénavant disponibles au dispensaire. Angéline Hudon-Langlois et Rita Viau, deux infirmières ayant vécu la période de transition de la fin des années 1960 et l'instauration graduelle de l'assurance-maladie au début des années 1970, témoignent du fait que la population s'est vite habituée à consommer des produits pharmaceutiques « après la gratuité des médicaments ». Il faut dire que beaucoup d'infirmières encourageaient leur population à consulter rapidement. Certaines déplorent les suites fâcheuses d'interventions inappropriées. Ainsi, Jeannette Coulombe-Morneau admet que les colons connaissaient « beaucoup de choses [...] qui étaient très bonnes », mais elle explique aussi qu'ils consultaient en dernier recours, notamment dans le cas de coupures. Elle a dû conduire un enfant à l'hôpital de Rouyn pour transfusions ; il avait fait une hémorragie à la suite d'une coupure profonde à un bras pour laquelle les soins de ses parents s'étaient avérés insuffisants.

Seize infirmières ont donné des exemples de remèdes maison ou de pratiques qu'elles avaient désapprouvés et même carrément interdits ; invariablement, leur position s'appuyait sur leurs connaissances médicales, en particulier sur leurs notions d'hygiène. Plusieurs des pratiques rejetées avaient trait à la maternité et aux soins des nouveau-nés ; nous en avons parlé dans le chapitre 2. La préférence spontanée et parfois inconditionnelle de certaines infirmières pour les produits pharmaceutiques ou les interventions apprises à l'hôpital est aussi évidente. Bérangère Martel-Méthot savait que les gens de son village cueillaient et utilisaient des plantes pour préparer des remèdes, mais elle ne semble pas avoir manifesté de l'intérêt par rapport à ces savoirs et décrit comme suit l'utilité de sa pharmacie :

> Ils (les villageois) savaient qu'il y avait une pharmacie ; alors quand ils étaient vraiment mal pris, ils savaient que le sirop pour la toux, on [les infirmières de colonie] en avait. On avait [aussi] des toniques quand ils en avaient besoin, [...] des vitamines pour les enfants, [...] des capsules d'huile de foie de morue qu'on faisait prendre aux enfants avec du lait.

Louisette Beaudoin-Mercier raconte que, pour guérir de leurs hémorroïdes, les colons, surtout des mineurs et des bûcherons, avaient l'habitude d'utiliser de la térébenthine, dont ils versaient quelques gouttes dans leur nombril « au lieu de mettre des pansements humides p'is de l'onguent » ou de faire des bains de siège comme elle avait appris à l'hôpital. Considérant les conditions de vie rudimentaires dans les camps de bûcherons de l'époque, les bains de siège étaient pourtant hors de question ! Anita Dionne-Ott n'hésitait pas à forcer les gens à choisir entre leurs remèdes et ses médicaments. Elle raconte entre autres situations le cas d'une enfant qui s'était brûlé le dos en tombant dans une cuve d'eau javellisée bouillante ; elle a préféré avoir recours à « une huile [...] qui venait de la pharmacie » plutôt qu'à des remèdes maison proposés par les femmes du voisinage en sommant la mère de choisir : « Voulez-vous les faire soigner par ces madames-là ? [Si oui] Moi, je m'en occuperai pas. »

Les infirmières désapprouvaient également l'application de bouillottes sur le ventre par crainte de provoquer une péritonite et la friction des jambes en raison du danger de déplacer un caillot de sang et d'entraîner ainsi une thrombose. L'infirmière Iles-Mad (1940-1942) décrit le cas d'une fillette décédée d'une péritonite que la grand-mère de l'enfant avait soignée à l'aide de sacs d'eau chaude sur le ventre et de purgations. La désapprobation des infirmières passe au rejet catégorique lorsque certaines pratiques ou certains remèdes heurtent de front leurs principes d'hygiène, par exemple l'ingestion de poux vivants dans de l'urine ou un sirop à base de crottes de mouton (ce dernier remède utilisé dans les cas de coqueluche), que Marguerite Pelletier-Martin qualifie de « toutes sortes de choses folles de même ». Louisette Beaudoin-Mercier raconte que certains colons faisaient avaler deux poux vivants à un nouveau-né pour prévenir l'ictère, « un truc [...] qui m'a toujours fait lever le cœur », dit-elle. L'infirmière Iles-Mad (1940-1942) raconte qu'une femme de 84 ans avait appliqué « de la crotte de poule » sur une plaie qu'elle avait à une jambe, du genou jusqu'au talon : « [elle] se graissait avec ça ; [...] alors vous pouvez vous imaginer qu'après une semaine ou deux de ce traitement-là comment elle avait une jambe ! Ah, c'était affreux ! [...] Je prenais une pince p'is j'enlevais les vers de cette plaie-là, tu sais ». Cette infirmière applique alors « du soda à pâte » (bicarbonate de soude) plutôt que les produits désinfectants habituels (mercurochrome, iode, etc.) qui auraient augmenté la douleur et, après plusieurs jours de soins d'hygiène essentiellement, la plaie se referme. Thérèse Mercier raconte avoir catégoriquement refusé d'appliquer « de la suie à tuyau » [de poêle à bois] sur le périnée d'une nouvelle accouchée comme le lui recommandait le père de l'enfant, « un vieux garçon », pour arrêter l'hémorragie. Elle a préféré administrer « de l'ergo » (ergotamine) à cette femme.

Ces derniers exemples d'interventions constituent le type classique de pratiques auxquelles les milieux médicaux ont fait référence pour ridiculiser et dénoncer les savoirs traditionnels de soins dans leur ensemble, les qualifiant de superstitions. De telles pratiques, inutiles ou néfastes, ne reflètent-elles pas plutôt une perte tragique de savoirs traditionnels en matière de santé ?

Plusieurs parmi les infirmières interviewées ont dû composer avec la présence de « ramancheurs », de « guérisseurs » et d'autres personnes consultées par les gens en raison d'un don présumé pour arrêter le sang ou le mal de dents ou pour faire disparaître les verrues, par exemple. Quelques infirmières critiquent les « ramancheurs », les accusant d'avoir rendu des personnes infirmes. L'infirmière Gasp (1936-1976) raconte le cas de parents qui avaient préféré conduire leur fille chez un « ramancheur » plutôt que chez elle :

> Dans la nuit ou le lendemain, la petite bonne femme pleurait ; ça lui faisait mal. I' lui avait ramanché ça. I' mettait des bandages à l'eau p'is du sel, je crois ; c'était rude en tout cas. […] J'ai été voir la jeune fille […] qui avait à peu près 12-13 ans puis j'ai dit : « À l'hôpital ! » Sa petite jambe était croche. Penses-tu qu'elle aurait aimé ça, à 16 ans, avoir une jambe croche de même là ? […] Elle a été longtemps à l'hôpital.

Certaines infirmières acceptaient leur présence avec résignation, conscientes qu'elles étaient de l'absence de ressources médicales. Selon Jovite Langis-Côté, les « ramancheurs » étaient consultés quand les infirmières n'étaient pas disponibles, car certaines avaient développé une expertise pour les cas de fractures simples. Par exemple, l'infirmière Bas-St-L (1960-1975) C-N (1983-1987) affirme qu'elle a « immobilisé b'en plus de monde » qu'un « ramancheur » ne l'aurait fait, ajoutant : « Moi, j'ai toujours fonctionné aux croûtes », c'est-à-dire à l'aide de morceaux d'écorce d'arbre dont la forme concave épouse bien celle d'un membre et permet de l'immobiliser le temps nécessaire à la guérison. Une autre infirmière utilisait plutôt « un gros carton » rigide et du diachylon pour immobiliser un membre fracturé quand l'accident survenait un dimanche, alors qu'aucun médecin n'était disponible. Souvent, les gens se contentaient de cette intervention et n'allaient pas voir de médecin ; elle ajoute : « Je n'en ai jamais vus qui sont restés les bras croches. »

Quelques infirmières ont par ailleurs découvert que les « ramancheurs » étaient efficaces pour des cas de luxation, de « tour de reins » ou « d'épaule disloquée », mais pas pour des fractures. Louisette Beaudoin-Mercier explique, en parlant d'un « ramancheur » de Villebois :

> Il en faisait souvent des fractures ; il clissait pas (« clisser » = immobiliser la fracture à l'aide d'attelles), [...] les os du bras, ça reprenait mal [...] ; i' y en a qui sont restés infirmes. Ça finissait toujours par guérir, mais... [ça guérissait mal]. [...] Mais pour les luxations, il était très bon le monsieur ; i' y en avait un peu partout de ça (des « ramancheurs »).

Elle accompagnait parfois cet homme pour donner un peu de chloroforme au blessé pendant l'intervention. La plupart des infirmières qui ont été témoins d'interventions posées par des « ramancheurs » en parlent de façon positive. Selon Hénédine Gendron-Beaupré, le « ramancheur » local « était meilleur qu'un médecin... » et une infirmière de Beaucanton dit avoir fait passer des radiographies aux patients d'une femme « ramancheur » de cette localité pour vérifier l'efficacité des interventions de la dame[14]. Monique Lachance, encore en poste en 1992, approuve le recours au « ramancheur » local « pour des affaires musculaires » et elle affirme : « Il est bien mieux que la médecine ! [...] Tous les gens qui ont mal dans le dos p'is qui prennent des [...] anti-inflammatoires ; je trouve que ç'a pas d'allure, tous ces médicaments qui sont agressants pour l'organisme. » Thérèse Mercier dit avoir conduit elle-même son fils chez un « ramancheur » de la Beauce que beaucoup de gens consultaient.

À part les « ramancheurs », les personnes réputées capables « d'arrêter le sang » étaient les plus fréquemment sollicitées, parfois même par des infirmières ; il faut comprendre que ces dernières se trouvaient parfois bien démunies devant des cas d'hémorragie importante. Ainsi, Marguerite Turgeon raconte avoir fait demander le curé pour arrêter les saignements d'une nouvelle accouchée parce que ce dernier avait un don pour « arrêter le sang ». Annette Bélanger-Beaupré dit avoir constaté elle-même l'efficacité d'un homme « qui avait le don d'arrêter le sang » : « Il s'agissait de penser à lui p'is le sang arrêtait tout de suite. D'autres c'était le mal de dents. » La population pouvait attribuer un tel don à leur infirmière, bien malgré elle ! Selon Hénédine Gendron-Beaupré, les gens étaient convaincus qu'elle avait un don pour arrêter le sang, mais elle ne les croyait pas. Il pouvait aussi arriver que quelqu'un transmette ce don à une infirmière en raison de son rôle. Ainsi, l'infirmière A-T (1950-1952+1962-1978) dit qu'un homme de sa colonie lui avait transmis comme un secret un don pour arrêter le sang et le feu (la sensation de brûlure) qu'elle dit avoir utilisé

14. Entretien avec l'infirmière A-T (1950-1952+1962-1978).

avec succès à quelques reprises. Il va sans dire que ce type de croyances faisait l'objet de moqueries dans les milieux médicaux.

Sans désapprouver franchement la tradition soignante, des infirmières ont aussi manifesté leur préférence pour le modèle médical de manière subtile à travers des commentaires traduisant implicitement leur choix. Ainsi, on perçoit une certaine désapprobation dans les propos suivants de l'infirmière Bas-St-L (1960-1975) C-N (1983-1987): « [...] des vrais remèdes bizarres, eux autres, (les colons) i' s'en faisaient p'is i' nous le disaient pas, avec de la gomme de sapin p'is de l'anis. Ça faisait dormir les bébés; des fois i' en donnaient trop ». Elle ajoute que « l'anis » abondait dans les champs l'été[15]. Par contre, cette même infirmière exprime de l'intérêt, sans plus, pour ce que les « vieux » d'une réserve indienne proche de son village de la Côte-Nord « faisaient pour se soigner » avec des herbages et des écorces, des savoirs que les plus jeunes avaient perdu parce que « i' se fiaient trop au dispensaire », dit-elle.

Les infirmières ont souvent fait preuve d'indifférence par rapport aux pratiques traditionnelles de soins, acceptant leur présence persistante avec résignation, sans chercher à en savoir plus à leur sujet. Plusieurs infirmières nous ont en effet dit en substance: « Si ça ne faisait pas de tort et que les gens pensaient que ça pouvait leur faire du bien, cela ne me dérangeait pas. » Leur absence de curiosité, surtout chez celles qui ont été en contact avec les populations autochtones, indique à quel point elles avaient fait profession de foi médicale pour l'essentiel de leur travail. Irène Bergeron-Dupont ne conserve qu'un vague souvenir de ce que les autochtones vivant près de Parent utilisaient pour se soigner; elle n'arrive pas, par exemple, à préciser le nom de ce qui semble être une variété de nénuphar, ni l'usage que les « sauvages » en faisaient. Elle raconte aussi qu'ils « ramassaient la graisse d'ours » et qu'ils « se frottaient avec ça », ajoutant: « C'est très rare qu'ils vont faire de l'infection avec ces choses-là; très rare, très rare. » L'infirmière A-T (1954-1963) Bas-S-L (1963-1968) se rappelle qu'il y avait « des femmes qui prenaient certaines décoctions de je sais pas quelles plantes »; elle explique comme suit son absence de curiosité: « C'est vrai qu'à l'époque, on posait pas de questions; [...] on les laissait plutôt parler. » Elle n'a jamais su en quoi consistait « la décoction de rognons de castor trempés dans je sais pas quoi là [...], du whisky ou quelque chose

15. Il pourrait s'agir de l'anis sauvage ou grande salsepareille, poussant naturellement dans l'ouest et le centre du Québec, de même que dans la vallée de la Matapédia. Le frère Marie-Victorin écrit, à propos de la salsepareille: « le rhizome de cette plante est l'un des plus importants éléments de la médecine populaire au Canada ». Frère Marie-Victorin. *Flore laurentienne*, deuxième édition (Montréal, Les Presses de l'Université de Montréal), 1964, p. 412-413.

comme ça » ni à quelle fin certaines personnes « en prenaient un petit verre tous les matins ». Marie-Hélène Girard semble aussi plutôt indifférente au fait que ses gens « se mettent de la gomme d'épinette sur les coupures [et] croient beaucoup aux propriétés guérissantes de ça ».

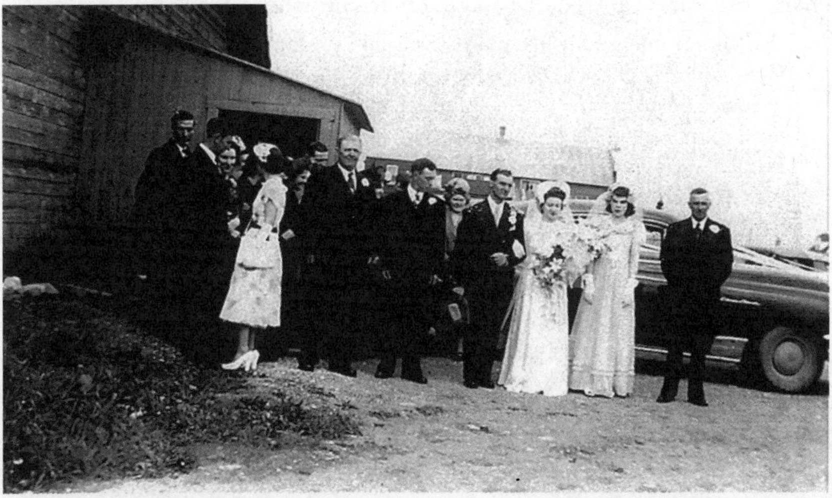

Les infirmières vivaient au sein des communautés et participaient aux événements marquants. Cette photo montre ainsi un mariage double à Saint-Janvier-de-Chazel, en Abitibi, dont fut témoin l'infirmière Nicole Dionne-de la Chevrotière. Collection : Nicole Rousseau

Si beaucoup d'infirmières ont fait preuve de rejet ou d'indifférence par rapport aux remèdes maison, plusieurs autres en ont approuvé l'usage et s'y sont intéressées, se percevant elles-mêmes comme une alternative professionnelle aux soins profanes ou comme un complément à ceux-ci. Lorraine Leblanc approuvait l'usage par ses colons de remèdes maison et y recourait parfois elle-même, notamment aux cataplasmes de pain « pour des clous », mais elle ajoute que sa pharmacie était « très bien organisée par le médecin MacDonald et les voyageurs en pharmacie ». Jeanne-d'Arc Breton-Boissineault a été agréablement étonnée de constater que des feuilles de tabac appliquées sur une plaie pouvaient prévenir l'infection lorsqu'un « vieux monsieur » s'est présenté au dispensaire après s'être « donné un coup de hache ». L'épouse de ce dernier avait utilisé les feuilles de tabac pour prévenir l'infection en attendant que l'infirmière puisse fermer la plaie avec des agrafes et faire un pansement. Justine Guy-Goulet et Béatrice Hubert, à l'instar d'autres infirmières, approuvaient le recours aux remèdes maison, tout en demeurant disponibles en cas de besoin. « Les gens se soignaient comme i' pouvaient ou comme i' voulaient ; [...] si c'était pas bon, i' m'appelaient », dit Béatrice Hubert. Postée à proximité d'une réserve de Montagnais, Armandine Jean était témoin des pratiques autochtones, mais leur langue constituait pour elle une barrière : « [...] j'ai jamais demandé comment ils faisaient ça (leurs remèdes) parce que, souvent, les grands-mamans qui préparaient ça parlaient juste le montagnais ». Elle parle ainsi d'une soignante traditionnelle locale :

> J'ai connu une grand-maman par ici qui est morte à 98 ans, grand-maman Gaudry [...] ; elle, elle avait toutes sortes de recettes comme ça, préparées avec des herbages qu'ils allaient chercher dans le bois. Elle soignait les gens avec ça, p'is elle se soignait beaucoup aussi avec les frictions avec [...] je ne sais pas si c'était du cognac ou je ne me souviens pas de la sorte de boisson là, mais [...] frictionner le malade avec ça. Ça semblait efficace. Ensuite de ça, des ponces avec de la boisson (alcool) p'is différents herbages qu'ils allaient chercher dans le bois p'is qu'ils faisaient bouillir ; i' se soignaient avec ça. [...] I' faisaient des pansements avec de la gomme de sapin p'is des couennes de lard, p'is des feuilles de chou ; il y en a encore quelques-unes qui en font. C'est vrai, i' vont me dire : 'j'avais mal au genou beaucoup p'is j'ai mis une feuille de chou' ; ç'a tiré beaucoup p'is j'ai senti une amélioration, du confort plus que [avec] la pilule de Naprosyn qui est un anti-inflammatoire. B'en, moi, dans ce temps-là, je les incite à continuer....

Mary Leblanc raconte qu'il y avait dans sa colonie une dame Blais qui « opérait » avec une « lame de rasoir » les gens qui allaient la voir pour des kystes ; cette dame, affligée à répétition de kystes superficiels, avait commencé par « s'opérer » elle-même avant de s'exécuter sur d'autres. L'infirmière dit de cette femme de plus de 90 ans, qu'elle était retournée visiter plusieurs années après son départ de la colonie : « Elle avait le diable dans le corps, hein ! Tu sais, elle avait pas peur de rien ; moi, ç'est ça qui me donnait confiance. »

Pour certaines infirmières, cette ouverture aux soins traditionnels était avant tout une manière de se mettre à la portée des gens, de pratiquer ce qu'on appellerait aujourd'hui savamment de l'« ethno-nursing ». Annette Bélanger-Beaupré explique par exemple comment elle en est venue à utiliser, sans conviction, l'application sur le front de tranches de pommes de terre crues poivrées contre le mal de tête : « [...] c'était l'habitude des gens ça, [...] alors je convergeais dans le même sens qu'eux autres. Surtout, c'était des choses qu'ils avaient à la maison ; pourquoi pas en profiter vu que ça faisait leur affaire ? Je me mettais à leur portée [...] p'is en même temps, pour moi, je trouvais ça enrichissant ». C'est dans ce même esprit de respect des croyances et coutumes que Jeannette Coulombe-Morneau a dirigé deux patients vers un homme qui « pouvait arrêter le sang » en précisant que « ça s'est avéré vrai » ; elle ajoute : « Tout ce qui pouvait favoriser les gens, là, j'étais 100 % pour. » Marcelle Laliberté-Saint-Aubin observe avec justesse que « la société n'était pas médicalisée comme aujourd'hui », et elle affirme à propos des remèdes traditionnels : « C'était aussi bon que ce qu'on (les infirmières de colonie) pouvait leur donner. »

En résumé, nous concluons que les infirmières de colonie étaient moins compétentes que nos narratrices en matière de savoirs traditionnels de soins, et que presque toutes celles que nous avons rencontrées étaient conscientes que la population de leur territoire possédait encore des connaissances et utilisait des remèdes traditionnels. Leur attitude à cet égard est très partagée entre le rejet et l'adoption, les remèdes ou pratiques adoptés étant ceux qui n'étaient pas incompatibles avec les notions médicales des infirmières. Une minorité non négligeable d'entre elles, tant par le nombre que par la variété de leur provenance, de leurs caractéristiques sociales, de la région ou de la période de leur expérience en colonie, ont cependant eu recours à quelques pratiques ou remèdes traditionnels, mais de façon beaucoup moins importante que nos narratrices. Si l'on exclut leur conviction de l'efficacité de la simple écoute, peu de leurs interventions non médicales s'appuyaient sur des principes ne relevant pas de la médecine. Enfin, contrairement à certaines de nos narratrices, aucune ne possédait de manuel de référence autre que médical, ce qui est tout à fait cohérent avec leur formation professionnelle et la préparation qu'elles avaient avant de partir en colonie.

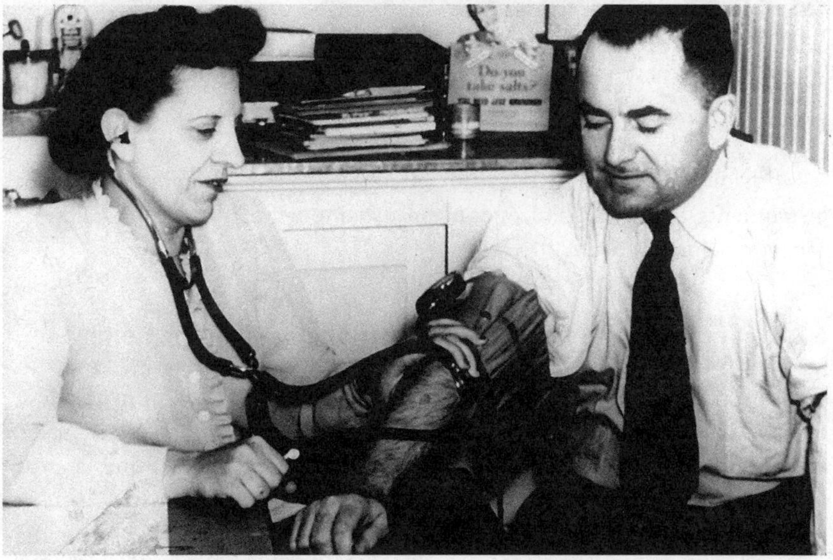

L'infirmière Gertrude Duchemin auscultant un patient à son bureau du dispensaire de La Corne, en Abitibi. Collection : Dispensaire de La Garde à La Corne, site historique national, sans date.

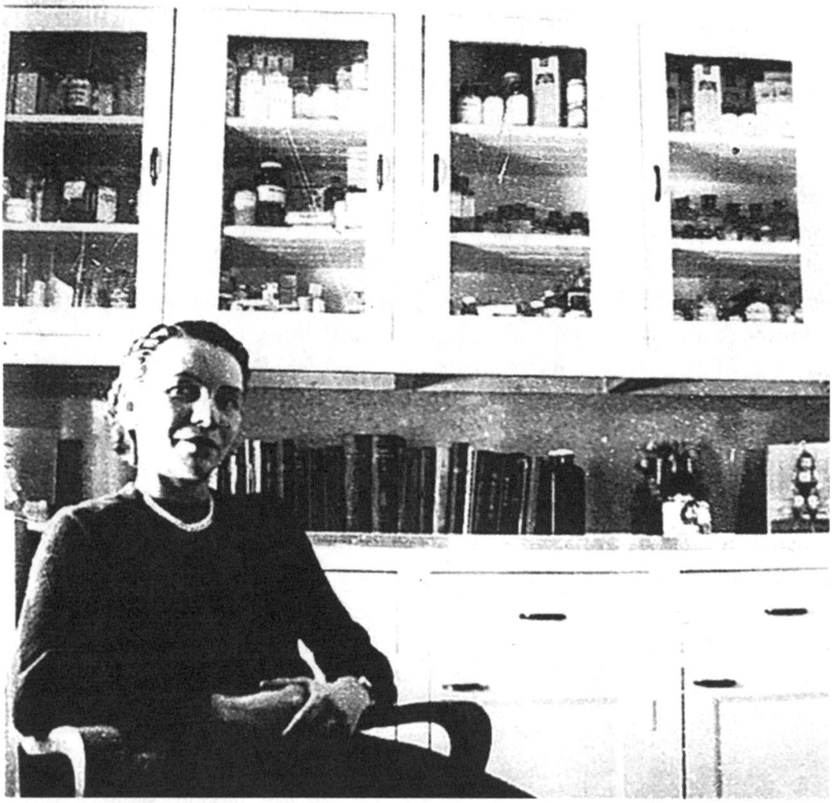

On aperçoit sur cette photo la pharmacie qu'utilisait l'infirmière Délima Mallet-Williamson, à partir de son dispensaire de Saint-Louis-de-Gonzague, dans la région du Bas-Saint-Laurent, sans date. Collection : Nicole Rousseau

Puisque le recours par les infirmières aux médicaments et à certains instruments a souvent été évoqué, il est important de décrire aussi cet aspect de leur pratique.

5.2.4 Introduire médicaments et instruments dans les soins

Lors des entretiens qu'elles nous ont accordés, les infirmières de colonie ont peu parlé des médicaments et instruments qu'elles avaient utilisés durant leurs années d'exercice. Il faut dire d'emblée que la situation a varié considérablement d'une période à l'autre de leur histoire. Nos principales sources sont plutôt des réquisitions et des inventaires effectués périodiquement par le gouvernement du Québec dans les dispensaires du SMC mais, sauf exception, ces derniers ne portent que sur les instruments, car le ministère de la Santé a cessé d'approvisionner directement en médicaments les infirmières de colonie à partir de 1937[16]. Dans son « cahier noir », Béatrice Hubert écrivait souvent « médicaments », sans autres précisions. Les contrats d'embauche de même que quelques lettres échangées entre des infirmières et leurs supérieurs complètent cet ensemble et permettent surtout de mieux se représenter le contexte de cet aspect de leur pratique. Ces diverses sources constituent une somme assez considérable de données que nous n'avons pas analysées en détail. Notre attention s'est plutôt d'abord portée sur l'évolution de leur pharmacie et de leur instrumentation, puis sur les différences entre les dispensaires pour une même année. Notons enfin que la trousse de base fournie par le ministère de la Santé était la même pour une infirmière ou un médecin, comme le révèle la lettre suivante du Dr Nadeau au Dr Martel, à propos de l'installation de Gertrude Duchemin à La Corne :

> Je ne suis pas encore positif si ce poste sera confié à une infirmière-garde-malade ou à un médecin, mais cette question sera tranchée ces jours-ci par le ministre. C'est la raison pour laquelle nous avons ordonné cette consignation (les médicaments et instruments destinés à l'infirmière ou au médecin) à votre adresse afin que vous puissiez en disposer en faveur du destinataire lorsque nous serons fixés positivement sur ce point. Nous vous en préviendrons en temps opportun[17].

5.2.4.1 La pharmacie de l'infirmière

Dès 1933, les infirmières postées dans une colonie ont pu disposer d'une quantité et d'une variété impressionnantes de médicaments qui étaient fournis gratuitement par le SPH, avec recommandation d'en faire un usage très économe. Ainsi, une fois l'infirmière Blais installée, le directeur du SPH l'incite à l'économie :

> [...] pour des raisons d'économie que nous sommes obligés de pratiquer rigoureusement, ce n'est que les choses dont vous avez strictement et absolument besoin que nous vous fournirons. [...] Je suppose que les ampoules de novocaïne sont pour les extractions dentaires. Je le regrette mais les colons seront dans la nécessité de s'en passer [...].

---

16. Voir les réquisitions de médicaments et d'instruments faites par les infirmières et les inventaires effectués par le gouvernement du Québec en 1937, 1943, 1948, 1953, 1971, 1972 et 1973 ; ces documents sont conservés dans le Fonds ANQ E8 SMC. Voir également Claire Martin, *L'infirmière de colonie en Abitibi-Témiscamingue. Récit historique*, présenté au ministère des Affaires culturelles du Québec, Direction de l'Abitibi-Témiscamingue, automne 1992, p. 226-230. Deux des trois listes conservées par Gertrude Duchemin, utilisées par Claire Martin, ne portent pas de date.
17. ANQ (SMC), B2 D9, Dr Émile Nadeau, directeur intérimaire du SPH, au Dr Émile Martel, médecin-hygiéniste régional à Amos, 3 décembre 1936. La précision entre crochets est ajoutée.

Le mois suivant, il lui fait parvenir « une certaine quantité de Bisma-Rex et de tablettes de Cascara[18] ».

Par les réquisitions complétées en 1933, nous savons que 76 médicaments et produits chimiques ou naturels étaient fournis à ces infirmières, allant de l'acide borique à l'adrénaline en passant par l'ergotine et l'huile de ricin. Le tableau ci-dessous présente la liste complète de ces produits, de même que leur usage.

Les infirmières postées dans des municipalités organisées, par contre, ne recevaient aucun médicament gratuitement, comme nous le révélait Anita Dionne, infirmière à L'Anse-Saint-Jean de 1932 à 1938 ; son témoignage est confirmé par l'absence de réquisitions provenant d'elle dans les archives. Elle devait faire venir elle-même ses médicaments de la pharmacie Brunet à Québec et les revendre. Même en colonie, l'infirmière était tenue de faire payer les personnes qui n'avaient pas le statut de colon, une nuance que l'institutrice d'Auclair n'avait visiblement pas saisie lorsqu'elle s'est plainte au Dr Lessard du fait que l'infirmière lui ait fait payer ses médicaments : « Je suis malade, écrit-elle, puisqu'obligée de discontinuer ma classe et votre employée Mlle Blais me refuse les remèdes nécessaires[19]. »

---

18. ANQ (SMC), B4-D1, Dr Alphonse Lessard, directeur du SPH, à Gabrielle Blais, infirmière d'Auclair, Québec, 22 février 1933. Ajoutons qu'une loi adoptée en 1909 interdisait aux sages-femmes d'utiliser des instruments ; certaines infirmières ont dû retourner des forceps qui se trouvaient parmi les instruments mis à leur disposition. Blais à Lessard, 20 mars 1933 et réponse du Dr Lessard le 23 mars 1933.
19. ANQ (SMC), B4-D1, Lucille Mailloux, institutrice à Auclair, à Dr Alphonse Lessard, directeur du SPH, 8 novembre 1934.

TABLEAU 19

Liste des 76 médicaments et produits chimiques ou naturels fournis aux infirmières en 1933 et leurs usages

Nom	Usages	Nom	Usages
1. Acide acétique	agent acidifiant	39. Vinlax	laxatif
2. Acide borique	astringent, antiseptique	40. Liniment de camphre	contre-irritant
3. Adrénaline	broncho-dilatateur, mydriatique anti-glaucome, indiqué dans états allergiques aigus, arrêts cardiaques, réactions d'hypersensibilité	41. Magnésie calcinée	anti-acide
4. Alcool à friction	désinfectant, contre-irritant	42. Morphine	analgésique narcotique
5. Alcool méthylique	solvant	43. Moutarde	émétique, contre-irritant
6. Aspirine	analgésique	44. Onguent de soufre	antiseptique, anti-parasitique
7. Benzoate de caféine	stimulant du système nerveux central	45. Onguent d'iode	anti-infectieux
8. Bicarbonate de soude	antiacide, alcalinisant	46. Onguent oxyde jaune de mercure	antiseptique topique
9. Bichlorure de mercure	antiseptique topique, désinfectant	47. Onguent de zinc	protecteur topique
10. Bisma Rex	usage ?	48. Opium-camphre-tanin (OCT)	antipéristaltique, astringent
11. Blaud et manganèse	supplément de fer et manganèse	49. Ozonol	onguent topique et traitement des hémorroïdes
12. Calomel	cathartique, diurétique, antiseptique, antisyphilitique	50. Parégorique	antipéristaltique
13. Cascara sagrada	cathartique	51. Permanganate de potassium	anti-infectieux topique
14. Cataplasme de Kaolin	usage ?	52. Peroxyde d'hydrogène	désinfectant
15. Chlorazène	antibactérien	53. Pituitrine	ocytocique, antidiurétique
16. Chloroforme	anesthésique	54. Quinine	anti-malaria
17. Chlorure d'éthyle	anesthésique topique	55. Salicylate de méthyle	contre-irritant aussi appelé huile de Wintergreen
18. Cocaïne hypodermique	anesthésique topique	56. Salicylate de soude	analgésique, antipyrétique

Nom	Usages	Nom	Usages
19. Collodion	protecteur topique	57. Salol	astringent, analgésique, antipyrétique, anti-inflammatoire
20. Eau distillée	désinfectant	58. Savon DPR	antiseptique
21. Emplâtre de belladone	anti-cholinergique, antispasmodique	59. Savon germicide	germicide
22. Ergot de seigle	vasoconstricteur, ocytocique	60. Savon Lanolin Johnson's	anti-pruritique
23. Ergotine	extrait de l'ergot employé contre les hémorragies	61. Savon Pine-Tar	savon Pine-Tar
24. Éther	anesthésique	62. Savon Vinolia	usage ?
25. Glycérine	émollient, émulsifiant	63. Sel d'Epsom	anti-convulsivant, cathartique
26. Graine de lin	Émollient	64. Sirop de pepsine	digestif
27. Huile camphrée	contre-irritant	65. Sirop de pin blanc	traitement du rhume
28. Huile de clou de girofle	anesthésique local contre les maux de dents	66. Sirop hypophosphyte	usage ?
29. Huile de foie de morue	supplément de vitamines A et D	67. Sirop iodotannique	antiseptique, astringent
30. Huile de ricin	évacuant intestinal	68. Sirop Stokes	expectorant
31. Huile d'eucalyptus	expectorant, contre-irritant	69. Soda mint et pepsine	anti-acide, digestif
32. Huile de Vaseline stérile	lubrifiant	70. Solution argyrole 10 %	anti-infectieux ophtalmique
33. Huile d'olive	laxatif, émollient	71. Solution Fehling n° 1 et n° 2	usage ?
34. Huile gomenolée	liquide oléagineux antiseptique utilisé dans le traitement des affections des voies respiratoires	72. Soufre	traitement de l'acné
35. Huile minérale	laxatif	73. Strychnine	tonique
36. Iode	anti-infectieux topique	74. Sulfate de soude	cathartique
37. Lait de magnésie	antiacide, laxatif	75. Suppositoire Meltat 98	usage ?
38. Laudanum	anti-diarrhéique	76. Vaseline	lubrifiant

Notre examen des réquisitions remplies par huit des 14 infirmières en poste en 1936 révèle que leur pharmacie était demeurée sensiblement la même depuis 1933, mais que le nombre total de produits à leur disposition avait augmenté à 101. Notons le maintien de la morphine et l'ajout de l'analgésique et antipyrétique Frosst 222 et de l'anticonvulsif et sédatif

Gardénal. Marguerite Turgeon et Marie-Hélène Gagné-Roy confirment que la morphine faisait partie de la pharmacie de base des infirmières de cette période. Madame Turgeon explique qu'on leur a plus tard demandé de fournir le nom des malades à qui elle en administrait de manière à exercer un certain contrôle, et madame Roy dit qu'elle n'en a donné qu'une seule fois à une personne gravement brûlée. Le nombre de réquisitions adressées au Ministère en 1936 varie considérablement d'une infirmière à l'autre. Ce fait peut être en partie attribuable à la taille variable de la population desservie, certains territoires étant plus peuplés que d'autres ; par exemple, l'infirmière Marie-Louise Gagnon, qui a adressé un nombre relativement élevé de réquisitions, répondait à une population d'environ 1 800 habitants, alors que les colonies en comptaient normalement moins de 1 000[20]. Une plus grande proportion de colons, donc de personnes éligibles aux médicaments gratuits, dans une population donnée pouvait aussi faire augmenter le nombre de réquisitions. Il est aussi possible que certaines infirmières aient eu davantage tendance que d'autres à recourir aux médicaments, mais les nombreuses mises en garde contre les abus servies par le Dr Lessard montrent que cette propension était généralisée. Certaines bénéficiaient même de l'appui du clergé dans leurs revendications. Ainsi, au début de février 1936, le curé Désilets se plaint du fait que les commandes de médicaments placées par les infirmières font l'objet d'une révision systématique et de coupures, à quoi le Dr Lessard répond « qu'un trop grand nombre d'infirmières sont portées à prescrire une foule de médicaments dont le besoin ne se fait pas absolument sentir. C'est pour cette raison que nous simplifions[21] ».

On trouvera à l'annexe 5 un tableau présentant la liste complète des classes de médicaments utilisés par les infirmières de colonie, de même que le nombre d'infirmières ayant utilisé des médicaments de chacune de ces classes. Dans l'ensemble des pharmacies de dispensaire, on trouve toutes les classes de médicaments disponibles à l'époque ; on peut donc affirmer que, de façon générale, le contenu des pharmacies des dispensaires de colonie était comparable à celui des pharmacies d'hôpitaux pour ce qui est de la variété des produits disponibles, sinon de la quantité, ou à celui des bureaux de médecins du temps. Les 10 classes de médicaments utilisés par le plus grand nombre d'infirmières sont, par ordre décroissant d'impor-

---

20. Dans la lettre de 4 pages qu'il joignait à son premier rapport annuel, le 17 décembre 1945, le Dr Émile Martel écrivait que « la moyenne de population de chaque poste est d'environ 750 âmes ». Voir aussi Claire Martin, *L'infirmière de colonie en Abitibi-Témiscamingue*, *op. cit.*, p. 195-199.
21. ANQ (SMC), B4-D4, *Lettre du curé Désilets, curé de Fréchette, au docteur Alphonse Lessard, directeur du SPH,* non datée (le sceau du SPH en date du 11 février 1936 atteste cependant de la date de réception dans les bureaux du SPH) et Dr Lessard au curé Désilets, 11 février 1936.

tance: les antiseptiques, les suppléments vitaminiques (l'huile de foie de morue), les laxatifs, les contre-irritants, les astringents, les cathartiques, les anti-infectieux, les anti-quintes, les antiacides et les émollients. Remarquons qu'il s'agit là de classes de produits maintenant disponibles en vente libre dans les pharmacies et que les antibactériens, les anticoagulants, les cardiotoniques, les diurétiques, les sédatifs et autres classes de médicaments requérant une prescription médicale ne font pas partie de cette liste. Notons également la présence de la classe «vaccin»; on trouve en effet deux réquisitions pour le vaccin antivariolique (1935 et 1943) et une pour le vaccin anti-typhique (1944)[22]. Comme nous l'avons montré dans le chapitre 3, la vaccination n'a pas fait partie des tâches régulières des infirmières de colonie avant le milieu des années 1950, mais elle pouvait occasionnellement faire partie de leur travail, même dans les années 1930 et 1940, et elle a pris une place croissante avec le temps.

Au cours de l'année 1936, le Ministère modifie un peu sa politique en commençant à demander aux infirmières d'essayer d'obtenir «un montant quelconque» des colons «en état de payer quelque chose[23]». Les infirmières Lemieux, Proulx et Chabot envoient effectivement à leur supérieur cette année-là des mandats de poste, produit de leur vente de médicaments[24]. Cependant, cette nouvelle politique suscite un tollé de plaintes de la part des colons, qui n'acceptent pas de payer les médicaments que l'infirmière doit acheter pour constituer sa pharmacie. En octobre 1936, un colon se plaint directement au Dr Albiny Paquette, ministre de la Santé, de ce que l'infirmière Murielle Lemieux lui ait demandé de payer les médicaments. Pour sa défense, l'infirmière affirme que la famille de ce colon a tendance à abuser, et elle ajoute que ces gens n'ont jamais payé les médicaments qu'elle a fournis[25].

Le Ministère durcit alors sa position et cesse en 1937 d'approvisionner directement les infirmières. Nous n'avons donc plus de réquisitions pour des produits de pharmacie après 1936, à l'exception de l'adrénaline (une seule réquisition en 1941 et en 1943), de l'huile de foie de morue et de certains sirops. Ces produits pharmaceutiques semblent avoir été distribués

22. Réquisition pour vaccin antivariolique de Murielle Lemieux en 1935 et de Jeanne Trottier en 1943, et réquisition pour vaccin antityphique de Jeanne Trottier en 1944.
23. ANQ (AT), Dr Alphonse Lessard, directeur du SAP, à Jeanne d'Arc Chabot, infirmière à Canton Villemontel, Québec, 13 janvier 1936.
24. ANQ-AT, Dr Alphonse Lessard, directeur du SAP et du SPH, à Jeanne Chabot, 26 août 1936; ANQ (SMC) B4 D5, Dr Émile Nadeau, directeur intérimaire du SPH, à Dr Émile Martel, médecin-hygiéniste régional à Amos, 10 décembre 1936. Les montants des mandats sont entre 34$ et 77$.
25. ANQ (SMC) B4 D5, Murielle Lemieux, infirmière à Rollet, à Dr Émile Nadeau, directeur intérimaire du SPH, 8 novembre 1936.

gratuitement ; selon l'infirmière A-T (1936-1943), « l'huile de foie de morue était fournie par le gouvernement », mais Marguerite Pelletier-Martin dit que c'était la Croix-Rouge qui la donnait dans le cadre de la campagne anti-tuberculose ; Hénédine Gendron-Beaupré la recevait en capsules à l'automne pour distribution dans les écoles. Comme le révèle le contrat de Berthilde Vachon, embauchée en novembre 1937, le Ministère se limite alors à fournir aux infirmières « une copie type d'instruments et de médicaments », parmi lesquels elles doivent choisir ceux dont elles croient avoir besoin et les acheter elles-mêmes, « en faisant les arrangements voulus avec une bonne pharmacie, afin d'obtenir le plus bas prix possible ». À cette fin, le ministère leur consent une avance, comme le précise le contrat : « Pour vous aider au début de votre installation, l'Honorable Ministre de la Santé a consenti à vous accorder une allocation spéciale de $150.00, mais avec l'entente que celle-ci sera remboursée, à raison de $50.00 par mois, à compter du 1er janvier 1938[26]. » Mais les infirmières n'arrivent pas à se faire rembourser leurs frais ; plusieurs y perdent une bonne partie de leur salaire. Le 6 mars 1938, Marie-Louise Gagnon, infirmière à Beaucanton, écrit une longue lettre au sous-ministre de la Santé à la suite d'une plainte logée contre elle ; elle y révèle de nombreux problèmes relatifs aux attentes irréalistes de certains colons, compte tenu des moyens à sa disposition et de ses propres obligations : « J'ai affaire à une population d'environ 1800 personnes ; je suis rendue à un crédit d'environ $700 pour avoir voulu accommoder ces gens depuis que nous ne recevons plus d'allocation pour nos transports et que les médicaments nous ont été retranchés[27]. »

Le problème s'aggrave lorsque, en 1939, le salaire mensuel des infirmières baisse de 100 $ à 80 $! Le Ministère fournit alors à chaque nouvelle infirmière une pharmacie de base d'une valeur de 100 $, mais pour laquelle elle devra rembourser 75 $ « [...] par versements mensuels échelonnés sur une période de 3 ou 4 mois ». Les instruments sont encore fournis gratuitement[28]. Les colons qui se plaignent encore de devoir payer les médicaments se font rappeler à l'ordre. Par exemple, le 22 août 1939, un colon se plaint au Dr Martel que l'infirmière Murielle Lemieux refuse d'accoucher sa femme tant qu'il n'aura pas acquitté ses factures de médicaments, plainte qui se rend jusqu'au Dr Grégoire à Québec. Dans sa réponse au colon, le

26. ANQ-AT, Dr Émile Nadeau, directeur intérimaire du ministère de la Santé, à Berthilde Vachon, infirmière, 30 novembre 1937.
27. ANQ-AT, Marie-Louise Gagnon, infirmière à Beaucanton, lettre manuscrite au Dr Jean Grégoire, sous-ministre de la Santé, 6 mars 1938.
28. ANQ-AT, Dr Jean Grégoire, sous-ministre de la Santé, à Irène Bouffard, infirmière à canton Clermont, 21 mars 1939 ; Dr Jean Grégoire à Thérèse Turgeon, infirmière pour le canton de Palmarolle, 29 novembre 1939 ; Dr Jean Grégoire à Cécile Carignan, infirmière à Berry, 10 octobre 1940.

Dr Martel confirme que l'infirmière a le droit d'insister pour se faire payer et conclut : « [...] dans les colonies comme ailleurs le vieux proverbe "aide-toi, le ciel t'aidera" est toujours de mise[29] ». Le Ministère fait aussi parvenir certains médicaments que les infirmières n'ont pas à payer. Ainsi, en mars 1940, Jeanne d'Arc Chabot, maintenant installée à d'Alembert, reçoit gratuitement du ministère de la Santé de la Quintonine et de l'Anti-quinte. Il semble qu'elle en ait reçu au moins une autre fois la même année, comme le laisse entendre la lettre de remerciement qu'elle adresse au Dr Grégoire[30]. Ces deux médicaments semblent avoir été envoyés à plusieurs, sinon toutes, les infirmières de colonie en 1939 et à deux reprises en 1940 ; Gertrude Duchemin remercie le Dr Grégoire de ces envois les 18 mars et 25 novembre 1940[31].

Le contexte nous porte à croire que la Quintonine et l'Anti-quinte étaient probablement des échantillons promotionnels envoyés par le fabricant au ministère de la Santé puis distribués aux infirmières pendant la guerre. Le « sirop de codéine », le « sirop de pin blanc et codéine », le « sirop iodo-tannique » et le « sirop Stokes » figurent aussi dans des réquisitions de 1944 et constituaient peut-être aussi des échantillons de compagnie. L'huile de foie de morue apparaît dans des réquisitions jusqu'en 1945 et même 1948, mais seulement pour l'infirmière de Cap-aux-Os ; ce supplément alimentaire a été distribué gratuitement à une fréquence que nous ignorons. Ainsi, en novembre 1944, le Dr Grégoire fait parvenir à toutes les infirmières de colonie trois douzaines de 16 onces (454 grammes) et 20 bouteilles de capsules d'huile de foie de morue avec une lettre leur disant : « Ce tonifiant vous est destiné gratuitement par les soins de notre ministère en vue d'en faire bénéficier les enfants pauvres et débiles de votre colonie dont l'alimentation est quelquefois insuffisante. » Il leur demande de distribuer ces produits gratuitement et avec discernement car « par suite de circonstances spéciales, la quantité que nous avons à distribuer cette année est beaucoup moins considérable que par les années passées[32] ».

Le Ministère accepte ensuite d'indemniser les infirmières 'généreuses' dont une partie trop importante du salaire passe à fournir les médicaments aux colons. En mars 1942, Murielle Lemieux et Éva Morin reçoivent

29. ANQ (SMC) B4 D5, Dr Émile Martel, médecin-hygiéniste régional, au Dr Jean Grégoire, sous-ministre de la Santé, et à un colon de Rollet, le 1er septembre 1939.
30. ANQ (SMC) B2 D4, Jeanne d'Arc Chabot, infirmière à d'Alembert, au Dr Jean Grégoire, sous-ministre de la Santé, 16 juillet 1940.
31. ANQ (SMC), B2 D9, Gertrude Duchemin, infirmière de La Corne et Vassan, au Dr Jean Grégoire, sous-ministre de la Santé, 18 mars et 25 novembre 1940.
32. ANQ (SMC) B2 D1, Dr Jean Grégoire, sous-ministre de la Santé, lettre jointe à un envoi d'huile de foie de morue, novembre 1944.

chacune une somme de 25 $ comme dédommagement pour les coûts des médicaments qu'elles ont donnés aux colons ; ce montant vaut pour trois mois[33]. Le Dr Martel décide d'intervenir en 1942 devant le cas extrême de Gertrude Duchemin, postée à La Corne, dont les colons refusent de « [...] payer les médicaments qu'elle leur distribue d'une manière fort généreuse depuis plusieurs années, et qui avaient dans ses livres une valeur de $400.00 ». Le médecin ajoute : « Je crois que c'est déjà beaucoup pour une population de 551 âmes[34]. » Avec l'accord de son supérieur à Québec, il écrit une lettre destinée à être lue, par le curé à la messe du dimanche, dans toutes les colonies bénéficiant d'une infirmière. Cette lettre, qui constitue une mise au point à propos des droits et obligations des colons envers l'infirmière de colonie, comporte cinq thèmes, dont le premier concerne « le devoir » que les colons ont de payer les médicaments à l'infirmière puisqu'elle les achète[35].

Marie-Hélène Gagné-Roy, postée dans une colonie gaspésienne en 1940-1941, apparaît comme un cas unique dans ce système de restrictions graduelles. Elle raconte en effet qu'elle n'a jamais eu à remplir de réquisitions de médicaments, puisque le médecin-hygiéniste régional de Rimouski, de qui elle relevait, lui envoyait médicaments et fournitures médicales, incluant même les serviettes sanitaires pour les nouvelles accouchées qu'elle recevait par « grosses caisses » ; elle attribue cette situation exceptionnelle au fait que la colonie était nouvelle et précise que les infirmières qui lui ont succédé ont dû faire payer les médicaments. Alberte Labrie, qui dit n'avoir pas administré de médicaments non prescrits à part des analgésiques pour des cas d'urgence, s'est pourtant retrouvée, en 1967, après deux ans d'exercice avec une dette de médicaments d'environ 300 $ pour avoir accepté de faire crédit aux gens sur la foi de promesses de paiement rarement tenues.

En plus de la difficulté de se faire payer, les infirmières doivent faire face durant la guerre de 1939-1945 aux exigences gouvernementales découlant du rationnement des produits. Ainsi, lorsque Georgiana Cavanagh s'installe à Saint-Louis-de-Gonzague, elle demande à obtenir une licence afin d'ouvrir une pharmacie à Biron, ce qui suscite une demande de justification de la part de la Commission des prix et du commerce en temps de guerre.

---

33. ANQ (SMC) B4 D5, Dr Jean Grégoire, sous-ministre de la Santé, à Murielle Lemieux, infirmière à Rollet, et à Éva Morin, infirmière à Rochebaucourt, 10 mars 1942.
34. ANQ (SMC) B2 D9, Dr Émile Martel, médecin-hygiéniste régional à Amos, au Dr Jean Grégoire, sous-ministre de la Santé, 16 mars 1942.
35. ANQ (SMC) B2 D9, Dr Émile Martel, médecin-hygiéniste régional à Amos, au curé Champagne de La Corne, 12 mars 1942.

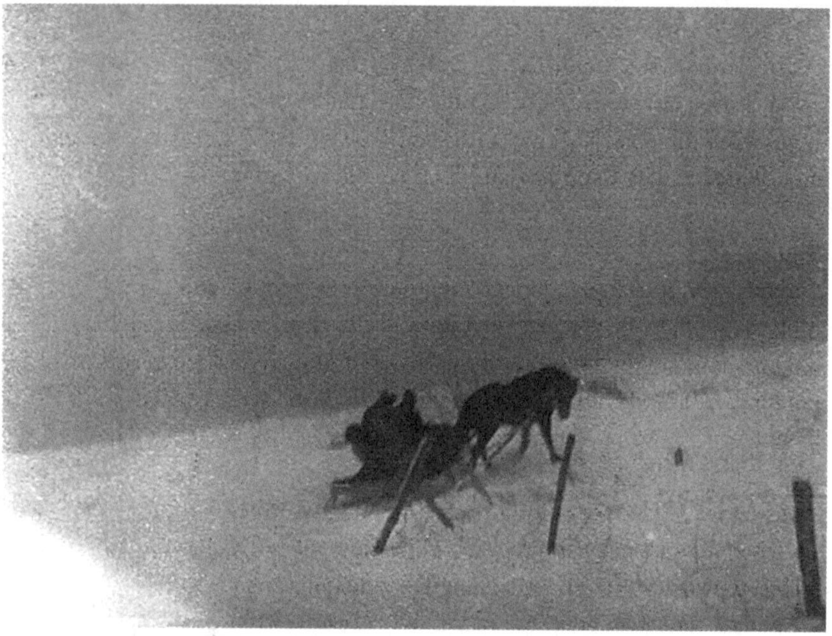

Dans la colonie de Saint-Louis-de-Gonzague, dans la région du Bas-Saint-Laurent, il était d'usage de se déplacer en traîneau tiré par un cheval, comme ici pendant l'hiver 1957-1958. Collection : Nicole Rousseau

La Commission désire savoir s'il est vraiment nécessaire d'ouvrir une pharmacie à Biron, puisqu'il y en aurait déjà une à 13 milles (20,9 km) de là ; elle veut aussi que le gouvernement du Québec confirme qu'il fournit les médicaments à l'infirmière qui doit les rembourser ensuite. La réponse vient du sous-ministre de la Santé ; il confirme d'abord qu'il est devenu nécessaire de fournir des soins et des médicaments à la population de Biron, situé à 13 milles de tout secours, puis il ajoute : « Le ministère a discontinué de fournir le stock et nos infirmières doivent maintenant s'approvisionner à leurs frais comme elles l'entendent[36]. » Il devient aussi plus difficile d'obtenir des narcotiques à partir de 1939. Le 31 mai 1939, le gérant des Laboratoires Desautels ltée envoie au ministère de la Santé la commande de narcotiques de la nouvelle infirmière de Montreuil, Yvonne Morissette, afin qu'elle soit contresignée par une personne autorisée[37]. Le 13 février 1940, il informe le Dr Grégoire qu'il refuse de remplir les

36. ANQ (SMC) B7 D5, Saint-Louis-de-Gonzague, Louis Paré, officier des licences, au ministère de la Santé, 7 mai 1943 et Dr Jean Grégoire, sous-ministre de la Santé, à Louis Paré, officier des licences, 10 mai 1943.
37. ANQ (SMC) B4 D7, gérant des Laboratoires Desautels au ministère de la Santé, 31 mai 1939.

commandes de narcotiques provenant des infirmières de colonie, à moins qu'elles soient contresignées par un médecin[38]. Cette obligation de faire contresigner les commandes de narcotiques par un médecin en autorité nous a été confirmée par des infirmières que nous avons interviewées[39].

Il convient de décrire un peu plus le mode d'approvisionnement en médicaments que les infirmières de colonie ont connu jusqu'à la fin des années 1960, mode semblable à celui des « médecins de campagne » qui avaient aussi leur pharmacie[40]. À l'époque, des représentants de compagnies pharmaceutiques, ou de grandes pharmacies telles que la Pharmacie Brunet ou la Pharmacie Livernois, sillonnaient le Québec pour approvisionner médecins et infirmières ; il s'agissait de vendeurs itinérants, non de pharmaciens comme le croyaient certaines infirmières, et leur objectif était évidemment de vendre. Une infirmière témoigne qu'il « fallait se débattre avec eux pour pas qu'ils nous vendent trop d'affaires », en particulier « toutes sortes de sirops[41] ». Nicole Dionne-de la Chevrotière raconte comment les représentants usaient de stratégie pour leur vendre plus qu'elles ne l'auraient souhaité : « [...] des fois, on avait l'impression d'avoir commandé pour 30 $, p'is on recevait pour 300 $ à 400 $ de médicaments ». C'est qu'elles devaient ensuite les revendre. Bibiane Trottier-Dumont raconte qu'elle achetait le sirop « à la cruche » d'un « commis-voyageur » et elle le transvidait dans des petites bouteilles. Ce système faisait aussi en sorte que les informations que les médecins et infirmières recevaient sur les nouveaux produits pharmaceutiques provenaient essentiellement de ces vendeurs, qui ne manquaient pas de leur vanter les mérites des derniers médicaments disponibles sur le marché.

Il n'est donc pas étonnant que certains abus se soient produits, tel que le raconte une infirmière postée dans le Bas-Saint-Laurent au début des années 1960, à propos de sa consœur d'une colonie voisine, qui avait auparavant exercé dans un hôpital psychiatrique : « [...] elle avait une pharmacie ; c'était incroyable ! Elle en avait partout dans la maison, dans le salon, dans les chambres, dans la chambre de bain (sic) ; moi, avec mes quelques petits flacons, je faisais pitié ! ». Si l'on en croit ce témoignage, l'infirmière en question était devenue une véritable commerçante de

---

38. ANQ (SMC) B4 D5, Gérant des Laboratoires Desautels au Dr Jean Grégoire, sous-ministre de la Santé, 13 février 1940.
39. Entrevues avec les infirmières Justine Guy-Goulet, Angéline Hudon-Langlois et Juliette Jourdain-Dumont.
40. Entrevue avec Lionel Rioux, à sa résidence de Québec, le 22 février 2006. Également sa biographie : Lionel Rioux, m.d., *La vie et les misères d'un médecin de campagne. Récit recueilli et écrit par Maurice Joncas* (Outremont : Les Éditions Québécor), 195 p., 1995.
41. Entrevue avec l'infirmière A-T (1958-1962).

pilules, en particulier d'antidépresseurs, qu'elle revendait au prix fort plutôt qu'au prix coûtant ou même à perte comme le faisaient la plupart de ses collègues[42]. Selon l'infirmière Bas-St-L (1960-1975) C-N (1983-1987), plusieurs infirmières se seraient fait « beaucoup de sous » avec la vente de médicaments. Jeannette Coulombe-Morneau avait pour sa part adopté la conduite de n'acheter que ce que le médecin local l'autorisait par écrit à utiliser, ce qui incluait tout de même la pénicilline. Une autre raconte avoir décidé de cesser la pratique en dispensaire par crainte de se mettre à consommer des narcotiques après avoir entendu dire que des infirmières de colonie avaient développé une dépendance à ces produits qu'elles pouvaient avoir relativement facilement[43]. Dès 1962, les autorités médicales commencent à exercer des pressions sur les infirmières pour qu'elles « réduisent progressivement et d'une façon diplomatique la pratique médicale aux seuls cas urgents, la pratique pharmaceutique aux seuls remèdes absolument nécessaires pour ces cas [...][44] ». Il devient de plus en plus difficile pour les infirmières de maintenir une pharmacie diversifiée.

Si l'analyse des réquisitions présentées par les infirmières permet d'établir l'ensemble des médicaments utilisés dans leur pratique, elle ne fournit pas une description du contenu habituel d'une pharmacie typique de dispensaire. Pour obtenir un tel portrait, ce sont les inventaires effectués périodiquement par le gouvernement provincial qu'il faut examiner. La première année pour laquelle nous avons un inventaire de la pharmacie et des instruments d'un dispensaire est 1937, et seul celui du dispensaire de Saint-Émile-d'Auclair a été conservé. Il énumère les 16 produits qui constituaient la pharmacie de Gabrielle Blais, l'infirmière de ce dispensaire[45]. D'emblée, nous constatons une énorme différence entre cette modeste pharmacie et le nombre total de médicaments (101) qui figurent dans les réquisitions adressées en 1936. Cette importante différence peut s'expliquer en partie par le fait qu'il s'agit du dispensaire d'une infirmière appa-

42. Entrevue avec l'infirmière A-T (1954-1963) Bas-St-L (1963-1968).
43. Entrevue avec l'infirmière Sag-LSJ (1952-1957).
44. ANQ (SMC), B8-D5, Dr Viateur Ratté, médecin-hygiéniste régional de l'US de Rivière-du-Loup, aux infirmières de colonies de son territoire, non datée mais vraisemblablement peu après la lettre du 10 septembre 1962 qui leur décrivait leur nouveau rôle en conséquence de l'application de la *Loi de l'assurance-hospitalisation*. Le souligné est dans l'original.
45. Ces 16 produits sont : chlorate de K (antiseptique topique), lactate de Ca (traitement des débalancements hydro-électriques), caféine ½ gr. (stimulant du système nerveux central), bichlorure de mercure (antiseptique topique, désinfectant), solution Fehling no. 1 et 2 (produit non répertorié dans nos références), onguent de soufre (antiseptique, antiparasites), Ozonol (onguent topique et traitement des hémorroïdes), huile d'olive (laxatif, émollient), huile camphrée (contre-irritant), huile de vaseline et vaseline stérile, peroxyde d'hydrogène (désinfectant), capsules de Néo-silvol (?), onguent d'iode (anti-infectieux), eau distillée, magnésie calcinée (anti-acide).

remment peu consommatrice, puisqu'elle n'avait présenté que 23 réquisitions en 1936, donc peu représentatif de l'ensemble. Le deuxième inventaire dont nous disposons est celui réalisé en 1943 au dispensaire de Sainte-Thérèse-du-Colombier, un petit village de la Côte-Nord devenu municipalité organisée en 1946; il était alors occupé par Louise Matte. Cet inventaire nous paraît représentatif du contenu typique d'une pharmacie d'infirmière de colonie pour deux raisons: le nombre (87) et la nature des produits qui y figurent sont semblables à ce qu'on trouve dans les réquisitions de 1933 et de 1936 et dans la « Liste type des médicaments à l'usage des gardes-malades du SMC » trouvée dans le dispensaire de Gertrude Duchemin, dans laquelle nous trouvons 75 produits. Soulignons les différences suivantes entre l'inventaire de Sainte-Thérèse-du-Colombier et la liste conservée par Gertrude Duchemin: Louise Matte disposait de morphine, d'Acétophen Frosst et de Gardénal alors que Gertrude Duchemin n'en avait pas. Notons qu'en 1943, la pénicilline n'était pas encore disponible sur le marché[46], mais lorsqu'elle l'est devenue après la fin de la Deuxième Guerre mondiale, les infirmières de colonie en ont acheté, tout comme elles se procuraient les autres nouveautés pharmaceutiques.

Il faut ensuite faire un saut en 1972 pour trouver des produits de pharmacie dans l'inventaire d'un dispensaire, en l'occurrence celui de La Tabatière, ouvert en 1963; ce village de la Basse-Côte-Nord fut inclus dans la Municipalité de la Côte-Nord et du Golfe Saint-Laurent, créée en 1963. On ne trouve que cinq produits dans cet inventaire: alcool prep., éther, Frosst 263, xylocaïne et épinéphrine. Enfin, le quatrième et dernier inventaire dont nous disposons est celui du dispensaire de Rémigny, réalisé le 30 octobre 1973, qui ne contient que les 10 produits suivants: APC 264 Frosst pour enfant, éther commercial, mercurochrome, Noracel, peroxyde, Phisohex Winthrop, savon brindine, tige de nitrate d'argent, Vaseline, Zéphiran. L'écart considérable entre les inventaires des années 1970 et les plus anciens résulte de l'application de deux lois qui entraînent une modification importante du rôle de l'infirmière: la Loi de l'assurance-hospitalisation, entrée en vigueur le 1er janvier 1961 (les médicaments prescrits et administrés à l'hôpital sont couverts par cette loi), et la Loi d'assistance médicale et chirurgicale qui couvre, jusqu'à concurrence de 75 $ par mois et par personne, les médicaments pour les assistés sociaux à compter du 1er avril 1966.

Plus tard, une modification de la Loi de l'assurance-maladie fera en sorte que les assistés sociaux seront munis d'une carte leur permettant d'obtenir gratuitement, à partir du 1er août 1972, tous les médicaments

---

46. L'infirmière Lorraine Leblanc atteste que la pénicilline n'était pas disponible lorsqu'elle était en colonie entre 1943 et 1945.

prescrits sans limites de coûts. L'obligation pour les infirmières de colonie de faire dorénavant une distinction entre les assistés sociaux qui possèdent une carte et les personnes, pauvres ou non, qui n'en ont pas ajoute une pression additionnelle. Jovite Langis-Côté explique que, de peur de provoquer « de la chicane » dans sa colonie, elle a alors préféré renoncer à sa pharmacie : « [...] j'ai tout mis ça dans une boîte, p'is j'ai été la reporter à l'hôpital », dit-elle. Bérangère Martel-Méthot confirme que « la pharmacie, c'était une grosse responsabilité ». À une infirmière qui s'informait du travail en colonie en mars 1966, le Dr Ratté répond que le salaire et le travail y sont les mêmes qu'en unités sanitaires, et que la distribution des médicaments est soumise à de sévères règles[47]. La réponse de ce médecin comporte une contradiction, puisque les infirmières d'unités sanitaires ne distribuaient pas de médicaments, alors que la population s'attendait à en trouver au dispensaire d'une infirmière de colonie.

Devant la difficulté d'application de la loi modifiée, le Ministère doit encore une fois reculer ; il accepte d'abord de fournir aux infirmières une liste de médicaments qu'elles avaient le droit de commander à la pharmacie de l'hôpital dont elles relevaient. Marcelle Laliberté-Saint-Aubin explique qu'au début, cette liste était « un petit peu plus large » et qu'elle pouvait encore commander des antibiotiques, « des médicaments pour le cœur », des antihistaminiques, des sirops et autres produits. Cependant, le privilège de pouvoir commander des médicaments était assorti de l'obligation de produire une réquisition pour le médicament voulu, d'aller le chercher à la pharmacie de l'hôpital, de le payer et de ne le revendre qu'au prix coûtant. Aux fins de contrôle, l'infirmière devait remettre à la fin de chaque mois une liste des noms des personnes à qui elle avait vendu des médicaments avec leur numéro d'assurance-maladie, le nom du médicament vendu de même que son prix. Puis, avec le temps, « [...] ils ont limité la liste ; c'était fini. En tout cas, en dernier, on n'avait même plus de nitro [...] pour empêcher nos petits bébés de mourir. On avait rien, rien, rien ! ... C'était désespérant », poursuit madame Saint-Aubin. Elle déplore enfin la manière avec laquelle les autorités ont procédé « [...] hypocrite un peu, un peu sale, parce qu'ils ont pas averti la population ». Hénédine Gendron-Beaupré va plus loin en révélant ce qu'elle a perçu comme une connivence entre le gouvernement et la pharmacie choisie pour l'approvisionner : « [...] il a fallu qu'on retourne nos médicaments, p'is i' sont arrivés avec leurs médicaments. Si vous aviez vu ça ! De l'héroïne, ... le fond de stock du magasin Brunet. Brunet était sous-ministre à la santé (sic)... Jacques

47. ANQ (SMC), B8-D3, Dr Viateur Ratté, médecin-hygiéniste régional de Rivière-du-Loup, à Lorraine Morissette, 15 mars 1966.

Brunet. Tous des vieux médicaments que j'avais jamais vus de ma vie ! ». Elle refuse d'utiliser ces produits qu'elle juge dangereux et dont certains étaient périmés ; elle proteste : « [...] j'en donnerai pas de l'héroïne. Donnez-moi du Sédol, de la morphine pour les mourants ». Une autre infirmière conclut : « Quand ils nous ont enlevé notre pharmacie, on commençait un peu à profiter du système, nous autres aussi, p'is ça faisait mal à d'autres, ça a l'air[48]. »

Avec la collaboration de certains pharmaciens, quelques infirmières, comme Marcelle Laliberté-Saint-Aubin, continuent de garder des médicaments pour les urgences, mais elles doivent le faire en cachette : « j'avais un double fond à mon tiroir ; je gardais un petit peu d'antibiotiques, des choses pour les urgences. J'ai continué un certain bout de temps quand j'étais bien sûre de mes patients ». Madame Saint-Aubin confirme le témoignage de l'infirmière A-T (1950-1952+1962-1978), dont le dispensaire a été « défoncé » par les autorités parce qu'elle persistait à conserver des médicaments interdits et qu'elle refusait les contrôles imposés. En juin 1972, une lettre du Mouvement des femmes chrétiennes de Saint-Ludger-de-Milot au ministre Castonguay exprime l'inquiétude de la population face à la nouvelle loi qui oblige les assistés sociaux à acheter leurs médicaments dans les pharmacies. Cette petite municipalité organisée pauvre du Saguenay-Lac-Saint-Jean étant à 50 milles (80,5 km) de la pharmacie la plus proche, on demande au ministre d'autoriser l'infirmière du dispensaire à continuer la vente des médicaments[49]. À ce sujet, le Dr Claveau écrit au ministre qu'effectivement, la méthode de distribution des médicaments par les infirmières va changer le 1er août 1972. On finit par accepter que les infirmières gardent à leur dispensaire les médicaments prescrits par des médecins pour des malades de leur territoire, mais elles ne peuvent obtenir que la quantité suffisante pour remplir une seule prescription et pas plus. En 1992, Monique Lachance racontait comment elle réussissait encore à garder des antibiotiques et « quelques autres médicaments » en achetant certains médicaments prescrits pour des malades de son territoire qui lui étaient livrés au dispensaire ; elle ajoutait : « ça, c'est pas supposé, c'est pas officiel ça, mais je le fais, moi ». Évidemment, les personnes qui n'ont pas d'abord vu un médecin pour obtenir une prescription ne peuvent rien recevoir au dispensaire, ce qui les déçoit beaucoup, comme en témoigne Jovite Langis-Côté : « [...] le monde disait "Pourquoi vous nous soignez plus ?

48. Entrevue avec l'infirmière Nicole Dionne-de la Chevrotière.
49. ANQ (SMC), B9-D8, Lettre de madame Henri Ouellet, secrétaire du Mouvement des femmes chrétiennes, à Claude Castonguay, ministre des Affaires sociales, Saint-Ludger, 15 juin 1972.

Vous nous soigniez avant ! " Je leur expliquais : " ils passent des lois, p'is les lois, il faut s'y soumettre ! " ».

Pour continuer de s'approvisionner en médicaments qu'elles jugent essentiels, plusieurs infirmières obtiennent alors la collaboration d'un médecin ou d'un pharmacien qui les approvisionne indirectement. Madame Saint-Aubin avoue : « I'y avait un pharmacien que je connaissais p'is qui continuait de m'en passer un petit peu en dessous. [...] Je gardais un petit peu d'antibiotiques... pour les urgences[50]. » Cette stratégie ne fait pas long feu et le Ministère passe à des méthodes plus musclées avec les infirmières récalcitrantes. L'une d'elles raconte qu'on lui a fait « toutes sortes de saloperies » ; à la suite du décès de son mari, elle avait obtenu un congé de maladie et on aurait retenu ses chèques d'assurance-maladie pour faire pression sur elle. Elle finit par abandonner lorsque l'on confisque sa pharmacie : « [...] ils ont même défoncé mon dispensaire. Quand [c'est arrivé], c'est là que j'ai laissé ». Elle explique : « [...] parce que j'avais pas le droit d'avoir aucun médicament, p'is j'avais même les médicaments des assistés sociaux qui étaient prescrits ; ils sont partis avec ça[51] ».

N'ayant pas connu toute la latitude dont les pionnières avaient joui, les infirmières embauchées à la fin des années 1960 ou au début des années 1970 semblent avoir trouvé normales les contraintes imposées et donnent plutôt une impression de collaboration avec les différentes instances du nouveau système, notamment avec les pharmaciens de leur hôpital de référence. Armandine Jean explique :

> [...] c'est le pharmacien de l'hôpital de Sept-Iles qui était chargé de nous procurer les médicaments... On faisait une commande de ce qu'on avait besoin, p'is i' nous envoyait ce qu'on avait besoin. S'il y avait des choses qu'il trouvait qu'on donnait trop ou qui étaient dangereuses, i' nous donnait des explications p'is il nous disait à quoi nous en tenir. On avait une bonne collaboration.

Il est clair cependant que la population préférait l'ancien système. Invitées à comparer la qualité des services de santé d'aujourd'hui dans leur localité à celle du temps des infirmières de colonie, plusieurs de nos narratrices ont déploré le fait de ne plus disposer de médicaments sur place :

> Elle (l'infirmière) avait tout ! On n'avait pas besoin d'aller à Rouyn. Quand ça feelait pas, on avait tout de suite quelque chose. Elle nous voyait, p'is on

50. Parmi les autres infirmières qui ont ainsi obtenu la collaboration d'un médecin ou d'un pharmacien, notons Irène Bergeron-Dupont et l'infirmière A-T (1950-1952+1962-1978).
51. Entrevue avec l'infirmière A-T (1950-1952+1962-1978).

avait tout de suite quelque chose. [...] Puis, ce que j'ai trouvé difficile, c'est quand ça l'a disparu (la pharmacie du dispensaire) ; quand fallait aller à la pharmacie, [...] fallait voir le médecin pour avoir une prescription. [...] Faut voir un médecin, absolument. P'is, ça prend du temps ![52]

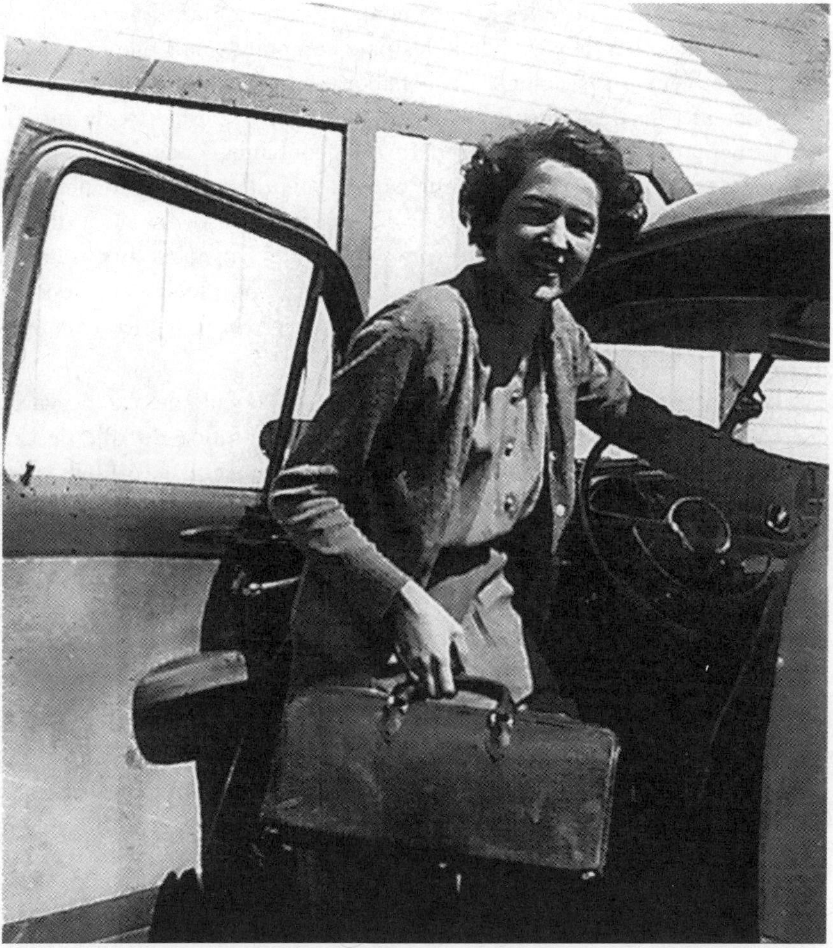

L'infirmière Nicole Dionne-de la Chevrotière que l'on voit ici quitter son dispensaire de Saint-Janvier-de-Chazel, en Abitibi, avec sa trousse, se déplaçait pour sa part en automobile, en 1951. Collection : Nicole Rousseau

52. Entrevue avec la narratrice TR-1932, réalisée à Cléricy, le 12 juin 1995.

De plus, les médicaments coûtaient moins cher dans les dispensaires que dans les pharmacies puisque les infirmières, en plus de faire crédit, les vendaient au prix coûtant ou avec un faible profit quand elles ne les donnaient pas tout simplement. Jeanne Lussier-Gosselin, par exemple, avait négocié une entente avec certains pharmaciens de Sherbrooke ; ils acceptaient de lui vendre les médicaments au prix coûtant à la condition qu'elle aille les chercher et qu'elle les paie comptant, mais elle-même les donnait souvent à ses colons. La collaboration de certains médecins et pharmaciens avec des infirmières de colonie pour leur permettre de garder illégalement des médicaments reflète une confiance dans le jugement clinique des infirmières et dans leur capacité d'utiliser adéquatement les médicaments. L'infirmière C-N (1988+), encore en poste en 1993, disposait d'un « stock » de médicaments usuels qu'elle devait vendre aux usagers. Elle déplorait la lourdeur du système qui l'obligeait non seulement à percevoir l'argent, mais aussi à produire une facture et à noter les examens physiques qu'elle faisait.

Le contenu de la pharmacie des infirmières de colonie a donc varié considérablement au fil du temps, et il reflète l'évolution du rôle de ces dernières entre les années 1930 et le début des années 1970. Alors que, jusqu'au milieu des années 1960, la pharmacie d'un dispensaire ressemblait à celle d'un médecin de campagne, après 1966, elle est devenue de plus en plus restreinte pour finalement ne contenir que les médicaments prescrits à certains malades du territoire couvert par l'infirmière. Des exceptions à cette règle ont ensuite été tolérées, mais seulement dans des localités vraiment éloignées de tout service et uniquement pour faire face à certaines urgences.

En plus de leur pharmacie, les infirmières ont disposé dès le début de quelques instruments et fournitures médicales que nous décrivons sommairement dans la prochaine section ; on peut observer une évolution à cet égard aussi.

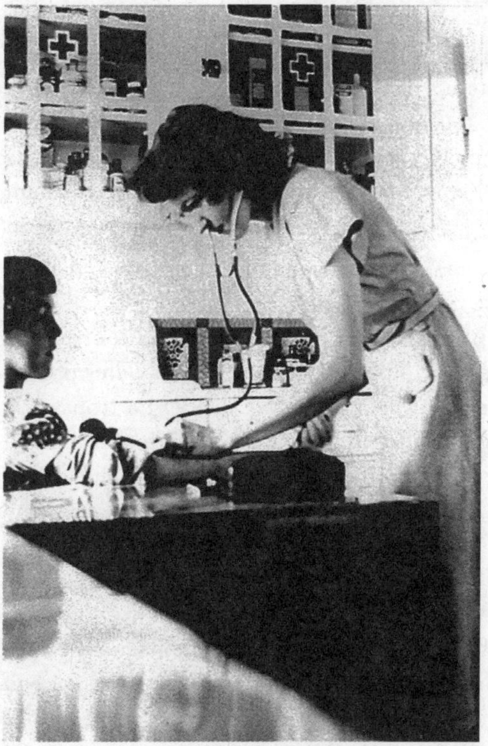

L'infirmière Nicole Dionne-de la Chevrotière auscultant un jeune garçon à son bureau de Saint-Janvier-de-Chazel, en Abitibi, en 1950. Collection : Nicole Rousseau

5.2.4.2 Les instruments de l'infirmière[53]

L'infirmière Iles-Mad (1940-1942), qui a terminé son cours en 1937, rappelle qu'il était fréquent à l'époque qu'une nouvelle diplômée reçoive comme cadeau de fin d'études une trousse contenant entre autres « des bistouris [...], un set de ciseaux » car beaucoup d'infirmières exerçaient alors en pratique privée ; ce fait confirme notre classification des petites chirurgies dans le domaine des soins plutôt que dans celui des traitements médicaux. Avec la formalisation par contrat de l'embauche des infirmières

53. Cette section a été produite principalement à partir des compilations et rapports suivants : Rapport de Dominique Boudreau, assistant de recherche, intitulé *Instrumentations et médicaments commandés par les infirmières de colonies et retracés dans les réquisitions du fonds d'archives sur le service médical aux colons*, été 1992, 103 pages. Aussi compilations faites par Dominique Boudreau des inventaires effectués par le Gouvernement du Québec en 1937, 1943, 1948, 1953, 1971, 1972 et 1973. Fonds ANQ E8 SMC. Archives nationales du Québec, Service médical aux colons. Également Claire Martin, *L'infirmière de colonie en Abitibi-Témiscamingue. Récit historique*, présenté au ministère des Affaires culturelles du Québec, Direction de l'Abitibi-Témiscamingue, automne 1992, p. 226-230. Deux des trois listes conservées par Gertrude Duchemin ne portent pas de date.

de colonie en 1935, le directeur de l'Assistance publique s'engage à leur fournir « les principaux instruments de chirurgie » dont elles pourraient avoir besoin, lesquels sont contenus dans une trousse[54]. Chaque infirmière embauchée pour un nouveau poste recevait donc une trousse de base qu'elle devait céder à sa remplaçante au moment de son départ de la colonie; toutes les infirmières que nous avons rencontrées confirment l'existence d'une telle trousse.

Tout comme pour la pharmacie du dispensaire, le contenu de la trousse a varié d'une infirmière à l'autre et a surtout évolué avec le temps. On trouvera à l'annexe 6 la liste complète des instruments et autres fournitures médicales que nous avons pu établir à partir des réquisitions faites par les infirmières et des inventaires effectués entre 1933 et 1971. La trousse de base ressemble à celle que Myra Bennett, une infirmière-sage-femme venue d'Angleterre pour exercer à Terre-Neuve dans des localités éloignées des services médicaux, possédait[55].On constate la présence d'une grande variété d'aiguilles, de seringues et d'autres instruments servant à administrer des médicaments ou à procéder à des anesthésies tels que bouteille à chloroforme et masque. Faisaient aussi partie de l'équipement de base des abaisse-langue, des daviers pour extraire les dents, un thermomètre oral et un rectal, des forceps et un spéculum vaginal, un sac à eau chaude ou à glace, un sphygmomanomètre, un stéthoscope et même des ventouses. L'infirmière pouvait disposer dans son dispensaire d'une variété d'autres instruments et fournitures qu'elle n'apportait pas nécessairement avec elle lors de ses visites à domicile tels que balance, bassin, éprouvettes, nécessaire pour l'analyse d'urine, etc.

Cette liste confirme que les infirmières étaient outillées pour faire des petites chirurgies et réparations de plaies, puisqu'on y trouve la mention des populaires agrafes de Michel encore utilisées en 1971, de bistouris, de catgut, de divers ciseaux et pinces, de même que d'une variété de fournitures servant à désinfecter et à panser une plaie. Une table d'examen faisait aussi partie de l'équipement trouvé dans un dispensaire, tel qu'on peut le voir au dispensaire-musée de La Corne. Les infirmières que nous avons interviewées confirment ces données. Anita Dionne-Ott avait des forceps, un bistouri, des pinces hémostatiques, « des pincettes » et des daviers.

---

54. ANQ-AT, fonds non classifié, Dr Alphonse Lessard, directeur du Service de l'Assistance publique, à Germaine Lamy, contrat d'embauche, 14 décembre 1935, paragraphe 2, c.c. pour le Dr Martel.
55. Linda Kealey, « On the Edge of Empire: The Working Life of Myra (Grimsley) Bennett », in Myra Rutherdale (dir.), *Caregiving on the Periphery. Historical Perspectives on Nursing and Midwifery in Canada* (Montreal and Kingston, London, Ithaca: McGill-Queen's University Press, 2010), p. 95.

Lorraine Leblanc aussi avait des daviers, un sphygmomanomètre, une pesée pour les bébés de même que des seringues, des aiguilles « stérilisables » et des agrafes qu'elle achetait des représentants pharmaceutiques. L'infirmière C-N (1941-1948) dit qu'elle avait « une trousse de médecin » avec « les principaux instruments » incluant un « masque à anesthésie » et des pinces pour extraire les dents. En plus des forceps et d'un masque à anesthésie, Marcelle Laliberté-Saint-Aubin énumère les instruments fournis par le ministère de la Santé en 1950 : « les daviers (pinces) pour extraire les dents, seringues et aiguilles de différentes grosseurs, diverses sortes de pinces, ciseaux et bistouris pour faire la chirurgie mineure et les accouchements. De plus, bien sûr, l'appareil à pression, le stéthoscope, l'otoscope, la lampe à alcool pour stériliser nos aiguilles, le nécessaire pour analyses d'urine, etc., et enfin la fameuse trousse noire pour aller aux malades[56] ».

Tous ces instruments et fournitures devaient être gardés propres, stérilisés après usage pour certains, et être remplacés au besoin en raison d'une usure normale ; la responsabilité de ce maintien reposait en partie sur l'occupante du dispensaire, en partie sur l'employeur. À cet égard, tant les documents d'archives que les témoignages des infirmières révèlent une certaine négligence de part et d'autre et le retrait graduel de certains instruments tels que les forceps, les masques à anesthésie et les sphygmomanomètres. Beaucoup d'infirmières achetaient leur sphygmomanomètre de sorte que cet appareil, fourni ou non, faisait partie de leurs instruments ; comme le fait justement remarquer Bérangère Martel-Méthot : « les gens avaient pris goût à ça, c'est entendu ». En septembre 1949, Jeanne d'Arc Chabot, infirmière de d'Alembert, se faisait remplacer la trousse qu'elle avait depuis 1935[57]. Toutes n'avaient pas ce souci de maintenir leur équipement en bon état. Ainsi, lorsqu'elle arrive à Saint-Jean-de-Cherbourg en 1944, Reine Leclerc demande au Dr Grégoire une nouvelle trousse, car celle laissée par l'infirmière précédente était « pratiquement inutilisable, déchirée et très malpropre[58] ». L'équipement fourni au départ n'était pas nécessairement adéquat. Ainsi, Thérèse Mercier raconte que la civière de son dispensaire était tellement dangereuse, avec ses sections du pied et

---

56. Marcelle St-Aubin. *75e anniversaire de La Sarre. Les infirmières de colonie*, texte non publié du témoignage de Marcelle Laliberté-Saint-Aubin sur les infirmières de colonie livré à l'occasion du 75e anniversaire de fondation de La Sarre, 13 février 1992.

57. ANQ (SMC) B2 D4, Dr Armand Laberge, sous-ministre suppléant de la Santé, au Dr Rosaire Bérubé, médecin-hygiéniste régional à Amos, 19 juillet 1949 ; Dr Rosaire Bérubé, médecin-hygiéniste régional à Amos, à Lucien Nadeau, pourvoyeur du ministère de la Santé, 26 septembre 1949.

58. ANQ (SMC), B6 D6, Saint-Jean-de-Cherbourg, 1944, Reine Leclerc, infirmière, au Dr Jean Grégoire, sous-ministre de la Santé, 30 janvier et 8 février 1944.

celle de la tête qui tombaient régulièrement, qu'elle préférait faire étendre les gens sur le divan de son salon même pour des réparations de plaies.

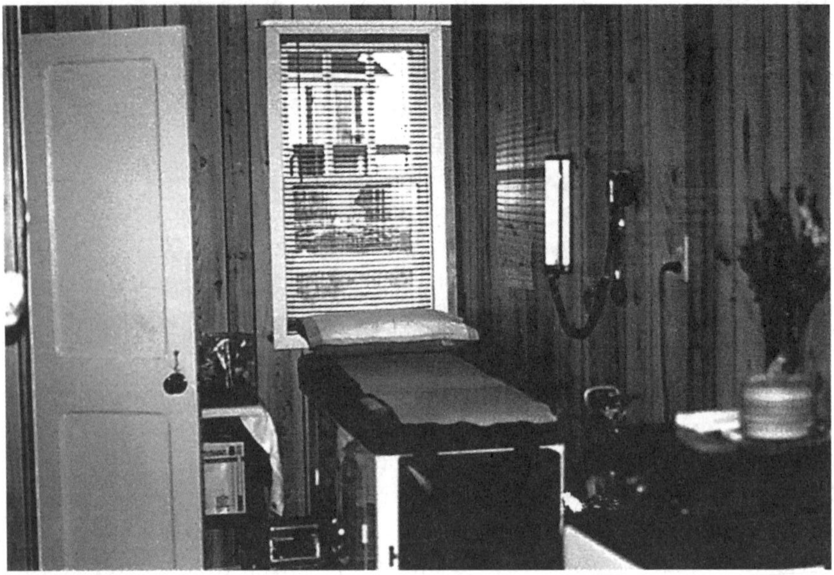

Une salle d'examen dans le dispensaire de Rochebeaucourt, qui était encore en fonction en 1992. Collection : Nicole Rousseau

On peut observer chez les infirmières embauchées vers la fin des années 1960 ou après une tendance à introduire dans leur équipement de base des instruments et appareils de plus en plus sophistiqués, ce qui est en partie attribuable au fait que les médecins commencent alors à effectuer des cliniques régulières, mensuelles par exemple, dans les dispensaires. Ainsi, sœur Armandine Jean, installée à Rivière-Saint-Jean sur la Côte-Nord depuis 1967, disposait en 1992 d'une centrifugeuse, d'une table d'examen, de pesées, d'un appareil à oxygène, d'un appareil à inhalothérapie et d'un équipement réservé aux médecins pour les cas d'urgence. Il arrive que des infirmières essuient un refus d'équipement. En février 1970, madame Desmeules, infirmière à l'Île-aux-Grues, adresse une requête pour obtenir une tente à oxygène. À ce sujet, le Dr Courcy de l'US de Montmagny fait un rapport au Dr Viateur Ratté, md hygiéniste régional de Rivière-du-Loup, dans lequel il affirme qu'il n'est pas souhaitable de doter la roulotte de l'infirmière d'un tel appareil, les occasions de l'utiliser étant peu nombreuses. De plus, selon le Dr Courcy, la tente à oxygène ne pourrait pas sauver une vie en cas d'urgence ; il recommande plutôt l'achat de petites bonbonnes portables[59]. Les appareils légers portables deviennent alors la norme ; en 1971, par exemple, l'infirmière Marthe Brouillard, postée à Saint-Augustin, commande un appareil à oxygène et à succion portable[60].

Plusieurs infirmières reçoivent en cadeau, souvent de médecins, ou achètent des appareils qu'elles apprennent à utiliser. Rita Viau possédait « un appareil d'oto-rhino pour [examiner] les oreilles » qu'elle avait reçu en cadeau d'un médecin et « un appareil pour vérifier l'hémoglobine » qu'elle avait acheté. Edna Lachance, en poste à La Tabatière de 1972 à 1974, possédait un tonomètre pour mesurer la tension oculaire, ce qu'elle avait appris à faire dans un « cours en ophtalmologie[61] ». Lorsqu'elle est arrivée en poste, il y avait un petit stérilisateur défectueux et on l'a facturée pour celui, usagé, qu'elle a fini par recevoir après des mois d'attente[62]. Elle disposait aussi de deux « cabarets à points de suture » en raison des nombreuses coupures assez profondes que les travailleurs de l'usine locale de préparation du poisson s'infligeaient. Elle ajoute que chaque fois qu'elle a adressé des demandes d'instruments au MSSS, on invoquait d'abord les coûts élevés pour refuser, puis on finissait par accepter et ajouter l'article demandé à la liste des instruments fournis pour tous les dispensaires ; la plupart du temps, il s'agissait cependant de la version jetable d'un instrument déjà fourni tel des spéculums et des seringues jetables, plutôt que ceux qui doivent être stérilisés. Madame Lachance ne trouvait pas normal de ne pas pouvoir disposer dans son dispensaire des mêmes produits que ceux disponibles dans les hôpitaux et les instruments jetables devenaient presque essentiels lors des cliniques médicales au cours desquelles le médecin de passage pouvait faire un examen gynécologique à plusieurs femmes, par exemple.

En 1993, l'infirmière C-N (1988+) disposait depuis peu de temps d'un équipement pour faire un électrocardiogramme et pour en télécopier les résultats à un médecin ; avant de recevoir cet appareil, elle devait porter plus d'attention à ses observations cliniques pour juger de la gravité d'un cas. Elle dit que d'autres intervenants se plaignent souvent du manque d'équipement, comme l'absence d'appareil pour faire des radiographies et de moniteur cardiaque, mais étant elle-même « habituée à travailler avec

---

59. ANQ (SMC) B9 D13. Dossier Île-aux-Grues, Dr Courcy au Dr Ratté, 9 mars 1970.
60. ANQ (SMC), B5-D6, Marthe Brouillard, infirmière à Saint-Augustin, au Dr Hanna Vécès, Service des unités sanitaires, 27 septembre 1971.
61. ANQ (SMC), B5-D4, Edna Lachance, infirmière à La Tabatière, au Dr Hanna Vécès, Service de la médecine préventive, 16 avril 1973.
62. Deux entrevues avec Edna Lachance, la première réalisée le 9 février 1993 et la seconde le 10 juillet 2007.

pas grand-chose », elle se contente de disposer d'une « petite génératrice qui donne à peine du courant pour deux lumières » en cas de panne électrique, d'un concentrateur d'oxygène, d'un appareil à succion, de deux pèse-personnes (un pour adulte et l'autre pour bébé) et d'une table d'examen. À part la génératrice qui peut être plus puissante dans certains dispensaires, les fournitures sont les mêmes que dans les autres établissements.

Cette description sommaire des instruments et fournitures médicales des infirmières de colonie nous porte à conclure que ces dernières ont contribué à familiariser la population avec l'approche médicale, tant par leur recours à des outils et appareils médicaux que par leur pharmacie.

5.2.5 La médecine apprivoisée

Nous voulons maintenant décrire comment, sans en prendre conscience, les infirmières de colonie ont contribué à un changement de mentalité de la population par rapport à la médecine en vulgarisant le jargon médical, en encourageant les gens à consulter un médecin, à aller à l'hôpital et à se faire vacciner, en organisant des cliniques médicales et en y participant activement et, enfin, en répandant le discours de la médecine préventive à travers leurs activités d'éducation sanitaire et de dépistage systématique de maladies.

Plusieurs infirmières ont parlé de l'importance d'ajuster leur vocabulaire au faible niveau de scolarité de leur population et de donner des directives simples et claires pour que les prescriptions médicales soient bien comprises et exécutées. Marcelle Laliberté-Saint-Aubin, par exemple, raconte qu'un homme à qui elle avait donné des suppositoires pour traiter son amygdalite avait avalé le produit plutôt que de l'insérer où il fallait; aussi, elle avait appris à utiliser un vocabulaire simple : « moi, je ne mettais jamais "cardiaque" ou quelque chose comme ça; je marquais sur la bouteille (flacon de médicaments) "pour le cœur, pour le mal de cœur", [...] "pour le mal de tête". C'était plus facile pour les gens ».

Nous avons expliqué précédemment comment les infirmières ont dû composer avec la persistance dans la population de savoirs et de pratiques de soins traditionnels; elles ont aussi fait face à une méfiance envers la médecine pouvant aller jusqu'à la résistance aux interventions médicales, notamment à la vaccination. Marcelle Laliberté-Saint-Aubin raconte qu'un homme, dont l'épouse était décédée à l'hôpital, a refusé que sa fillette souffrant d'une pneumonie soit hospitalisée, car il craignait qu'elle subisse le même sort; quand l'infirmière a réussi à le faire changer d'idée, il était trop tard et l'enfant est morte en route vers l'hôpital. Convaincue que l'hospitalisation était nécessaire, madame Saint-Aubin n'avait même pas tenté de soigner l'enfant avec les remèdes et pratiques que ses consœurs pionnières auraient utilisés avant l'apparition des antibiotiques.

Plusieurs infirmières ont donné des exemples de soins qu'elles ont accepté, avec réticence, de donner à des gens qui refusaient d'aller à l'hôpital. Thérèse Mercier confirme cette réticence en racontant le cas d'un homme « qui s'était fait déchirer l'oreille » dans une bataille et qu'elle avait envoyé à l'hôpital ; le lendemain, il était revenu au dispensaire à 6h, toujours blessé, disant qu'il fallait attendre trop longtemps à l'hôpital. Madame Mercier avait dû se résigner à 'réparer' l'oreille de cet homme, et elle ajoute : « même pour des réparations de plaies, les gens voulaient pas aller à l'hôpital ; il fallait que tu t'organises. [...] Des réparations de plaies, Dieu sait si j'en ai fait ! ». Marie-Hélène Gagné-Roy raconte avoir accepté avec réticence de faire des points de suture à un bûcheron qui s'était présenté « la jambe ouverte » parce qu'il « faisait une tempête épouvantable » l'empêchant de se rendre à Gaspé. Lorraine Leblanc s'est résignée à soigner un entrepreneur qui s'était présenté au dispensaire parce qu'un morceau de bois « lui avait traversé la main » ; il refusait catégoriquement de se rendre à l'hôpital. Après lui avoir fait signer un papier la déchargeant de toute responsabilité, madame Leblanc a accepté de prodiguer à cet homme des soins qu'elle décrit ainsi : « J'ai soigné ça avec de l'antiphlogistine [inaudible], des pansements à tous les jours ; au bout de 5-6 jours, le morceau de bois a sorti puis la plaie s'est fermée. Il a fait absolument rien ! J'avais peur qu'il fasse une embolie, quelque chose. Absolument rien ! »

Les infirmières ont aussi subi les contrecoups de la résistance à la vaccination. À l'été 1971, par exemple, la Dr Hanna Vécès, médecin à la direction de la médecine préventive, fait une tournée des dispensaires de la Côte-Nord. Dans son rapport de voyage adressé au Dr Claveau, elle souligne l'apathie de la population pour les cliniques de nourrissons qu'elles trouvent « peu fréquentées » et une certaine résistance à la vaccination, puisque beaucoup des enfants nés au cours des trois années précédentes « n'ont guère qu'une ou deux injections de DCT ». Elle fait reposer la responsabilité de ce fait sur l'infirmière qui, selon elle, n'aurait pas fait ses visites postnatales régulièrement pour inciter les nouvelles mamans à fréquenter les cliniques ; pourtant, la Dr Vécès rapporte que « les mères ne sont pas intéressées malgré qu'elle (l'infirmière) les appelle avant chaque clinique[63] ». Desrosiers *et al.* confirment que la « médicalisation de l'espace

63. ANQ (SMC), B5-D6, Dr Hanna Vécès, Direction de la médecine préventive, ministère des Affaires sociales, au Dr Paul Claveau, directeur du Service des unités sanitaires, notes de voyages sur la Côte-Nord, 5 juillet 1971.

social a rencontré pendant assez longtemps certaines résistances dans les milieux populaires[64] ».

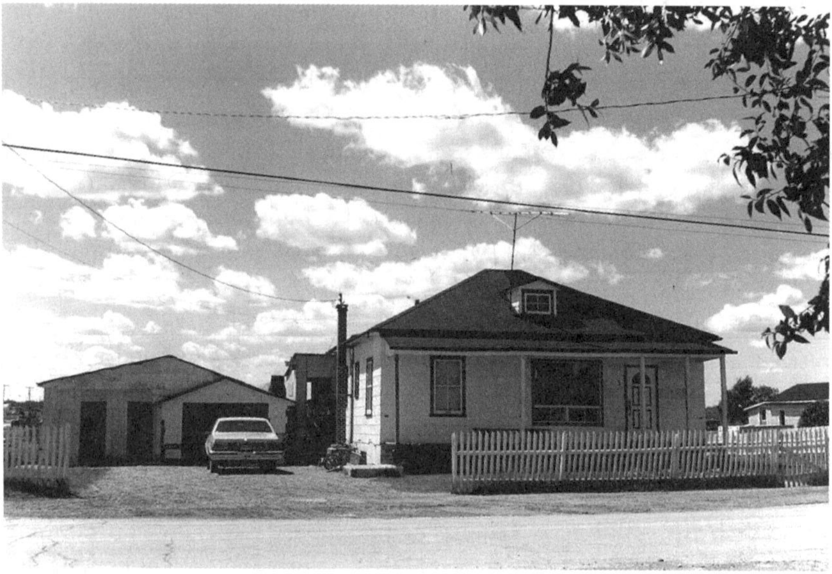

La tenue d'un dispensaire au sein d'une communauté et la présence constante de l'infirmière qui l'habite contribuent à la médicalisation de la population du territoire concerné. On voit sur cette photo l'ancien dispensaire de Champneuf, en Abitibi, en 1993. Collection : Nicole Rousseau

L'organisation des cliniques, de vaccination ou médicales, faisait en effet partie du travail des infirmières de colonie qui se prêtaient de bonne grâce à cette corvée, car elles y voyaient souvent une échappatoire à certaines interventions qu'elles n'aimaient pas exécuter, notamment les extractions dentaires. L'infirmière Gasp (1936-1976), qui avait pris l'initiative de demander « au gouvernement » d'envoyer dans son village une équipe de la Croix-Rouge, avait même mis ses filles à contribution « pour aider » en prenant « la pression » et « la température » des gens venus consulter. Il faut réaliser que ces cliniques, tenues annuellement ou aux deux ans, constituaient de belles opportunités pour les jeunes médecins à la recherche d'expérience clinique et de clientèle. En acceptant de prendre en charge toute la logistique et l'organisation matérielle de l'opération (trouver un local, informer la population, assister les médecins, etc.), les

64. Georges Desrosiers, Benoît Gomer et Othmar Keel, *La santé publique au Québec. Histoire des unités sanitaires de comté 1926-1975* (Montréal : Les Presses de l'Université de Montréal), 1998, p. 166.

infirmières leur apportaient une collaboration très appréciable ; de plus, ce sont elles qui, après le départ des médecins, faisaient le suivi des enfants ayant subi une intervention chirurgicale, le plus souvent une amygdalectomie.

Jeannette Coulombe-Morneau parle de « cas d'amygdalite à la centaine », mais aussi d'ongles incarnés et de kystes et, bien sûr, d'extractions dentaires. De nombreuses infirmières ont témoigné de leur collaboration à la tenue, l'été et dans les écoles alors inoccupées, de ces cliniques dans différentes régions du Québec. Pour la dernière clinique de la Croix-Rouge qu'elle a organisée, Nicole Dionne-de la Chevrotière raconte qu'elle avait dû se contenter d'un local situé au-dessus du magasin général où il n'y avait « même pas d'eau courante » ; « on avait des tables, précise-t-elle, [et] des champs opératoires. C'était stérilisé mais la stérilisation, c'était primaire, pas mal primitif comme salle d'opération ; c'était une salle d'opération de campagne ». Madame Coulombe-Morneau conserve de ces cliniques une appréciation globale positive et Marguerite Pelletier-Martin qualifie de « merveilleux » ce service de la Croix-Rouge, qui n'aurait commencé dans sa colonie du Bas-Saint-Laurent que dans les années 1950. Selon Marcelle Laliberté-Saint-Aubin, ces cliniques ont eu lieu dans sa colonie de l'Abitibi jusqu'en 1955.

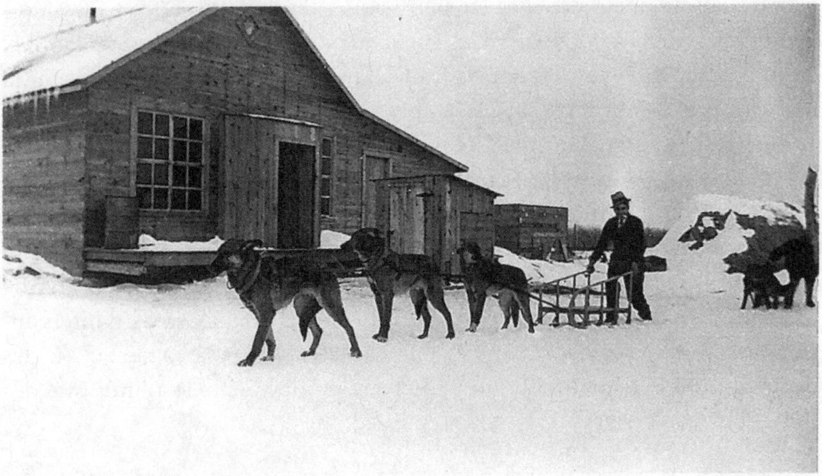

Nous apercevons sur cette photo Jean-Philippe Jutras devant son magasin général, à Cloutier en Abitibi, à la fin des années 1930. Collection : Nicole Rousseau

À partir des années 1960, les infirmières parlent plutôt de cliniques ponctuelles et spécialisées, surtout en ophtalmologie. Ainsi, à l'automne

1969, à la suggestion de Rita Viau, on organise la visite d'un ophtalmologiste de Montréal pour examiner 125 des 325 enfants de Rivière-Saint-Paul qui avaient besoin d'être vus par un spécialiste, selon cette infirmière. C'est le Dr Paul-André Taillefer qui accepte cette mission que le directeur médical de l'hôpital de Blanc-Sablon trouve beaucoup moins coûteuse que le transport à Québec de tous ces enfants; en effet, les parents étant des assistés sociaux, c'est le gouvernement qui aurait dû payer environ 500$ par enfant plutôt que 2 000$ au total pour la visite d'une semaine de l'ophtalmologiste[65]. Edna Lachance se rappelle qu'un médecin du «bateau médical» faisait des cliniques ophtalmologiques sur la Basse-Côte-Nord.

Dès les années 1930, les infirmières de colonie se sont employées à véhiculer le discours médical auprès de la population. Ainsi, parmi les instruments et fournitures énumérés à l'annexe 6, on trouve des affiches, des brochures ou dépliants tels que «Pour lire en attendant bébé», distribués dès 1933. Cette exposition aux messages d'hygiène publique de la médecine a amené tant les infirmières que la population à donner au mot «hygiène» un sens différent. Auparavant, quand les infirmières déploraient le «manque d'hygiène» de certaines personnes, elles faisaient référence à un manque de propreté et de soins du corps, mais ces préoccupations ont fait place à un ensemble de principes et de pratiques de médecine préventive. Ce glissement de sens a eu deux types de répercussions sur leur travail. D'une part, elles en sont venues, sans en prendre nécessairement conscience, à convaincre les gens, en particulier les mères de famille, de remplacer les savoirs et rituels traditionnels de soins visant à prévenir la maladie par des connaissances et pratiques de type médical. Monique Lachance nous signalait, par exemple, une directive autrefois donnée aux infirmières de colonie selon laquelle il fallait «entraîner la mère de famille à se procurer un thermomètre oral»; la plupart des mères de famille savaient alors reconnaître les signes de fièvre et ne sentaient pas le besoin de mesurer la température corporelle avec un instrument pour décider de la conduite à tenir. D'autre part, les infirmières sont passées d'interventions préventives, posées au cas par cas et selon leur jugement, à des campagnes d'hygiène publique visant des groupes entiers plutôt que des individus particuliers.

---

65. ANQ (SMC), B5-D5, Dr Camille Marcoux, directeur médical, Hôpital Notre-Dame-de-Lourdes de Blanc-Sablon, au Dr Cyrille Pomerleau, directeur de l'hygiène scolaire, ministère de la Santé, 11 novembre 1969.

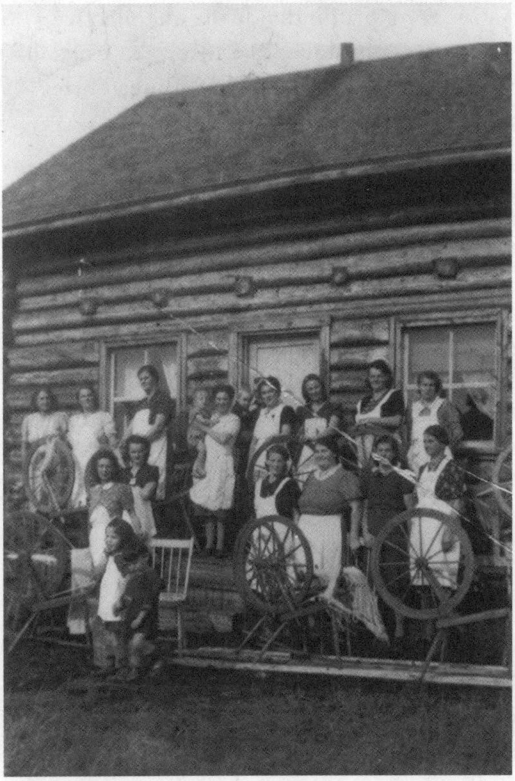

Des mères de famille de Villebois, en Abitibi, réunies devant la maison de l'une d'entre elles pour une corvée de filage, au début de l'automne 1935. Société d'histoire et de généalogie de Val-d'Or, P158_0014

Marguerite Pelletier-Martin, par exemple, donnait « des pilules de calcium » aux enfants qu'elle trouvait sous-alimentés et qui « perdaient tellement leurs dents » à une époque où on n'avait pas encore ciblé les femmes enceintes et les nouvelles mamans avec des messages éducatifs sur la nutrition. Mais les autorités ne se contenteront bientôt plus d'interventions de type éducatif ; on passera de l'hygiène publique à la médecine préventive, et c'est encore sur les infirmières que reposera le fardeau des fastidieuses tâches de dépistage systématique de maladies prédéterminées. Alors que dans les années 1950, les infirmières n'intervenaient que dans les cas de pédiculose ou d'autres problèmes des élèves signalés par leur institutrice, celles de la décennie suivante ont dû faire la tournée des écoles de leur territoire pour procéder à un dépistage systématique de problèmes visuels, auditifs ou autres. En effet, après leur transfert administratif au Service des unités sanitaires en 1962, les infirmières de colonie se verront graduellement imposer l'examen systématique des écoliers de leur population. À partir de 1971, elles seront évaluées à l'aide d'une « fiche de notation du personnel "fonctionnaire" » selon une description de tâches qui comprend notamment « Éducation sanitaire : individuelle et collective » de même que « Travail scolaire : examens physiques & sensoriels. Consultations avec parents, élèves et enseignants. Relances de toutes sortes »[66]. Certaines ont accueilli positivement ce changement de rôle.

Cette participation active des infirmières aux diverses stratégies visant à faire apprivoiser la médecine à la population a été documentée par d'autres études. Rima D. Apple, par exemple, décrit le travail accompli par les infirmières embauchées dans le cadre d'un programme de santé publique mis sur pied au Wisconsin durant la crise économique et destiné aux populations rurales de cet État américain. Ces infirmières se sont employées à persuader les mères de suivre les conseils médicaux sur l'alimentation, le bain et l'apprentissage de la propreté de leur bébé (« toilet training »). Mais elles ne se contentaient pas de transmettre des recommandations médicales aux mères ; elles les incitaient aussi à consulter un médecin pendant et après la grossesse. Cette historienne montre que les infirmières étaient utilisées pour ratisser la campagne afin de trouver des clients pour les médecins. Elles devaient prodiguer soins et conseils en faisant bien attention de ne rien faire qui puisse être perçu comme une intervention médicale subventionnée par l'État ; bref, c'était la santé publique au service de la médecine privée[67]. Une autre historienne conclut, au terme de son étude du travail des infirmières de dispensaire à l'emploi du Department of National Health and Welfare canadien chez les communautés aborigènes du Nord, qu'à travers leurs activités d'éducation sanitaire, ces intervenantes ont contribué consciemment ou inconsciemment à imposer le modèle médical aux autochtones[68].

Très peu d'infirmières, parmi toutes celles qui ont été exposées aux savoirs traditionnels de soins au début du XXe siècle, notamment chez les populations autochtones du Canada, s'y sont intéressées et moins encore les ont adoptés, ne serait-ce que partiellement. Cependant, il y a eu des

66. ANQ-AT, fiches de notation du personnel « fonctionnaire » de madame Thérèse Roy-Audet, infirmière du dispensaire de Saint-Lambert-de-Desmeloizes en Abitibi, pour les années 1971, 1972, 1973 et 1974.

67. Rima D. Apple. « Much Instruction Needed Here » : The Work of Nurses in Rural Wisconsin During the Depression, *Nursing History Review*, 15 (2007) : 95-111.

68. Judith Bender Zelmanovits, « Baby Rats and Canada's Food Rules : Nurses as Educators in Northern Communities », dans Myra Rutherdale (dir.), *Caregiving on the Periphery. Historical Perspectives on Nursing and Midwifery in Canada* (Montreal and Kingston, London, Ithaca : McGill-Queen's University Press, 2010). L'auteure affirme : « In fact, nurses were educating in different ways on an on-going basis. Education was, and is, an important part of the role of northern nurses ; but, it is also a role that is contentious since it is here that we see most clearly the part nurses played in the assimilatory process of health care, as they consciously or subconsciously imposed the medical model of healing and southern, urban notions of sanitation and nutrition on individuals and communities », p. 310.

exceptions notables d'infirmières qui ont su reconnaître la valeur de savoirs et pratiques autres que ceux de la médecine scientifique et se montrer critiques par rapport à cette dernière. Myra Rutherdale décrit, par exemple, l'œuvre d'Amy Wilson, une infirmière qui non seulement s'est intéressée à la culture autochtone, mais qui a aussi cherché à la faire connaître en publiant *No Man Stands Alone*[69]. Rutherdale qualifie d' « éclairée » la vision de Wilson et souligne le conflit de valeurs qu'elle a pu vivre en accomplissant sa mission : faire accepter aux autochtones la culture des Blancs, notamment leur science médicale[70].

Nous avons montré que certaines infirmières de colonie étaient capables de poser parfois un regard critique sur des médecins ou des interventions en particulier et d'agir en conséquence, mais elles endossaient globalement l'approche médicale. Cependant, comme l'ont constaté Desrosiers *et al.*, la « médicalisation de la société s'est développée [...] à partir de deux directions : d'en haut, à partir des instances étatiques et des instances locales publiques ou privées (voire cléricales), mais aussi d'en bas, à partir de certaines attentes et initiatives de la population ou de la communauté[71] ». À cet égard, il faut réaliser que chaque fois que quelqu'un se présentait au dispensaire pour acheter un médicament, cette personne encourageait l'infirmière à tenir une pharmacie et à recourir elle-même aux produits pharmaceutiques dans sa pratique. Bérangère Martel-Méthot, qui incitait les gens à adopter des habitudes de vie saines, témoigne qu'il n'était pas facile de résister à cette tendance : « moi, je leur disais [...] si vous vous gavez de [...] pilules, ça vous donnera absolument rien, ça va toujours être à recommencer » ; elle ajoute qu'ils « étaient pas toujours contents » car ils auraient voulu qu'elle leur donne « tout de suite quelque chose [...] comme vitamines, comme toniques, comme sirops ».

La contribution des infirmières de colonie à la médicalisation de la population doit donc être discutée avec nuances ; c'est l'exercice que nous

---

69. Myra Rutherdale, « Nursing in the North and Writing for the South : The Work and Travels of Amy Wilson », dans Myra Rutherdale (dir.), *Caregiving on the Periphery. Historical Perspectives on Nursing and Midwifery in Canada* (Montreal and Kingston, London, Ithaca : McGill-Queen's University Press, 2010), p. 158-178.
70. Myra Rutherdale, « Nursing in the North and Writing for the South : The Work and Travels of Amy Wilson », dans Myra Rutherdale (dir.), *Caregiving on the Periphery. Historical Perspectives on Nursing and Midwifery in Canada* (Montreal and Kingston, London, Ithaca : McGill-Queen's University Press, 2010). « Nurses like Wilson were hired to provide health care to ameliorate these conditions, but they were also meant to introduce new technologies and practices. Individually they, like Wilson, may have shown appreciation for Aboriginal medicine, but at the same time they were part of a larger medical mission with specific cultural aims. Given the prospect for a rivalry between medical traditions, Wilson's views seem somewhat enlightened », p. 166.
71. Georges Desrosiers, Benoît Gomer et Othmar Keel, *La santé publique au Québec. Histoire des unités sanitaires de comté 1926-1975* (Montréal : Les Presses de l'Université de Montréal), 1998, p. 167.

tenterons dans le dernier chapitre en montrant comment leur attitude et leurs interventions naviguaient souvent entre médecine et soins et en décrivant certaines des conséquences de cette ambiguïté.

CHAPITRE 6

« On a toujours été assis entre deux chaises » L'ambiguïté des infirmières et ses conséquences

En procédant à une analyse plus fine de la pratique des infirmières de colonie, nous tenterons dans ce dernier chapitre de faire ressortir plus clairement en quoi l'approche soignante se distingue de l'approche médicale et comment ces professionnelles naviguaient entre les deux. Enfin, nous essaierons de montrer que le choix de l'approche médicale au détriment de l'autre n'a pas été sans inconvénient, puisqu'il a façonné le rôle professionnel des infirmières de colonie de même que leurs conditions de travail. De plus, l'implantation graduelle du modèle médical n'a pas été sans conséquence pour la santé de la population, dorénavant conditionnée à confondre soins et traitements médicaux et à considérer ces derniers comme les seules options valables pour résoudre tous les problèmes de santé.

Les six rapports de l'infirmière Patry dont nous avons traité dans le chapitre 3 laissent entrevoir un mode d'intervention à la fois semblable et différent de l'approche médicale. On peut le résumer ainsi : une combinaison d'interventions médicales, d'interventions de soins, d'observation sur le terrain, de prise de contact proactive avec les habitants du territoire, de dépistage, d'éducation sanitaire (« bons conseils ») et d'interventions à caractère psychosocial. À travers cet ensemble hétéroclite d'activités, les infirmières de colonie adoptaient tantôt une attitude de soignante, tantôt une attitude de médecin, certaines penchant davantage pour la première que pour la deuxième; nous décrirons comment cette ambivalence se manifestait à partir de quelques exemples concrets.

6.1 NI SOIGNANTES PROFESSIONNELLES, NI MÉDECINS

Plusieurs infirmières ont clairement exprimé leur réticence à recourir aux produits pharmaceutiques, mais elles avaient rarement une solution de rechange à proposer. Ainsi, l'infirmière Sag-LSJ (1952-1957) explique qu'elle ne voulait pas habituer les gens à recourir aux médicaments, mais à part les mouches de moutarde et un mélange de miel dilué dans du gin qu'elle donnait contre la toux, elle ne pouvait décrire aucun autre remède maison; elle gardait par contre dans sa pharmacie de dispensaire des produits tels que le Zincofax, le Pepto-Bismol et le Sel Eno, qui auraient pu avantageusement être remplacés par des remèdes traditionnels. Jovite Langis-Côté, postée en Abitibi pendant 33 ans, affirme qu'elle « ménageait » (économisait) les médicaments, mais elle n'avait pas plus recours à des remèdes maison. Par exemple, elle recommandait aux personnes grippées de boire beaucoup, de se reposer, de respirer de la vapeur d'eau chaude et de se mettre des gouttes d'eau salée dans le nez. Nicole Dionne-de la Chevrotière ne connaissait pas les propriétés curatives des plantes disponibles dans son environnement lorsqu'elle était en colonie, mais elle a développé après sa retraite un intérêt pour les « produits naturels », et elle avoue : « Peut-être, maintenant, que je m'en servirais [...], les tisanes [...] pour la digestion. Comme pour les diarrhées, maintenant, j'emploierais du kéfir. »

Pour certaines infirmières, remettre en question l'efficacité de médicaments ou d'autres interventions médicales constituait un manque de loyauté envers la médecine et elles en faisaient même une question d'éthique professionnelle. Par exemple, l'infirmière A-T (1958-1962) raconte qu'une femme de sa colonie était très populaire auprès des gens parce qu'elle connaissait « toutes sortes de vieux remèdes » et qu'elle « rendait service » sans chercher à se faire valoir. Elle s'entendait bien avec cette femme, mais elle ne lui a jamais recommandé de patients parce que, dit-elle, « cela aurait été contraire à mon éthique ». Tout en reconnaissant une certaine compétence au « ramancheur » local, Monique Lachance exprime aussi une réserve d'ordre éthique qui traduit un véritable déchirement : « Moi, je ne serais pas capable d'aller le voir ; je sentirais que je fais quelque chose de pas correct, on dirait. Mais, par contre, j'envoie le monde (je lui recommande des gens). »

Cependant, il est arrivé que des infirmières aient recours à des savoirs et pratiques traditionnels lorsque la livraison de médicaments tardait, que les gens ne pouvaient pas se les payer ou pour d'autres raisons ; elles le faisaient alors par défaut plutôt que par conviction. L'absence de routes ou leur manque d'entretien, surtout en hiver ou au printemps, empêchait souvent la livraison de médicaments par la poste ou par les représentants des grandes pharmacies des villes ; certaines infirmières n'hésitaient pas alors à recourir à des remèdes. Georgette Soumis raconte qu'un jour un homme s'est présenté au dispensaire parce qu'il n'avait pas uriné depuis plus de 12 heures ; comme elle n'avait pas de diurétiques dans sa pharmacie, elle lui a conseillé de boire une infusion de graines de citrouille, un remède appris dans sa famille qui s'est avéré rapidement efficace. L'infirmière Gasp (1936-1976), par exemple, explique qu'en Gaspésie, « des fois au printemps, [...] les malles (la poste) retardaient » ; elle utilisait alors « des cotonniers de framboises » ou de l'eau de riz pour soulager les bébés de leurs diarrhées à défaut de médicaments. Les conditions hivernales empêchaient parfois l'hospitalisation d'une personne malade ou blessée ; l'infirmière devait alors improviser une autre solution.

Marguerite Pelletier-Martin raconte le cas d'un petit garçon qui s'était cassé un bras et qu'elle ne pouvait pas envoyer à l'hôpital en raison d'une violente tempête de neige : « j'ai tiré sur son bras ; je l'ai placé le mieux possible. Je lui ai mis des éclisses ». Plus tard, une radiographie montre que tout était bien placé. Marie-Hélène Gagné-Roy appliquait de la graisse sur les brûlures parce qu'elle n'avait pas d'antibiotiques, tout comme les autres infirmières qui ont exercé avant la fin de la Deuxième Guerre mondiale. Plusieurs ont donné d'autres exemples où la nécessité leur a inspiré des solutions efficaces et peu coûteuses : improviser un incubateur avec des bouteilles d'eau chaude, des briques chauffées ou un fourneau ouvert, immobiliser une fracture avec des écorces d'arbre séchées, fabriquer des pansements avec des guenilles lavées et stérilisées au four.

Souvent, l'infirmière optait pour un remède traditionnel lorsque les gens ne pouvaient pas se payer le produit pharmaceutique qu'elle aurait normalement administré. Annette Bélanger-Beaupré ne disposait pas de beaucoup de médicaments parce que les gens ne pouvaient pas se les payer, et elle ajoute : « p'is nous autres (les infirmières), on n'avait pas les moyens de les acheter ». Par conséquent, à défaut de sirops contre la toux provenant des pharmacies, elle faisait préparer un sirop à base de carottes, de miel et d'oignons, que sa mère donnait à ses enfants. Il est important de noter qu'elle ajoutait « une couple de gouttes de créosote là-dedans », peut-être par souci de fidélité à la médecine ; elle affirme : « C'était très bon ; [...] c'est vrai que ça guérissait. » Nicole Dionne-de la Chevrotière dit à propos des « remèdes de grand-mère » : « des fois, c'était tellement efficace que je les adoptais parce que ça coûtait pas cher ». L'infirmière Gasp (1936-1976) préférait utiliser l'onguent Ozonol contre les brûlures, plutôt que des remèdes, sauf quand les gens ne pouvaient pas l'acheter.

Les infirmières étaient parfois conscientes que la solution médicale (médicament ou autre) n'était pas forcément la meilleure. L'infirmière A-T (1936-1943) raconte dans quelles circonstances elle a substitué l'onguent à base de quenouilles à l'onguent Ozonol pour soigner un enfant de quatre ans ébouillanté et « brûlé presque de la tête aux pieds » qu'elle ne pouvait pas conduire à l'hôpital en raison des « gros froids » de l'hiver :

> Ça faisait déjà trois jours que mon petit garçon était brûlé et que [...] je le [traitais] avec de l'Ozonol. Je voyais que ça s'améliorait pas b'en gros. [...] Les parents trouvaient que c'était terrible ; ils ont fait venir cette femme-là [qui a appliqué un onguent de sa fabrication fait à base de graisse et de fibres de quenouilles]. Dans l'espace de quatre, cinq jours, elle l'a guéri complètement. [...] À [ma] grande honte ! T'sais, ça servait à rien avec de l'Ozonol, je réussissais pas !

Il nous apparaît fort révélateur de constater que les infirmières de dispensaire se sont tournées vers les remèdes lorsque les autorités ont décidé de restreindre considérablement leur pharmacie au début des années 1970. Angéline Hudon-Langlois, dont le père était gérant d'une pharmacie à Chicoutimi, était consciente que ses gens utilisaient encore des remèdes maison ; visiblement, elle ne les connaissait pas et n'a pas cherché à apprendre. Elle raconte cependant que l'infirmière qui lui a succédé a commencé à utiliser « des médicaments naturels » lorsque, en 1973, les autorités ont beaucoup limité la gamme des produits pharmaceutiques que les infirmières pouvaient garder au dispensaire. Marcelle Laliberté-Saint-Aubin confirme que l'interdiction d'avoir une pharmacie a entraîné chez les infirmières de colonie un retour « aux remèdes de grand-mère » en donnant comme exemple la recette de sirop apprise de son père : « un 1/3 de brandy, un 1/3 de miel liquide p'is un 1/3 de glycérine pure ; tu brasses ça comme i' faut. Ma chère enfant, i' y a pas de meilleur sirop ! », assure-t-elle[1]. Lorsqu'elle n'a plus eu le droit de tenir une pharmacie, Justine Guy-Goulet a suivi « des sessions d'information sur la réflexologie » qui étaient payées par le Ministère ; « je pense que c'est efficace, dit-elle, et que ça peut aider beaucoup ».

Malgré la tendance généralisée des infirmières à préférer les médicaments aux remèdes, nous observons chez quelques-unes une certaine réserve, voire une méfiance, par rapport aux produits pharmaceutiques et

---

1. Notons que cette recette ressemble à celle du « sirop de sœur Angèle », la célèbre religieuse cordon-bleu, à savoir ¼ de tasse de chacun des quatre ingrédients suivants : miel, un alcool fort, jus de citron, glycérine.

aux technologies médicales. Postée dans un village du Bas-Saint-Laurent de 1965 à 1967, Alberte Labrie a été témoin de l'adoption graduelle par les gens de produits pharmaceutiques prescrits, notamment des somnifères, ou en vente libre tels le laxatif Ex-Lax ou le Sel Eno, et elle a tenté de prévenir l'usage abusif de médicaments pour dormir en proposant plutôt « du lait chaud, par exemple, le soir avant d'aller se coucher, de relaxer et puis d'écouter de la musique douce, des choses comme ça ». Elle s'est aussi employée à dissuader les gens de recourir aux produits en vente libre « bien plus nocifs qu'autre chose », dit-elle, et à adopter plutôt des « moyens plus naturels ». Edna Lachance affirme avec fierté : « moi, des pilules pour dormir, j'en ai jamais donné pendant les deux années que j'ai été là [La Tabatière] ». Monique Lachance avoue sans détour : « moi, je suis contre les médicaments ; mes enfants n'en ont jamais pris », pas même de l'aspirine, précise-t-elle. Annette Bélanger-Beaupré dénonce la surconsommation de médicaments : « [...] aujourd'hui, le malheur c'est [que] les malades ont trop de médicaments ; ils s'intoxiquent, ils se nuisent avec ça, i' ont des maux d'estomac, ils deviennent nerveux ». À la lumière de ces constats, l'argument maintes fois avancé par des médecins pour faire fermer un dispensaire, à savoir que les infirmières de colonie n'étaient que des 'vendeuses de pilules'[2], doit être considéré avec circonspection, surtout lorsque l'on considère l'augmentation de consommation de médicaments prescrits depuis le début des années 1970.

Quelques infirmières, avec le recul des années, se montrent aussi critiques à l'égard de certaines interventions, notamment les amygdalectomies et appendicectomies chez les enfants, ou technologies médicales qu'elles ont vues se généraliser. Thérèse Mercier, par exemple, a observé que la fréquence des otites chez les enfants a augmenté à Sainte-Lucie dans les années 1970, une augmentation qu'elle associe à l'arrivée des échographies. L'infirmière Bas-St-L (1960-1975) C-N (1983-1987) se questionne sur la vaccination : « aujourd'hui, dit-elle, je me pose des questions ; on s'interroge toujours si on a bien fait de tant en donner [des vaccins] ». Marcelle Laliberté-Saint-Aubin en est même venue à douter des traitements médicaux du cancer ; elle résume ainsi sa propre expérience à la suite d'un diagnostic de cancer du sein : « Deux chirurgies, chimio et radio

2. Voir par exemple le cas de la fermeture du poste de Saint-Mathias-de-Bonneterre, situé dans les Cantons-de-l'Est, et celui de Sainte-Paule, près de Matane. ANQ (SMC), B9-D2, Rapport du Dr Marc Bergeron, médecin-hygiéniste régional du comté de Compton, au Dr Paul Claveau, directeur du Service des unités sanitaires, 4 septembre 1968. ANQ (SMC) B9-D9, Sainte-Paule, P.H. Côté, chef du matériel au ministère de la Santé, note sans précision de destinataire, 16 décembre 1968 ; ce dernier prétend que le dispensaire « n'est plus qu'un petit comptoir pour la vente de médicaments de peu d'importance ».

m'ont mise complètement à terre. Toutefois j'ai enfin récupéré depuis juillet dernier. Je suis allée jeûner et si c'était à refaire je crois que c'est le seul traitement que j'accepterais. C'est ça qui m'a remise sur pied[3]. »

Ces derniers témoignages, ajoutés à d'autres que nous avons déjà rapportés, traduisent selon nous une ambivalence par rapport à la médecine plus qu'une adhésion inconditionnelle à celle-ci. Il est difficile de préciser où les infirmières de colonie traçaient la démarcation entre les traitements médicaux et les soins, principalement parce qu'elles ne cherchaient pas à distinguer les deux. Il nous apparaît cependant clair que la plupart d'entre elles se sentaient plus confortables avec des interventions qui demandaient peu d'instruments ou de moyens techniques et qui comportaient peu de risques qu'avec des interventions médicales potentiellement dangereuses, et plusieurs ont fait preuve d'un sang-froid et d'une créativité remarquables à cet égard.

Georgette Soumis, par exemple, raconte comment elle a réussi à faire expulser une fève coincée dans la narine d'un enfant qui l'avait aspirée en jouant. Plutôt que de conduire l'enfant à l'hôpital, elle lui a fait renifler du poivre, ce qui a provoqué une irritation entraînant un éternuement, puis l'expulsion de la fève ! Comme plusieurs femmes de sa génération, Irène Bergeron-Dupont connaissait le « faux-croup », une forme de laryngite virale qui se manifeste généralement chez les jeunes enfants. Un jour, elle est appelée chez une femme âgée « qui étouffait », et elle reconnaît les symptômes de faux-croup, mais elle ne peut évidemment pas intervenir auprès de cette dame comme elle l'aurait fait avec un jeune enfant, c'est-à-dire en le plongeant alternativement dans un bain chaud et un bain froid : « [avec] un adulte, on fait pas ce qu'on veut ! », explique-t-elle. Elle décide alors d'appeler un médecin de garde à La Tuque qui lui explique comment se préparer à faire une trachéotomie d'urgence. Ne pouvant se résigner à poser une intervention aussi draconienne, madame Dupont choisit plutôt d'adapter à la femme âgée les soins qu'elle aurait donnés en pareil cas à un enfant, et elle procède à des applications de neige sur la gorge de la dame. Le résultat confirme son choix d'intervention : « j'en suis venue à bout, dit-elle. [...] Elle est venue à bout de commencer à respirer et ç'a tout décongestionné ». Il faut ajouter que madame Dupont a sauvé cette dame âgée tout en assistant par téléphone sa fille infirmière, nouvellement diplômée, pour l'aider à faire un accouchement qui s'était présenté en même temps que l'urgence. Et ceci en plein hiver et au beau milieu de la nuit, alors que le dernier train était passé et qu'il n'était pas possible d'évacuer la malade

3. Marcelle Laliberté-Saint-Aubin à Nicole Rousseau, le 15 décembre 1998; correspondance personnelle.

par avion. Nous tenons à ajouter ces éléments de contexte, car ils sont essentiels pour apprécier à leur juste valeur les choix que ces infirmières ont faits et qu'on peut avoir tendance à leur reprocher trop rapidement en rétrospective.

Pour mieux illustrer cette préférence des infirmières pour une solution simple comportant peu de risques, nous comparons maintenant leur utilisation de mouches de moutarde plutôt que de ventouses pour des problèmes pulmonaires. Nous avons vu que la mouche de moutarde a été de loin le remède traditionnel le plus utilisé, et que huit de nos infirmières n'en avaient utilisé aucun autre. Nous pensons que la popularité relative de ce remède chez les infirmières s'explique par le fait qu'il était à la fois acceptable professionnellement et cohérent avec la tradition soignante. En effet, les infirmières de colonie avaient appris à utiliser les mouches de moutarde durant leur cours d'infirmière, ce qui en faisait un remède professionnellement acceptable; l'application de ce type de cataplasme était aussi cohérente avec la tradition soignante, puisqu'on pouvait facilement les préparer à la maison et que leur usage comportait moins de risques que les ventouses. Par comparaison, les infirmières qui ont utilisé des ventouses l'ont souvent fait avec réticence ou circonspection; certaines les excluaient même totalement, considérant leur application comme une intervention médicale.

L'application de mouches de moutarde faisait appel à des connaissances des signes et symptômes constituant des indications d'utilisation, notamment la température du ou de la malade; elle nécessitait aussi la maîtrise d'un savoir-faire proche d'habiletés considérées comme typiquement féminines: la préparation d'une pâte de moutarde sèche, d'un pansement contenant cette pâte et la fixation adéquate de ce pansement au thorax. L'infirmière A-T (1954-1963) Bas-S-L (1963-1968) raconte: « Quand j'ai commencé mon cours, on faisait encore des mouches de moutarde, en mots techniques on disait des " sinapismes " ». Elle trouvait donc tout à fait acceptable de les utiliser et elle explique en quoi l'application de « sinapismes » constituait un soin: « je me disais que si c'était bon à l'hôpital, quand je faisais mon cours, ça devait pas être si mauvais que ça quand même. Ensuite, il y avait un aspect [...] psychologique à tout ça, hein. On était soigné; c'est plaisant de se faire occuper de nous autres ». Jeanne Lussier-Gosselin préparait elle-même ses mouches de moutarde; elle ajoutait « du gras, du Crisco ou du Domestic (deux marques connues de graisse utilisée en pâtisserie) » pour prévenir les brûlures. Elle ajoute qu'il « fallait laisser ça très, très peu de temps parce que ça brûlait, ça venait des cloches d'eau en dessous ».

On appliquait les mouches de moutarde dans les cas de problèmes respiratoires qui pouvaient aller d'une simple congestion à une broncho-pneumonie. Marie-Hélène Gagné-Roy et Hénédine Gendron-Beaupré les ont utilisées pour des cas de « gros rhumes », alors que Mary Leblanc s'en servait « pour les gros cas qu'on pensait que ça pouvait être la pneumonie », mais elle explique aussi : « il y avait des gens qui étaient allés voir le médecin puis j'étais obligée de leur donner des piqûres ». Les « piqûres » en question étaient vraisemblablement des injections de pénicilline, introduite sur le marché après la Deuxième Guerre mondiale ; les médecins la prescrivaient, mais ce sont les infirmières qui devaient aller l'administrer à domicile aux trois heures nuit et jour. Les grandes pharmacies des villes qui approvisionnaient les infirmières de colonie, conscientes de la popularité de ce remède, vendaient des sinapismes pré-préparés et d'autres types de cataplasmes. Ainsi, l'infirmière Sag-LSJ (1952-1957) raconte avec humour : « Tu sais, je les impressionnais parce qu'eux autres (les colons) ils se mettaient des mouches de moutarde p'is, moi, je leur mettais des sinapismes. Ça faisait beaucoup plus chic dans la poubelle ! » Mary Leblanc se rappelle avoir reçu du « gouvernement » et appliqué quantité de cataplasmes à base d'antiphlogistine ou d'autres produits pharmaceutiques :

> Ça [cataplasmes d'antiphlogistine], le gouvernement, il nous en envoyait des chaudières de ça, et puis c'était merveilleux ! Supposons que quelqu'un avait une grosse écharde ou quelque chose comme ça, hein ; tu mettais ce cataplasme-là p'is ça mûrissait. [...] On avait [aussi] des cataplasmes pour le mal de reins [douleurs lombaires]. Les gens avaient beaucoup mal aux reins.

Considérons maintenant le recours aux ventouses. Contrairement à l'application de mouches de moutarde, cette intervention nécessitait un équipement de type médical normalement non disponible à domicile ; elle exigeait la maîtrise d'une technique et comportait des risques de brûlures plus élevés que ceux du remède traditionnel. Nos infirmières sont donc partagées quant à leur utilisation : 11 d'entre elles les ont appliqués occasionnellement, une s'en est servi une seule fois et quatre refusaient d'y toucher en raison des risques trop élevés de brûlures. La description de la technique d'application des ventouses que nous donne l'infirmière Iles-Mad (1940-1942) explique les réticences de celles qui refusaient de s'en servir. L'équipement utilisé comprenait : une douzaine de verres épais « à peu près de la grosseur d'un verre à cognac » et dont l'ouverture « était plus petite que le verre lui-même », une petite lampe à l'alcool, une pince, de l'alcool et des tampons d'ouate. Le patient devait être découvert jusqu'à la taille. L'intérieur du verre était alors enduit d'alcool à l'aide d'un tampon imbibé, tenu au bout de la pince puis, avec la lampe à alcool, on faisait flamber l'intérieur du verre qui devait être rapidement appliqué sur la peau. Le feu consumant l'air à l'intérieur du verre créait alors un vide qui faisait une succion : « on voyait [...] le gonflement qui se faisait à l'intérieur ; la peau devenait bleue », se rappelle l'infirmière. On appliquait ainsi 12 verres chez un adulte, moins chez un enfant. Le traitement pouvait être répété plusieurs jours de suite en changeant le site d'application des verres : « des fois, une journée on mettait dans le dos puis le lendemain on mettait sur le thorax », explique-t-elle.

Les infirmières optaient pour les ventouses quand elles estimaient que la congestion était trop importante pour répondre à l'application de mouches de moutarde. Hénédine Gendron-Beaupré appliquait des mouches de moutarde, mais aussi des ventouses « quand ça forçait trop ». Mary Leblanc avait la même approche et l'infirmière Gasp (1950-1974) dit qu'elle les appliquait dans les cas de « grosses pneumonies » ou de tuberculose. En fait, l'application de ventouses par les infirmières constituait souvent une intervention d'ultime recours qu'elles posaient quand il n'y avait rien à perdre. Ainsi, Annette Bélanger-Beaupré raconte comment elle a réussi à sauver un enfant, hospitalisé à l'Hôpital de Saint-Joseph-du-Lac, pour un abcès pulmonaire ; le médecin traitant n'avait donné à cet enfant que quelques heures à vivre, avant de partir pour Québec. L'absence du médecin, son pronostic fatal et la conviction de l'infirmière en l'adage « tant qu'il y a de la vie, il y a de l'espoir » ont amené cette dernière à combiner un ensemble de pratiques de soins et de traitements médicaux pour sauver le petit :

> Aussitôt que le docteur a été parti, j'ai dit aux filles (ses compagnes infirmières) : « Écoutez, le petit bonhomme va mourir, on risque rien en essayant. » J'ai dit à une : « va me chercher des ventouses » ; j'ai dit à l'autre : « va me chercher de l'eau moutardée » ; « va me chercher du cognac » à une autre. [...] ; à une : « prépare-moi de la pénicilline 500 milles unités ». J'ai dit : « Je te gage qu'on va sauver le petit bonhomme. » Elles ont dit : « T'es malade ! Le docteur t'a dit qu'i' allait mourir ! » Alors, on fait tous les traitements, met les pieds dans l'eau moutardée, met les ventouses au petit bonhomme, donne la pénicilline ; je lui donnais cinq gouttes de cognac aux quatre heures [...] pour stimuler son cœur, tout ça. B'en on a sauvé le petit bonhomme !

Elle avait revu cet enfant devenu jeune homme une vingtaine d'années plus tard. Cette même infirmière raconte qu'elle a fait l'objet d'une plainte de la part d'un médecin parce qu'elle avait appliqué les ventouses à un homme de sa colonie qui faisait une pneumonie ; ce médecin considérait l'application de ventouses comme un traitement médical, et certaines infirmières partageaient cet avis.

L'infirmière A-T (1936-1943) disposait d'un « set de ventouses » parmi les instruments de son dispensaire. Elle ne les a appliquées qu'une seule fois à un fonctionnaire de passage dans sa colonie qui faisait une pneumonie, vraisemblablement à la demande d'un médecin. Même si elle avait appris à les utiliser à l'hôpital, Georgette Boutin-Turgeon n'aimait pas les ventouses : « j'avais un peu peur de ça », confie-t-elle. Juliette Jourdain-Dumont en possédait aussi parmi les instruments de son dispensaire ; elle explique pourquoi elle ne s'en servait jamais : « J'aurais pas aimé me faire faire ça. [...] si quelqu'un faisait une pleurésie, je le gardais pas ; je l'envoyais à l'hôpital. » L'infirmière Bas-St-L (1960-1975) C-N (1983-1987), qui dit avoir appliqué des mouches de moutarde « en masse », disposait de ventouses, mais elle refusait de les utiliser de peur de brûler ses patients. Cependant, un jour d'automne, un orthopédiste de Montréal est allé la voir au dispensaire après être tombé à l'eau lors d'une excursion « bien arrosée » ; il a insisté pour qu'elle les lui applique et elle a obtempéré.

Ce mélange de référence à la tradition soignante et à la médecine se manifeste dans d'autres combinaisons de remèdes ou pratiques de soins traditionnels et de produits pharmaceutiques. Annette Bélanger-Beaupré, par exemple, utilisait une combinaison de moyens pour soulager les gens affligés de « rhumatisme » : de l'aspirine, de l'antiphlogistine, du baume analgésique, des enveloppements dans de la flanelle, des « moyens à leur portée », résume-t-elle. Dans les cas de gros rhume ou de grippe, Marie-Hélène Gagné-Roy recommandait une combinaison d'aspirine et de la traditionnelle ponce au gin et au miel, lorsque les gens avaient ce qu'il fallait pour la préparer, ce qui était plutôt rare, selon elle. Elle avait aussi du Vicks, un onguent populaire du marché et du sirop de pharmacie. Marguerite Pelletier-Martin appliquait des mouches de moutarde, mais elle ajoute : « [...] on avait de la pénicilline aussi ».

Les infirmières de colonie ont-elles été des substituts de médecins ou des soignantes professionnelles ? Marcelle Laliberté-Saint-Aubin résume très franchement leur position en disant : « [...] on (les infirmières de colonie) a toujours été assis (sic) entre deux chaises ». Éloignées des services médicaux disponibles en milieux urbains, constamment incitées par leurs supérieurs à économiser, appelées à servir des populations pauvres par définition, les infirmières de colonie ont puisé dans les savoirs traditionnels et fait preuve de créativité pour trouver une solution non médicale à un problème de santé, mais elles l'ont généralement fait par nécessité plus que par conviction. En effet, leur préférence allait le plus souvent vers une intervention de type médical : l'administration de médicaments, la référence à un médecin ou l'hospitalisation. On peut donc conclure que leur position, en leur qualité de professionnelles, est ambigüe, car elle chevauche deux conceptions de la santé et de la maladie et deux approches d'intervention : l'approche soignante et l'approche médicale.

Sans manifester une opposition tranchée aux soins traditionnels ou aux traitements médicaux, les infirmières de colonie ont toutefois favorisé clairement, au fil des ans et des possibilités qui s'offraient à elles, les solutions médicales ; en cela, elles ont été cohérentes avec leur formation professionnelle. Notons enfin qu'aucune d'entre elles n'a cherché à contribuer à l'enrichissement des connaissances dans l'une ou l'autre approche à partir de ses propres expériences, ne serait-ce qu'en tenant un journal sur sa pratique (problèmes rencontrés et interventions posées, par exemple).

D'autres études ont aussi conclu à l'ambiguïté des infirmières postées en régions éloignées ailleurs au Canada. Ainsi, l'historienne Coombs-Thorne affirme :

> Le nursing, comme profession, a souffert de problèmes d'identité et de définition, illustrés par sa lutte pour gagner le statut respectable de 'profession'. Une partie de ce problème vient de la difficulté pour le nursing d'établir ses limites précises. Historiquement, les infirmières ont souvent accepté les responsabilités dont les médecins se sont 'débarrassés' et ont elles-mêmes refilé leurs propres responsabilités de nursing à des auxiliaires soignantes[4].

Après avoir étudié le travail des infirmières de la Grenfell Mission, dont certaines exerçaient au Québec, elle conclut que l'essentiel de leurs interventions ne consistait pas en de la médecine, mais plutôt en des « tâches de nursing établies [...], en du nursing de santé maternelle et infantile et de santé publique » ; « les occasionnels cas d'urgence, poursuit-elle, exigeaient certes une attention immédiate, beaucoup de présence d'esprit et parfois des habiletés exceptionnelles de premiers soins, mais ne consistaient pas à proprement parler en de la médecine formelle[5] ». Lesley McBain décrit aussi le rôle ambigu des infirmières postées dans des communautés autochtones du nord de la Saskatchewan après la Deuxième Guerre mondiale, alors que le but du gouvernement canadien était de démanteler ces communautés et d'assimiler leurs résidents à la société canadienne. Ces infirmières auraient favorisé l'assimilation des autochtones en introduisant la médecine occidentale dans leurs communautés, contribuant ainsi à mettre fin à certaines pratiques de soins séculaires[6].

4. Heidi Coombs-Thorne, « Conflict and Resistance to Paternalism: Nursing with the Grenfell Mission Stations in Newfoundland and Labrador, 1939-81 », dans Myra Rutherdale (dir.), *Caregiving on the Periphery. Historical Perspectives on Nursing and Midwifery in Canada* (Montreal and Kingston, London, Ithaca : McGill-Queen's University Press, 2010), p. 214, traduction libre.
5. Heidi Coombs-Thorne, « Conflict and Resistance to Paternalism: Nursing with the Grenfell Mission Stations in Newfoundland and Labrador, 1939-81 », dans Myra Rutherdale (dir.), *Caregiving on the Periphery. Historical Perspectives on Nursing and Midwifery in Canada* (Montreal and Kingston, London, Ithaca : McGill-Queen's University Press, 2010), p. 214, traduction libre.
6. Lesley McBain, « Caring, Curing, and Socialization : The Ambiguities of Nursing in Northern Saskatchewan, 1944-57 », dans Myra Rutherdale (dir.), *Caregiving on the Periphery. Historical Pers-*

Jayne Elliott conclut également à l'ambiguïté des infirmières de dispensaire de la Croix-Rouge qui, comme leurs consœurs des régions éloignées, ont eu tendance à imposer la culture urbaine et le modèle médical aux populations autochtones et à endosser le discours et le programme de cette organisation internationale, lesquels « associaient les idéaux de bonne santé au fait d'être bon citoyen[7] ». Et un bon citoyen autochtone renonçait à ses pratiques ancestrales pour se conformer aux prescriptions médicales ; ceci nous amène à montrer que l'ambiguïté professionnelle des infirmières n'a pas été sans conséquence, tant pour la population que pour les infirmières.

6.2 DEVENIR AUXILIAIRES MÉDICALES

Le 16 février 1970, le Conseil de la municipalité de Campbell's Bay informe le ministère de la Santé qu'un « Community Home Nursing Service » a été mis sur pied, sous la direction de sœur Emma Castonguay, pour apporter les premiers soins aux populations de Campbell's Bay, Bryson et Vinton. Il est financé par des dons privés et offre les services suivants : soins d'urgence, cours prénatals, cours de l'Ambulance Saint-Jean, massages et physiothérapie, soins des pieds[8]. Quelques mois plus tard, le Dr H.R. Rabb de l'US de Pontiac écrit au Dr Claveau pour se plaindre de sœur Castonguay qui, selon lui, empiéterait sur le domaine médical dans l'exercice de ses fonctions : « Mais voilà que l'ambitieuse infirmière se met à faire des visites médicales à domicile, à charger des honoraires et à prescrire des traitements, allant même jusqu'à s'occuper de cas qui auraient nécessité la présence d'un médecin[9]. » Il dit avoir prévenu sœur Castonguay qu'elle ne pouvait poser ces gestes et ajoute que la religieuse semble avoir une très haute opinion d'elle-même et de ses capacités.

pectives on Nursing and Midwifery in Canada (Montreal and Kingston, London, Ithaca : McGill-Queen's University Press, 2010). « There is no doubt that the nurses' professional objectives were aimed at bettering people's health by changing customs and habits and providing them with medical care and treatments of the day. Through their daily routine, nurses tried to influence the way people lived in Northern Saskatchewan and were pleased when they gained the confidence of people and saw improvements in their health. At the professional level, public health practices were effective in preventing loss of life and illness but they almost always entailed ending certain practices that were 'sanctioned by centuries of tradition.' Nevertheless, people embraced, rejected, or adjusted to the lifestyle changes as they saw fit », p. 299.

7. Jayne Elliott, « A Negotiated Process : Outpost Nursing Under the Red Cross in Ontario, 1922-84 », dans Myra Rutherdale (dir.), *Caregiving on the Periphery. Historical Perspectives on Nursing and Midwifery in Canada* (Montreal and Kingston, London, Ithaca : McGill-Queen's University Press, 2010), p. 249, traduction libre.
8. ANQ (SMC) B9 D14. Dossier Campbell's Bay, Conseil municipal au ministère de la Santé, 16 février 1970.
9. ANQ (SMC) B9 D14. Dossier Campbell's Bay, Dr H.R. Rabb au Dr Claveau, 28 avril 1970.

Selon lui, la région est assez populeuse pour faire vivre un médecin et il préférerait de beaucoup cette solution à la présence d'une infirmière « ambitieuse ».

Le cas de sœur Castonguay nous apparaît révélateur des conséquences pour les infirmières de colonie de l'impossibilité, pour elles, de légitimer leur position professionnelle incertaine. Par comparaison, le corps médical pouvait se réclamer d'un pouvoir conféré par les autorités politiques sur l'ensemble du champ de la santé et d'une autorité exclusive sur l'ensemble des infirmières. Si de nombreux médecins se sont montrés compréhensifs et collaborateurs dans ce contexte exceptionnel, plusieurs autres, et surtout leur corporation, n'ont pas hésité à user de leur prérogative pour se plaindre des infirmières, allant jusqu'à réclamer leur renvoi ou leur démission. Nous avons montré dans le chapitre 3 comment les rapports annuels du SMC, les rapports de commissions d'enquête et autres étaient conçus davantage pour justifier le financement de services médicaux en régions éloignées que pour documenter l'état de santé des populations ou les interventions de soins des infirmières. Nous voulons maintenant expliquer comment, par diverses stratégies, les autorités ont fait la promotion des médecins plutôt que celle des infirmières malgré l'efficacité reconnue de ces dernières.

Le rapport Sylvestre mentionne très brièvement en 1948 l'existence du SMC en témoignant de l'efficacité des infirmières de colonie malgré leurs très nombreuses tâches. Il conclut qu'il est « consolant de constater comme elles se tirent bien d'affaire et jusqu'à quel point ce service est efficace[10] ». Par comparaison, les rapports annuels du SMC étaient rédigés de manière à minimiser leur rôle de sage-femme et leur efficacité dans la solution des problèmes de santé de la population, tout en mettant en valeur l'aide que les médecins pouvaient leur apporter occasionnellement. Ainsi, dans son Rapport annuel 1947, le Dr Martel fait pour la première fois une certaine évaluation du jugement clinique des infirmières de colonie ; il rapporte que, pour cette année-là, 77 infirmières avaient obtenu un total de 2 046 consultations, par téléphone ou à domicile, de 102 médecins différents. Il précise : « dans 1 424 cas (69,6 %), les médecins ont pu confirmer le diagnostic et le traitement, ou encore, donner les directives nécessaires. Dans 39 cas (1,9 %), ils se sont rendus à domicile pour différentes maladies, puis ont recommandé l'hospitalisation de 472 patients (23 %) ». Considérant que, cette année-là, le nombre total des consultations rapportées sous la rubrique « Médecine générale » était de 149 407, le nombre

---

10. Enquête sur les Services de Santé 1948, Province de Québec, Tome IV Services de santé municipaux, p. 229.

(2 046) de celles faites par les médecins, presque toutes par téléphone, était dérisoire comparé à celui des consultations données par les infirmières de colonie[11]. Malgré ces données, le Dr Martel écrit l'année suivante que les infirmières « doivent souvent avoir recours au médecin » et il élabore, non pas sur les 138 800 consultations de médecine générale faites par ces dernières, mais sur les 1 775 données par téléphone dans 44,5 % des cas, par les 104 médecins appelés[12]. Le directeur du SMC devait assurément justifier auprès des autorités politiques l'allocation mensuelle versée à ces médecins.

Seuls les rapports annuels 1957 et 1958 font exception à cette tendance. Dans le premier, le Dr Laberge loue le travail des infirmières de colonie « qui jouent le rôle de médecin et qui voient à une surveillance sanitaire adéquate[13] ». Dans le second, il révèle même que ce « Service a été adopté par d'autres pays, à la suite de visites d'étrangers venus sur place en étudier le fonctionnement » ; il termine ce rapport avec un éloge sans précédent dans les rapports annuels du Service : « les infirmières ont apporté les bienfaits de la médecine préventive et de la médecine tout court à plusieurs milliers de familles et préservé ainsi de la maladie, souvent même de la mort, plusieurs centaines d'enfants et d'adultes[14] ». Cet hommage tardif porte à croire que le Dr Laberge pressentait la disparition du SMC et qu'il a voulu, dans ces deux rapports, mettre en valeur son service dans une sorte de chant du cygne. Les trois derniers rapports annuels du SMC (1959, 1960, 1961) se limitent au tableau habituel des activités des infirmières, sans le moindre commentaire de leur auteur, probablement conscient que la bataille pour maintenir le Service était perdue[15]. Le

---

11. Dr Émile Martel, Rapport annuel de la Division du Service médical aux colons, année 1947, dans Quatrième Rapport du ministère de la Santé pour l'année 1947, Province de Québec, ministère de la Santé, p. 113-114.
12. Dr Émile Martel, Rapport des activités de la Division du Service médical aux colons pour l'année 1948, dans Cinquième Rapport du ministère de la Santé pour l'année 1948, Province de Québec, ministère de la Santé, p. 100.
13. Dr Armand Laberge, Rapport des activités de la Division du Service médical aux colons pour l'année 1957, dans Quatorzième Rapport du ministère de la Santé pour l'année 1957, Province de Québec, ministère de la Santé, p. 154.
14. Dr Armand Laberge, Rapport des activités de la Division du Service médical aux colons pour l'année 1958 dans Quinzième Rapport du ministère de la Santé pour l'année 1958, Province de Québec, ministère de la Santé, p. 182-184.
15. Dr Armand Laberge, Rapport des activités de la Division du Service médical aux colons pour l'année 1959 dans Seizième Rapport du ministère de la Santé pour l'année 1959, Province de Québec, ministère de la Santé, p. 148-149 ; Rapport des activités de la Division du Service médical aux colons pour l'année 1960 dans Dix-septième Rapport du ministère de la Santé pour l'année 1960, Province de Québec, ministère de la Santé, p. 152-153 ; Rapport des activités de la Division du Service médical aux colons pour l'année 1961 dans Dix-huitième Rapport du ministère de la Santé pour l'année 1961, Province de Québec, ministère de la Santé, p. 152-153.

Québec était en effet déjà en marche vers une étatisation de la médecine, qui ne tolérerait plus la compétition des infirmières.

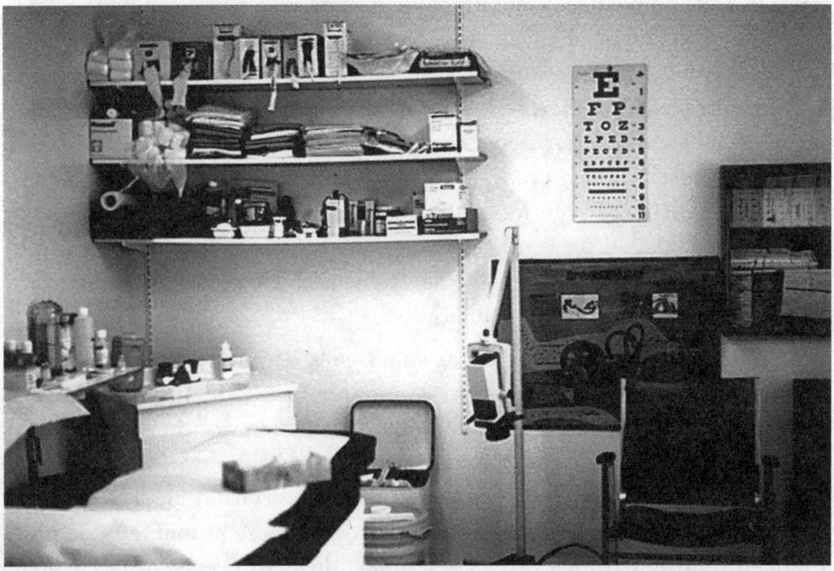

La salle d'examen moderne du dispensaire de Longue-Pointe-de-Mingan, dans la région de la Basse-Côte-Nord. Collection : Nicole Rousseau

Il est évident, en effet, que les infirmières de colonie faisaient concurrence aux médecins, comme l'attestent de nombreux documents d'archives et témoignages. Au début de novembre 1936, par exemple, les colons de l'Abitibi apprennent par les journaux « la proposition de remplacer les gardes-malades par des médecins » ; 129 colons de Rochebaucourt envoient alors une pétition au directeur intérimaire du Service provincial d'hygiène et à son homologue du ministère de la Colonisation, dans laquelle ils réclament le maintien en poste de « Gilberte Samson, garde-malade », qu'ils jugent « compétente et consciencieuse ». Deux jours plus tard, le Comité de colons appuie cette pétition en affirmant, à propos de cette infirmière : « nous insistons pour la garder, la préférant à n'importe lequel jeune médecin que vous pourriez nous envoyer ». Le député du comté de l'Abitibi, Émile Lesage, s'en mêle : « d'après les correspondances que j'ai échangées depuis quelques mois avec les colons de différents endroits de mon comté, soutient-il, ces derniers préfèrent de beaucoup des gardes-malades aux médecins[16] ».

16. ANQ (SMC), B2-D8, *Pétition des colons de Rochebeaucourt, pétition adressée au Dr Émile Nadeau, directeur intérimaire du SPH, avec copie conforme à l'honorable H.L. Auger, ministre de la Colonisation,*

L'infirmière de colonie Juliette Jourdain-Dumont, très appréciée comme sage-femme, dit que « beaucoup de clients » provenant de l'extérieur de sa colonie avaient commencé à venir la chercher pour des accouchements, mais elle a été convoquée « au bureau de discipline » et sommée de s'en tenir au territoire qui lui avait été assigné. Sa réaction fut partagée entre le soulagement, car elle était contente de ne plus avoir à se lever la nuit aussi souvent, et le regret de perdre des honoraires intéressants : « ces gens-là me payaient 20 $ pour mon accouchement; dans ce temps-là, c'était une fortune ! », dit-elle. Il est vrai que de tels honoraires étaient exceptionnels, mais cette infirmière-sage-femme jouissait d'une réputation qu'elle avait méritée ; pendant ses trois années passées en colonie, elle a fait 298 accouchements, dont aucun n'a entraîné de déchirures. De plus, elle restait après l'accouchement pour prendre soin du bébé.

Conscients de cette réalité, les supérieurs des infirmières de colonie ont utilisé diverses stratégies pour minimiser la valeur du travail de ces dernières et pour limiter le plus possible la concurrence qu'elles faisaient aux médecins. Comme nous l'avons montré dans le chapitre 4, on a toujours prétendu que les infirmières exerçaient sous supervision médicale, ce qui constituait un déni de leur capacité d'agir de manière autonome. De plus, une lecture attentive des rapports annuels du SMC révèle qu'ils étaient rédigés de façon à faire voir le travail de l'infirmière comme complémentaire à celui du médecin, plutôt que l'inverse. Cette stratégie, qui constitue en quelque sorte une réplique des rôles féminins et masculins dans la famille jusqu'aux réformes du Code civil à partir des années 1960, est particulièrement évidente dans la façon de décrire le rôle des infirmières dans les accouchements. Ainsi, le premier rapport annuel du Dr Martel présente ce travail sous la rubrique « Obstétrique » en le décrivant comme « des soins à donner aux mères de famille, avant et après la naissance du bébé ». Une telle affirmation porte à croire que les infirmières n'intervenaient qu'avant et après l'accouchement. De plus, lorsqu'il présente les statistiques sur le nombre d'accouchements, le Dr Martel ne dit pas qu'ils ont été faits par des infirmières, mais plutôt que « chaque garde-malade a assisté à une moyenne de 38 accouchements au cours de l'année[17] ». Dans son Rapport annuel 1949, il évite encore de dire explicitement que les infirmières ont fait les accouchements ; il écrit plutôt : « Le nombre d'accouche-

Rochebaucourt, 7 novembre 1936 ; *Lettre du Comité des colons de Rochebeaucourt au Dr É. Nadeau, Rochebaucourt*, 9 novembre 1936 ; *Lettre d'Émile Lesage, député de l'Abitibi, à l'hon. H.-L. Auger, ministre de la Colonisation*, 13 novembre 1936.

17. Dr Émile Martel, Rapport des activités de la Division du Service médical aux colons pour l'année 1944 dans Troisième Rapport du ministère de la Santé pour les années 1944, 1945 et 1946, Province de Québec, ministère de la Santé et du Bien-être social, p. 271.

ments présidés par la garde-malade se chiffre à 3 907[18]. » En 1953, le Dr Laberge, nouveau patron des infirmières de colonie, écrit : « Il entre dans les attributions des infirmières d'assister aux accouchements des femmes de colons et de leur prodiguer les soins nécessaires à leur état » et l'année suivante, « elles ont présidé à 3 960 naissances[19] ».

Les autorités ne se contentent cependant pas de ces subtilités de langage pour favoriser la profession médicale au détriment des infirmières ; dès les premières années, on demande à ces dernières de respecter le territoire qui leur est assigné en s'abstenant d'intervenir là où un médecin est établi. Les infirmières de colonie respectent scrupuleusement cette exigence, comme l'attestent des lettres dans lesquelles elles demandent au directeur du SMC de préciser les limites géographiques de leur territoire. À la fin de l'année 1936, par exemple, Marie-Louise Gagnon demande au Dr Martel si elle doit couvrir « les rangs 4 et 5 Clermont », qui lui semblent plus près du territoire du Dr Rhéault que du sien, et dont les colons ont pris l'habitude de la faire venir plutôt que d'appeler le médecin[20]. Évidemment, le supérieur immédiat des infirmières sait très bien qu'il a avantage à ne pas être trop strict sur le partage des territoires, car cela fait l'affaire de tout le monde quand l'infirmière accepte de répondre aux demandes des clients d'un médecin lorsque celui-ci est en vacances. Ainsi, moins d'un an après son arrivée à Saint-Lambert, Justine Guy écrit au Dr Bérubé, dont elle relève, pour lui demander si La Reine fait partie de son territoire car les habitants de cette municipalité organisée ont eu recours à elle pendant les vacances du Dr Balthazard, et ont continué de le faire par la suite ; « maintenant qu'il est revenu je ne voudrais pas le froisser en y allant », explique-t-elle. Le Dr Bérubé confirme qu'elle n'est « pas supposée desservir La Reine à moins que le Dr Balthazard soit absent ou qu'il lui soit impossible de s'y rendre », et c'est madame Guy qui doit vérifier la disponibilité du médecin en lui téléphonant avant de répondre à un appel provenant du territoire de ce dernier[21]. Dans le cas du village de Saint-Augustin

---

18. Dr Émile Martel, Rapport annuel de la Division du Service médical aux colons, année 1949, dans Sixième Rapport du ministère de la Santé pour l'année 1949, Province de Québec, ministère de la Santé, p. 102.
19. Dr Armand Laberge, Rapport des activités de la Division du Service médical aux colons pour l'année 1952 dans Neuvième Rapport du ministère de la Santé pour l'année 1952, Province de Québec, ministère de la Santé, p. 130 ; Rapport des activités de la Division du Service médical aux colons pour l'année 1954, dans Onzième Rapport du ministère de la Santé pour l'année 1954, Province de Québec, ministère de la Santé, p. 122.
20. ANQ (SMC) B4 D9, Marie-Louise Gagnon, infirmière à Beaucanton, au Dr Émile Martel, médecin-hygiéniste régional à Amos, 7 décembre 1936.
21. ANQ-AT, Justine Guy, infirmière à Saint-Lambert, au Dr Rosaire Bérubé, médecin-hygiéniste régional, US Amos, lettre manuscrite, 28 septembre 1955 ; note manuscrite signée RB au bas de la lettre de Justine Guy et Dr Bérubé à Justine Guy, le 14 octobre 1955.

au Lac-Saint-Jean, le conseil municipal présente, en mars 1968, une pétition de 216 signatures au ministère de la Santé pour demander que madame Lavoie, l'infirmière du dispensaire de Saint-Ludger-de-Milot, ait la permission d'aller faire des visites dans ce village. Le médecin-hygiéniste régional consent à cette demande à la condition expresse que madame Lavoie ne réponde qu'aux cas d'urgence et uniquement lorsque les médecins du « voisinage » sont dans « l'impossibilité de répondre[22] ».

Ce respect du territoire du médecin ne suffit cependant pas lorsque les gens se présentent au dispensaire, car l'infirmière ne sait pas toujours d'où ils proviennent. Les autorités se mettent donc à fermer des postes d'infirmière lorsqu'un médecin se plaint de la concurrence de cette dernière ; les exemples de fermetures pour ce motif abondent. Un cas typique est celui de Bégin, au Lac-Saint-Jean. Le 3 mai 1965, le conseil municipal de ce canton présente une résolution, accompagnée d'une pétition de 104 signatures, au ministère de la Santé pour qu'on remplace l'infirmière Renée Roy. Cette dernière a perdu son poste à la suite d'une plainte logée au Collège des médecins par le Dr Blackburn de Saint-Ambroise, qui s'oppose à cette résolution, car il estime que l'infirmière lui faisait une « concurrence déloyale[23] ». Le Dr Claveau finit par recruter une nouvelle infirmière pour Bégin, mais seulement après que le Dr Blackburn eut admis qu'il n'était plus capable d'exercer sa profession pour cause de maladie.

La nouvelle occupante du dispensaire, Angéline Hudon-Langlois, est cependant embauchée comme infirmière-hygiéniste plutôt que comme infirmière de colonie avec la différence de fonctions que cela implique, notamment l'obligation de faire la visite des écoles pour du dépistage systématique et de l'éducation sanitaire. Madame Langlois raconte qu'au début, les gens lui demandaient de faire les mêmes interventions que Renée Roy, en particulier les accouchements, mais elle ne se sentait pas capable d'agir comme sage-femme et elle a refusé ces demandes. Gaétane Bouchard, l'infirmière qui lui a succédé en 1973, était à l'emploi de l'Hôtel-Dieu de Chicoutimi et avait reçu « l'énumération des tâches essentielles inhérentes à l'emploi d'une infirmière dite de colonie », de même que la liste des médicaments qui devaient lui être fournis par le pharmacien de l'Hôtel-Dieu d'Alma et « une trousse médicale ainsi qu'un barème du matériel de

---

22. ANQ (SMC) B9 D8, dossier Saint-Augustin, pétition des citoyens de Saint-Augustin au ministère de la Santé, 9 mars 1968, et Dr Benoît Fortin, médecin-hygiéniste régional à l'US de Mistassini, à Joseph Pedneault, secrétaire-trésorier de Saint-Augustin, 2 avril 1968.
23. ANQ (SMC) B9 D1, dossier Canton Bégin, Dr Blackburn, Saint-Ambroise, à Dr Paul Claveau, directeur du Service des unités sanitaires, 14 septembre 1965.

premiers soins[24] ». Selon madame Langlois, cette dernière infirmière se serait tournée vers les produits naturels peut-être parce que la liste des médicaments fournis s'avérait trop restreinte ; le dispensaire a fermé peu de temps après et a été vendu.

Même après l'entrée en vigueur, le 1er avril 1966, de la Loi d'assistance médicale et chirurgicale qui rend les services médicaux gratuits pour les assistés sociaux, les médecins continuent d'exercer leurs pressions pour faire fermer les dispensaires et les autorités les appuient ; le nouvel argument est qu'il ne faut pas décourager un médecin de s'installer dans les environs. Paradoxalement, cette loi entraîne de nombreuses demandes de postes d'infirmières de la part des localités éloignées des centres urbains, où les médecins ne s'installent toujours pas. Le volumineux dossier du village de Cloridorme en Gaspésie illustre bien à quel point les infirmières de colonie continuent de constituer une menace pour les médecins. En septembre 1968, le conseil municipal de ce village écrit au ministre de la Santé pour s'opposer au projet d'ouverture d'une clinique médicale à Grande-Vallée et pour protester contre le « bâillonnement » dont serait victime leur infirmière, madame Gaudin ; on l'empêche d'acheter des médicaments. Consulté à ce sujet, le Dr Ratté, médecin-hygiéniste de Rivière-du-Loup, écrit au Dr Claveau qu'il souhaite que l'infirmière « restreigne son rôle à celui d'une infirmière, excepté lors des urgences médicales ou sociales » et « qu'elle s'intéresse au travail de l'US : surveillance des femmes enceintes, examens des écoliers, vaccination ».

Le Dr Augustin Roy, registraire du Collège des médecins, se plaint de la présence de l'infirmière Gaudin, qui « nuit grandement » au travail des trois médecins de Grande-Vallée. Après avoir soutenu que le rôle de l'infirmière est complémentaire à celui du médecin, l'adjoint du Dr Claveau répond que le transfert de l'infirmière sera demandé « si les autorités du Collège jugent non tolérables les activités d'une infirmière à Cloridorme » ; ce transfert est effectivement demandé par le registraire adjoint du Collège des médecins le 10 janvier 1969. Le Dr Ratté s'y oppose et suggère plutôt une sorte d'entente tripartite impliquant le Collège des médecins, le ministère de la Santé et l'Office de développement de l'est du Québec. Le même mois, le Dr Claveau suggère effectivement au Collège des médecins de constituer un comité pour étudier la problématique des infirmières de colonie et, cette fois, ce sont même les interventions de ces dernières dans les écoles qu'il trouve menaçantes car « les circonstances, dit-il, obligent de plus en plus les infirmières qui œuvrent dans les grands complexes scolaires

24. ANQ (SMC), B9 D1, dossier Canton Bégin, Dr Hanna Vécès, Service des soins préventifs, à Gaétane Bouchard, infirmière de Canton Bégin, 25 octobre 1973.

à assumer, sous la désignation de premiers soins, des responsabilités fort voisines du traitement médical ». Le transfert de l'infirmière Gaudin n'a finalement pas lieu, car celle-ci démissionne au printemps 1969 et, après des démarches aussi nombreuses que vaines, la population de Cloridorme demeure sans infirmière. Les autorités justifient leur refus en invoquant l'ouverture prochaine d'un CLSC à Grande-Vallée, dont le territoire inclura Cloridorme. Le Ministère autorise la vente du dispensaire le 1er mai 1973[25].

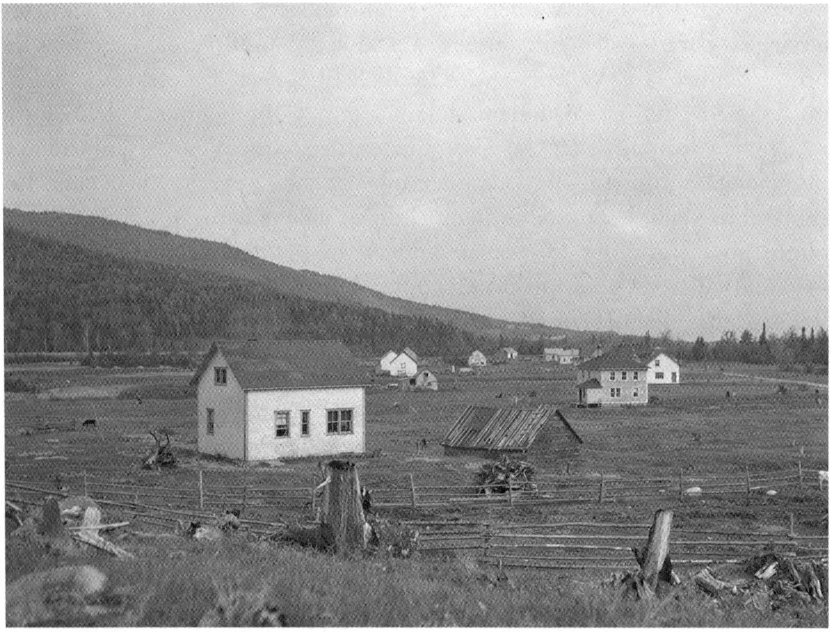

Une vue de la colonie de Grande-Vallée, en Gaspésie, telle qu'elle apparaissait en 1943. Photo : Donat C. Noiseux, BAnQ-Centre de Québec, Fonds ministère de la Culture et des Communications. Office du film du Québec, E6,S7,SS1,P15750

Si de nombreux postes ont été fermés à la suite de pressions exercées par des médecins, il existe quelques rares exceptions, notamment celui d'Agathe Beaudoin-Francœur, maintenu grâce à une mobilisation exceptionnelle de la population, comme l'atteste le volumineux dossier d'archives

25. ANQ (SMC), B9-D3, Lettre du conseil municipal de Cloridorme à Jean-Paul Cloutier, ministre de la Santé, 29 septembre 1968 ; lettre du Dr Viateur Ratté, médecin-hygiéniste de Rivière-du-Loup, au Dr Paul Claveau, directeur du Service des unités sanitaires, 16 octobre 1968 ; Lettre du Dr Augustin Roy au Dr Claveau, 20 novembre 1968 ; lettre du Dr Alfred Quimper au Dr Augustin Roy, 25 novembre 1968 ; Lettre du Dr André Lapierre, registraire adjoint du Collège des médecins, au Dr Alfred Quimper, directeur adjoint du Service des unités sanitaires ; note du Dr Viateur Ratté sans destinataire, fin janvier 1969 ; lettre du Dr Claveau au Dr Lapierre, 23 janvier 1969.

sur le village de Petit-Cap en Gaspésie, situé près de Rivière-au-Renard, où exerçaient les docteurs Rioux et Roy. Le ministère de la Santé remercie une première fois madame Beaudoin de ses services en mai 1949, mais elle est réembauchée une semaine plus tard à la suite de protestations de la population. En mai 1950, son poste est à nouveau coupé, mais elle est rétablie dans ses fonctions après deux mois de soutien de la population se manifestant par des télégrammes, une pétition de 843 noms et de nombreuses lettres adressées au ministre de la Santé, le Dr Albiny Paquette, et au premier ministre Duplessis lui-même. Même le Dr Roy appuie l'infirmière : « elle est la personne la plus dévouée et la plus consciencieuse que j'ai rencontrée », affirme-t-il ; il va même jusqu'à conclure qu'il « est beaucoup plus logique de payer un octroi à Mme Francœur qu'au Dr Rioux[26] ». En novembre 1968, le Dr Lionel Rioux tente à nouveau, mais en vain, de faire abolir le poste de Petit-Cap, que madame Francœur continuera d'occuper jusqu'en 1976[27]. La concurrence de l'infirmière n'empêchera pourtant pas ce médecin d'ouvrir en 1953 sa clinique privée, la Clinique Saint-Martin, qu'il dut fermer dans la foulée de l'implantation de la Loi sur les services de santé et les services sociaux (Loi 65)[28]. Dans une entrevue qu'il nous accordait en 2006, le Dr Rioux se montrait paradoxalement très positif à propos des sages-femmes et des infirmières de colonie et niait avoir cherché à faire abolir le poste de madame Francœur[29].

26. ANQ (SMC) B7-D8, Dr Antoine Roy à l'Honorable Albiny Paquette, ministre de la Santé, 3 mai 1950 et ensemble de ce dossier.
27. ANQ (SMC) B7-D8, Petit-Cap, ensemble de ce dossier qui révèle entre autres choses que le Dr Rioux s'est aussi objecté à la tenue des cliniques de la Croix-Rouge, au cours desquelles on procédait à des amygdalectomies et à des extractions dentaires, qu'il préférait faire à sa clinique.
28. Lionel Rioux, m.d., *La vie et les misères d'un médecin de campagne. Récit recueilli et écrit par Maurice Joncas* (Outremont : Les Éditions Québécor), 195 p., 1995.
29. Entrevue accordée à Nicole Rousseau par le Dr Lionel Rioux, à sa résidence de Québec, le 22 février 2006.

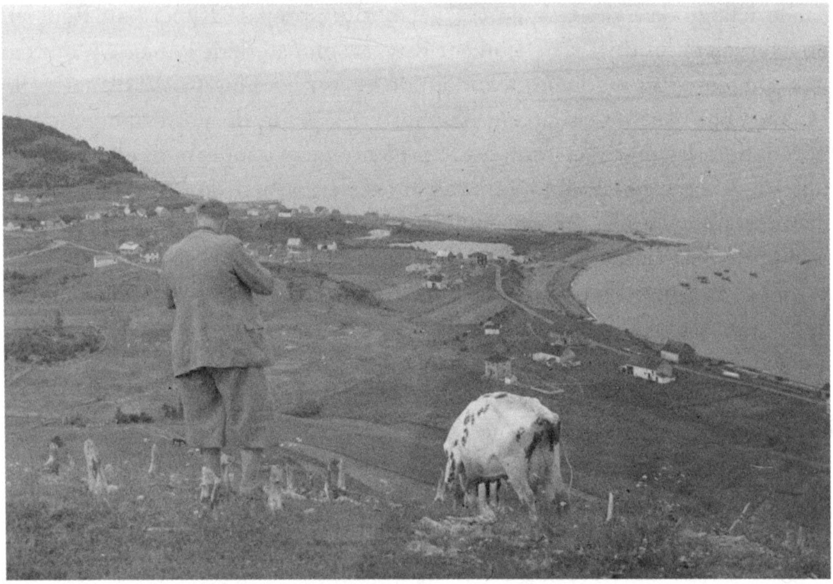

Une vue de Rivière-au-Renard, en Gaspésie, en 1938. Société historique de la Côte-du-Sud, Fonds Maurice Proulx, F104-7-5-1-5

Même après l'entrée en vigueur de la Loi 65 en 1971, les gens continuent de consulter les quelques infirmières encore en poste. Ainsi, en avril 1971, le député de Saguenay écrit au ministre des Affaires sociales pour lui signaler certains effets pervers de cette loi en régions dépourvues de médecins. Après avoir informé le ministre que l'infirmière Rita Mailloux de Grandes-Bergeronnes dispensait depuis près de 20 ans « les soins médicaux avec un art et une sagesse qui pourraient lui être enviés par beaucoup de médecins », il lui signale que non seulement madame Mailloux se refuse à réclamer des honoraires, mais qu'elle ne peut plus « réclamer son millage » et qu'elle doit « se limiter à la semaine de 32 heures »[30]. Les infirmières devront se consoler de la perte de ces sources de revenus avec les conditions de travail prescrites par la nouvelle convention collective à laquelle elles seront dorénavant assujetties ; c'est ce qu'on peut conclure du rapport produit à ce sujet que le sous-ministre adjoint aux relations professionnelles adressait en mai 1971 à son supérieur, le Dr Jacques Brunet[31].

30. ANQ (SMC) B5-D3, Lucien Lessard, député de Saguenay, à Claude Castonguay, ministre des Affaires sociales, 16 avril 1971. Voir aussi Claire-Andrée Frenette-Leclerc. *Garde Mailloux, infirmière de colonie de 1951 à 1986, Les Bergeronnes* (Baie-Comeau, Société historique de la Côte-Nord, 2006), 238 p.

31. ANQ (SMC) B5-D3, Gilles Gaudreault, sous-ministre adjoint aux relations professionnelles, au Dr Jacques Brunet, sous-ministre aux relations professionnelles, 28 mai 1971.

Dans les arguments qu'ils invoquent pour se plaindre de la concurrence des infirmières, les médecins leur reprochent de poser des diagnostics médicaux, une prérogative qui leur est légalement réservée. Coincées entre l'obligation de justifier par « un diagnostic préalable » la référence à l'hôpital d'une personne malade, comme nous l'avons montré dans le chapitre 4, et craignant de se faire accuser par le Collège des médecins d'avoir posé un diagnostic médical, les infirmières de colonie se prêtent à un subtil jeu de cache-cache. Elles apprennent alors à en dire suffisamment pour que le médecin concerné prenne leurs observations au sérieux, mais pas trop pour éviter qu'il perçoive ces dernières comme un diagnostic. Beaucoup d'infirmières ont ainsi développé le réflexe de décrire assez précisément les signes et symptômes qu'elles avaient observés pour que le médecin ne puisse faire autrement que de conclure au diagnostic qu'elle n'avait pas osé prononcer. Rita Viau résume bien cette attitude : « on disait pas de diagnostics, explique-t-elle ; on disait "ç'a l'air de…, ça ressemble à…" ». Il faut souligner que plusieurs médecins ne se formalisaient pas de cette chasse gardée corporative et apprenaient avec le temps à faire confiance aux infirmières qu'ils connaissaient. Hénédine Gendron-Beaupré se rappelle par exemple qu'après avoir été mutée sur la Côte-Nord en 1965, elle devait s'abstenir de poser un diagnostic et appeler plutôt un médecin de l'Hôpital de l'Enfant-Jésus de Québec avant d'y diriger un malade. Elle raconte que ce médecin, constatant la justesse des diagnostics qu'elle posait, a fini par lui dire de cesser de l'appeler et d'envoyer ses malades directement à l'hôpital.

Beaucoup d'infirmières acceptaient cependant de bonne grâce de s'effacer devant les médecins comme elles y avaient été entraînées pendant leur cours à l'hôpital. Pour Jeanne Lussier-Gosselin, par exemple, une infirmière qui posait un diagnostic manquait à son code de déontologie ; elle décrit son embarras dans une situation où une malade, qu'elle avait conduite à l'hôpital en pleine crise de lithiase rénale, a été témoin d'une erreur du médecin qui avait trop vite conclu à une appendicite. Elle fut des plus étonnée lorsque le médecin, ayant découvert son erreur, l'a demandée à son bureau, non pas pour la blâmer, mais pour la féliciter ! Formée par des religieuses, elle décrit jusqu'où la loyauté aux médecins devait aller : « […] même si c'était pour nous une grosse erreur, flagrante là, [il] fallait dire que le médecin avait sûrement fait son gros possible, que c'était bien ce qu'il avait fait. […] Garder la confiance du patient envers son médecin toujours, c'était bien important ». Jayne Elliott rapporte aussi que des infirmières de dispensaire ont été témoins d'erreurs de diagnostic de la part de médecins, notamment de la diphtérie, que certains confondaient avec l'asthme[32]. Annette Bélanger-Beaupré s'excusait lorsqu'elle osait avancer un diagnostic : « des cas de pneumonie c'était la même chose, après l'auscultation quand on voyait qu'un poumon était tellement chargé, la température [...] épouvantable ; alors, j'appelais le médecin p'is je disais 'c'est certainement une pneumonie ; [...] je m'excuse de faire un diagnostic mais je vous dis ce que je constate ».

Devant la transformation graduelle de leur rôle, les infirmières ont adopté deux attitudes opposées : alors que plusieurs ont résisté, d'autres ont accueilli les changements avec soulagement. Les infirmières de colonie n'ont pas réagi, ni comme groupe précis, ni comme membres de l'AIPQ, pour exprimer leur position par rapport aux modifications importantes de leurs fonctions après l'abolition du SMC. Pourtant, certains témoignages d'infirmières et documents d'archives nous montrent qu'elles n'étaient pas dupes de ce qui se tramait à leur sujet et qu'elles ont protesté individuellement, sinon en petits groupes. Ainsi, à l'hiver 1964, le Dr Claveau consulte les médecins-hygiénistes régionaux à propos d'un projet de lettre destinée aux infirmières de colonie, dans laquelle il demande à ces dernières de remplir chaque semaine le formulaire CSC-M-32 pour rendre compte de leurs absences ; son but est de s'assurer qu'elles seront disponibles pour les activités d'éducation sanitaire et de dépistage systématique et pour les cliniques de vaccination qu'on s'apprête à leur imposer. Il devra rapidement renoncer à ce projet après avoir reçu de nombreux commentaires dissuasifs de la part des médecins-hygiénistes régionaux[33]. Dans sa longue lettre en réaction à ce projet, le Dr Quimper montre l'impossibilité d'appliquer une telle mesure, et révèle la résistance des infirmières aux tentatives de modification de leur rôle :

> [...] par expérience j'ai appris – et l'étude de n'importe lequel de leurs rapports vous le prouvera – que les infirmières des colonies sont convaincues que leur rôle primordial est le traitement. Conséquemment, tout travail suivi d'éducation, de prévention, voire examens scolaires, ou vaccination, est secondaire, donc négligeable et quelque peu négligé en fait.

Il suggère plutôt de laisser le personnel de son US faire « le gros de la besogne » en laissant aux infirmières de colonie « la surveillance épidémio-

---

32. Jayne Elliott, « A Negotiated Process : Outpost Nursing Under the Red Cross in Ontario, 1922-84 », dans Myra Rutherdale (dir.), *Caregiving on the Periphery. Historical Perspectives on Nursing and Midwifery in Canada* (Montreal and Kingston, London, Ithaca : McGill-Queen's University Press, 2010), p. 245-277.

33. ANQ (SMC), B8-D5, Dr Paul Claveau, directeur du Service des unités sanitaires, au directeur du personnel, ministère de la Santé, 7 février 1964 ; Dr J.A. Leblanc, médecin-hygiéniste régional à Rouyn-Noranda, au Dr Paul Claveau, 20 février 1964 ; Dr Benoît Fortin, médecin-hygiéniste régional, US de Chicoutimi, au Dr Paul Claveau, 3 mars 1964 ; Dr Viateur Ratté, médecin-hygiéniste régional, US de Rivière-du-Loup, au Dr Paul Claveau, 28 février 1964.

logique, le complément des injections qui nous ont échappé et les cas d'urgence de contagion[34] ». Le Dr Claveau modifie donc sa stratégie pour que les infirmières renoncent à faire du « traitement » ; il demande aux médecins-hygiénistes de refuser de signer les commandes pharmaceutiques de ces dernières. C'est en effet grâce à la complicité de leur supérieur immédiat que les infirmières pouvaient garder une pharmacie, comme en témoigne Bérangère Martel-Méthot, qui précise, à propos du Dr Ratté : « avec lui, c'était vraiment un charme ; on lui expliquait, on lui présentait la situation p'is il était d'accord ; c'était lui d'ailleurs qui signait toutes les commandes pharmaceutiques ». Cependant, à l'instar de ses collègues médecins-hygiénistes, le Dr Ratté sera forcé en septembre 1964 de devenir moins compréhensif et d'écrire aux infirmières de son territoire : « Des circonstances spéciales m'empêchent de réviser vos commandes pharmaceutiques et je vous demande par conséquent et jusqu'à nouvel ordre de les adresser au Dr Claveau, [...]. Je profite de l'occasion pour dire, aux quelques infirmières qui ne passent pas par notre service pour commander, la gravité de leur infraction[35]. »

Jovite Langis-Côté affirme avec amertume à propos de cette période : « ils (les autorités) faisaient ça pour nous écœurer ; ils savaient ce qui s'en venait ». Elle ajoute avoir même entendu, à une réunion, un médecin dire en parlant des infirmières qui demeuraient en poste : « On va les anesthésier tranquillement ! » Ces pressions plus ou moins subtiles ont eu raison de madame Langis-Côté, puisqu'elle a préféré démissionner après 32 ans de service ; elle explique ainsi les motifs de son départ : « C'était trop ennuyant, [...] Ça valait pas la peine d'être infirmière pour faire des examens scolaires ; n'importe qui était capable de faire ça. [...] Moi, je tournais en rond ; j'aimais pas ça. » D'autres infirmières plus jeunes ont préféré poursuivre leur carrière dans des missions étrangères ou dans des dispensaires sous juridiction fédérale, plutôt que d'accepter une mutation en CLSC ; « je n'étais pas faite pour ça (le travail en CLSC) », affirme l'infirmière Bas-St-L (1960-1975) C-N (1983-1987), qui a préféré aller travailler dans le dispensaire d'une réserve indienne.

Cependant, plusieurs infirmières ont accueilli avec un certain soulagement la transformation de leur rôle ou s'y sont soumises de bonne grâce. Jeannette Coulombe-Morneau, par exemple, a trouvé tout à fait normal de

34. ANQ (SMC), B8-D5, Dr Alfred Quimper, médecin-hygiéniste, à destinataire non précisé mais vraisemblablement le Dr Paul Claveau, à cause du titre de ce document « Quelques idées qui me sont venues à la lecture de vos directives transmises par le docteur Ratté », Rimouski, 6 février 1964.

35. ANQ (SMC), B8-D5, Dr Viateur Ratté, médecin-hygiéniste régional, Rivière-du-Loup, aux infirmières de colonies avec copie aux médecins-hygiénistes, septembre 1964.

devoir renoncer à sa pharmacie lorsque l'hôpital de La Sarre a ouvert en 1957; «j'étais b'en débarrassée», dit-elle. Elle trouvait que c'était une lourde responsabilité que de tenir une pharmacie et se méfiait des représentants pharmaceutiques, qui avaient tendance à minimiser les effets secondaires des médicaments qu'ils lui vendaient. Elle ne comprenait pas le combat que les sages-femmes menaient dans les années 1990 pour obtenir leur propre profession. Elle n'a pas été malheureuse non plus de faire du travail d'US à heures fixes: «j'allais travailler à La Sarre toujours p'is j'étais b'en heureuse; je partais le matin p'is je revenais le soir». Monique Lachance acceptait, elle aussi, de céder sa place; durant ses 20 années en dispensaire, cette infirmière a constaté que les gens la consultaient de moins en moins au fur et à mesure qu'ils avaient davantage accès à un médecin et elle trouvait cela tout à fait normal, se considérant elle-même comme «une roue de secours» du système de santé, c'est-à-dire une ressource d'urgence à défaut de présence médicale.

La modification du rôle des infirmières de colonie s'est traduite par un changement de leur titre à l'embauche; en effet, sauf de rares exceptions, les infirmières recrutées après 1962 le seront comme infirmières-hygiénistes rattachées à une US. En leur qualité d'infirmières de colonie, elles pouvaient placer en priorité leurs interventions de soins (accouchements, petites chirurgies, pansements, écoute) et de traitements médicaux d'urgence, comme dans les cas d'accidents. Devenues infirmières-hygiénistes, elles devaient consacrer le plus gros de leurs heures de travail essentiellement à la constitution de dossiers, à des activités d'éducation sanitaire, à du dépistage et à de la vaccination/immunisation. Puis, après l'abolition des 76 unités sanitaires dans la foulée de la réforme Castonguay-Nepveu en 1972, leur titre devient «infirmière de première ligne» et traduit un nouveau changement de leurs fonctions; on leur confie alors le suivi des malades et l'exécution de prescriptions médicales. Lorsque Gertrude Desmeules-McMahon, embauchée comme infirmière de colonie en 1945, prit sa retraite en novembre 1977, elle était devenue «infirmière de première ligne[36]».

Avec le vieillissement de la population dans les anciennes colonies, ce sont ces infirmières qui prennent en charge le suivi médical à domicile des malades chroniques ou en phase terminale, et l'exécution de prescriptions telles que les prises de sang et l'administration de médicaments par voie parentérale. La semaine de travail que les autorités s'efforcent de limiter à

36. ANQ-AT, formulaire F-068 rempli au sujet de mad. Gertude McMahon, signature illisible pour le Bureau du personnel, 12 novembre 1977.

une durée de 36,5 heures imposée par la convention collective[37] est organisée à l'avance en fonction des possibles visites hebdomadaires du médecin et des traitements et examens qu'il prescrit. Ainsi, après le rattachement de son dispensaire au Département de santé communautaire de Havre-Saint-Pierre, sœur Armandine Jean, tout comme les quelques rares infirmières encore en poste en 1992, adopte une routine qui n'a plus rien à voir avec la flexibilité d'horaires et la variété d'interventions d'autrefois. Durant une journée typique de 8h à 16h, cette infirmière faisait le matin des prises de sang, des consultations téléphoniques ou au dispensaire pour des contrôles de la tension artérielle, des pansements, etc. ; les gens la consultaient pour savoir s'il y avait lieu d'aller à l'hôpital. L'après-midi, elle faisait des visites à domicile pour assurer le suivi des malades. Les médecins y allaient une journée par semaine et, bien sûr, elle n'avait plus de pharmacie. Les initiatives qu'elle aimait prendre pour améliorer les conditions de vie des gens ou pour les aider à rester en santé étaient devenues des activités bénévoles qu'elle faisait pendant ses heures de loisir.

C'est ainsi qu'après des décennies d'existence des postes d'infirmières en régions éloignées, les autorités médicales et politiques parviennent à régulariser la situation ambigüe de ces postes en faisant de ces dernières des auxiliaires médicales. C'est précisément ce que recommandait le Rapport Sylvestre en 1948 : « Lorsqu'un médecin accepte d'aller pratiquer sa profession dans un territoire étendu, il serait désirable que le Ministère (sic) de la Santé lui assure l'aide d'une infirmière qui remplira, sous ses ordres, les mêmes fonctions que remplissent actuellement les infirmières de colonies[38]. » Notons que deux représentantes de l'AIPQ siégeaient à cette commission : Suzanne Giroux, qui était à la fois membre du comité consultatif et membre du sous-comité de la Formation professionnelle, et Brigitte Laliberté, membre du sous-comité Hygiène Publique[39]. En mars 1971, le Dr Claveau endosse à nouveau cette recommandation en adressant à quatre hauts fonctionnaires une lettre qu'il termine ainsi : « Et puis peut-être notre armée d'infirmières soignantes (nos infirmières de colonies) deviendra-t-elle l'avant-garde ou le premier contingent de cette nouvelle

---

37. Robert Germain, *Le mouvement infirmier au Québec, 50 ans d'histoire* (Montréal : Éditions Bellarmin), 1985, p. 281-287.
38. Enquête sur les Services de Santé 1948, Province de Québec, Tome IV Services de santé municipaux, p. 71.
39. Enquête sur les Services de Santé 1948, Province de Québec, Tome I, Présentation et synthèse du rapport, p. 10-13. Le directeur général de cette Commission était le Dr J.-Ernest Sylvestre, chef de la division de la nutrition du ministère de la Santé.

classe de professionnels de la santé qui doivent s'appeler "assistants médicaux" ou "infirmières cliniciennes"[40]. »

Le passage du statut de fonctionnaire à l'embauche du ministère de la Fonction publique à celui d'employée du ministère des Affaires sociales s'accompagnera donc d'une modification de description de tâches ; la catégorie « Consultations bureau et domicile curatif » disparaît et on introduit celles de « Remplir les prescriptions médicales » et « Soins aux malades chroniques, vieillards et convalescents »[41]. L'infirmière C-N (1988+) décrit le travail à domicile typique comme étant un suivi médical de personnes âgées prescrit par un médecin ; les infirmières présentes dans les rares postes encore actifs semblent accepter cet aspect de leur rôle d'auxiliaire médicale. Ainsi, Monique Lachance dit avoir elle-même décidé dès son arrivée au dispensaire de faire les prises de sang qu'elle jugeait pertinentes et d'aller porter les éprouvettes à l'Hôpital d'Amos. Tranquillement, les gens se sont mis à venir avec leurs prescriptions lui demander de faire les prélèvements requis, de sorte qu'elle s'est trouvée à faire jusqu'à près de 30 prises de sang en une soirée ; on lui a alors demandé d'exécuter ces tâches une fois par semaine plutôt que mensuellement, et c'est elle qui prenait les rendez-vous, remplissait les réquisitions, identifiait les éprouvettes, gérait le transport de ces dernières par taxi et classait, à leur réception, les rapports de résultats dans les dossiers. En 1992, elle bénéficiait de l'assistance d'une secrétaire médicale pour un certain nombre d'heures par mois pour la partie cléricale de ce travail.

Cette grande flexibilité professionnelle des infirmières découlant du fait qu'elles n'exercent pas de contrôle sur la nature des services qu'elles offrent à la population finit par avoir des conséquences personnelles pour elles-mêmes. Dans la prochaine section de ce chapitre, nous montrons comment cela s'est produit pour celles exerçant encore en dispensaire après l'abolition du SMC.

---

40. ANQ (SMC), B8-D4, Dr Paul Claveau, directeur du Service des US, à Me Jean-Guy Villeneuve, secrétaire particulier adjoint du ministre des Affaires sociales, 15 mars 1971. (Voir aussi Dr Claveau à Edgar Guay, sous-ministre adjoint à la Santé, avec copie à Gilles Gaudreault, sous-ministre adjoint à la Santé, relations professionnelles, 16 mars 1971 ; Dr Claveau à René Bergeron, sous-ministre adjoint à la Santé, 17 mars 1971.)
41. ANQ-AT, fiche de notation du personnel « fonctionnaire » de Justine Goulet, signée par le Dr Hanna Vécès, adjoint au directeur des unités sanitaires, 11 octobre, par Dr Paul Claveau, directeur des unités sanitaires, 11 octobre et par Justine Goulet, 16 octobre 1972 ; Accusé de réception de l'avis de classement, direction du personnel, MAS, signé par Justine Goulet le 10 novembre 1972.

6.3 S'ÉPUISER DANS L'ÉPARPILLEMENT ET PARTIR DANS L'AMERTUME

Les infirmières de colonie, on l'a vu, n'avaient pas peur du travail, nuit et jour, fins de semaine comprises, sacrifiant souvent leurs congés et vacances annuelles. Pourtant, ce n'est pas des années héroïques du SMC qu'elles gardent un mauvais souvenir, mais plutôt de la période qui les a suivies. Attentes contradictoires, multiplication de directives administratives inappropriées, fusion de territoires et ajouts successifs de tâches entraînent pour les infirmières une surcharge de travail et pour plusieurs de l'épuisement après l'abolition du SMC. Elles s'en plaignent à leurs supérieurs, qui leur reprochent de s'obstiner à vouloir « faire du curatif » sans tenir compte de la réalité du terrain, plutôt que d'examiner les raisons de leurs doléances.

Marie-Éva Côté a été infirmière de colonie à Preissac de 1937 à 1942, puis infirmière à l'US d'Amos de 1942 à 1963, avant d'occuper le dispensaire de Duparquet. En juillet 1967, elle demande d'être mutée à Sainte-Gertrude-de-Villemontel ou à un autre poste pour cause d'épuisement, car elle travaille « à toutes heures du jour et de la nuit fins de semaine et congés ». Après avoir visité le dispensaire de Sainte-Gertrude, elle ne veut plus y être mutée et refuse aussi le poste de Cadillac, devenu vacant en 1969. Elle demande plutôt à son supérieur la permission de s'installer en appartement et souhaite que le Ministère lui rembourse ses « frais de millage et de séjour ex. repas » et qu'il prenne en charge le chauffage et l'électricité du dispensaire où elle continuerait à tenir son bureau. Sa demande est éventuellement acheminée au Dr Leblanc, supérieur immédiat de l'infirmière. Ce médecin considère que « plusieurs des choses dont elle se plaint, font partie de sa fonction d'infirmière de colonie », et il ajoute : « il ne peut être question pour nous de lui fournir un appartement extérieur, ou les fonds suffisants pour s'en procurer un ». Madame Côté est demeurée à Duparquet jusqu'à sa retraite le 14 octobre 1971[42].

---

42. ANQ-AT, Marie-Éva Côté, infirmière à Duparquet, au Dr J.A. Leblanc, médecin-hygiéniste régional à Rouyn, 10 juillet 1967 ; Marie-Éva Côté au Dr Claveau, directeur général de la Division des unités sanitaires, 8 mars 1968 ; Charles-H. Giguère, administrateur, Service des unités sanitaires, ministère de la Santé, à Marie-Éva Côté, infirmière à Duparquet, 20 mars 1968 ; Charles-H. Giguère au Dr Leblanc, 20 mars 1968 ; Marie-Éva Côté au Dr Leblanc, 4 septembre 1968 ; Dr Leblanc à Madame, Mademoiselle, lettre circulaire avec l'en-tête du ministère de la Santé, Service des unités sanitaires, 21 avril 1969 ; Dr Rosaire Bérubé, Division des unités et districts sanitaires, ministère de la Santé, à Marie-Éva Côté, 2 mai 1969 ; Randolph Fournier, chef de la division des contrôles opérationnels, ministère de la Santé et ministère de la Famille et du Bien-être social, fiche administrative adressée à Marie-Éva Côté, infirmière à Duparquet, 23 (ou 28 ?) octobre 1970.

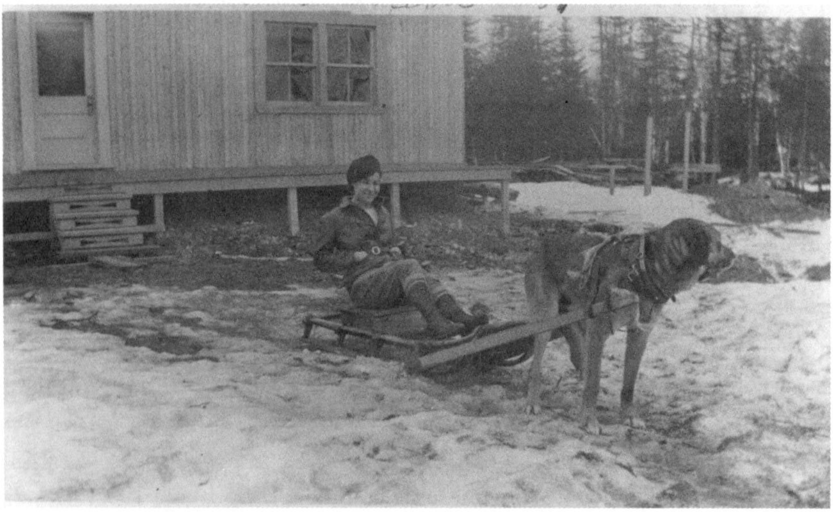

L'infirmière Marie-Éva Côté sur un traîneau tiré par son chien, à Preissac, en Abitibi, en avril 1937. Société d'histoire et de généalogie de Val-d'Or, Collection : Irène Dubuc, P_0006

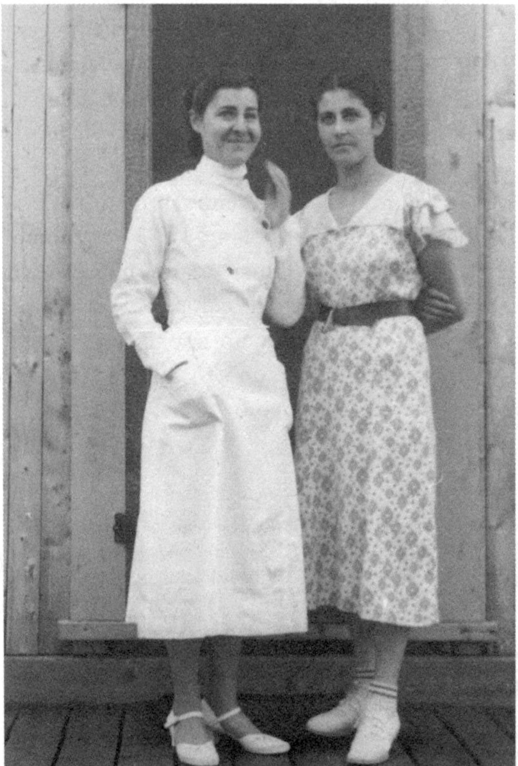

L'infirmière Marie-Éva Côté pose ici en compagnie d'une amie devant son dispensaire à Preissac, en Abitibi, en 1937. Société historique de la Côte-du-Sud, Fonds Maurice Proulx, F104-7-1-1-8

En comparant ses années dans une colonie sous le SMC avec celles à Ragueneau entre 1965 et 1974, Hénédine Gendron-Beaupré conclut que son deuxième poste était beaucoup plus exigeant. Elle explique qu'elle devait faire les examens de dépistage de tous les enfants de la première et de la sixième années élémentaires de son territoire, donner des cours d'éducation sexuelle aux élèves de la huitième année et aider les infirmières de l'US de Haute-Rive au moins une fois par semaine pour leurs cliniques de vaccination, qui pouvaient avoir lieu aussi loin qu'à Manic 5. Cela, bien entendu, tout en faisant son travail de dispensaire pour une population trois fois plus grande que celle de sa colonie :

> J'avais cent consultations par semaine, « [...] jour et nuit, 60 téléphones dans une journée. [...] P'is jamais une nuit complète, du bureau jusqu'à 11 heures du soir ; j'avais beau marquer du 9 à 5 (afficher un horaire de 9h à 17h) p'is fermer, ça sonnait à la porte. [...] J'ai vu une épidémie de grippe asiatique là, trois jours sans me coucher, jour et nuit ; pique, ouvre la porte, pique, [...]. J'avais plusieurs sortes de pénicilline.

Elle dit que les gens préféraient aller la consulter à son dispensaire plutôt que d'aller attendre à l'urgence de l'hôpital, ce qui lui causait évidemment un surcroît de travail ; « j'ai fait un épuisement total », dit-elle. À l'instar de ses consœurs ayant vécu la transition entre la fin du SMC et la fermeture des dispensaires, Nicole Dionne-de la Chevrotière confirme que cette période a été plus difficile que ses premières années ; elle explique que des infirmières se sont plaintes, mais rien n'a changé parce que les autorités s'obstinaient à nier la réalité de leur quotidien[43]. Comme nous l'avons montré dans le chapitre 4, la réalité était que l'application de la Loi d'assistance médicale et chirurgicale, loin de diminuer le nombre de consultations des infirmières, l'a plutôt augmenté alors que leurs tâches de médecine préventive et la taille de leur population de même que le territoire couvert croissaient également. Plusieurs personnes, notamment les assistés sociaux,

---

43. De nombreuses infirmières ont en effet témoigné de leur épuisement. L'infirmière Angéline Hudon-Langlois se rappelle : « ... j'étais vraiment épuisée, je pense que j'étais rendue au bout de mes forces ». Elle explique l'impossibilité de prendre des vacances, à moins de partir loin du dispensaire. On trouve dans différents dossiers d'archives des lettres d'infirmières de cette époque qui se sont plaintes à leur supérieur d'une surcharge de travail. Voir par exemple ANQ (SMC), B5-D4, Claire Paputsakis, infirmière à Rivière-au-Tonnerre, à P.H. Côté, administrateur au Service des US, 6 juillet 1970. Cette infirmière, forte de six années d'expérience acquises dans deux dispensaires situés dans deux régions différentes, écrit : « Cela fera bientôt 20 mois que je suis ici et que je n'ai pu faire une vie qui se rapproche du normal plus qu'½ journée par semaine. Ceux qui ont une grande expérience du milieu conseillent pas plus de 2 ou 3 ans sinon on se déforme moralement, physiquement et psychologiquement. » Également ANQ (SMC), B8-D3, Marie-Ange Savard-Martel, infirmière à Baie-Sainte-Catherine, au Dr Paul Claveau, directeur du Service des US, 2 novembre 1970 et Claveau à Marie-Ange Savard-Martel, 6 novembre 1970.

bénéficiaires de cette loi, n'avaient pas de moyens de transport pour aller consulter les médecins là où ces derniers étaient disponibles.

Par les descriptions de tâches des infirmières de colonie de cette époque, on constate que les administrateurs tenaient pour acquis qu'ils pouvaient leur demander n'importe quoi. Par exemple, tout comme ses consœurs encore en poste, Louisette Beaudoin-Mercier fait l'objet pour la première fois à l'automne 1971 d'une évaluation à partir d'un formulaire intitulé « fiche de notation du personnel "fonctionnaire" ». Elle est alors reconnue comme « infirmière, classe deux, échelon sept, à l'emploi du MAS dans le service de la colonie de Beaucanton » où elle exerce depuis 1942. On décrit ses fonctions comme suit :

> Infirmière SMC (colonie). Consultations au bureau et à domicile. Soins d'urgence. Soins à domicile. Éducation sanitaire, individuelle et collective. Travail de prévention : hygiène maternelle, infantile et scolaire. Hygiène de l'adulte et du vieillard. Responsable de cliniques de puériculture et d'immunisations, enfants et adultes. Dépistage et contrôle des maladies contagieuses, y compris : tuberculose et mal. vén. (sic) Visites à domicile, re : hyg. pré. et post-natale, infantile et scolaire. Relances de toutes sortes. Collaboration avec agences sociales et centres de traitements. Exécution de toute tâche demandée par le supérieur immédiat[44].

Comment expliquer alors qu'un rapport de la Commission Castonguay-Nepveu ait présenté en 1970 cette multitude de tâches comme une réalité du passé[45] ? On peut aussi se demander ce qui justifiait le Dr Quimper d'écrire dans son mémoire de mars 1971 :

> Présentement, même avec leurs occupations en milieu scolaire ou pour fins (sic) d'immunisation, même avec le triage de base souhaitable avant toute hospitalisation, certaines infirmières jouissent de nombreux loisirs dans l'attente du malade : c'est donc un large temps de consigne occupé à des fonctions de pharmacienne par la vente occasionnelle de médicaments courants[46].

Devant ce déni de leur réalité, il n'est pas étonnant que plusieurs infirmières aient choisi de partir, non sans amertume. Marcelle Laliberté-Saint-Aubin se rappelle les réactions suscitées par la Dr Vécès chez les infirmières de l'Abitibi-Témiscamingue, qui ont déploré l'absence totale de reconnais-

---

44. ANQ-AT, formulaire de quatre pages 8½ sur 11 pouces intitulé « fiche de notation du personnel "fonctionnaire" et portant l'en-tête « Gouvernement du Québec » avec mention « confidentiel », portant la signature du Dr J.A. Leblanc, médecin-hygiéniste régional à Rouyn, 15 octobre 1971 ; formulaire de transmission de Dr J.A. Leblanc à J. André Roy, coordination de la formation, ministère des Affaires sociales, 28 octobre 1971.
45. Jean-Yves Rivard, Gilbert Blain, Jean-Claude Martin et Yolande Taylor, *L'évolution des services de santé et des modes de distribution des soins au Québec*, Commission d'enquête sur la santé et le bien-être social, Gouvernement du Québec, septembre 1970, Annexe 2, p. 61-62.
46. ANQ (SMC), B8-D4, Dr Alfred Quimper, « Les dispensaires de colonies en fonction de l'accessibilité aux soins médicaux », Québec, le 10 mars 1971.

sance de la part des autorités pour toutes leurs années de dévouement passées : « c'est pareil comme si on avait fait le mal pendant 20-30 ans, dit-elle. « [...] Je me rappelle de son expression comme si elle (la Dr Vécès) était encore là, " soumettez-vous ou démettez-vous ". On a pas eu un merci gros comme ça ! ». Madame Saint-Aubin confirme que plusieurs, surtout parmi les plus âgées, ont préféré démissionner. Le fait que les infirmières de colonie aient alors commencé à relever directement d'infirmières-cadres plutôt que de médecins n'aurait pas amélioré le climat de travail, bien au contraire. L'indignation anime encore l'infirmière A-T (1950-1952+1962-1978) lorsqu'elle raconte que sa supérieure infirmière de l'US les obligeait, ses consœurs et elle, à reprendre leurs moindres périodes de retard dans leur travail dit « préventif », sans tenir compte du fait qu'elles devaient souvent consacrer une partie de leurs soirées et de leurs nuits à répondre aux demandes toujours présentes de leur population. Selon elle, une infirmière de colonie mère de huit enfants aurait même fait une tentative de suicide après avoir subi le harcèlement dont elle faisait l'objet.

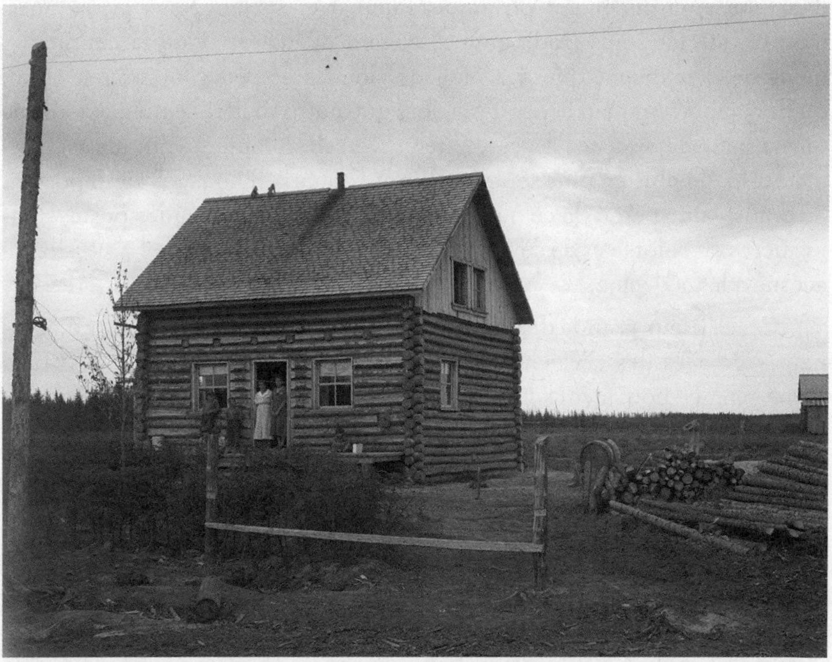

Cette maison en bois rond de laquelle on aperçoit des femmes et des enfants rappelle l'isolement et le dénuement qui motivaient la présence des infirmières de colonie en Abitibi, en 1940. BAnQ-Centre de Rouyn, Fonds Canadien National : 08-Y,P213,P31

Au-delà de la détérioration des conditions de travail des infirmières de colonie et de l'abolition de leurs postes, leur ambiguïté professionnelle a entraîné des conséquences plus profondes et durables. Nous voulons maintenant donner un aperçu des transformations des services de santé auxquelles ces infirmières ont contribué.

6.4 LES SOINS INDIVIDUELS REMPLACÉS PAR DES INTERVENTIONS MÉDICALES MASSIVES

Dans notre proposition de distinctions à établir entre l'approche soignante et l'approche médicale, nous avons relevé ce qui nous semble caractériser l'une de l'autre. Nous dégageons de ces caractéristiques que 1) les soignantes cherchent à renforcer l'organisme pour qu'il résiste mieux à la maladie ; 2) elles tentent de mobiliser les forces de guérison plutôt que de traiter les maladies ; 3) pour elles, les signes et symptômes constituent des manifestations d'un processus de guérison qu'on ne doit pas forcément éliminer et 4) elles considèrent la personne globalement avec ses émotions, dans son environnement physique, familial et social. Nous avons aussi montré que les soins traditionnels exigent du temps et de la continuité, qu'ils ne demandent que des moyens simples et peu coûteux, et, enfin, qu'ils comportent peu de risques. Alors que notre société semble persuadée que la santé dépend de l'accessibilité universelle à toujours plus de services médicaux de plus en plus sophistiqués et coûteux, il nous paraît important de donner un aperçu de ce qui a été perdu avec l'abolition des postes d'infirmières de colonie et de souligner certains effets négatifs de l'accessibilité accrue à la médecine.

Grâce à leur grande disponibilité et à leur intégration dans les communautés qu'elles desservaient, les infirmières de colonie connaissaient bien leurs gens et pouvaient aborder leurs problèmes globalement en tenant compte de leur histoire personnelle et de leur environnement physique, familial et social, surtout lorsqu'elles se constituaient un dossier sur chaque famille de leur population. Marguerite Turgeon, par exemple, avait recueilli systématiquement des données sur les habitants de Saint-Gérard-de-Berry : « Je marquais le nom du père, de la mère, leurs dates de naissance, les (inaudible) et chaque enfant [...] alors quand ils avaient affaire à moi pour la contagion ou pour un accouchement, je traînais mon dossier », explique-t-elle. Cette collecte de données s'est avérée très utile, en particulier dans un cas d'accouchement. Madame Turgeon raconte que, lors de sa tournée, une dame lui avait dit qu'elle avait déjà accouché à Montréal d'un couple de jumeaux nés à 12 heures d'intervalle l'un de l'autre, une information que l'infirmière avait peine à croire. Cependant, quand cette dame est redevenue enceinte de jumeaux et que madame Turgeon l'a accouchée, elle a dû se rendre à l'évidence : les jumeaux sont nés à 12 heures d'intervalle l'un de l'autre !

Les infirmières, nous l'avons vu, devaient poser un diagnostic préalable avant d'envoyer un malade à l'hôpital ; plusieurs ont donné des exemples de cas où leur prise en compte de la situation globale d'un individu ou d'une famille les a bien servies. Ainsi, l'infirmière Bas-St-L (1936-1976) raconte avoir été demandée dans une famille parce que « deux enfants venaient de mourir dans la nuit » ; pourtant, un médecin était allé les examiner et avait diagnostiqué une simple diarrhée, alors qu'il s'agissait de typhoïde. Cette infirmière explique que le médecin n'avait pas posé le bon diagnostic parce qu'il ne « restait pas assez longtemps dans les maisons » alors qu'elle-même n'hésitait pas à passer le temps qu'il fallait, une nuit entière au besoin, « pour voir » et questionner la famille. De cette manière, elle découvre que l'eau du puits de cette famille avait été contaminée par les eaux usées du deuxième voisin, où il y avait déjà eu de la typhoïde : « la typhoïde, ça vit longtemps », affirme-t-elle. À partir de cette information, elle fait le lien entre les symptômes qu'elle observe dans la famille et ceux de la typhoïde (forte fièvre avec délire, diarrhée) en considérant que tout cela se passait au moment de la fonte des neiges.

Pour un bébé qui vomissait et chez qui elle soupçonnait une sténose du pylore, Edna Lachance a décidé d'inviter la famille au complet à aller « veiller au dispensaire » afin de pouvoir observer l'enfant au moment de ses boires, ce qui lui a permis de confirmer ses soupçons. Cette infirmière s'imposait encore au début des années 1970 un minimum de visites à domicile avant et après l'accouchement : « Ça, c'est toujours bien pour voir dans le milieu [...] si tout a l'air correct pour l'enfant », dit-elle. Maryse Beaulieu explique que certains cas sont de toute évidence bénins ; d'autres au contraire paraissent sérieux au premier coup d'œil. Le jugement clinique de l'infirmière devient crucial pour les situations moins claires, dont la gravité n'est pas évidente. Dans ces cas, le fait pour l'infirmière de connaître les gens l'aide à départager le grave du bénin. Madame Beaulieu donne comme exemple le cas d'une fillette de cinq ans qui s'était blessée à un bras en faisant une chute en ski. Les parents se présentent au dispensaire car ils craignent que l'enfant ait une fracture. L'infirmière connaît cette famille et décrit les parents comme « peureux » et la fillette comme étant « douillette » ; elle interprète ses observations à la lumière de cette connaissance et conclut qu'il n'y a pas de fracture, mais elle est consciente que les parents ont besoin d'être rassurés. En plus d'exercer une surveillance ponctuelle pendant trois jours, elle explique à la mère comment mobiliser le bras de l'enfant et lui donne « des trucs » pour faciliter la guérison, évitant ainsi les complications et une consultation médicale inutile.

Les infirmières ont, pour plusieurs, témoigné de l'ouverture à des modes d'intervention non médicaux souvent appelés « médecines douces », mais elles ont dû faire preuve de prudence et de discrétion à cet égard. Il est arrivé que certaines infirmières conseillent à des gens de consulter des thérapeutes exerçant dans l'illégalité, ce qui était le cas notamment des chiropraticiens et des acupuncteurs à l'époque. Elles le faisaient lorsqu'elles s'apercevaient que les médecins n'arrivaient pas à régler un problème et toujours « en cachette » ; Marcelle Laliberté-Saint-Aubin ironise à ce sujet : « surtout, allez pas dire que c'est nous autres (les infirmières) qui vous avons dit d'aller voir un chiro. Un chiro ! Imagine-toi, on fait un péché hein ! ». Madame Saint-Aubin raconte comment elle et les autres infirmières du CLSC avaient pu diagnostiquer, lors d'un examen de routine, un problème à la colonne cervicale chez un bébé de quatre mois qui pleurait depuis sa naissance, et dont les pleurs étaient attribués par les médecins à la nervosité de la mère ; elles se sont concertées pour recommander discrètement à cette dernière d'aller consulter un chiropraticien, qui a soulagé l'enfant en une seule intervention. Deux infirmières ont remis en question la validité du modèle médical suffisamment pour étudier l'acupuncture : Rita Viau et Thérèse Mercier. Madame Viau s'y consacrait à temps plein depuis 1985. Elle raconte qu'Armandine Jean lui avait demandé d'aller discrètement faire une clinique à Rivière-Saint-Jean, où environ 80 personnes s'étaient présentées pour la consulter ; d'autres infirmières de dispensaire lui ont aussi recommandé des patients. Tous ces cas pour lesquels l'infirmière de colonie a trouvé une solution alternative efficace représentent autant de consultations médicales, voire d'hospitalisations épargnées au système de santé, épargnes qui ne furent pas prises en compte par les autorités.

Nous avons soutenu que les soins demandent des moyens simples et peu coûteux et que les petites chirurgies constituent des interventions de soins. Comme nous l'avons montré dans le chapitre 4, ces interventions ont cessé d'être rapportées après 1962, vraisemblablement parce que les infirmières ne pouvaient plus les poser. À ce sujet, Marcelle Laliberté-Saint-Aubin raconte le cas d'un homme qui s'était présenté au dispensaire avec un abcès péri-amygdalien ; n'osant pas ouvrir l'abcès avec une pince Kocher mousse comme elle avait appris à le faire, elle dirige le patient vers un médecin, et ce dernier prescrit des antibiotiques sans ouvrir l'abcès. Non soulagé, l'homme retourne voir l'infirmière, qui témoigne de la frustration qu'elle éprouvait dans de telles situations : « Bien des fois, tu les envoyais voir le médecin puis ils (les patients) revenaient, mais t'étais pas satisfaite. Tu te disais “c'est pas ce qu'il faut faire; i'aurait fallu qu'il (le médecin) fasse ça”. Tu peux pas rien dire, tu peux pas rien faire; ç'a été très, très frustrant ».

Lors de l'entrevue, Monique Lachance signale la présence, dans les dossiers laissés par sa prédécesseure, d'une consigne à l'effet d'administrer un antibiotique de la catégorie des sulfamidés aux personnes souffrant de la grippe et présentant une température supérieure à 101°F, « pour les bébés aussi »; elle fait remarquer que les médecins recommandent maintenant de ne pas donner d'antibiotiques dans les cas de grippe, puisqu'il s'agit d'une infection virale et non bactérienne. Cependant, nous l'avons vu, le recours aux antibiotiques s'est vite répandu à une vaste échelle sans qu'on en mesure bien les effets.

Comme nous les avons définis, les soins exigent du temps et de la continuité. Cependant, toutes les modifications de tâches introduites dans le travail des infirmières de colonie ont eu pour effet de réduire le temps qu'elles pouvaient consacrer à leurs gens et de le morceler. Le curé de Pointe-à-la-Garde avait déjà vu venir ce problème lorsqu'il écrivait, en juillet 1964, au secrétaire du ministre Gérard D. Lévesque non seulement pour réclamer le maintien du poste d'infirmière pour son village, mais pour déplorer le fait que cette dernière avait dû collaborer avec l'unité sanitaire, disposant ainsi de moins de temps pour répondre aux besoins des villageois[47]. Nous avons montré dans le chapitre 2 à quel point le rôle de sage-femme était central dans le travail des infirmières de colonie, et nous avons décrit la disponibilité qu'il exigeait. En amenant graduellement, par diverses stratégies dissuasives, les infirmières à renoncer à ce rôle, les autorités ont détruit le cœur de leur approche, c'est-à-dire ce qui leur permettait de passer de nombreuses heures dans l'intimité des familles et de découvrir leurs ressources et leurs besoins. L'infirmière Bas-St-L (1936-1976) illustre cette réalité en expliquant que les jeunes mamans avaient tendance à paniquer facilement, surtout pendant les tempêtes de neige en hiver. Elle raconte par exemple le cas d'une nouvelle accouchée qui l'avait demandée pendant une grosse tempête parce qu'elle n'arrivait pas à allaiter son bébé et parce que ni elle, ni la jeune fille embauchée pour les relevailles ne savaient comment nourrir l'enfant autrement; l'infirmière raconte que le bébé n'avait « même plus la force d'ouvrir la bouche tellement il était affaibli ». Elle arrive à sauver l'enfant en lui faisant boire au compte-gouttes une préparation de lait de vache dilué et bouilli, une intervention à laquelle elle a consacré presque 24 heures.

---

47. ANQ (SMC), B8-D13, Lettre du Chanoine Edgard Miville à M. Viateur Bernard, 9 juillet 1964.

En contraste avec cette connaissance intime des personnes soignées, les contacts éphémères établis lors des cliniques de vaccination ont entraîné un éparpillement peu compatible avec le rôle de soignante. Le graphique ci-dessous illustre le déclin du nombre d'accouchements faits par les infirmières de colonie, comparé à l'augmentation de celui des vaccinations/immunisations entre 1944 et 1971.

GRAPHIQUE 1

Évolution du nombre moyen d'accouchements et de vaccinations par poste d'infirmière de colonie, 1944-1971

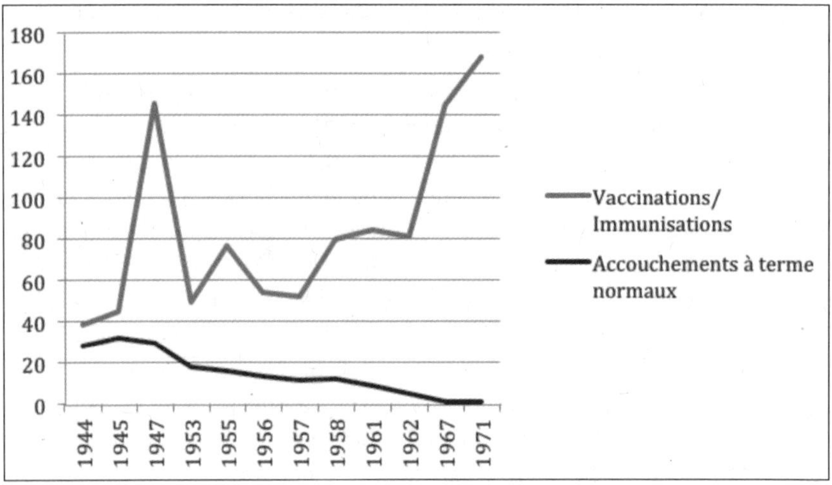

Les années qui ne figurent pas dans ce graphique sont celles pour lesquelles le nombre de postes ne peut être déterminé avec certitude. Ce graphique montre l'effet, sur le nombre de vaccinations/immunisations de la directive émise en 1958, qui décrète que « Les différentes vaccinations doivent être faites dans les colonies comme dans toutes les autres municipalités et elles sont la responsabilité de l'infirmière titulaire.[48] » On peut observer une montée en flèche des vaccinations/immunisations à compter de 1962, année de l'abolition du SMC et du transfert de ses infirmières de colonie au Service des US. On peut aussi constater le déclin des accouchements à la maison au milieu des années 1950 et l'effet de l'entrée en vigueur de la Loi de l'assurance-hospitalisation le 1er janvier 1961, assurant la gratuité de l'hospitalisation pour un accouchement.

48. ANQ (SMC), B8-D4, Lettre des docteurs Paul Claveau, Jean Grégoire et A.R. Foley, aux médecins-hygiénistes et aux infirmières du SMC, Québec, le 5 février 1958.

Le travail exécuté par l'infirmière lors d'une clinique de vaccination nous apparaît comme l'antithèse d'une intervention de soins : il s'adresse à des collectivités anonymes et consiste en des tâches standardisées et répétitives qui doivent être exécutées rapidement. Alors que les soins comportent un contact direct et prolongé avec le corps de la personne soignée, la vaccination se fait en un temps éclair. Les premières infirmières de colonie donnaient fréquemment des soins corporels à domicile (frictions, massages, bains au lit, pansements) ; celles des années 1960 et après ont dû renoncer graduellement à ce type d'interventions pourtant fort appréciées, en particulier par les nouvelles accouchées, comme nous l'avons vu.

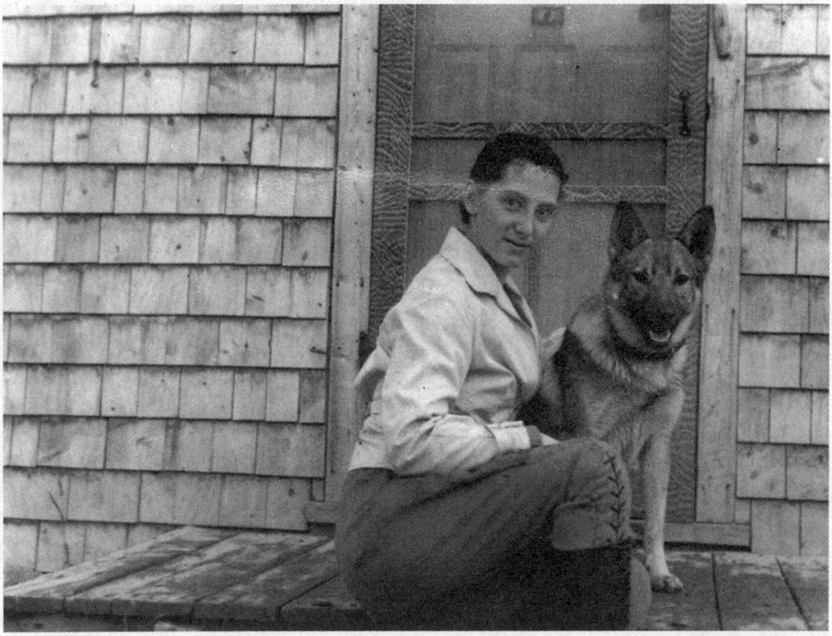

L'infirmière Marcelle Gingras, avec son chien, devant le dispensaire de Lac-Castagnier en Abitibi, sans date. Société historique de la Côte-du-Sud, Fonds Maurice Proulx, F104-7-4-8-11

Il faut souligner que, malgré tout, certaines infirmières ont persisté à donner des soins corporels. Edna Lachance mentionne par exemple qu'en plus de faire les constats de décès, les infirmières de La Tabatière avaient pris l'habitude de préparer la dépouille de la personne décédée pour l'exposition du corps. Elle raconte une expérience particulièrement émouvante qu'elle a vécue en faisant, à domicile, la toilette mortuaire d'une enfant de neuf ans, orpheline de mère et décédée d'une thrombopénie aigüe.

Cependant, même ces soins du corps qu'on ne peut certainement pas confondre avec des traitements médicaux ont fini par être découragés, voire interdits, comme le porte à croire le témoignage de l'infirmière A-T (1950-1952+1962-1978). Après avoir remarqué que beaucoup de gens avaient des problèmes aux pieds, cette infirmière avait, de sa propre initiative, suivi une formation en podiatrie et obtenu son diplôme en 1973; elle raconte avec amertume qu'elle n'a pas pu offrir bien longtemps ses services, pourtant très appréciés, car ses supérieures infirmières de l'US lui ont interdit de le faire. Elle affirme que, même si elle trouvait, lors des séances de dépistage, une malformation des pieds chez un nouveau-né ou des ongles incarnés chez un écolier, on lui interdisait d'intervenir pour régler le problème. Elle ne s'explique pas cette attitude de ses supérieures, mais nous avançons deux explications possibles: ses activités de soins des pieds ne faisaient pas partie de la description de tâches à laquelle on voulait restreindre les infirmières de colonie pour qu'elles adoptent leur nouveau rôle en médecine préventive; on craignait peut-être aussi que la population commence à demander que d'autres infirmières offrent aussi ce type de services.

Alors que l'on constate un effritement des rapports humains dans le système de santé actuel, il est évident que ce type de soins était de nature à tisser des liens forts et significatifs entre soignantes et soignés. Tandis qu'autrefois les infirmières ajustaient leur routine aux besoins des gens, c'est maintenant l'inverse. Encore en poste en 1992, Monique Lachance explique que les pressions subies par les infirmières pour les amener à se conformer aux décisions administratives se font notamment par le biais du contrôle de leurs horaires de travail, dont la rigidité ne convient pas du tout à leur contexte. Elle décrit les stratégies conçues par les autorités pour forcer la population à s'ajuster aux nouvelles structures et façons de faire du système de santé, notamment l'imposition d'heures de bureau. Elle témoigne de l'absence de réalisme des nouveaux cadres, qui considèrent que les gens n'ont qu'à aller à Amos, la ville la plus proche, s'ils ont besoin de l'infirmière en dehors des heures d'ouverture du dispensaire, devenu CLSC. Elle souligne qu'Amos se trouve à 62 km de son village et que bien des gens n'ont pas de voiture; ajoutons l'absence de transport en commun. Elle lit le message standard préenregistré que les autorités avaient composé pour les boîtes vocales des dispensaires:

> Les intervenants et intervenantes du CLSC L'Élan ne peuvent vous répondre pour l'instant; nous vous invitons à communiquer avec nous aux heures habituelles d'ouverture, soit de 8 heures et demie à midi et de 13 heures à 16 heures trente, du lundi au vendredi. Il est préférable de prendre rendez-vous pour les vaccinations, les prises de sang et les consultations médicales.

Madame Lachance explique le manque de réalisme des heures rigides de consultation en donnant comme exemple le cas usuel de quelqu'un qui éprouverait un mal d'oreilles un vendredi, alors qu'elle se trouve en réunion à l'extérieur, qu'elle devrait, selon les directives administratives, prendre congé le samedi et le dimanche, faire ses visites à domicile le lundi et sa tournée des écoles le mardi : « il va attendre quand, conclut-elle, le mercredi suivant ? Ç'a toujours b'en pas d'allure ! ». Elle a finalement réussi, à force de persévérance, à faire accepter un texte d'accueil de son cru mieux adapté à la réalité locale, mais elle doit assumer la disponibilité que son message implique et accepter que les gens l'appellent à l'heure des repas, le soir et les fins de semaine. L'infirmière C-N (1988+) décrit une semaine de travail régulière avec une activité prédéterminée à heures fixes pour chaque journée entremêlée d'imprévus et de la visite mensuelle du médecin itinérant. Les visites à domicile sont planifiées à jour et heures fixes comme le reste : « En principe, on a le mercredi après-midi [pour les visites à domicile] », dit-elle.

À travers la description que Monique Lachance donne des incessants efforts qu'elle doit déployer pour obtenir du temps de présence d'un médecin pour sa localité, on découvre l'absence de continuité des services que les médecins assurent. En effet, les seuls médecins qui acceptent d'exercer dans ces lieux éloignés des hôpitaux sont ceux et celles qui n'ont pas fini de rembourser le temps qu'ils doivent au gouvernement en raison de bourses d'études obtenues ; dès que cette obligation tombe, ils partent et madame Lachance doit recommencer ce qu'elle appelle sa « bataille des docteurs ». Elle témoigne de la quasi-impossibilité de pouvoir consulter les médecins couvrant son territoire, ne serait-ce que par téléphone, entre le vendredi après-midi et le lundi matin ; elle doit alors s'adresser à l'hôpital, avec ce que cela implique de manque de continuité dans le suivi d'un malade.

La transformation du rôle des infirmières de colonie a donc réduit considérablement le nombre et la durée de leurs interventions de soins et ceci, pour faire place à des interventions médicales massives et pas forcément bénéfiques. Nous prendrons pour exemple les cliniques de la Croix-Rouge, auxquelles les infirmières ont participé très activement jusqu'au milieu des années 1950. Comme elles ont été décrites par celles qui y ont participé, ces cliniques servaient entre autres choses d'occasions pour de jeunes médecins d'acquérir de l'expérience. L'infirmière A-T (1950-1952+1962-1978) dit qu'elle y a mis fin après avoir observé des abus de la part de certaines équipes qui se comportaient comme s'il s'agissait de « parties de fun » ; selon elle, des enfants seraient décédés à la suite d'interventions posées par certains médecins et elle aurait décidé de refuser les cliniques après avoir reçu des plaintes de sa population. Jeannette

Coulombe-Morneau confirme que le professionnalisme des équipes était inégal : « c'était des bons médecins, cette équipe-là, cette année-là ; c'était des as ». Elle ajoute cependant : « Il est arrivé une année que l'équipe était moins bien préparée ; ça prenait un coup [d'alcool] un peu. Ça fêtait en fin de semaine ; le lundi, ils étaient pas en état d'opérer les cas d'amygdales », explique-t-elle, en précisant que, dans ces situations, les infirmières « avaient droit de parole ».

Notre narratrice AD-1941 décrit pour sa part les cliniques de la Croix-Rouge comme « une vraie boucherie », et Nicole Dionne-de la Chevrotière confirme que des patients pouvaient faire une hémorragie après le départ des médecins et elle devait alors les conduire à La Sarre. Les représentants de la profession médicale soutiendraient évidemment que le manque de professionnalisme de certains de ses membres ne constitue pas une raison pour remettre en question la pertinence des programmes de la Croix-Rouge ; il n'en reste pas moins que l'essentiel des interventions faites dans le cadre de ces programmes consistait en des amygdalectomies et des extractions dentaires massives, principalement chez des enfants, dont le bien-fondé paraît aujourd'hui pour le moins discutable.

Le recours croissant aux services médicaux a de plus entraîné une augmentation considérable des coûts des services de santé, surtout après la réforme Castonguay-Nepveu, car les médecins se sont mis à multiplier les consultations. Marcelle Laliberté-Saint-Aubin raconte par exemple que le Conseil des médecins et dentistes a fait passer une résolution pour interdire aux infirmières des CLSC de diriger directement chez un pédiatre tout bébé chez qui elles avaient trouvé un problème médical lors des examens de routine à deux, quatre et six mois ; par la suite, les médecins généralistes se sont mis à faire venir les parents pour un examen de l'enfant à deux, quatre et six mois ! Dès la première année de l'application de la Loi d'assistance médicale, 42,6 % des assistés sociaux s'en étaient prévalus pour obtenir des services médicaux, ce qui représente une proportion considérable de ce groupe[49]. Pas étonnant alors que, après avoir résisté pendant huit ans aux demandes répétées de la municipalité de Godbout, le Dr Claveau ait fini par recommander, en 1970, l'embauche d'une infirmière ; il calculait que la quantité et la variété des tâches qu'elle accomplirait étaient « susceptibles de réduire la facture globale qui est présentée à la Régie de l'assurance-maladie ». L'infirmière de Godbout devait en effet participer « aux services généraux d'hygiène », prendre en charge un

49. Jean-Yves Rivard, Gilbert Blain, Jean-Claude Martin et Yolande Taylor, *L'évolution des services de santé et des modes de distribution des soins au Québec*, Commission d'enquête sur la santé et le bien-être social, Gouvernement du Québec, septembre 1970, Annexe 2, p. 63.

programme d'hygiène scolaire, surveiller « une nouvelle technique d'application périodique de fluor sur les dents par brossage collectif » dans les écoles, soulager l'US de Baie-Comeau, dont le personnel était insuffisant pour faire face à une « augmentation du nombre d'immunisations avec vaccination antivariolique à 1 an et ceux contre la rougeole et la rubéole », tout cela en plus de constituer un « support moral pour une population pauvre et démunie de plusieurs services indispensables[50] ».

En 1986, on constatait que la réforme Castonguay-Nepveu n'avait pas donné les résultats escomptés, en dépit d'une augmentation considérable des coûts des services médicaux :

> L'application du régime d'assurance-maladie entraîne une croissance des soins curatifs et une dépendance plus grande de la population envers un appareil médico-hospitalier de plus en plus envahissant et coûteux. Le régime ne contribue donc pas dans l'immédiat à résoudre les problèmes financiers causés par la montée des coûts et des actes médicaux. Au contraire, le système provoque une amélioration de la course à l'autonomie professionnelle, à la spécialisation et rehausse le prestige du médecin et la domination de la profession médicale dans l'appareil sanitaire[51].

---

50. ANQ (SMC), B5-D3, Dr Paul Claveau, directeur du Service des unités sanitaires, à Jean-Guy Villeneuve, secrétaire particulier adjoint à la Santé, la Famille et le Bien-être social, 29 décembre 1970.
51. Anctil et Bluteau, *La santé et l'assistance publique au Québec 1886-1986*, Santé Société, Édition spéciale, ministère de la Santé et des Services sociaux, 1986, p. 120.

Conclusion

Dans le contexte particulier de la crise économique des années 1930, le gouvernement du Québec a choisi de créer un service médical pour assurer un minimum de services de santé aux colons nouvellement établis dans les territoires de colonisation et, plus tard, dans les petites municipalités pauvres. Incapable de recruter des médecins pour assurer ces services, il s'est résigné à embaucher à cette fin des infirmières dites « de colonie ». Dans la présente étude, nous nous sommes d'abord demandé si le gouvernement était justifié de financer un service médical pour pallier l'absence de médecins dans les territoires trop pauvres pour en faire vivre un. Considérant que les principales actrices de ce service étaient des infirmières, nous avons ensuite voulu vérifier comment elles s'étaient acquittées de la mission qu'on leur avait confiée. En partant du fait que les infirmières s'identifient dans la société comme les professionnelles des soins, nous nous sommes ensuite demandé si leurs consœurs des colonies avaient su profiter de l'exceptionnelle autonomie dont elles jouissaient pour s'affirmer comme soignantes ou si elles n'avaient pas plutôt contribué à la médicalisation des populations qu'elles desservaient. Au terme de notre recherche, nous devons apporter des réponses nuancées à ces questions.

D'une part, nous constatons que le SMC a été mis sur pied et maintenu sans documentation de l'état de santé des personnes auxquelles il était destiné et qui, en principe du moins, étaient assez jeunes et en santé pour s'établir comme colons; seul le nombre de cas de tuberculose a été comptabilisé systématiquement dans les rapports. En l'absence de données décrivant l'état de santé des populations couvertes par le SMC, les témoignages des infirmières demeurent en pratique les seules sources permettant de juger de la pertinence d'un service qui, ne l'oublions pas, était conçu pour favoriser l'établissement de médecins, plutôt que d'infirmières, dans les régions éloignées des centres urbains. Dans les faits, on a utilisé comme principal argument pour justifier ce service la nécessité d'assurer un minimum d'assistance aux femmes enceintes en confiant aux infirmières de colonie la fonction de « faire les accouchements », un rôle qui est demeuré au cœur de leur pratique jusqu'au milieu des années 1950, et dont elles se sont acquittées de façon remarquable. Tant les données officielles que les témoignages des femmes ayant accouché à la maison avec une infirmière de colonie confirment cette affirmation.

D'autre part, nos données nous amènent à conclure que, malgré la présence dans certaines colonies de personnes souffrant de maladies sérieuses qui avaient réussi à déjouer le processus de sélection des colons, malgré également les accidents graves lors desquels la plupart des infirmières ont dû intervenir, les gens consultaient généralement pour des maux courants qui ne requéraient pas les compétences d'un médecin. Pour faire face à ces maux courants, beaucoup de mères de famille possédaient encore un savoir traditionnel en matière de remèdes maison et de pratiques de soins qui s'avéraient souvent efficaces, mais qui ont été graduellement abandonnés avec l'augmentation de la couverture des services médicaux. On ne peut non plus sous-estimer la part que les dures conditions de vie généralisées, allant parfois jusqu'à la misère, ont pu jouer dans l'apparition de la maladie, dans certains accidents et même dans le désespoir poussant au suicide ; il nous apparaît clair que les interventions médicales ne constituaient que des solutions temporaires et superficielles à ces problèmes.

Quoi qu'il en soit, c'est un service médical que les autorités ont choisi de créer officiellement, plus de 10 ans après l'embauche des premières infirmières de colonie, en confiant à ces dernières la responsabilité de prendre en charge ses deux grands volets : hygiène publique et médecine générale. Dans le volet « hygiène publique » du SMC, on trouve une bonne partie du travail que les infirmières faisaient bien avant la publication du premier rapport annuel de ce service : les soins de la mère, du nouveau-né et des enfants. On décrit cependant ce travail avec le langage médical savant de l'époque : « hygiène maternelle », « hygiène de la première enfance » et « hygiène scolaire ». À ces fonctions d'hygiène, on ajoute le dépistage des maladies contagieuses et les vaccinations/immunisations, ces dernières accaparant de plus en plus avec les années le quotidien des infirmières, au détriment des autres interventions. Sauf de rares exceptions, les infirmières ont participé avec enthousiasme à cette grande entreprise d'hygiène publique et, lorsqu'elles ont résisté à l'imposition de certaines tâches, elles ne l'ont pas fait par allégeance aux traditions de soins, mais parce que ces tâches leur enlevaient du temps pour accomplir le second volet de leur mandat qu'elles préféraient de beaucoup au premier : fournir un service de médecine générale.

À une époque où le médecin de famille des milieux ruraux faisait les accouchements et les extractions dentaires, qu'il tenait une petite pharmacie et procédait à de petites chirurgies, la médecine générale comprenait une vaste gamme de services. Tant la population que les supérieurs médecins des infirmières de colonie s'attendaient à ce que ces dernières fournissent ces services ; elles-mêmes acceptaient cette situation et s'y étaient préparées de leur propre initiative et à leurs frais. Ces infirmières ont donc donné un nombre considérable de consultations. Paradoxalement, ce nombre a augmenté plutôt que diminué avec le temps, particulièrement entre 1967 et 1971, soit après l'entrée en vigueur de la Loi d'assistance médicale et chirurgicale ; cette loi permettait pourtant aux assistés sociaux de consulter gratuitement des médecins, mais ne faisait pas pour autant apparaître ces derniers dans les régions éloignées. Comme nous l'avons montré, il est cependant devenu de plus en plus rare pour la population d'obtenir ces consultations à domicile, l'infirmière de colonie étant de plus en plus attitrée à des fonctions de médecine préventive, notamment dans les écoles. Avec l'augmentation générale du nombre de consultations, on observe une plus grande distribution par l'infirmière de médicaments, lesquels sont devenus à toutes fins utiles gratuits pour les assistés sociaux en avril 1966 ; bien qu'elle perde la possibilité de tenir une petite pharmacie dans son dispensaire, elle demeure pendant quelques années la dépositaire des produits pharmaceutiques prescrits par les médecins. Presque toutes les infirmières de colonie ont procédé à des extractions dentaires avec ou sans anesthésie malgré leurs réticences, voire leur aversion pour cette tâche. Elles ont beaucoup plus volontiers exécuté des pansements, points de suture et petites chirurgies dans les cas de brûlures, abcès purulents et accidents mineurs de toutes sortes, qui n'ont pas manqué de se produire ; le fait que les rapports annuels de leurs activités aient cessé de documenter la présence de ces interventions après 1962 ne signifie aucunement qu'elles aient disparu.

Bien que les autorités aient été très réticentes à l'admettre, l'infirmière de colonie était autorisée à diriger des malades ou des accidentés directement à l'hôpital, sans devoir passer par un médecin ; cela impliquait de poser un diagnostic médical, privilège normalement réservé au médecin, mais qu'on a dû lui consentir par la force des circonstances. Nos données nous permettent d'affirmer que non seulement l'infirmière a fait preuve de discernement dans l'exercice de ce privilège, mais aussi que les taux d'hospitalisation en colonie ont été bien inférieurs à ceux observés ailleurs au pays. L'analyse des données relatives au volet « médecine générale » des activités des infirmières nous amène enfin à réfuter l'affirmation, plusieurs fois répétée par diverses instances officielles, que ces intervenantes agissaient sous la supervision de médecins ; à cet égard, tant les statistiques des rapports officiels que les témoignages des premières concernées et les réalités du terrain nous obligent à conclure qu'elles étaient plutôt laissées à elles-mêmes.

Ne serait-ce que par les rapports officiels résumant leur travail, il est permis de conclure que les infirmières de colonie se sont honorablement acquittées de la mission qu'on leur avait confiée, à savoir de « fournir un service médical aussi complet que possible » ; nous avons montré qu'elles ont souvent dépassé ce qu'on attendait d'elles. Se trouvant à être, avec le curé de la paroisse, la seule ressource disponible dans un milieu dépourvu de tous services, l'infirmière de colonie s'est souvent improvisée ambulancière, psychologue, travailleuse sociale et gestionnaire de crise. Elle a exercé ces divers rôles avec une disponibilité et une accessibilité encore inégalées dans les petites localités éloignées des villes. Par sa capacité d'écoute et sa simplicité, elle a su se mettre à la portée des gens qu'elle desservait ; en partageant leur foi chrétienne, elle a souvent fait preuve de charité là où les ressources institutionnelles ne suffisaient pas.

Malgré l'existence de normes fixées par le Ministère pour l'ensemble des dispensaires, la quantité et la gamme des médicaments disponibles ont varié selon les postes et ceci, à toutes les périodes de l'histoire des infirmières de colonie. Il semble que certaines infirmières aient eu tendance à recourir davantage aux produits pharmaceutiques que d'autres, mais nos données ne nous permettent pas de documenter ce phénomène. La variation dans le contenu des pharmacies s'explique principalement par le fait que les infirmières s'approvisionnaient elles-mêmes en médicaments auprès de pharmacies ou, le plus souvent, auprès de représentants pharmaceutiques itinérants. Confrontées à la difficulté de se faire payer les produits pharmaceutiques par 'leurs' populations pauvres, elles ont presque toutes fait le choix de sacrifier une partie parfois importante de leur salaire pour donner les médicaments plutôt que de trouver une alternative efficace à ceux-ci.

Les infirmières semblent avoir été informées des nouveautés en matière de médicaments et y avoir eu recours au fur et à mesure de leur apparition sur le marché ; elles ont donc mal accepté que, à la fin des années 1960, on leur impose certains produits qu'elles jugeaient « dépassés ». Enfin, elles se sont trouvées totalement dépourvues lorsqu'on leur a interdit de tenir une pharmacie ; certaines ont même défié cette interdiction. Le recours aux médicaments de la part des infirmières dépassait largement leur usage de remèdes maison.

Tout comme elles l'avaient fait pour leur pharmacie, plusieurs infirmières ont acquis à leurs frais des instruments qu'elles jugeaient utiles, voire indispensables, à leur pratique. Enfin, la présence de plus en plus fréquente des médecins dans leur univers professionnel a non seulement entraîné une augmentation d'appareils sophistiqués dans les dispensaires, mais a aussi réduit considérablement la gamme des interventions de soins posées auparavant par les infirmières de colonie. En effet, elles se sont graduellement éloignées de leur rôle de soignantes disposant d'une pharmacie et d'instruments médicaux pour devenir, en quelque sorte, apôtres de la médecine préventive.

Considérant le contrat qu'elles avaient accepté et la formation qu'elles avaient reçue en milieu hospitalier, il était normal pour les infirmières de se référer à des connaissances médicales pour accomplir leur travail plutôt qu'à leurs savoirs traditionnels, d'ailleurs plus limités que ceux de certaines femmes de leur colonie. Cette influence médicale a été renforcée constamment par leur habitude de chercher conseil et assistance auprès de médecins, car ce n'est pas parce qu'elles exerçaient presque sans supervision que les infirmières agissaient sans conseils médicaux. Tranquillement, elles ont introduit médicaments et instruments médicaux dans l'arsenal des moyens traditionnels encore utilisés par les gens pour se soigner. Nous croyons par ailleurs que la dépendance des gens envers la médecine va bien au-delà de l'habitude de recourir aux médicaments et autres traitements médicaux pour faire face à un problème de santé ; elle se manifeste aussi par une incapacité de concevoir la santé et la maladie autrement que dans une perspective médicale. En vulgarisant le langage médical, en encourageant les gens à consulter un médecin, en organisant des cliniques médicales telles que celles de la Croix-Rouge et en y participant, les infirmières ont contribué à la promotion de la médecine plutôt qu'à celle des soins auprès de la population. En acceptant de remplacer les soins individuels par des mesures d'hygiène publique, de l'éducation sanitaire et du dépistage systématique, elles ont également contribué à rendre les gens presque totalement dépendants des médecins.

À la fin du chapitre 4, nous nous demandions si les infirmières de colonie n'avaient pas en quelque sorte contribué à leur propre disparition en acceptant de tout faire à tous, et ce, n'importe quand. Nous apportons une réponse nuancée à ce questionnement. Nous avons cité d'autres études analogues à la nôtre concluant que les infirmières de dispensaire, peu importe la région où elles ont exercé et pour quelle institution, ont contribué à médicaliser la population de sorte que, lorsque les médecins sont devenus accessibles, elles ont évidemment dû leur céder la place. Sans rejeter cette explication complètement, nous avons souligné que les auteures de ces études n'ont jamais explicité en quoi les infirmières avaient participé à cette médicalisation ni ce qu'elles auraient pu ou dû faire d'autre. Pour combler cette lacune, nous avons proposé de définir l'approche soignante (nursing) par comparaison avec l'approche médicale (médecine), à partir de certains points de repère, en nous appuyant en partie sur la tradition des femmes soignantes, en partie sur les données dont nous disposions. Nous avons ainsi défini le nursing comme un ensemble comprenant l'assistance apportée aux femmes lors des accouchements, l'utilisation d'herbes médicinales, la préparation et l'utilisation de remèdes domestiques, le recours aux massages thérapeutiques, l'exécution de petites interventions chirurgicales, l'accompagnement des mourants et l'assistance aux pauvres.

À partir de cette définition, nous avons examiné en quoi les infirmières de colonie s'en approchaient ou s'en éloignaient lorsqu'elles se sont préparées professionnellement et qu'elles ont voulu mettre à jour leurs connaissances pour exercer ce type de travail. Nous avons découvert qu'elles avaient essentiellement compté sur la collaboration de médecins, avant et après leur départ en colonie, pour compléter leurs connaissances déjà fortement influencées par la médecine étant donné leur formation acquise en milieu hospitalier. Il nous est aussi apparu important de décrire les savoirs, pratiques et principes des infirmières de colonie en matière de soins traditionnels comme nous l'avions fait à partir des récits des narratrices; nous avons constaté que ces dernières s'avéraient de meilleures représentantes de la tradition soignante que les infirmières. Cette constatation reflète assurément la formation et la socialisation qui marquent la trajectoire professionnelle de ces dernières. C'est surtout en examinant comment les infirmières de colonie avaient réagi devant la persistance tenace des savoirs et pratiques traditionnelles de soins dans les populations qu'elles desservaient que nous avons constaté toute leur ambiguïté de soignantes. En effet, si quelques-unes d'entre elles ont accepté avec modestie d'apprendre des colons et d'appliquer les connaissances ainsi acquises, de façon générale, elles se sont plutôt appuyées sur le savoir médical dans le quotidien de leur pratique.

De plus, à travers la pharmacie de leur dispensaire et par le biais des instruments médicaux qu'elles se procuraient, elles ont graduellement habitué les gens à chercher une solution médicale à leurs maux. Cependant, c'est surtout par le rôle qu'elles ont joué en hygiène publique puis en médecine préventive que les infirmières de colonie ont contribué à apprivoiser et à convertir à la science médicale une population auparavant plutôt méfiante, voire hostile, aux médecins. En même temps cependant, elles ont aussi accepté d'aller à la limite de leurs compétences pour soulager des personnes qui refusaient d'aller à l'hôpital, ralentissant de cette manière la dépendance actuelle des gens envers les hôpitaux.

Conséquemment, il ressort de cela que l'ambiguïté de la position des infirmières de colonie par rapport aux populations desservies caractérise bien davantage leur pratique professionnelle que leur adhésion à la médecine. L'impossibilité dans laquelle elles étaient de distinguer clairement les soins des traitements médicaux constitue une autre de leurs caractéristiques qu'on ne saurait cependant leur reprocher étant donné le mandat qu'on leur avait confié : tout faire à tous. Nous croyons par contre qu'en adoptant globalement le credo de la médecine au détriment de leurs valeurs de soignantes, elles n'ont pas pu se positionner professionnellement de manière crédible. Cette incapacité de cerner précisément leur rôle professionnel les a rendues vulnérables face à un corps médical déterminé à se faire valoir, au point où on a pu leur imposer graduellement des modifications de leurs fonctions et tâches telles qu'elles se sont trouvées à agir comme auxiliaires médicales plutôt que comme soignantes autonomes. Chaque fois que les projets gouvernementaux élaborés pour assurer des services médicaux aux populations éloignées se sont avérés inapplicables, les autorités ont reproché aux infirmières de colonie de s'obstiner à vouloir « faire du curatif » plutôt que de tenir compte de leur expérience et de leurs connaissances du terrain et cela, tout en exigeant qu'elles assument de nouvelles tâches sur des territoires de plus en plus vastes. D'une part, la flexibilité extrême des infirmières, en partie attribuable à leurs conditions d'exercice, a permis qu'on ajoute à leur charge de travail une multitude de tâches disparates et accaparantes, ce qui en a conduit plusieurs à l'épuisement. D'autre part, elles ont contribué à implanter dans la population des interventions médicales de masse dont les bienfaits pour la santé sont discutables. Surtout, la quasi-impossibilité dans laquelle elles se trouvaient de promouvoir l'approche soignante a résulté en une perte pour le système de santé de ce qui, selon nous, caractérise les soins par comparaison aux traitements médicaux, notamment la stimulation du processus de guérison, un temps de présence continu et un faible coût relatif.

Épilogue

En régions éloignées des centres urbains comme dans les grandes villes, on reproche à notre système de santé ses coûts exorbitants et son caractère bureaucratique, voire inhumain, mais on se plaint surtout de l'inaccessibilité aux médecins car, là comme ailleurs, ce sont ces professionnels qui en constituent la porte d'entrée. À ce problème, l'Ordre des infirmières et infirmiers du Québec (OIIQ) propose comme solution d'élargir le rôle des infirmières pour leur permettre de poser certains actes médicaux présentement interdits. L'Ordre estime également qu'en permettant cet « élargissement », on augmentera l'autonomie professionnelle des infirmières. Cette position étonne quand on la compare à celle des autorités infirmières des années 1940. En effet, alors que l'OIIQ réclame maintenant un rôle « élargi » pour les infirmières, son équivalent d'autrefois, l'Association des infirmières de la province de Québec (AIPQ), n'a pas appuyé ses membres œuvrant en colonie, ces marginales dont plusieurs fonctions sont aujourd'hui convoitées.

Pendant la période historique couverte ici (1932-1972), les autorités de la profession infirmière brillent par leur absence. Il existe bien quelques récits anecdotiques et un roman sur le sujet, mais ils sont l'œuvre de pionnières telles Aurore Bégin, d'une romancière ou de missionnaires[1]. On

1. Voir les articles publiés par Aurore Bégin dans le *Bulletin des gardes-malades catholiques*, entre 1934 et 1941, et celui de Louis-Émile Hudon dans le *Bulletin des infirmières catholiques du Canada*, vol. 12, nº 6, 1945, p. 182-190. Voir aussi Louis Garnier, eudiste, *Du cométique à l'avion. Les Pères Eudistes sur la Côte Nord (1903-1946)* (A. D'Amours, C.J.M., Québec, 1947), chapitre XI. Le personnage principal du roman de Marie Lefranc, *La rivière solitaire*, aurait été inspiré de la vie d'Aurore Bégin (Paris, Ferenczi, 1934). L'infirmière Nicole Dionne-de la Chevrotière publiait beaucoup plus tard, sous le pseudonyme de Bérith, *Rocabérant ou les tribulations d'une jeune infirmière chez les pionniers de l'Abitibi* (Montréal, Éditions Sondec, 1974).

trouve en effet de très rares interventions de l'AIPQ concernant la pratique des infirmières de colonie. Cette association a déjà affirmé ignorer cette pratique ou reproché au Collège des médecins de ne pas trouver de moyens pour forcer ses membres à exercer en régions[2]. L'absence de l'AIPQ auprès des infirmières du SMC a fait en sorte que ces dernières ont vite pris l'habitude de se référer à des médecins pour tout problème d'ordre professionnel, incluant ceux qui touchaient à la nature même de leur rôle. L'exemple le plus significatif de cette réalité est celui, succinctement décrit dans le chapitre 2, des conflits entre les sages-femmes non-infirmières et les infirmières de colonie, dont la pratique a été centrée sur les accouchements jusqu'au milieu des années 1950. C'est en faisant intervenir le Collège des médecins et chirurgiens de la province de Québec, plutôt que leur propre association professionnelle, que les infirmières se sont alors imposées lorsqu'elles toléraient mal la concurrence des sages-femmes.

Cette position passive de l'AIPQ était cependant conforme à celle tenue, depuis ses origines, par ses chefs de file. On peut le constater en lisant la première histoire de la profession infirmière au Québec publiée par l'AIIPQ[3] en 1970, et dont le premier auteur est un médecin. Les auteurs de cette histoire révèlent en effet que le projet de loi longuement discuté et approuvé lors de la première assemblée annuelle de l'Association en 1918 fut ensuite adressé « à la Société médico-chirurgicale de Montréal, pour approbation, critique et appui ». Ils justifient comme suit cette soumission à la profession médicale : « [...] il était normal qu'une jeune profession demande conseil à l'une des plus anciennes avec laquelle les infirmières étaient constamment en relation[4] ». Est-il nécessaire de rappeler que, jusqu'au début des années 1970, l'enseignement théorique aux infirmières a été assuré par des médecins dans des hôpitaux dirigés par des religieuses ? Les stages pratiques, contrôlés dans les unités de soins par les religieuses, étaient centrés sur l'observation de signes et symptômes utile au médecin, sur des façons de faire communes et sur les traditions soignantes religieuses ; l'obéissance à l'autorité était la toile de fond.

---

2. Voir notamment le volumineux dossier de Patricia Tremblay-Dion [ANQ (SMC), B9-D10], infirmière qui a occupé successivement deux postes en Gaspésie entre 1941 et 1963 avant d'être révoquée à la suite d'une plainte du Collège des médecins. Dans le dossier ANQ (SMC), B8-D5, on peut voir qu'en 1966, Mlle Reimer, Secrétaire et Archiviste de l'AIPQ, disait ne pas être au courant « que des infirmières s'engagent dans la pratique de la médecine » et que la Loi des infirmières du Québec ne le permettait pas.
3. Le deuxième « I » traduit l'intégration des infirmiers dans l'AIPQ en 1966.
4. Dr Édouard Desjardins, Suzanne Giroux et Eileen C. Flanagan, *Histoire de la profession infirmière au Québec* (Montréal : L'Association des infirmières et infirmiers de la province de Québec, 1970), p. 78-79.

Un tel arrangement convenait tout à fait aux médecins. Ce n'est en effet qu'en 1920 que l'Assemblée législative de la province de Québec adopta une loi donnant à l'Association des Gardes-Malades Enregistrées de la Province de Québec son droit à l'existence corporative[5]. Mais cette loi ne faisait que reconnaître la dépendance des infirmières à l'égard des médecins, notamment en matière de formation. En effet, dans son premier rapport produit en 1922, la visiteuse des écoles écrivait que « les religieuses s'en rapportent beaucoup aux médecins pour la question de l'enseignement aux infirmières et ces derniers, semble-t-il, sont satisfaits du cours tel qu'il est[6] ». Non seulement l'essentiel des connaissances acquises par les étudiantes infirmières leur était transmis par des médecins, mais l'ensemble de la formation devait être approuvé par ces derniers.

Ce lourd héritage professionnel, remontant à Florence Nightingale, que nous avons décrit ailleurs[7], explique pourquoi le seul rôle que l'AIPQ acceptait de reconnaître aux infirmières de colonie était celui d'auxiliaire du médecin prêt à s'établir en région, comme nous l'avons souligné dans les chapitres 1 et 6. La Loi des infirmières et infirmiers du Québec (Loi 273), entrée en vigueur le 1er février 1974[8], n'a pas mis fin à cet héritage. En effet, même si elle reconnaît légalement le nursing comme profession à titre réservé et exercice exclusif, cette loi comprend une définition légale de l'acte infirmier qui ne donne guère d'autonomie professionnelle aux infirmières. Cette définition accorde à la dimension « promotion de la santé et prévention de la maladie » du rôle des infirmières une place reflétant peu la réalité de la grande majorité de ces dernières qui travaillent en milieu hospitalier, où leurs interventions s'adressent à des personnes malades et dépendent des prescriptions médicales. Elle maintient donc les infirmières dans un statut de dépendance par rapport aux médecins.

---

5. Yolande Cohen et Louise Bienvenue, « Émergence de l'identité professionnelle chez les infirmières québécoises, 1890-1927 », *Canadian Bulletin of Medical History/Bulletin canadien de l'histoire de la médecine*, 11, 1994, p. 119-151. Notons que même au moment de leur incorporation professionnelle, les femmes soignantes n'avaient pas encore adopté le titre d'infirmière.
6. Dans Desjardins, 1970, *op. cit.*, p. 80.
7. Rousseau, Nicole. « Que sera l'infirmière de première ligne de l'avenir : une soignante autonome ou une auxiliaire médicale savante ? Leçons du passé », avec la collaboration de Johanne Daigle, Communication présentée dans le cadre du Colloque *Les soins infirmiers de première ligne : hier, aujourd'hui et demain* organisé à l'occasion du 40e anniversaire de la Faculté des sciences infirmières de l'U. Laval, Québec, 5 octobre 2007 ; Rousseau, Nicole. « Sacrifier l'autonomie pour obtenir la 'profession' : les choix des élites infirmières à travers l'histoire et leurs conséquences », dans *Le savoir infirmier. Au cœur de la discipline et de la profession*, sous la direction de Clémence Dallaire (Montréal : Gaëtan Morin éditeur), 2008, chap. 15, p. 383-401.
8. Ordre des infirmières et infirmiers du Québec, « 75 ans d'engagement professionnel. Une histoire dont nous pouvons être fières » (Montréal : Ordre des infirmières et infirmiers du Québec, 1995), 23 pages.

Ces choix historiques des autorités de la profession autour desquels se sont greffées les qualifications professionnelles des infirmières ont fait en sorte que les responsables n'ont pu saisir l'opportunité d'occuper dans les régions éloignées un champ professionnel pourtant laissé vacant par les médecins et d'y faire valoir une alternative au rôle d'auxiliaire médicale, agissant essentiellement sous les « ordres » d'un médecin, comme le recommandait la Commission Sylvestre. Une telle alternative aurait pu prendre l'une des deux formes suivantes : une approche pragmatique intégrant à la fois le rôle de sage-femme au cœur du travail des infirmières de colonie et des services de première ligne, ou une approche résolument soignante s'appuyant sur une conception de la santé différente de celle de la médecine comme nous l'avons définie dans le chapitre 5. Les infirmières de colonie étaient, à toutes fins utiles, les seules dépositaires de la première de ces deux approches possibles. C'est peut-être cette alternative que le Dr Ratté avait en tête lorsque, en septembre 1964, voyant venir l'élimination des infirmières de colonie, il écrivait à ces dernières une longue lettre pour les informer qu'il ne pouvait plus « réviser » leurs commandes pharmaceutiques. Après les avoir mises en garde « contre l'usage habituel des "tranquillisants" dans leur pratique », il se montrait encourageant en poursuivant :

> Par ailleurs, le rôle que vous exécutez est appelé à prendre de plus en plus d'importance à cause même de la pénurie des médecins et des infirmières quel que soit le système futur de distribution des soins médicaux.
>
> Dans cette perspective, je vous encourage donc à exercer vos fonctions dans le plus grand respect des codes déontologiques et de la vérité médicale la plus stricte ; ce qui ne vous empêche pas de prendre en main vos intérêts propres par le truchement de votre association qui se fera sans doute un grand plaisir d'étudier ce secteur bien particulier de l'activité des infirmières[9].

Pour notre part, en raison des risques de glissement vers la médicalisation de la population et de leurs conséquences dont nous avons discuté dans les chapitres précédents, nous privilégions la deuxième option, soit une approche résolument axée sur les soins plutôt que sur les traitements médicaux. Il nous paraît important de souligner ici que, dans le débat entourant la reconnaissance légale des sages-femmes, l'OIIQ s'est rangé du côté des médecins. Ce choix professionnel tranche sur celui de nombreux pays, notamment en Europe, où la maïeutique-sage-femme fait partie du nursing. À cet égard, il est significatif de constater que deux infirmières de colonie ont quitté leur poste pour ouvrir une maternité : Aurore Bégin à

---

9. ANQ (SMC), B8-D5, Dr Viateur Ratté, médecin-hygiéniste régional, Rivière-du-Loup, aux infirmières de colonie avec copie aux médecins-hygiénistes, septembre 1964.

Noranda dans les années 1930[10] et Colette Julien à Mont-Joli, vraisemblablement dans les années 1940[11]. Il faut cependant souligner ici que l'OIIQ a appuyé notre recherche en s'y associant comme partenaire, en publiant, en 1995, un encart de quatre pages sur les infirmières de colonie[12] et en soutenant le projet de reconnaissance du dispensaire de La Corne comme site historique. Toutefois, la description qu'on a retenue du travail de ces infirmières fait perdurer le silence sur leur rôle de sage-femme: « Gertrude Duchemin fut la seule infirmière à avoir travaillé ici, prodiguant des soins de santé de première ligne et une éducation sanitaire pendant 40 ans. Ce dispensaire rappelle l'apport des centaines d'infirmières de colonie à l'hygiène publique, à la colonisation de même qu'à la formation d'un tissu social au sein du monde rural[13]. »

La lutte des infirmières pour l'autonomie professionnelle nous paraît indissociable de l'élaboration d'un champ de connaissances qui constitue leur spécificité. Nous avons tenté de cerner les grandes lignes de ce que pourrait être ce champ de connaissances en nous référant à ce que nous nommons la « tradition soignante », une option que les élites infirmières auraient pu choisir. À cet égard, la montée lente, mais continue, du recours par la population aux thérapies holistes traduit, selon nous, un changement de paradigme dans le domaine de la santé plutôt qu'un retour à un passé révolu. Dans une recherche antérieure à celle-ci, nous avons montré que les infirmières constituaient, et de loin, le groupe professionnel le plus important dans le mouvement holiste, au point où l'OIIQ a dû prendre position à cet égard au milieu des années 1980[14]. Cependant, plutôt que de reconnaître ce mouvement comme une alternative possible au modèle médical, l'OIIQ a préféré considérer les modes d'intervention qu'il préconise comme des « outils complémentaires de soins ».

Cette difficulté de la profession infirmière de se positionner clairement dans le monde de la santé est soulignée par Julien Prud'homme. Dans une

10. « Depuis que le monde est monde. L'accouchement au Québec en 1980 », Dossier produit et distribué par Naissance-Renaissance, Montréal, 1982.
11. Entrevue avec l'infirmière de colonie Marguerite Pelletier-Martin, qui dit avoir remplacé à Saint-Charles-Garnier l'infirmière Colette Julien, qui aurait quitté cette colonie pour aller ouvrir « une maternité » à Mont-Joli; dans le cas d'Aurore Bégin, on parle plutôt d'une « clinique ».
12. « Les infirmières de colonie », collection « Rétrospective », numéro 2 de 6 (en encart), *L'infirmière du Québec*, juin-juillet 1995, p. 1-4.
13. Voir le site de Parcs Canada, <http://www.pc.gc.ca/apps/dfhd/page_nhs_fra.aspx?id=10264>, consulté le 6 mars 2013.
14. Nicole Rousseau, Francine Saillant et Danièle Desjardins (1991). « Profil socio-démographique et socio-professionnel des thérapeutes holistes au Québec », *Revue canadienne de santé publique*, vol. 82, septembre/octobre 1991, p. 335-340; Ordre des infirmières et infirmiers du Québec, *Les outils complémentaires de soins* (Westmount: OIIQ), 1987.

publication récente, cet historien décrit la naissance au Québec et l'évolution entre 1940 et 2010, « dans l'entourage du monde infirmier », de cinq professions paramédicales : psychologie, physiothérapie, ergothérapie, orthophonie-audiologie et diététique. Selon lui, contrairement à la profession infirmière, ces professions pourtant féminines se sont affranchies de la médecine grâce : 1) à une formation universitaire ; 2) à une réforme du système de santé québécois qui a fait exploser la clientèle des hôpitaux, forçant les médecins à « assouplir leur prise sur 'leurs' paramédicales » et 3) à une lutte pour l'autonomie professionnelle. Prud'homme conclut :

> De manière générale, l'analyse féministe a bien établi en quoi les stratégies d'exclusion et de subordination mises au point par les premières professions masculines ont été conçues pour s'appliquer spécifiquement aux femmes et pour les confiner à des tâches de soutien jugées proprement 'féminines'. Le couple médecin-infirmière, institué à la fin du XIXe siècle, offre la figure exemplaire d'une telle division du travail[15].

Il ne suffit pas pour les infirmières de dire que leur manière d'administrer les traitements médicaux est différente de celle des médecins pour que la société reconnaisse qu'elles possèdent un savoir et une expertise uniques. À l'heure où on reproche de plus en plus aux médecins de se laisser manipuler par l'industrie pharmaceutique[16], où les avancées médicales posent de sérieux problèmes éthiques et entraînent des coûts incontrôlables, herboristes et massothérapeutes gagnent en crédibilité. Les sages-femmes, quant à elles, ont maintenant leur propre ordre professionnel avec formation universitaire obligatoire et champ d'exercice clairement défini. Alors que les infirmières en sont encore à réclamer qu'on leur permette d'effectuer certaines interventions médicales, telles que la prescription de médicaments, dans des contextes particuliers, n'auraient-elles pas avantage à s'inspirer plutôt de ce que la population appréciait tant de leurs consœurs des colonies ? Des soins personnalisés et continus de la naissance à la mort, accessibles à domicile et financièrement abordables.

---

15. Prud'homme, Julien. « Un autre modèle de femmes soignantes : infirmières et professions paramédicales au Québec, 1940-2010 », dans Marie-Claude Thifault (dir.). *L'incontournable caste des femmes. Histoire des services de santé au Québec et au Canada* (Ottawa, Les Presses de l'Université d'Ottawa,.2012), p. 260.

16. À ce sujet, voir entre autres les ouvrages suivants : Ray Moynihan and Alan Cassels. *Selling Sickness. How the World's Biggest Pharmaceutical Companies are Turning us All into Patients*, Greystone Books (Vancouver : Douglas and McIntyre Publishing Group), 254 p., 2005 ; Nortin M. Hadler. *The Last Well Person. How to Stay Well Despite the Health-Care System* (Montréal and Kingston : McGill-Queen's University Press), 313 p., 2004. [Il existe une traduction française de ce volume : *Le dernier des bien-portants. Comment mettre son bien-être à l'abri des services de santé*, traduction de Fernand Turcotte, m.d. (Québec : Les Presses de l'Université Laval), 2008] ; J.-Claude St-Onge. *Les dérives de l'industrie de la santé. Petit abécédaire* (Montréal : Écosociété), 238 p., 2006 ; Nortin M. Hadler. *Worried Sick. A Prescription for Health in an Overtreated America* (Chapel Hill : The University of North Carolina Press), 376 p., 2008.

POSTFACE

Un beau conte triste

Il était une fois – il n'y a pas si longtemps – des soignantes qu'on appelait des infirmières de colonie. Elles s'occupaient de « tout faire à tous ». Elles étaient dévouées, responsables, toujours disponibles et aimées par les gens dont elles s'occupaient. Elles offraient des soins personnalisés de la naissance à la mort, accessibles à domicile et financièrement abordables. Elles ont pratiqué avec beaucoup de discrétion et de dévouement pendant près d'un demi-siècle dans les dispensaires des régions isolées du Québec. Puis ces infirmières de colonie ont été balayées par le grand vent de la Révolution tranquille et aujourd'hui elles n'existent plus que dans la mémoire des personnes qui les ont connues et qui regrettent maintenant leur absence.

Leur histoire devrait être connue par toutes les personnes qui travaillent dans le domaine de la santé et tout particulièrement par tous ceux qui s'inquiètent de l'état actuel du système de santé du Québec et qui aimeraient qu'on trouve rapidement des solutions concrètes pour que dans toute la province on puisse assurer de façon efficiente, à toutes les personnes souffrantes, un accès libre et équitable à des services de qualité et à l'intégralité des soins de santé dont elles ont besoin.

Nicole Rousseau et Johanne Daigle montrent de façon limpide que l'ouverture de postes d'infirmières de colonie dans des régions isolées et défavorisées où les médecins ne voulaient pas aller a été beaucoup plus que la « solution la plus raisonnable » pour répondre aux besoins de santé de la population. L'engagement par l'État d'infirmières diplômées pour desservir des populations isolées où il n'y avait ni médecin ni hôpitaux en leur donnant la responsabilité de prendre toutes les décisions nécessaires pour prendre en charge les malades et pour les transférer à l'hôpital en cas de besoin[1] est en fait une innovation majeure, mais dérangeante[2]. L'histoire des infirmières de colonie m'a conduit à me poser trois questions : quels sont les ingrédients de la réussite sur le terrain des infirmières de colonie ? Pourquoi ont-elles disparu ? Et, finalement, comment l'histoire des infirmières de colonie peut-elle aider, aujourd'hui, à penser la réforme du système de santé ?

QUELS SONT LES INGRÉDIENTS DE LA RÉUSSITE SUR TERRAIN DES INFIRMIÈRES DE COLONIE ?

Le livre montre que les infirmières de colonie ont répondu de façon remarquable aux besoins de santé des populations isolées et défavorisées dont elles avaient la responsabilité. Financées par l'État, elles ont assuré à toutes les personnes de leur communauté une large gamme de services de santé de base (des soins infirmiers aux traitements médicaux de première ligne généralement offerts par les médecins). Elles étaient aussi responsables du transfert des cas graves dans les hôpitaux[3]. Les infirmières étaient disponibles 24 heures par jour, 7 jours par semaine. Elles devaient trouver des solutions sur place à une foule de problèmes de santé : soins à domicile, accouchements, vaccinations, traitements des blessures, soins dentaires, prescription et distribution des médicaments, problèmes sociaux, écoute, prévention...etc. Elles vivaient dans leur communauté, elles pouvaient compter sur la confiance de la population et elles connaissaient personnellement tout le monde.

En résumé, la façon dont les infirmières de colonie pratiquaient dans leur dispensaire constitue une excellente illustration de que l'on appelle aujourd'hui, en reprenant la définition de l'Organisation mondiale de la santé, « un système de soins de proximité responsable de la santé d'une population bien définie » qui est au cœur des projets de réforme des systèmes de santé dans le monde. Un tel système permet de « rendre accessible à tous, des services de proximité (soins de santé de base, médecine de famille, prévention) que les gens connaissent et dans lesquels ils ont

1. Garde Raymond raconte qu'au moment où elle a été engagée en 1943 comme infirmière de colonie à l'Île Verte, dans le Bas-du-Fleuve, le représentant du ministère de la Santé, dans son bureau à Québec, lui « avait remis une trousse contenant les instruments de base, en [lui] disant : débrouillez-vous » *(Les gardiennes de tradition. Les reconnaissez-vous ?*, Programme nouveaux horizons, La Pocatière, 1980).
2. C.M. Christensen, R. Bohmer, J. Kenagy, « Will Disruptive Innovations Cure Health Care ? ». *Harvard Business Review*, 2000, p. 103-111.
3. En fait, l'engagement des infirmières de colonie par le Service médical aux colons a constitué le premier système public d'assurance maladie de base au Québec, plus de 40 ans avant l'introduction de l'assurance maladie en 1970 !

confiance ; qui peut résoudre leurs problèmes et les référer vers des services spécialisés en cas de besoin ; qui assure la continuité et la globalité des soins ; et qui fournit des soins intégrés, efficaces et sans risque ».

Si les infirmières de colonie ont pu « inventer » un modèle de pratique aussi original et performant, c'est essentiellement parce qu'il fallait répondre aux besoins de santé des communautés isolées dans lesquelles elles travaillaient avec peu de moyens. Les hôpitaux étaient loin et souvent coûteux et les médecins ne voulaient pas pratiquer dans ces endroits. L'isolement les a obligées à innover et les a protégées quand elles intervenaient en dehors des champs de compétence reconnus par les autorités. Les laisser « se débrouiller » faisait l'affaire de tout le monde.... Tant que cela ne dérangeait pas !

POURQUOI ONT-ELLES DISPARU ?

Le modèle de pratique des infirmières de colonie n'a pu exister et se maintenir dans le temps que parce qu'il est resté en grande partie clandestin. Quand le ministère de la Santé et des Services sociaux a été créé et qu'il a fallu intégrer les infirmières de colonie au réseau de la santé, leur modèle de pratique n'a pas pu résister aux pressions des groupes organisés qui y voyaient un précédent qui remettait en question la division des pouvoirs entre les champs de compétence des différents groupes professionnels et les intérêts des groupes les plus puissants (Collège des médecins, Ordre des infirmières, Ordre des pharmaciens) à un moment où les investissements publics dans le domaine de la santé prenaient une ampleur considérable.

La pratique des infirmières de colonie se situait exactement dans l'interface entre les soins infirmiers, les traitements médicaux de base, les responsabilités des pharmaciens et les services hospitaliers. Les infirmières de colonie démontraient qu'il était possible de ne pas accoucher à l'hôpital, que les infirmières pouvaient avoir une pratique ambulatoire autonome et que les soins qu'elles donnaient étaient différents de ceux préconisés par le modèle médical dominant. C'est en répondant de façon cohérente, intégrée, humaine et dévouée aux besoins de santé des personnes dont elles étaient responsables qu'elles ont remarquablement réussi sur le terrain, mais en même temps, c'est l'exercice de cette pratique élargie qui est à l'origine de leur disparition.

La reconnaissance officielle de la pratique élargie des infirmières de colonie aurait forcément entraîné un nouveau partage des champs de compétence entre les grandes professions de la santé (médecins, infirmières, pharmaciens) et par le fait même un nouveau partage des pouvoirs et de l'argent. Le modèle de pratique des infirmières de colonie avait émergé de la rencontre entre d'une part les besoins de santé de la population de communautés isolées, et, d'autre part, la compétence des infirmières engagées, leur expérience acquise sur le terrain et leur sens aigu des responsabilités. Ce modèle constituait, concrètement, une innovation remarquable, mais qui allait à l'encontre des intérêts économiques et symboliques des groupes organisés qui contrôlaient le système de santé. D'autant plus que les infirmières de colonie n'ont pas pu mobiliser l'opinion publique et les appuis politiques qui en découlent. Leur quasi-clandestinité et la marginalité des communautés de « colons » auprès desquelles elles pratiquaient ont fait en sorte que leur disparition n'a jamais été un enjeu fort dans l'arène politique.

En résumé, elles ont pu innover parce que leurs initiatives étaient peu connues et qu'elles ne dérangeaient pas la profession médicale (et dans une moindre mesure la profession infirmière naissante) avant l'introduction par l'État de l'assurance maladie. Mais les médecins n'ont pas voulu partager avec elles les revenus et les avantages considérables de l'assurance maladie. Le modèle de pratique des infirmières de colonie en tant que modèle de pratique de soins élargie aurait pu devenir le pivot de la réforme du système de santé proposée par la Commission Castonguay–Nepveu. Cette dernière proposait en effet pour répondre « aux besoins les plus courants [de la population], de façon continue et complète, au niveau même où ces besoins surgissent » (§1707, p. 179), c'est à dire pour intervenir exactement dans l'interface dans lequel travaillaient les infirmières de colonie, « que les CLS [centres locaux de santé] forment des équipes de base de trois à cinq médecins et de quatre à dix infirmières cliniciennes et infirmières soignantes aidées d'un travailleur social, pour desservir une population de 10 000 à 15 000 habitants. » (Recommandation 4.XIV.238, p. 206) « Cette équipe de base est mobile, souple et [elle est] en contact avec les médecins spécialistes en vue de répondre aux besoins de la population. » (§ 1752, p. 195)[4]. Cette recommandation n'a pas été mise en place. Personne aujourd'hui dans le système de santé ne remplit de façon systématique et intégrée, à l'échelle de la province, les responsabilités qu'assumaient les infirmières de colonie[5]. La nécessité d'assurer à tous, de façon intégrée, tous les soins de santé de proximité requis fait l'unanimité, mais on semble impuissant à faire les changements nécessaires. On continue à

---

4. Commission d'enquête sur la santé et le bien-être social. *Rapport de la Commission d'enquête sur la santé et le bien-être social*, deuxième partie. Volume IV : La santé. Gouvernement du Québec, 1970.
5. Aujourd'hui comme hier la seule exception s'observe dans les régions isolées où il y a encore quelques dispensaires et où des infirmières et des infirmiers exercent comme le faisaient les infirmières de colonie.

dire que c'est dans cette direction qu'il faudrait aller, mais on ne le fait pas[6] !

COMMENT L'HISTOIRE DES INFIRMIÈRES DE COLONIE PEUT-ELLE AIDER, AUJOURD'HUI, À PENSER LA RÉFORME DU SYSTÈME DE SANTÉ ?

Aujourd'hui, par un curieux paradoxe, l'histoire se répète. Au Québec, comme dans la plupart des pays du monde, les systèmes de santé sont en crise. Même s'il existe des programmes universels d'assurance maladie, de très nombreuses personnes ont de la difficulté à avoir accès de façon équitable à des services de qualité quand elles en ont besoin. Au Québec, pas plus les CLSC que maintenant les GMF (groupes de médecine de famille) n'arrivent à combler les besoins de la population pour des soins intégrés de proximité.

Cette situation résulte d'une part des pressions qu'exercent simultanément le développement des connaissances et des techniques, le vieillissement de la population, la dégradation de l'environnement et la crise des finances publiques. Et, d'autre part, des jeux de pouvoir entre les professions de la santé qui bloquent toutes les initiatives visant à permettre une coopération durable entre les professionnels pour offrir de façon intégrée des soins de proximité sur tout le territoire et à tout le monde.

Pour sortir de la crise et répondre aux attentes légitimes de la population, il n'y a pas d'autre choix que de réformer en profondeur le système de santé. Il existe un très fort consensus sur l'idée que la réforme doit permettre l'intégration des soins de proximité sur une base territoriale[7].

Mais pour que cette idée prenne corps, il ne suffit pas qu'elle soit énoncée, il faut qu'elle soit conçue, portée et opérationnalisée par des

---

6. André-Pierre Contandriopoulos, « Inertie et changement », *Ruptures*, vol. 9, n° 2, 2003.
7. La littérature sur cette question est considérable. À titre d'exemple : Dionne S. Kringos *et al.*, « The Breadth of Primary Care : A Systematic Literature Review of its Core Dimensions », BMC Health Services Research, 2010, 10:65, http//www.biomedcentral.com/1472-6963/10/6.
   Kurt Strange, « The Paradox of the Parts and the Whole in Understanding and Improving General Practice », Editorial, *International Journal for Quality in Health Care*, 2002, vol. 14, n° 4, p. 267-268. Kurt C. Strange, « The Problem of Fragmentation and the Need for Integrative Solutions », *Ann Fam Med*, 2009 ; vol.7, n° 2, p. 100-103.
   Mark W. Friedberg, Peter S. Hussey, et Eric C. Schneider, « Primary Care : A Critical Review of the Evidence on Quality and Costs of Health Care », *Health Affairs*, 2010, vol. 29, n° 5, p. 766-772
   B. Starfield, « Is Primary Care Essential ? », *The Lancet*, 1994, 344 : 1129-1133.
   P. A., Lamarche, R. Pineault, M.-D., Beaulieu, A.-P., Contandriopoulos, J.-L. Denis, J. Haggerty, *Sur la voie du changement. Pistes à suivre pour restructurer les services de santé de première ligne au Canada*, Fondation canadienne de la recherche sur les services de santé, Ottawa, 2003.

leaders à tous les niveaux du système pour qu'autour d'elle s'organisent des coalitions puissantes d'acteurs disposant des ressources nécessaires pour faire aboutir le projet. Ces ressources ne sont pas seulement financières et matérielles, il faut aussi du temps, des connaissances, des informations et des capacités cognitives nouvelles. Le projet de réforme, porté par ces coalitions d'acteurs, n'entraînera de véritables changements que s'il est appuyé par des changements dans les incitations qui orientent les pratiques. Pour qu'une véritable coopération s'établisse entre les médecins, les infirmières et les autres professionnels pour répondre aux besoins de soins de proximité de tous, il faut que les modalités de paiement des professionnels changent et que les modèles de pratique acquis durant la formation changent aussi. Ces changements devront entraîner une transformation simultanée des pratiques de tous les acteurs (professionnels, gestionnaires, patients) et des structures du système.

Pour qu'un tel changement puisse se réaliser, il faut qu'une large coalition d'acteurs crédibles et influents, en particulier les médecins, appuie le projet de réforme. Or, en provoquant des changements dans les structures et les pratiques, la réforme modifiera forcément les champs de pouvoir des acteurs et la distribution des ressources. Le pouvoir et les revenus des médecins seront forcément affectés !

L'histoire des infirmières de colonie montre clairement qu'il ne suffit pas de réussir sur le terrain pour entraîner des changements souhaitables à plus grande échelle.

Martin Luther King dans sa « lettre de la geôle de Birmingham » en 1963 écrivait : « L'histoire est la longue et tragique illustration du fait que les groupes privilégiés cèdent rarement leurs privilèges sans y être contraints. Il arrive que des individus soient touchés par la lumière de la morale et renoncent d'eux-mêmes à leurs attitudes injustes, mais les groupes ont rarement autant de moralité que les individus. »

Et pourtant, en pensant aux infirmières de colonie, on ne peut s'empêcher de croire qu'il devrait être possible d'organiser partout au Québec des soins de proximité reposant sur un professionnalisme généreux. On pourrait espérer que le processus de changement à mettre en œuvre pour réformer le système de santé devienne le grand chantier de la réforme de la démocratie et permette de démonter que les politiques publiques ont véritablement la capacité de transformer les grandes institutions de la société et de répondre ainsi aux attentes de la population.

André-Pierre Contandriopoulos

Annexes

ANNEXE 1

Liste des 174 postes d'infirmières de colonie, avec ou sans dispensaire-résidence, leur région d'appartenance, leur année d'ouverture et de fermeture et l'année d'accession au statut de municipalité organisée, le cas échéant.*

Nom	Région	Nature Poste d'inf. P Dispen-saire D	Année d'ouverture	Année de fermeture	Année d'accession au statut de municipalité organisée	O M[1]
1. Aguanish	BCN (Duplessis)	P + D	1939	1963	1957 (M. p. 8)	M
2. Angliers	Témis. (AT)	P	1935	1968	1945 (M. 25)	M
3. Auclair	Témiscouata (Gasp.)	P + D	1933	1962	1954 Témiscouata	M
4. Authier-Nord	Abit. (AT)	P + D	1943	1977	1983 (M. 48)	O
5. Aylmer Sound	CN (Manic.)	P + D	1986	actif	1963 (M. 50)[2]	O
6. Baie-Comeau	CN (Manic.)	P	1941	1962	1937 (M. 57)	M
7. Baie-Johan-Beetz	BCN (Duplessis)	P + D	1943	1976	1965 (M. 61)	O
8. Baie-Sainte-Catherine	Charlevoix (Mani-couagan)	P	1941	1972	1903 (M. 61)	O
9. Baie-Trinité	CN (Manic.)	P[3]	1963	1973	1955 (M. 61)	M
10. Barraute	Abit. (AT)	P + D	1942	1978	1948 (M. 76)	
11. Beaucanton	Abit. (MRC Baie James)[4]	P + D	1935	1984	Pas acquis (M. 85)	

* Les références pour les dates d'accession au statut de municipalité organisée sont: Jean Cournoyer, *La Mémoire du Québec de 1534 à nos jours. Répertoire de noms propres* (Montréal: Stanké, 2001) **(référé ici par M. suivi de la page)**; Commission de toponymie, Noms et lieux du Québec (Sainte-Foy: Les Publications du Québec, 1994) **(référé ici par C. suivi de la page)**; *Témiscouata*... **(référé ici par T. suivi de la page)**; enfin, les histoires régionales produites par *IQRC*, référées ici par **HR** suivi de la page.

1. O signifie que le poste a été ouvert après l'accès au statut de municipalité; M signifie que le poste a été maintenu même après la municipalisation.
2. En 1963, le gouvernement du Québec crée la Municipalité de la Côte-Nord-du-Golfe-Saint-Laurent (MCNGSL), dans laquelle sont regroupés plusieurs des petits villages de la Côte.
3. Avant l'ouverture de ce poste, une clinique avec médecin avait été ouverte par la compagnie forestière en 1930; le poste d'infirmière ouvert par le SMC a sans doute été créé à la suite du départ du médecin de la compagnie, ce qui expliquerait qu'il n'y ait pas eu de dispensaire.
4. Colonie maintenant incluse dans la MRC de la Baie-James.

Nom	Région	Nature Poste d'inf. P Dispen-saire D	Année d'ouverture	Année de fermeture	Année d'accession au statut de municipalité organisée	O M[1]
12. Beaudry	Témis. (AT)	P + D	1937	1976	1979 (M. 93)	O
13. Bégin	LSJ (Sag.-LSJ)	P + D	1942	1973	1922 (M. 110)	M
14. Belleterre	Témis. (AT)	P	1940	1968	1942 (M. 119)	
15. Berry	Abit. (AT)	P + D	1936	1977	1981 (M. 131)	
16. Biencourt	Rimouski (Bas-Saint-Laur.)	P + D	1932	1980	1946 (T. 256)	M
17. Blanc-Sablon	BCN (Duplessis)	P	1941	1949 ?[5]	1963 MCNGSL 1989 mun. org. (Histoire CN, 541)	
18. Cadillac	Abit. (AT)	P	1969	1972	1948 (M. 217)	O
19. Canton-Rouyn[6]	Témis. (AT)	P + D	1935	?	?	?
20. Cap-aux-Os	Gasp. (Gasp.)	P	1945	1962	1971 fusionné à Gaspé (M. 544)	
21. Cap-des-Rosiers	Gasp. (Gasp.)	P	1942	1948	1870 (M. 544)	O
22. Champneuf	Abit. (AT)	P + D	1950	1969	1941 (M. 278)	O
23. Cherbourg	Matane (Gasp.)	P + D	1943	1964	1954 (M. 1568)	M
24. Cloridorme	Gasp. (Gasp.)	P + D	1937	1969	1885 (M. 322)	O
25. Cloutier	Témis. (AT)	P + D	1936	1976	1979 M. 324)	
26. Clova[7]	Abit. (AT)	P	1974	1977	?	?

5. Un petit hôpital a été construit en 1949, mais on avait tellement de difficulté à recruter des médecins que ce sont des étudiants en médecine de McGill qui s'y rendaient l'été. (Réf. Histoire de la Côte-Nord, IQRC, 1996, p. 535) Selon nos données, le SMC y a maintenu une infirmière entre 1941 et 1949, approximativement.
6. N'existe plus sur la carte du Québec. Était à 8 milles de Bellecombe (Sainte-Agnès ?).
7. Clova n'existe pas sur la carte du Québec (1995) ; village forestier appartenant à la Canadian International Paper, qui y avait construit un dispensaire et y a probablement gardé un médecin jusqu'en 1972. En 1974, la compagnie conclut une entente avec le gouvernement selon laquelle le gouvernement loue le dispensaire et y poste une infirmière administrativement rattachée à l'Hôpital Youville de Rouyn-Noranda, puis, à partir de 1977, au C.H. régional de la Mauricie.

Nom	Région	Nature Poste d'inf. P Dispen-saire D	Année d'ouverture	Année de fermeture	Année d'accession au statut de municipalité organisée	O M[1]
27. Colombier	CN (Manic.)	P + D	1941	1972	1946 (M. 328)	M
28. D'Alembert	Abit. (AT)	P + D	1936	1976	1980 (M. 375)	
29. Deslandes	Gasp. (Gasp.)	P + D	1940	1965	Pas acquis (C. 174)	
30.Desmaraisville	Abit. (Baie-James-Nouv. Qc.)	P	1964	1967	Pas acquis (C. 174)	
31. Despinassy	Abit. (AT)	P + D	1949	1965	Pas acquis (C. 175)	
32. Destor	Abit. (AT)	P + D	1935	1984	1981 (M. 413)	M
33. Douglastown	Gasp. (Gasp.)	D[8]	1946	?	1971 annexé à Gaspé (C. 186)	
34. Duparquet ville minière	Abit. (AT)	P	1932	1976	1933 (M. 454)	M
35. Esprit-Saint	Rimouski (Bas-Saint-Laur.)	P + D	1940	1972	1979 (M. 477)	
36. Évain	Témis. (AT)	P + D	1935	1966	1954 (M. 480)	M
37. Farmborough	Témis. (AT)	P + D	1938	1969	?	?
38. Franquelin	CN (Manic.)	P	1968?	1968?	1977 (M. 517)	O
39. Gagnon ville minière[9]	BCN (Baie-James-Nouv. Qc.)	P	1971		1955 (M. 530)	M
40. Gallichan	Abit. (AT)	P + D	1939	1967	1958 (C. 233)	O

8. La seule chose que nous savons sur Douglastown est qu'il y avait un dispensaire en 1946. Comme il s'agissait d'une localité située très près de Gaspé, il est possible que le SMC ait accepté d'y construire un dispensaire sans y placer une infirmière, qui devait alors être embauchée par le village.
9. Ville construite à la fin des années 1950 par la Quebec Cartier Mining, qui comptait une population de quelque 4 000 habitants, et qui a été incorporée en 1955 (M. 530) ou 1960 (Hist. CN p. 502). À la fin des années 1960, la compagnie va ouvrir une mine ailleurs et le gouvernement du Québec achète tout et maintient la ville jusqu'en 1985, année où celle-ci est rasée. Ces faits concordent avec nos données ; en prenant la ville en charge, le gouvernement y aurait installé une infirmière et il est plausible qu'il y ait maintenu le poste jusqu'en 1985.

Nom	Région	Nature Poste d'inf. P Dispen-saire D	Année d'ouverture	Année de fermeture	Année d'accession au statut de municipalité organisée	O M[1]
41. Godbout[10]	CN (Manic.)	P	1970	?	1955 (M. 574)	O
42. Grandes-Bergeronnes	CN (Manic.)	P + D	1941	1972	1898 (C. 59)	O
43. Grande-Vallée	Gasp. (Gasp.)	P	1939	1966	1927 (M. 589)	
44. Gros-Morne	Gasp. (Gasp.)	P + D	1943	1956	Pas acquis (C. 258 M. 599)	
45. Guyenne	Abit. (AT)	P + D	1946	1978	Pas acquis (M. 609)	M
46. Harrington Harbour	BCN (Duplessis)	P	1941	1973	1963 MCNGSL (M. 619)	
47. Havre-Aubert	Îles-de-la-Mad.	P + D	1946	1947(?)	1951 (M. 897)	O
48. Havre-aux-Maisons	Îles-de-la-Mad.	P + D	1946	1963	1875 (M. 624)	O
49. Havre-Saint-Pierre	BCN (Duplessis)	P	1941	1974	1873 (M. 624)	M
50. Île-aux-Coudres	Charlevoix (Charl.)	P	1947	1967	[11]	?
51. Île Népawa	Abit. (AT)	P	1947	1971	?	
52. Johannès Joannès	Témis. (AT)	P + D	1937	Après 1954	Pas acquis (M. 750)	
53. Joutel village minier[12]	Abit. (Baie-James-Nouv. Qc.)	P	1967	Après 1980	Pas acquis (M. 704)	O
54. Kégaska	BCN (Duplessis)	P + D	1965	1990	1963 MCNGSL (C. 309)	O
55. Lac-Bouchette	LSJ (Sag.-LSJ)	P	1947	1952	1930 (M. 740)	

10. Godbout ne comptait que quelques familles jusqu'en 1922; cette année-là, la papetière américaine St. Regis Paper Co. achète 517 km2 de forêt et l'exploite jusqu'en 1971, ce qui fait de Godbout un gros village. Il semble que le gouvernement du Québec ait pris le village en charge à partir du départ de la compagnie, comme il l'avait fait à Gagnon (Hist. CN sur Godbout).
11. Il y a eu trois municipalités à l'Île-aux-Coudres: Saint-Louis, municipalité-mère créée en 1855 (C. 696), Saint-Bernard en 1936 (C. 614) et La Baleine en 1951 (C. 317). Dans les trois cas, le poste a été maintenu après la municipalisation.
12. Cas unique. Voir Histoire de l'AT, p. 460-462. Le 20 février 1998, Radio-Canada annonçait que la seule compagnie minière encore présente à Joutel (Selby) allait cesser ses opérations. On disait qu'elle logeait 99 % des habitants du village ! Selon cette nouvelle, le village existait depuis 1960.

Nom	Région	Nature Poste d'inf. P Dispen-saire D	Année d'ouverture	Année de fermeture	Année d'accession au statut de municipalité organisée	O M[1]
56. Lac-Castagnier	Abit. (AT)	P + D	1936	1953	Pas acquis fait partie de La Morandière (M. 265)	O
57. Lac-Cayament (Cayamant)	Pontiac (Duplessis)	P + D	1942	1970	1906 (M. 267)	
58. Lac-des-Aigles	Rimouski (Bas-Saint-Laur.)	P + D	1943	1947	1948 (M. 741)	M
59. Lac-des-Habitants (Notre-Dame-du-Rosaire)	LSJ (Sag.-LSJ)	P	1940	1974	Avant 1964 (HR, p. 411)	O
60. Lac-Frontière	Montmagny (Chaud.-Appal.)	P	1940	1949	1916 (M. 745)	
61. La Corne	Abit. (AT)	P + D	1936	1976	1975 (M. 752)	M
62. Laferté	Abit. (AT)	P + D	1936	1957	Pas acquis (C. 331)	
63. Laforce	Témis. (AT)	P + D	1938	1977	1979 (M. 765)	
64. L'Alverne	Bonav. (Gasp.)	P + D	1940	1969	Pas acquis (C. 336)	
65. La Marthe La Martre	Gasp. (Gasp.)	P + D	1926	1974	1923 (M. 774)	O
66. La Morandière	Abit. (AT)	P + D	1939	1972	1983 (M. 778)	
67. Languedoc	Abit. (AT)	P + D	1952	1963	Pas acquis (C. 342)	
68. L'Anse-Saint-Jean	Saguenay (Sag.-LSJ)	P + D	1932	1948	1859 (M. 792)	O
69. La Rédemption	Matapédia (Gasp.)	P + D	1942	1972	1956 (M. 803)	M
70. La Sarre	Abit. (AT)	P + D	1941	1977	1937 (M. 809)	O
71. L'Ascension-de-Patapédia	Bonav. (Gasp.)	P + D	1944	1972	1968 (M. 810)	M
72. La Tabatière	BCN (Duplessis)	P + D	1963	1974	1963 MCNGSL (M. 812)	O
73. La Trinité-des-Monts	Rimouski (Bas-Saint-Laur.)	P + D	1940	1972	1965 (M. 813)	M

Nom	Région	Nature Poste d'inf. P Dispen-saire D	Année d'ouverture	Année de fermeture	Année d'accession au statut de municipalité organisée	O M[1]
74. Lejeune	Témiscouata (Gasp.)	P + D	1943	1963	1964 (M. 851)	O
75. Les Escoumins	CN (Manic.)	P	1941	1947	1863 (M. 869)	O
76. Les Méchins	Matane (Gasp.)	P	1939	1973	1877 (M. 873)	O
77. Madeleine-Centre	Gasp. (Gasp.)	P + D	1943	1973	1916 (C. 648)	
78. Manneville	Abit. (AT)	P + D	1941	1965	1980 (M. 1503)	
79. Mission-Saint-Louis (Saint-Louis-de-Gonzague)	Bonav. (Gasp.)	P + D	1943	1972	? (HR p. 381)	?
80. Moffet	Témis. (AT)	P + D	1932	Après 1985	1953 (M. 1004)	
81. Montbeillard Poste douteux	Témis. (AT)	P + D			1980 (M. 1011)	
82. Mont-Louis	Gasp. (Gasp.)	P	1944	1975	1884 (M. 1604)	
83. Montreuil (Saint-Vincent-de-Paul)	Témis. (AT)	P + D	1938	1942	Non disponible	
84. Mont-Saint-Pierre	Gasp. (Gasp.)	P	1948	1949	1947 (M. 1062)	.
85. Mutton Bay	BCN (Duplessis)	P	1941	1975	Pas acquis (M. 58)	
86. Natashquan	BCN (Duplessis)	P + D	1929	1973	Non disponible	O
87. Notre-Dame-de-Lorette	LSJ (Sag.-LSJ)	P + D	1940	1973	1939 (M. 1102)	O
88. Notre-Dame-des-Sept-Douleurs	Riv.-du-Loup (Bas-Saint-Laur.)	P + D	1944	1978	1874 (M. 1107)	O
89. Notre-Dame-du-Laus	Pontiac (Laurentides)	P	1966	1972	1867 (M. 1108)	O
90. Parent	Laviolette (Cœur-du-Qc.)	P	1965	Actif en 1992	1913 (M. 1162)	O
91. Pellegrin	Gasp. (Gasp.)	P + D	1945	1964	Pas acquis (C. 525)	

Nom	Région	Nature Poste d'inf. P Dispensaire D	Année d'ouverture	Année de fermeture	Année d'accession au statut de municipalité organisée	O M[1]
92. Petit-Cap	Gasp. (Gasp.)	P	1941	1972	1923 (C. 525)	O
93. Petite-Rivière-Saint-François	Charlevoix (Charl.)	P	1944	1963	1845 (M. 1189)	O
94. Petit-Saguenay	Sag. (Sag.-LSJ)	P + D	1940	1963	1919 (M. 1191)	O
95. Pointe-à-la-Garde	Bonav. (Gasp.)	P	1941	1964	Pas acquis (M. 1208)	
96. Pointe-aux-Outardes	CN (Manic.)	P + D	1942	?	1969 (M. 1208)	?
97. Preissac	Abit. (AT)	P + D	1937	Après 1985	1979 (M. 1229)	M
98. Rapide-Danseur	Abit. (AT)	P + D	1942	1963	1980 (C. 568)	
99. Rémigny	Témis. (AT)	P + D	1936	Après 1985	1978 (M. 1368)	M
100. Rivière-au-Tonnerre	BCN (Duplessis)	P + D	1926	1972	1925 (M. 1391)	O
101. Rivière-Héva	Abit. (AT)	P + D	1938	1970	1981 (M. 1396)	
102. Rivière-Pentecôte	BCN (Duplessis)	P + D	1940	1963	1972 (M. 1397)	
103. Rivière-Saint-Jean	BCN (Duplessis)	P + D	1929	Actif en 1992	1966 (M. 1398)	M
104. Rivière-Saint-Paul	BCN (Duplessis)	P + D	1965	1975	Pas acquis (M. 1398)	
105.Rochebeaucourt	Abit. (AT)	P + D	1936	Actif en 1992	1983 (M. 1406)	M
106. Rollet	Témis. (AT)	P + D	1932	1969	1979 (M. 1411)	
107. Roquemaure	Abit. (AT)	P + D	1934	Après 1976	1952 (M. 1412)	M
108. Ruisseau-Vert	CN (Manic.)	P + D	1941	1974	Non disponible	?
109. Sagard	Charlevoix (Charl.)	P + D	1940	1971	Pas acquis (C. 599)	O
110. Sacré-Cœur-Saguenay	CN (Manic.)	P	1941	1941	1915 (M. 1437)	O
111. Saint-Adelme	Matane (Gasp.)	P + D	1949	1963	1933 (M. 1440)	
112. Sainte-Agnès-de-Bellecombe	Témis. (AT)	P + D	1935	1977	1978 (M. 118)	?
113. Saint-Ambroise	LSJ (Sag.-LSJ)	P	1942	1949	1902 (M. 1446)	

Nom	Région	Nature Poste d'inf. P Dispen-saire D	Année d'ouverture	Année de fermeture	Année d'accession au statut de municipalité organisée	O M
114. Sainte-Anne-de-Portneuf	CN (Manic.)	P + D	1941	1972	1902 (M. 1485)	O
115. Saint-Antoine-de-l'Isle-aux-Grues	Montmagny (Chaud.-Appal.)	P	1940	Après 1979	1845 (M. 1450)	
116. Saint-Augustin	BCN (Duplessis)	P + D	1942	1973	1993 (M. 1454)	
117. Saint-Bernard-des-Lacs	Gasp. (Gasp.)	P + D	1940	1968	? (HR, p. 379)	O
118. Saint-Charles-Garnier	Rimouski (Bas-Saint-Laur.)	P + D	1945	1965	1966 (M. 1466)	O
119. Saint-Côme Joliette	Lanaudière (Lanaudière)	P	1945	1947	1873 (M. 1469)	O
120. Saint-Dominique-du-Rosaire	Abit. (AT)	P + D	1935	1970	1978 (M. 1477)	
121. Sainte-Élizabeth-de-Proulx	LSJ (Sag.-LSJ)	P + D	1940	1967	Pas acquis (C. 555)	
122. Saint-Fabien-de-Panet	Montmagny (Chaud.-Appal.)	P	1946	1947	1907 (M. 1532)	O
123. Saint-Félix-d'Otis	LSJ (Sag.-LSJ)	P + D	1941	1972	1923 (M. 1534)	O
124. Saint-Fidèle-de-la-Restigouche	Bonav. (Gasp.)	P + D	1940	1956	? (HR, p. 370)	?
125. Saint-François-d'Assise	Bonav. (Gasp.)	P + D	1943	1963	1926 (M. 1538)	O
126. Sainte-Germaine-Boulé	Abit. (AT)	P + D	1934	1979	1954 (M. 1502)	M
127. Sainte-Gertrude-Manneville	Abit. (AT)	P + D	1934	1966	1980 (M. 1502)	
128. Saint-Guillaume-de-Granada	Témis. (AT)	P + D	1939	1969	1978 (M. 1423) annexée à Rouyn-Noranda	
129. Saint-Guy Rimouski	(Bas-Saint-Laur.)	P + D	1949	1972	1958 (M. 1550)	M
130. Sainte-Hélène-de-Mancebourg	Abit. (AT)	P + D	1937	1967	1941 (C. 644)	M
131. Saint-Janvier s'il s'agit de Chazel	Abit. (AT)	P + D	1945	1977	1938 (M. 299)	O
132. Saint-Jean-de-Brébeuf	Bonav. (Gasp.)	P + D	1941	1965	1946 (M. 1568)	M

Nom	Région	Nature Poste d'inf. P Dispen-saire D	Année d'ouverture	Année de fermeture	Année d'accession au statut de municipalité organisée	O M[1]
133. Saint-Jean-de-Cherbourg	Matane (Gasp.)	P + D	1941	1972	1954 (M. 1568)	M
134.Saint-Jean-de-la-Lande	Témiscouata (Gasp.)	P + D	1934	1961	1965 (C. 681)	
135. Saint-Jean-l'Évangéliste	LSJ (Sag.-LSJ)	P + D	1947	1948	Non disponible	?
136. Sainte-Jeanne-d'Arc	Matapédia (Gasp.)	P + D	1943	1970	1924 (M. 1506)	O
137. Saint-Jogues	Bonav. (Gasp.)	P + D	1940	1963	? (HR, p. 381)	?
138. Saint-Joseph-de-Cléricy	Abit. (AT)	P + D	1936	1987	1978 (M. 320)	M
139. Saint-Just-de-Bretenières	Montmagny (Chaud.-Appal.)	P	1942	1964	1918 (M. 1582)	O
140. Saint-Lambert (de Desméloizes)	Abit. (AT)	P + D	1947	1983	1938 (M. 1583)	O
141. Saint-Léandre	Matane (Gasp.)	P	1947	1972	1912 (M. 1588)	O
142. Saint-Léon-de-Chicoutimi	LSJ (Sag.-LSJ)	P + D	1940	1967	Avant 1964 (HR, p. 411)	M
143. Sainte-Lucie-de-Beauregard	Montmagny (Chaud.-Appal.)	P	1951	1972	1924 (M. 1509)	O
144. Saint-Lucien	Drummond. (Cœur-du-Qc.)	P	1938	1969	1907 (M. 1595)	O
145. Saint-Ludger-de-Milot	LSJ (Sag.-LSJ)	P + D	1940	1968	1948 (M. 1596)	M
146. Saint-Marcellin	Rimouski (Bas-Saint-Laur.)	P + D	1943	1967	1924 (M. 1600)	O
147. Saint-Marc-du-Lac-Long (Les Étroits)	Témiscouata (Gasp.)	P + D	P 1938 D 1945	1969	1938 (M. 1599 T. 182))	O
148. Sainte-Marguerite-Marie	Matapédia (Gasp.)	P + D	1944	1965	1957 (M. 1511)	M
149. Saint-Marjorique (Saint-Majorique)[13]	Gasp. (Gasp.)	P	1946	1947	1921 (M. 544)	O
150. Saint-Mathias	Abit. (AT)	P	1947	1964	Non disponible	?
151. Saint-Mathias-de-Bonneterre	Sherb.-Campton (Estrie)	P + D	1948	1968	Pas acquis (C. 700)	

13. Fusionnée en 1971 avec plusieurs autres municipalités pour former Gaspé.

Nom	Région	Nature Poste d'inf. P Dispen-saire D	Année d'ouverture	Année de fermeture	Année d'accession au statut de municipalité organisée	O M[1]
152. Saint-Maurice-de-l'Échouerie[14]	Gasp. (Gasp.)	P	1940	1941	1923 (M. 544)	O
153. Saint-Médard	Rimouski (Bas-Saint-Laur.)	P + D	1943	1967	1949 (M. 1605)	M
154. Saint-Michel-des-Saints	Berthier (Lanaudière)	P	1944	1947	1885 (M. 1607)	O
155. Saint-Nazaire-de-Berry	Abit. (AT)	P + D	1938	1964	1981 (M. 130)	
156. Saint-Nil	Matane (Gasp.)	P + D	1954	1968	Fermé en 1974	
157. Saint-Norbert-de-Mont-Brun	Abit. (AT)	P + D	1936	1973	1978 (M. 1012)	
158. Saint-Octave-Métis	Gasp. (Gasp.)	P + D	1941	1963	1855 (M. 1611)	O
159. Sainte-Paule	Matapédia (Gasp.)	P + D	1939	1968	1968 (M. 1518)	
160. Saint-Paulin-d'Allibaire (Dalibaire)	Matane (Gasp.)	P + D	1942	1966	1954 (M. 873)	M
161. Saint-René-de-Matane	Matane (Gasp.)	P + D	1937	1963	1965 (M. 1629)	
162. Saint-Roch (de Bellecombe)	Témis. (AT)	P + D	1939	1965	Non disponible[15]	?
163. Sainte-Rose-du-Nord	LSJ (Sag.-LSJ)	P	1952	1972	1942 (M. 1521)	O
164. Saint-Vianney	Matapédia (Gasp.)	P	1937	1964	1926 (M. 1644)	O
165. Saint-Vital-de-Clermont	Abit. (AT)	P + D	1939	1967	1936 (M. 320)	O
166. Tête-à-la-Baleine	BCN (Duplessis)	P + D	1949	1967	Pas acquis (M. 1734)	
167. Val-d'Espoir[16]	Gasp. (Gasp.)	P + D	1939	1966	Pas acquis (M. 1179)	
168. Val-Paradis[17]	Abit. (AT)	P + D	1942	1969	Pas acquis (C. 801)	
169. Val-Saint-Gilles	Abit. (AT)	P + D	1939	1969	1939 (M. 1795)	O

14. *Id.*
15. Introuvable sous Saint-Roch et sous Bellecombe dans l'HR, mais pas cherché sous Bellecomble dans M., ni dans C.
16. Fusionné pour former Percé en 1971.
17. Colonie maintenant incluse dans la MRC de la Baie-James.

Nom	Région	Nature Poste d'inf. P Dispen-saire D	Année d'ouverture	Année de fermeture	Année d'accession au statut de municipalité organisée	O M[1]
170. Val-Senneville	Abit. (AT)	P + D	1951	1966	1940 (M. 1795)	O
171. Vassan	Abit. (AT)	P + D	1939	1977	1930 (M. 1803)	O
172. Vendée	Papineau (Laurentides)	P	1946	1947 ?	Pas acquis (M. 1806)	
173. Vieux-Fort	BCN (Duplessis)	P	1955	1972	MCNGSL en 1963 (M. 1817)	M
174. Villebois[18]	Abit. (AT)	P + D	1936	1963	Pas acquis (M. 1821)	

18. *Id.*

ANNEXE 2

Carte du réseau

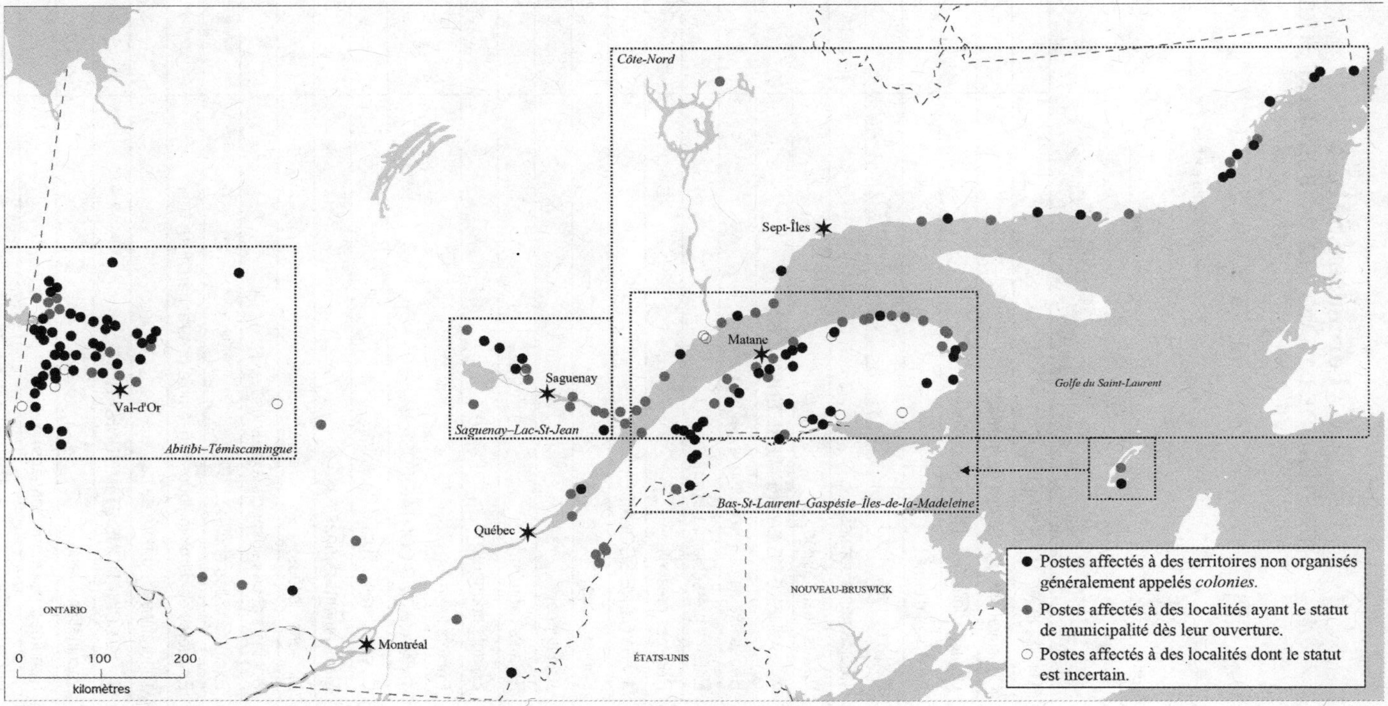

ANNEXE 3

Formulaire SMC 3

MINISTÈRE DE LA SANTÉ ET DU BIEN-ÊTRE SOCIAL

SERVICE MÉDICAL AUX COLONS

ANNUEL 1944

Semaine finissant le ________________19____

Nom__________________________________Adresse______________________________

	Nombre
1 – HYGIENE MATERNELLE:	
Consultations prénatales au bureau:	
Consultations prénatales à domicile:	
Analyses d'urine:	
Régimes prescrits:	
Médicaments donnés:	
Visites post-natales:	
2 – HYGIENE DE LA PREMIERE ENFANCE:	
Bébés examinés (au dessous de deux ans):	
Enfants pré-scolaires examinés:	
Régimes prescrits:	
3 – HYGIENE SCOLAIRE:	
Conférences:	
Assistance:	
Enfants examinés:	
Enfants normaux:	
Enfants infirmes:	
4 – MALADIES CONTAGIEUSES:	
Cas déclarés à l'Unité Sanitaire:	
Médicaments donnés:	
Maisons visitées:	
Contacts et cas suspects examinés:	
Exclusions des écoles:	
Enquêtes épidémiologiques (ensemble des recherches):	
Tuberculose: nombre de cas vus:	
5 – VACCINATIONS ET IMMUNISATIONS:	
Vaccinations variole:	
typhoïde: (injections données)	
(« complétées)	

	Nombre
(« de rappel)	
Immunisations diphtérie : (injections données)	
(« complétées)	
(« de rappel)	
6 – MEDECINE GENERALE :	
Consultations au bureau :	
Consultations à domicile :	
Examens :	
Médicaments distribués :	
7 – PETITE CHIRURGIE :	
Détails :	
8 – SOINS DENTAIRES :	
Dents enlevées :	
Nombre de personnes :	
9 – OBSTÉTRIQUE : (1)	
Avortements :	
Accouchements prématurés :	
" à terme : normaux	
" à terme : dystociques :	
10 – VISITES DU MEDECIN : (1)	
Visites régulières : (dates)	
Visites sur appel : (dates)	
11 –HOSPITALISATION : (1)	
Cas envoyés à l'hôpital :	
Cas revenus de l'hôpital :	
12 – DISTANCES PARCOURUES :	
En auto personnel (sic) : (milles)	

(1) Donnez les détails au verso.

(signé)__________________________________

Date______________________19________

Une copie de ce rapport doit être adressée chaque samedi au bureau de Québec, et une autre copie au Médecin Hygiéniste Régional.

ANNEXE 4

Nombre d'interventions inscrites dans la rubrique « Obstétrique » des rapports du SMC et proportion de chaque catégorie par rapport au total des interventions (1943-1971)[1]

Année (Nombre de postes)	Avortements	Accouchements prématurés	Accouchements à terme normaux	Accouchements à terme dystociques	Total des interventions d'obstétrique
1943 (N=38)	402 27,7 %	69 4,8 %	851 58,7 %	127 8,8 %	1 449 100 %
1944 (N=90)	377 11,0 %	202 5,9 %	2 520 74,0 %	305 9,0 %	3 404 100 %
1945 (N=95)	416 10,1 %	282 6,9 %	3 028 73,9 %	372 9,0 %	4 098 100 %
1946 (N=n.d.)	409 11,7 %	279 8,0 %	2 799 80,3 %	n.d.	3 487 100 %
1947 (N=100)	423 10,9 %	202 5,2 %	2 942 75,7 %	317 8,2 %	3 884 100 %
1948 (N=n.d.)	418 11,3 %	196 5,3 %	2 795 75,4 %	299 8,0 %	3 708 100 %
1949 (N=125)	450 11,5 %	240 6,1 %	2 879 73,7 %	338 8,7 %	3 907 100 %
1950 (N=n.d.)	474 13,0 %	210 5,8 %	2 642 72,6 %	312 8,6 %	3 638 100 %
1951 (N=n.d.)	444 13,7 %	210 6,5 %	2 317 71,4 %	273 8,4 %	3 244 100 %
1952 (N=n.d.)	441 14,3 %	172 5,6 %	2 264 73,5 %	204 6,6 %	3 081 100 %
1953 (N=119)	401 14,5 %	158 5,7 %	2 072 75,0 %	130 4,7 %	2 761 100 %
1954 (N>110)	438 12,4 %	164 4,7 %	3 164 89,8 %	194 5,5 %	3 522 100 %
1955 (N=119)	449 16,6 %	195 7,2 %	1 861 68,8 %	200 7,4 %	2 705 100 %
1956 (N=117)	448 18,8 %	188 7,9 %	1 569 65,9 %	176 7,4 %	2 381 100 %
1957 (N=114)	373 19,3 %	174 9,0 %	1 254 64,9 %	132 6,8 %	1 933 100 %

1. Compilation faite à partir de données tirées des rapports annuels du SMC produits par le Dr Émile Martel de 1943 à 1950, puis par le Dr Armand Laberge de 1951 à 1961, et des rapports annuels du Service des unités sanitaires produits, de 1962 à 1970, par le Dr Paul Claveau et, enfin, du Rapport annuel du ministère des Affaires sociales de 1971, p. 159-160. Pour le nombre de postes en 1966, voir ANQ (SMC) B8D5, Charles H.-Giguère, administrateur au Service des US, Notes au Dr Claveau, 15 décembre 1966 ; la mention n.d. signifie non disponible. L'année 1943 ne présente que les données pour l'Abitibi-Témiscamingue.

Année (Nombre de postes)	Avortements	Accouche-ments prématurés	Accouche-ments à terme normaux	Accouche-ments à terme dystociques	Total des interventions d'obstétrique
1958 (N=109)	306 16,9%	149 8,2%	1 255 69,1%	106 5,8%	1 816 100%
1959 (N=n.d.)	189 12,6%	110 7,3%	1 107 73,8%	94 6,3%	1 500 100%
1960 (N=n.d.)	211 16,2%	55 4,2%	966 74,0%	73 5,6%	1 305 100%
1961 (N=109)	207 16,1%	49 3,8%	958 74,7%	69 5,0%	1 283 100%
1962 (N=110)	242 26,0%	63 6,8%	555 59,7%	69 7,4%	929 100%
1963 (N=n.d.)	157 27,0%	22 3,8%	360 62,1%	41 7,1%	580 100%
1964 (N>100)	133 18,7%	76 10,7%	437 61,6%	63 8,9%	709 100%
1965 (N=n.d.)	141 39,1%	35 9,7%	174 48,2%	11 3,0%	361 100%
1966 (N=91)	n.d.	n.d.	n.d.	n.d.	n.d.
1967 (N=n.d.)	77 40,7%	14 7,4%	98 51,8%	0 0%	189 100%
1968 (N=n.d.)	n.d.	n.d.	n.d.	n.d.	n.d.
1969 (N=n.d.)	41 19,8%	14 6,8%	114 55,0%	38 18,4%	207 100%
1970 (N=n.d.)	n.d.	n.d.	n.d.	n.d.	n.d.
1971 (N=61)	22 18,8%	9 7,7%	45 38,5%	41 35,0%	117 100%

ANNEXE 5

Nombre d'infirmières de colonie ayant utilisé des médicaments de chacune des classes énumérées

Classes des médicaments utilisés	Nombre de médicaments différents dans chaque classe	Nombre total d'infirmières ayant utilisé chaque classe de médicaments
Agent acidifiant	1	4
Analgésique	1	6
Analgésique-antipyrétique	7	23
Analgésique-narcotique	3	9
Anesthésique	3	20
Anesthésique local	2	8
Antiacide	6	28
Antibactérien	3	16
Anticholinergique	2	13
Anticoagulant	1	4
Anticonvulsivant	3	8
Antidiarrhéique	1	1
Antidiurétique	1	8
Antiémétique	1	1
Antiflatulent	1	1
Antiglaucome	1	7
Anti-infectieux	11	30
Anti-inflammatoire	1	7
Antimalaria	1	3
Antiméthémo-globinémique	1	4
Antiparasite	1	5
Antipéristaltique	2	12
Antiprurit	2	2
Antiquinte	1	30
Antiseptique	14	63
Antispasmodique	4	19
Antisyphilitique	1	6
Antitussif	3	11
Astringent	6	32
Bronchodilatateur	2	8

Classes des médicaments utilisés	Nombre de médicaments différents dans chaque classe	Nombre total d'infirmières ayant utilisé chaque classe de médicaments
Cardiotonique	2	2
Carminatif	1	1
Cataplasme	1	2
Cathartique	6	32
Contre-irritant	9	41
Désinfectant	5	17
Digestif	4	10
Diurétique	6	14
Émétique	1	4
Émollient	3	26
Expectorant	3	15
Germicide	2	2
Laxatif	9	42
Lubrifiant	1	6
Mydriatique	1	7
Oxytocique	3	11
Protecteur topique	3	11
Purgatif	1	5
Relaxant musculaire	1	1
Sédatif	3	6
Stimulant du système nerveux central	6	15
Sudorifique	1	4
Supplément vitaminique	3	58
Tx acné	1	5
Tx eczéma	1	2
Tx hémorroïdes	2	13
Tx hyperuricémie	1	1
Vaccin	6	7
Vasodilatateur coronarien	1	1

ANNEXE 6

Liste des instruments et fournitures médicales dont les infirmières de colonie ont disposé entre 1933 et 1971

Abaisse-langue (1935-1971), Affiches (1933), Agrafes (1943), Agrafes de Michel (1944-1971), Aiguille à éther (1941), Aiguille à huile camphrée (1941), Aiguille à sérum (1941), Aiguille pour injection hypodermique réutilisable (1933-1945), Aiguille pour injection hypodermique non réutilisable (1971), Aiguille pour injection intramusculaire (1943-1944), Aiguille pour injection intraveineuse (1944), Aiguille pour ponction veineuse (1941-1943), Aiguille Mathieu (1944-1945), Aiguille pour seringue dentaire (1941), Aiguille pour suture (1933-1937), Aiguille Vim (1936-1944), Applicateurs (1933-1971), Attachement (1941)

Bain en verre pour les yeux (1971), Balance de salle de bain (1947-1971), Balance romaine (1942-1944), Balance scolaire (1936-1944), Bandage (1936), Bassin à pus 9 pouces (1936-1945), Bassine carrée (1933), Bassin haricot (1936-1971), Bistouri (1933-1944), Bocal pour pansement (1944), Boîte à onguent (1933-1936), Boîte à pilules (1936), Boîte de carton (1933-1936), Boîte de fer-blanc (1933), Boîte métallique à instruments (1936-1944), Bouchons divers ou à compte-gouttes (1933-1944), Bouilloire pour stérilisation (1944), Bouteilles diverses (1933-1936), Bouteille à chloroforme (1936-1945), Bouteille à gouttes nasales (1943-1945), Bouteille à médicaments (1936)

Canule (1936), Canule pour douche vaginale (1944), Catgut[1] (1933-1936), Cathéter en caoutchouc (1936-1941), Cathéter en verre (1933-1945), Cathéter métallique féminin (1944), Ciseau à bandage 7 ¼ pouces (1971), Ciseaux chirurgicaux 5 ½ pouces (1971), Ciseaux courbes (1933-1945), Ciseaux droits (1944), Ciseau ombilical (1971), Compte-gouttes (1933-1944), Contenant pour gobelets (1937), Contenant pour serviettes (1937), Coton absorbant (1933-1971), Coton fromage non stérile (1933-1936), Crayon nitrate d'argent (1936), Curelle pour extraction dentaire (1944), Cuvette réniforme (1933)

Davier dentaire (1936-1945), Diachylon (1933-1971), Doigtier (1936), Douche anti-cathar (1933), Dover (1933-1936)

Eau distillée (1933), Élastique (1936-1940), Entonnoir 4 onces (1936-1945), Éprouvette (1936-1945), Étui à thermomètre (1943-1944), Étui pour stéthoscope (1971)

1. Fil composé de fibre animale, servant en chirurgie pour les sutures et les ligatures, qui se résorbe après cicatrisation.

Ficelle (1936-1947), Fiches de famille (1936), Fiches individuelles (1936), Forceps approuvés par le Dr Lessard (1933-1941), Forceps Tanier petits (1936), Formaline désinfectant (1936), Formin antibactérien urinaire (1936), Formule SMC (1937-1945), Formules U.C. 20 (1936-1943)

Galon pour ligature du cordon (1933), Garrot (1943-1971), Gaze à pansement (1933-1971), Gaze chirurgicale (1933), Gaze iodoformée (1936), Gaze Johnson Borated (1933), Gaze Johnson Carbolated (1933), Gaze stérile (1936), Gobelets en papier « Vortex » et support (1936-1945), Gripps (1936)

Lame pour scalpel (1943-1971), Lampe à l'alcool en verre (1933-1945), Lettres pré et post-natales (1933-1944)

Manche de bistouri (1971), Masque (1944), Masque à chloroforme (1936-1945), Mouchoirs de cellulose (1971)

Nécessaire pour analyse d'urine (1944)

Ouate (1937), Ouvre-bouche (1943-1946)

Pansement adhésif (1971), Papier-filtre pour urine (1936), Papier tournesol (1936), Perce-membrane (1944), Pince à dents ou davier (1941-1944), Pince à dents pour chicot (1936), Pince à dissection (1933-1945), Pince à échardes (1971), Pince à extraction (1933), Pince à pansement (1944), Pince à tampon 8 ½ pouces (1971), Pince à tamponnement (1941-1946), Pince courbe (1944), Pince de Kocher (1936-1944), Pince de Péan (1936-1944), Pince de Péan Kocher (1943-1945), Pince hémostatique (1933-1936), Pince hémostatique à mord lisse (1943-1945), Pince hémostatique à mord souris (1943-1971), Pince-langue (1944), Pince Michel avec agrafes (1936-1971), Pince pour pansements vaginaux (1944), Pince tube métallique pour irrigateur (1936), Plastique adhésif (1936), Poire de caoutchouc pour lavement (1944), Porte-agrafes de Michel (1944), Porte-aiguille (1933-1936), Porte-aiguille Mathieu (1936-1945), *Pour lire en attendant bébé* (1933)

Rigollot ou papier sinapisé (1935-1936)

Sac à accouchement (1943), Sac à accouchement avec stérilisateur (1936), Sac à douche combiné (1933-1971), Sac à eau chaude (1936-1945), Sac à glace (1936-1945), Sac à médicaments (1936), Sacoche pour infirmière ou *kid bag* (1942-1945), Scalpel avec 6 lames (1936-1945), Seringue pour enfant (1936), Seringue à irrigation (1933-1944), Seringue à lavage vésical (1941), Seringue dentaire pour anesthésie (1941), Seringue hypodermique 2 cc (1933-1945), Seringue hypodermique 5 cc (1933-1945) Seringue hypodermique 10 cc (1933-1944), Seringue hypodermique 20 cc (1944), Seringue hypodermique jetable

1 cc avec aiguille (1971), Seringue hypodermique jetable 6 cc (1971), Seringue Triomphe (1936), Set de canules (1936-1945), Soie à suture (1936), Sonde cannelée (1936-1945), Sonde caoutchoutée (1944-1971), Spatule 5 pouces (1936-1945), Spéculum nasal (1941-1944), Spéculum pour oreilles (1944), Spéculum vaginal (1941-1944), Sphygmomanomètre (1941-1971), Stéthoscope (1941-1971), Stylet nicklé (1936-1945), Support pour bassin rond (1944)

Table pour examen (1944), Tablier blanc caoutchouté (1936), Tampon d'alcool isopropyl 70 % (1971), Tampon d'ouate (1971), Thermomètre buccal (1933-1971), Thermomètre clinique (1936), Thermomètre rectal (1935-1971), Toile blanche caoutchoutée (1936), Tourniquet (1933), Trousse (1936-1941), Trousse pour garde-malade (1943), Tube à essais (1933-1944), Tube à lavement (1936), Tube à prélèvement sanguin (1971), Tube rectal (1933)

Vaporisateur (1933-1945), Ventouse (1933-1945), Verre conique (1936), Verre gradué (1933-1945), Verre « Vartex » (1936), Vitre de poche pour corps étranger dans l'œil (1944).

ANNEXE 7

Nos sources

Fonds d'archives

Fonds BAnQ E8 SMC. Bibliothèque et Archives nationales du Québec, Service médical aux colons.

Ce fonds, disponible aux BAnQ-Centre de Québec, compte neuf cartons dont les numéros de versement sont: 1960-01-484 et 1977-08-000. Son contenu consiste essentiellement en de la correspondance entre les divers acteurs concernés.

Carton 1: Dispensaires. Service médical aux colons (SMC). Correspondance générale 1924. 1939-1949.

Carton 2: Dispensaires. SMC 1935-1950. Correspondance des dispensaires des comtés d'Abitibi, de Bonaventure et de Chicoutimi.

Carton 3: Dispensaires. SMC 1941-1953. Correspondance des dispensaires Saguenay.

Carton 4: Dispensaires SMC 1935-1953. Correspondance des dispensaires Rimouski, Témiscouata, Témiscamingue, Territoire du Nouveau-Québec.

Carton 5: Dispensaires SMC 1961-1975.

Carton 6: Dispensaires SMC Correspondance Gaspé Ouest, Lac St-Jean Ouest, Maskinongé, Matane, Montmagny.

Carton 7: Dispensaires SMC Correspondance des dispensaires Chicoutimi, Gaspé Est.

Carton 8: Dispensaires SMC. Correspondance des dispensaires Abitibi, Bonaventure, Champlain.

Carton 9: Dispensaires SMC 1962-1975. Correspondance des dispensaires de Chicoutimi, Compton, Gaspé Est, Gaspé Ouest, Labelle, Lac St-Jean Est et Ouest, Matane, Matapédia, Montmagny, Pontiac, Portneuf.

Fonds Léo-Pierre Bernier, (section « hygiène/infirmières »), missionnaire-colonisateur au Témiscouata, pour la période du 26 octobre 1931 au 28 octobre 1936 (UQAR-79-02-8).

Bibliothèque et Archives nationales du Québec, Unités sanitaires.

Fonds non classé d'abord disponible à **BAnQ-Centre de Rouyn** puis transféré au CRSSS de Rouyn-Noranda. Fonds non classifié sur les dispensaires de colonies de l'Abitibi-Témiscamingue. Ce fonds a été transféré des Archives nationales du Québec-Région de l'Abitibi-Témiscamingue aux bureaux de la Régie régionale de la santé et des services sociaux de l'A-T à Rouyn-Noranda.

Entretiens

Avec 48 infirmières :

Entre 1991 et 1993, années de la réalisation de nos entrevues avec les infirmières, la plupart des pionnières, c'est-à-dire celles ayant connu la période d'avant 1936, étaient difficiles à retracer, parfois plus en état de témoigner et souvent décédées.

Nous avons rencontré 50 infirmières, dont quatre étaient encore en poste au moment de l'entrevue ; 48 de ces entretiens ont été transcrits intégralement. Cependant, pour faciliter la lecture des extraits cités, nous en avons retranché les répétitions et beaucoup de mots d'appui (b'en, t'sais, là, etc.), mais nous avons souvent utilisé une orthographe phonétique plutôt que standard afin de demeurer le plus fidèles possible au discours. On trouvera à l'annexe 8 la liste complète des infirmières citées de même qu'une note succincte à leur sujet et quelques caractéristiques de cet échantillon. Trente et une (31) infirmières ont accepté d'être nommées dans nos publications et communications en association avec leur récit. Nous associerons donc le nom de l'infirmière informatrice à chaque extrait d'entrevue cité, lorsqu'elle nous a permis de le faire. Les autres infirmières seront identifiées par un nom de code constitué d'une abréviation du nom de la région et des années durant lesquelles elles ont été en poste. Par exemple, l'infirmière Thérèse Mercier, qui a accepté d'être nommée, sera identifiée par son nom lorsque nous la citerons, alors que si elle avait voulu conserver l'anonymat, elle serait présentée comme *C-A (1955-1978)* puisqu'elle a occupé un dispensaire de la région de la Chaudière-Appalaches de 1955 à 1978.

Avec résidants de l'Abitibi-Témiscamingue :

Les informatrices et informateurs, anciens colons ou non, ayant déjà bénéficié des services d'infirmières de colonie étaient tous des résidants de l'Abitibi-Témiscamingue ; nous avons obtenu leur nom grâce à quelques informatrices-clés de cette région. Nous avons ainsi recueilli le témoignage de vingt femmes et deux hommes (15 entretiens transcrits intégralement) ; ces personnes ne seront pas nommées, mais plutôt identifiées par un code constitué des initiales de leur nom suivies de leur année de naissance.

Avec un médecin retraité de la Gaspésie

Lionel Rioux, médecin à Rivière-au-Renard en Gaspésie à partir de 1949, reçoit « un octroi » en sa qualité de « surveillant médical » pour le village de Petit-Cap, où Agathe Beaudoin-Francœur est infirmière de colonie. Son père, Eugène Rioux, avait commencé sa carrière pendant la Première Guerre mondiale en Abitibi, puis s'était installé à Rivière-au-Renard pendant la crise économique ; il est décédé le 8 octobre 1946 à l'âge de 56 ans. (Entretien à sa résidence de Québec, le 22 février 2006)

Avec madame Carmel Bourgault-Martel, veuve du Dr Émile Martel, directeur du SMC

Rapports officiels

Rapports annuels du Service médical aux colons de 1943 à 1961 inclusivement dans les rapports du ministère de la Santé (1945, 1948, annuels de 1949 à 1961)

Rapports annuels du Service des unités sanitaires pour les années 1962, 1963, 1964 et 1965 dans les rapports annuels du ministère de la Santé (1962 à 1965).

Rapports du Service de la médecine préventive dans les rapports annuels du ministère de la Santé (1966 à 1969)

Rapports annuels du ministère des Affaires sociales 1970-1971, 1971-1972, 1972-1973, 1973-1974, 1974-1975, 1975-1976.

Liste, par ordre alphabétique de leur code, des 15 narratrices dont les entretiens ont été transcrits

Les chiffres du code constituent l'année de naissance de l'informatrice. La date de réalisation de l'entretien est mentionnée à la fin, de même que la mention « colon » pour celles qui ont eu ce statut.

AD-1941 : Née en Abitibi, 9e d'une famille de 16 enfants ; elle a eu 9 enfants, dont 2 à domicile. (29 août 1995)

AL-1935 : Née au Témiscouata, aînée d'une famille de 10 enfants, elle arrive en Abitibi en 1942 ; elle a eu 5 enfants, dont 4 à domicile. (14 juin 1995)

AM-1919 : Née au Témiscamingue, 6e de 16 enfants ; elle a eu 11 enfants, dont 7 à domicile. Colon. (9 juin 1995)

AMG-1922 : Née dans le comté d'Arthabaska, 4e d'une famille de 9 enfants, elle arrive en Abitibi en 1936 ; elle a eu 9 enfants, dont 5 à domicile. (6 juin 1995)

BM-1914 : Née dans le comté de Mégantic, 11e d'une famille de 13 enfants, elle arrive en Abitibi en 1936 pour y aider son frère à s'installer ; elle a eu 9 enfants, dont 7 à domicile. Colon. (26 août 1995)

BP-1905 : Née en Beauce, 4e d'une famille de 12 enfants, elle arrive en Abitibi en 1934 avec ses parents dans une colonie fondée par la Société de Sainte-Anne-de-la-Pocatière ; elle a eu ses 10 enfants à domicile. Colon. (28 août 1995)

CH-1911 : Née au Témiscamingue, « au milieu » d'une famille de 14 enfants ; elle a eu ses 3 enfants à domicile. (8 juin 1995)

HL-1932 : Née dans le comté de L'Islet, 3e d'une famille de 7 enfants, elle arrive en Abitibi en 1937 avec ses parents colons sous le Plan Vautrin ; elle a eu 9 enfants, dont 3 à domicile. (12 juin 1995)

JAL-1923 : Née sur la rive-sud de Québec, aînée de 2 enfants, elle arrive en Abitibi en 1935 ; a eu ses 6 enfants à domicile. (6 juin 1995)

MAL-1914 : Née en Beauce, aînée d'une famille de 11 enfants, elle arrive en Abitibi en 1937 avec son mari colon ; elle a 11 enfants, dont 9 à domicile. Colon. (28 août 1995)

PSA-1931 : Née en Outaouais, 7e d'une famille de 11 enfants, elle arrive au Témiscamingue en 1932 avec ses parents colons sous le Plan Gordon ; elle a eu 5 enfants, dont 1 à domicile. (8 juin 1995)

RAL-1917 : Née dans la région des Bois-Francs, 3e d'une famille de 4 enfants, elle arrive au Témiscamingue en 1932 avec ses parents colons sous le Plan Gordon ; elle a eu 8 enfants, dont 5 à domicile. (30 août 1995)

RAR-1911 : Née dans le comté de Portneuf, 7e d'une famille de 17 enfants, elle arrive en Abitibi en 1936 sous le Plan Vautrin, avec son mari ; elle a eu 4 enfants, dont 3 à domicile. Colon. (25 août 1995)

TM-1924 : Née dans la région des Laurentides, 4e d'une famille de 8 enfants, elle arrive au Témiscamingue en 1941 pour y aider son frère nouvellement établi comme colon ; elle a eu 12 enfants, dont 6 à domicile. Colon. (1er septembre 1995)

TR-1932 : Née dans la région d'Ottawa, avant-dernière d'une famille de 14 enfants, elle arrive en Abitibi en 1952 ; elle a eu 8 enfants, dont 6 à domicile. (12 juin 1995)

Liste, par ordre alphabétique, des 48 infirmières interviewées[1]

1) **A-T (1936-1943)**. Infirmière de colonie qui a occupé le dispensaire d'une colonie du Témiscamingue entre 1936 et 1943. (16 février 1993)

2) **A-T (1954-1963)**. Bas-S-L (1963-1968). Successivement infirmière de colonie de deux colonies différentes de l'Abitibi de 1954 à 1963, puis d'une colonie du Bas-Saint-Laurent de 1963 à 1968, elle termine sa carrière en 1988 après avoir été infirmière de l'US, du DSC, puis du CLSC de sa région. (19 janvier 1993)

3) **A-T (1958-1962)**. Infirmière de colonie à Val-Senneville en Abitibi de 1958 à 1962. (6 octobre 1992)

4) **A-T (1940-1968)**. Infirmière de colonie, embauchée par le SMC en 1940, elle occupe successivement le dispensaire d'une colonie de l'Abitibi devenue municipalité en 1952, puis celui d'une autre colonie jusqu'en 1968. Elle termine sa carrière comme infirmière d'US en 1970. (21 octobre 1992)

5) **A-T (1950-1952 + 1962-1978)**. Infirmière de colonie dans trois colonies différentes de l'Abitibi entre 1950 et 1978. (24 octobre 1992)

1. Celles qui ont demandé l'anonymat sont identifiées par un nom de code composé de l'abréviation de la (ou des) région(s) où elles ont occupé un poste, suivie de leurs années de travail. La date de réalisation de l'entretien est mentionnée à la fin.

6) **Bas-St-L (1960-1975) C-N (1983-1987)**. Infirmière de colonie d'abord dans une colonie du Bas-Saint-Laurent de 1960 à 1963, puis dans un village[2] de cette région de 1963 à 1975. Elle occupe le dispensaire d'un village de la Côte-Nord de 1983 à 1987, après avoir été infirmière dans une réserve indienne et chez les Inuits. (10 novembre 1992)

7) **Bas-St-L (1936-1976)**. Infirmière d'une US du Bas-Saint-Laurent de 1936 à 1976, elle remplace, pendant leurs vacances, les infirmières de colonie de la région au cours des premières années de sa carrière. (19 mars 1993)

8) **Bas-St-L (1947-1950)**. Infirmière de colonie dans un village du Bas-Saint-Laurent de 1947 à 1950. (8 décembre 1992)

9) **Beaudoin-Mercier, Louisette**. Infirmière de colonie à Beaucanton en Abitibi de 1942 à 1978. Elle apparaît dans le film *C'est aussi à cause d'elles* réalisé par Andrée Barette et Régine Tremblay, Radio-Québec, 1982. (7 décembre 1992)

10) **Bélanger-Beaupré, Annette**. Infirmière de colonie à Les Étroits, un village du Bas-Saint-Laurent, de 1950 à 1953. (20 janvier 1993)

11) **Bergeron-Dupont, Irène**. Infirmière qui a assisté, sans poste, les médecins successifs du village de Parent en Mauricie, de 1940 à 1964, avant d'être nommée infirmière-clinicienne en 1965 pour servir cette localité jusqu'à sa retraite en 1977. Voir sa biographie : Annie Maurais. *Vers ma destinée. Irène Bergeron-Dupont. Biographie* (Québec, Marquis imprimeur inc., 2006), 246 p. (3 octobre 1991)

12) **Boutin-Turgeon, Georgette**. Infirmière de colonie à Saint-Dominique-du-Rosaire en Abitibi en 1948-1949, où elle ne reste que neuf mois. (18 janvier 1993)

13) **Breton-Boissineault, Jeanne-d'Arc**. Infirmière de colonie de Sainte-Gertrude-de-Villemontel en Abitibi de 1941 à 1943. (20 juillet 1992)

14) **Coulombe-Morneau, Jeannette**. Infirmière de colonie à Saint-Janvier-de-Chazel en Abitibi de 1945 à 1948, puis de 1954 à 1979. (19 octobre 1992)

15) **C-N (1988+)**. Infirmière qui occupait un dispensaire de la Basse-Côte-Nord depuis 1988 et qui était encore en fonction au moment de l'entrevue. (26 février 1993)

---

2. L'appellation « village » signifie que la localité avait le statut de municipalité organisée et non de colonie ; dans les autres cas, la localité avait le statut de colonie.

16) **C-N (1941-1948).** Infirmière de colonie dans un village de la Côte-Nord de 1941 à 1948. (6 novembre 1992)

17) **Dionne de la Chevrotière, Nicole.** Infirmière de colonie dans la colonie de Saint-Janvier-de-Chazel en Abitibi de 1950 à 1952, puis dans celle de Rollet au Témiscamingue de 1962 à 1971 et de Cadillac, village minier de l'Abitibi, de 1971 à 1974. Elle est l'auteure de : *Rocabérant ou les tribulations d'une jeune infirmière chez les pionniers de l'Abitibi,* sous le pseudonyme de Bérith (Montréal, Éditions Sondec) 1974, et de son autobiographie *Éclats d'enfance. Un récit de Nicole de la Chevrotière,* Collection Le Bel Héritage (Terrebonne, Les Éditions Berthiaume), 1997. (9 décembre 1992)

18) **Dionne-Ott, Anita.** Infirmière de colonie dans le village de l'Anse-Saint-Jean au Saguenay de 1932 à 1938. Elle est embauchée par le Service de l'Assistance publique en 1932, n'a pas de dispensaire, mais vit en pension dans une famille. (26 février 1993)

19) **Gagné-Roy, Marie-Hélène.** Infirmière de colonie à Saint-Jogues en Gaspésie en 1940-1941. (8 juillet 1992)

20) **Gasp (1936-1976).** Infirmière de colonie qui a occupé successivement deux postes différents dans deux villages de la Gaspésie entre 1936 et 1976. (24 novembre 1992)

21) **Gasp (1950-1974).** Infirmière de colonie dans une colonie forestière de la Gaspésie de 1950 à 1974. (18 novembre 1992)

22) **Gendron-Beaupré, Hénédine.** Infirmière de colonie dans la colonie de Sacré-Cœur-Deslandes en Gaspésie de 1953 à 1965, puis du village de Raguenaud (Ruisseau-Vert) sur la Côte-Nord de 1965 à 1974. (21 janvier 1993)

23) **Girard, Marie-Hélène.** Infirmière du dispensaire d'Aylmer Sound sur la Basse-Côte-Nord depuis son ouverture en 1986 ; elle s'y trouvait encore au moment de l'entrevue. (25 février 1993)

24) **Grignon, Yvonne.** Infirmière d'US en Abitibi de 1934 à 1967, dont celle d'Amos de 1934 à 1938. (18 janvier 1993)

25) **Guy-Goulet, Justine.** Infirmière de colonie dans deux colonies de l'Abitibi : Saint-Lambert-Desmeloïzes de 1955 à 1961, puis Cléricy de 1961 à 1987. (13 octobre 1992)

26) **Hubert-Arseneau, Béatrice.** Infirmière de colonie[3] dans le village d'Havre-aux-Maisons aux Îles-de-la-Madeleine à temps complet

---

3. Le statut de cette infirmière est ambigu. En entrevue, elle affirmait avoir été embauchée par le ministère de la Santé et relever directement de cette instance, mais dans les notes manuscrites remises avec son « cahier noir », elle dit qu'elle occupait un poste d'US et qu'elle faisait de la « médecine générale ». Nous l'avons considérée comme infirmière de colonie.

de 1944 à 1948, puis à temps partiel jusqu'en 1962. Elle termine sa carrière comme travailleuse sociale aux Îles de 1968 à 1979. (23 avril 1993)

27) **Hudon-Langlois, Angéline**. Infirmière du village de Bégin au Lac-Saint-Jean de 1966 à 1973, elle avait été embauchée à titre d'« infirmière hygiéniste classe I » et rattachée administrativement à l'US de Jonquière, mais avec les fonctions d'une infirmière de colonie. (8 février 1993)

28) **Îles-Mad (1940-1942)**. Infirmière de l'US des Îles-de-la-Madeleine de 1940 à 1942. (13 février 1992)

29) **Jean, Armandine**. Infirmière du village de Rivière-Saint-Jean sur la Basse-Côte-Nord, embauchée en 1967 et rattachée successivement à l'US de Sept-Îles, au CRSSS de Baie-Comeau puis au DSC de l'Hôpital de Havre-Saint-Pierre, elle était toujours en poste en 1992. (22 février 1993)

30) **Jourdain-Dumont, Juliette**. Infirmière de colonie à Saint-Dominique-du-Rosaire en Abitibi de 1949 à 1952. (12 novembre 1992)

31) **Labrie, Alberte**. Infirmière du dispensaire du village de Sainte-Marthe dans le Bas-Saint-Laurent de 1965 à 1967, elle était rattachée administrativement à l'US de Rivière-du-Loup. (11 février 1993)

32) **Lachance, Edna**. Infirmière du dispensaire de La Tabatière, un village de la Basse-Côte-Nord de 1972 à 1974, elle relevait directement du MSSS. (9 février 1993 et 10 juillet 2007)

33) **Lachance, Monique**. Infirmière de colonie embauchée par le MSSS en 1972 pour servir Rochebeaucourt et Despinassy, deux colonies de l'Abitibi. Elle occupait encore en 1992 le dispensaire de Rochebeaucourt qu'elle avait acheté, et couvrait les territoires de Rochebeaucourt, Despinassy, Champneuf, Lamorandière et Lac-Castagnier. Elle a relevé successivement du MSSS, du DSC de Rouyn, du CLSC de Senneterre et de celui de L'Élan. (15 octobre 1992)

34) **Laliberté-Saint-Aubin, Marcelle**. Infirmière de colonie qui occupe successivement les postes suivants en Abitibi : colonie de Saint-Vital-de-Clermont de 1950 à 1960, petite ville minière de Duparquet de 1971 à 1988, infirmière sur la liste d'appel du CLSC de La Sarre. (22 octobre 1992)

35) **Langis-Côté, Jovite**. Infirmière de colonie à Val-Paradis en Abitibi de 1948 à 1981, elle a été embauchée par le SMC et a connu les transferts administratifs successifs vers l'US, le DSC, puis le CLSC de La Sarre. (20 octobre 1992)

36) **Lavallée-Desbiens, Alexandra**. Infirmière de colonie dans le village de l'Anse-Saint-Jean au Saguenay de 1943 à 1948, elle loge dans le dispensaire nouvellement construit. (27 novembre 1992).

37) **Leblanc, Lorraine**. Infirmière de colonie à Saint-Fidèle-de-Restigouche en Gaspésie de 1943 à 1945. (25 novembre 1992)

38) **Leblanc, Mary**. Sœur de la précédente, elle a été infirmière de colonie à Saint-Jogues en Gaspésie de 1941 à 1946. (27 novembre 1992)

39) **Lussier-Gosselin, Jeanne**. Infirmière de colonie à Saint-Mathias-de-Bonneterre en Estrie de 1948 à 1951. (12 avril 1993)

40) **Martel-Méthot, Bérangère**. Infirmière de colonie au village de Godbout sur la Côte-Nord en 1959, puis de la colonie de Sainte-Paule dans le Bas-Saint-Laurent de 1960 à 1969. (4 février 1993)

41) **Mercier, Thérèse**. Infirmière de colonie dans la municipalité de l'Île-aux-Grues en 1955-1956, puis dans le village de Sainte-Lucie-de-Beauregard en Chaudière-Appalaches de 1956 à 1976. Elle a ensuite continué de recevoir des patients dans ce village jusqu'en 1978, tout en étant à l'emploi du CLSC. Elle a relevé successivement du SMC, de l'US de Montmagny, du DSC de l'Hôtel-Dieu Montmagny et du CLSC de Montmagny. (27 février 1993)

42) **Nord (1978-1979)**. Infirmière d'un dispensaire du Nord-du-Québec à l'emploi du C.H. d'Ungava en 1978 et 1979. (10 mars 1992)

43) **Pelletier-Martin, Marguerite**. Infirmière de colonie à Saint-Charles-Garnier dans le Bas-Saint-Laurent de 1952 à 1958. (18 novembre 1993)

44) **Sag-LSJ (1952-1957)**. Infirmière d'un village du Saguenay de 1952 à 1957, elle relève de l'US de Chicoutimi, mais occupe un dispensaire construit et entretenu par la municipalité. (13 mai 1993)

45) **Soumis, Georgette**. Infirmière de colonie à Vassan en Abitibi de 1956 à 1978, elle a connu les transferts successifs du SMC vers l'US, puis le DSC avant de perdre son poste. (20 janvier 1993)

46) **Trottier-Dumont, Bibiane**. Infirmière de colonie à Saint-Clément-de-Montbeillard dans le Témiscamingue de 1940 à 1943, elle se fait ensuite transférer à l'US d'Amos. (27 janvier 1993)

47) **Turgeon, Marguerite**. Infirmière de colonie à Saint-Gérard-de-Berry de 1936 à 1938, puis à Saint-Nazaire-de-Berry de 1938 à 1942, elle a écrit son autobiographie. *Mémoires d'une infirmière de colonie en Abitibi. Un récit de Marguerite Turgeon*, Collection Le Bel

Héritage (Terrebonne, Les Éditions Berthiaume), 1997. (20 juillet 1992)

48) Rita Viau. Infirmière de colonie à Rivière-Saint-Paul de 1968 à 1971. (23 février 1993)

Les 48 entrevues ont été réalisées entre le 3 octobre 1991 et le 18 novembre 1993.

La répartition ci-dessous des infirmières interviewées montre que notre échantillon est représentatif de toute la gamme de titres, de fonctions et de rattachements administratifs des infirmières dites « de colonie » ayant occupé un poste entre 1932 et 1993, année de la réalisation de notre dernière entrevue. À cette variété correspond toute la gamme des conditions de vie et de travail possibles entre l'infirmière embauchée par le ministère de la Colonisation en 1932 et vivant en pension et celle occupant un dispensaire construit en 1986. Lorsque l'infirmière a occupé plus d'un poste, il s'agit du titre attribué à la première embauche.

Infirmière de colonie embauchée par le Service de l'assistance publique avant 1936 :	1
Infirmières de colonie embauchées par le ministère de la Santé (1936-1943) :	9
Infirmières de colonie embauchées par le Service médical aux colons (1944-1962) :	16
Infirmières de colonie embauchées pour des municipalités organisées :	12
Infirmières d'unités sanitaires :	3
Infirmières embauchées à divers titres entre 1962 et 1991 pour des fonctions d'infirmière de colonie :	4
Infirmières encore en fonction en 1993 :	3

Ceci nous donne un total de 38 infirmières ayant porté le titre d'infirmière de colonie. Il s'agit d'un minimum car, après 1962, les autorités ont continué de façon irrégulière à attribuer ce titre à l'embauche, et nos informatrices n'ont pas toujours précisé leur titre ; ainsi, on voit apparaître « infirmière hygiéniste classe I », puis « infirmière-clinicienne » ou « de première ligne ». Cependant, indépendamment du titre officiel, la population a longtemps continué d'utiliser l'appellation « infirmière de colonie » et ceci, même dans les villages organisés en municipalité.

Index

M

N

O

P

MARQUIS

Québec, Canada

RECYCLÉ
Papier fait à partir
de matériaux recyclés
FSC® C103567

FSC
www.fsc.org

Imprimé sur du papier Enviro 100% postconsommation
traité sans chlore, accrédité ÉcoLogo et fait à partir de biogaz.

CHOIX ENVIRONNEMENTAL · ENVIRONMENTAL CHOICE

PROCESSED CHLORINE FREE · PROCÉDÉ SANS CHLORE

100%

PERMANENT

BIO GAZ
ÉNERGIE